刘渡舟

医论
医话
100则
（第2版）

主　编　王庆国　闫军堂

副主编　郑丰杰　刘晓倩　王雪茜　马小娜

编　委（以姓氏笔画为序）

马　捷	马小娜	马春雷	王庆国
王雪茜	王维广	孔　慧	刘　敏
刘晓倩	闫小翠	闫军堂	李　欣
李　浩	李长香	李成卫	李宇航
李鹏英	张　月	张　娜	张秀平
陈子杰	周　刚	郑丰杰	屈会化
赵　琰	赵宇明	倪胜楼	徐鹏飞
黄英华	程发峰		

人民卫生出版社

·北　京·

图书在版编目（CIP）数据

刘渡舟医论医话 100 则 / 王庆国，闫军堂主编. —2
版. —北京：人民卫生出版社，2022.7（2024.10 重印）
ISBN 978-7-117-33363-4

Ⅰ.①刘… Ⅱ.①王… ②闫… Ⅲ.①中医学 - 临床
医学 - 经验 - 中国 - 现代 Ⅳ.①R249.7

中国版本图书馆 CIP 数据核字（2022）第 125946 号

人卫智网	www.ipmph.com	医学教育、学术、考试、健康， 购书智慧智能综合服务平台
人卫官网	www.pmph.com	人卫官方资讯发布平台

刘渡舟医论医话 100 则
Liu Duzhou Yilun Yihua 100 Ze
第 2 版

主　　编：王庆国　闫军堂
出版发行：人民卫生出版社（中继线 010-59780011）
地　　址：北京市朝阳区潘家园南里 19 号
邮　　编：100021
E - mail：pmph @ pmph.com
购书热线：010-59787592　010-59787584　010-65264830
印　　刷：三河市宏达印刷有限公司
经　　销：新华书店
开　　本：710×1000　1/16　印张：30　插页：2
字　　数：446 千字
版　　次：2013 年 8 月第 1 版　2022 年 7 月第 2 版
印　　次：2024 年 10 月第 2 次印刷
标准书号：ISBN 978-7-117-33363-4
定　　价：88.00 元

打击盗版举报电话：**010-59787491**　**E-mail：WQ @ pmph.com**
质量问题联系电话：**010-59787234**　**E-mail：zhiliang @ pmph.com**
数字融合服务电话：**4001118166**　**E-mail：zengzhi @ pmph.com**

刘渡舟教授简介

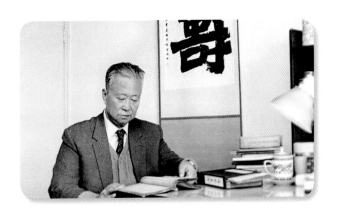

　　刘渡舟（1917—2001），北京中医药大学终身教授，伤寒论专业首批博士生导师，辽宁营口人。刘老16岁正式拜师学医，凡7年之久，博学强记，孜孜不倦，对中医四大经典及后世名家医著内容娴熟于心。出师后悬壶大连，每以奇方愈顽疾沉疴；又宽厚仁爱，待人诚恳，故备受患者称颂，医名噪起。1945年携眷迁居北平。1946年冬参加"中医师特种考试"，发榜通过后正式在北平行医，并受聘于华北国医学院讲授中药学。1950年参加原卫生部举办的中医进修学校。1951年任北京永定门联合诊所中医内科主任，1954年任北京南苑大红门联合诊所主任。1955年12月，为全国第一届西医离职学习中医研究班授课。1956年，调入北京中医学院（后更名为北京中医药大学），从事伤寒论的教学与研究工作，是我国首批中医硕士生和博士生导师之一。曾连续当选为第五、六、七届全国人大代表，兼任国务院学位委员会特邀成员、中国中医药学会常务理事、仲景学说专业委员会主任委员、北京中医药研究促进会名誉会长、《北京中医药大学学报》名誉主编等职。

　　刘老致力于中医教学、医疗、科研工作60余年，上溯岐黄之道，下逮诸家之说，力倡仲景之学，博采众长，学验俱丰，形成了独特的学术思想和医疗风格。刘老非常重视《伤寒论》的六经辨证，对六经的实质有独到的见解，他认为六经是经络、脏腑、气化的统一体。《伤寒论》主论外感风寒，兼论内伤杂病，因而六经辨证不但用于外感病，而且广泛用于临床各科疾病。刘老精研金元四大家之说，对刘完素的火热论、李东垣的脾胃论、张从正的攻邪论、朱丹溪的养阴论，皆反复琢磨，穷其理致，采其所长。对后来崛起的温病学派如叶天士、吴鞠通、薛生白、王孟英的著作亦颇有研究，其中治火、治湿和养阴之法，为刘老临床所常用。临证时，刘老十分强调抓主证，他认为主证是纲，抓住主证就是抓住了疾病的纲领，纲举则目张。刘老治疗疾病，胆大心细，高屋建瓴，圆机活法，知守善变，不落窠臼。推重经方，不薄时方，并提出"古今接轨"的新论点，主张方证相对，有证有方，在诊治许多疑难重症时，每能出奇制胜，化险为夷。刘老临床善治内科、妇科、儿科疾病，尤其对肝病、心脏病、肾病、脾胃病、痿证、痹证、眩晕、失眠等病有独到经验，用药以精简灵验著称。在长期的临床实践中，刘老创制出许多行之有效的方剂，为中医临床医学作出了杰出的贡献。刘老不但医术精湛，而且医德高尚，诊病不分贫富贵贱，皆以仁心相待，从不挟术而矜名索利，始终以治病救人为己任，深为病家所称道。

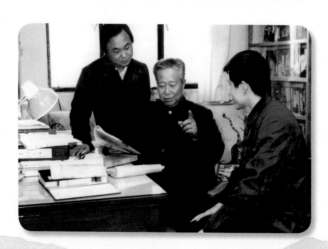

刘老临证之余，笔耕不辍，著述颇丰，曾在全国各地中医刊物上发表学术论文 100 余篇，出版学术著作 20 余部，其中《伤寒论校注》一书，是宋代治平年以后九百多年来，又一次由中央政府组织校注的《伤寒论》，是目前学习和研究《伤寒论》的最佳版本，此项成果荣获 1992 年度国家科技进

步奖二等奖。《伤寒论十四讲》和《伤寒论通俗讲话》在日本翻译出版，名为《中国伤寒论解说》。刘老毕生致力于教书育人，培育后学，在北京中医药大学执教 45 年，为国家培养了大批各层次的中医人才，先后培养硕士、博士研究生 30 余人，其中大多数已成为中医事业的骨干力量，例如，刘老大弟子、首届博士生王庆国当选为"第四届国医大师"，弟子聂惠民、裴永清、郝万山、陈明、李宇航等当选为"全国名中医""首都国医名师""全国师承指导老师""首都名中医"。

刘老还积极致力于中医学术交流，曾数次东渡日本讲学，并赴新加坡、澳大利亚、中国香港等地访问，弘扬了中医药学，令海内外中医学者赞叹不已。

前　言

　　刘渡舟（以下尊称刘老），北京中医药大学已故终身教授，伤寒论专业首批博士生导师，当代著名的中医学家、中医教育家。刘老行医、执教60余年，上溯岐黄之道，下逮诸家之说，力倡仲景之学，博采众长，学验宏富，形成了鲜明的学术思想和医疗风格，被誉为"伤寒泰斗""经方大家"，其学术成就为中医同仁所公认，在中医学界享有盛誉。刘老以振兴中医、培育桃李为己任，在繁忙的医疗、教学、科研之余，坚持著书立说，笔耕不辍，培养后学。刘老一生著述颇丰，曾出版中医学术著作20余部，发表学术论文100余篇，为传承中医药事业作出了杰出贡献。

　　为了继承和发扬刘渡舟教授的学术思想，弘扬刘老博古通今的治学精神，更好地推动经方临床运用，我们精选了最能反映刘老"治伤寒""用经方""妙用药""精临证"的医论文章、医话笔记，经撰次整理，辑而成帙，名为《刘渡舟医论医话100则》。本书突出反映刘老提出的"方证相对论""辨证知机论""古今接轨论""六经实质论""水证论""火证论""湿证论""痰饮论""气机论""攻邪论""脾胃论""肝病论"等学术观点，以及善用经方，妙用时方，创制新方，精于用药的临证特色，汇集了刘老行医60余年的学术经验和心血结晶，贯彻了理论和实践相结合的方针。通过阅读刘老书稿，读者可窥其学术经验之一斑，并有助于系统地掌握刘老的临证特色和诊治经验。编撰者希望通过这些文字笔墨全面展示刘老的成长经历及学术成就，使一代名家为中医药事业不屈不挠的奋斗精神、人格品质及宝贵经验留传后世，为中国医学史树起一座不朽的丰碑。

　　《刘渡舟医论医话100则》于2013年出版后，市场反响良好，深受广大读者欢迎，好评如潮。本次修订再版时，删除了原书中内容重复的10篇医论，并按照主题相近的原则，调整了部分医论医话的前后顺序，使其论述更加集中统一。调整后医论多于100则，但是为了延续第1版传统，方便读者回购，故对书名不做修改。同时，重点对书中语句晦涩、读之拗口的部分，在不影响原意的前提下进行了润色修正，使之更加符合当代读者的阅读习惯，力求使本书臻于完善。

总之，将刘老积累多年的著作、文章、讲稿等整理、出版是名医工作室的重要工作之一，本书即是在国家中医药管理局——燕京刘氏伤寒流派传承工作室、国医大师王庆国传承工作室，以及北京市中医管理局——刘渡舟名家研究室骨干成员的共同努力之下完成的。在此，谨向参与此次修订工作的各位同仁致以谢意。

第四届国医大师

燕京刘氏伤寒流派传承工作室负责人

刘渡舟名家研究室主任

北京中医药大学终身教授、博士生导师

王庆国

2022 年 5 月

目 录

临床经验

方 药 运 用

医 事 余 墨

学 术 总 论

方证相对论

凡是学习《伤寒论》需要讲求方法，然后得其门而入，才能做到登堂入室，事半而功倍。因此，对学习来讲，就有远近之分，难易之别。记得子贡说过："夫子之墙数仞，不得其门而入，不见宗庙之美，百官之富。"《伤寒论》这堵墙很厚，怎样才能穿入？这是一个至关重要的问题。

我不遗余力地为之上下求索。有一次看到晋·皇甫谧的《针灸甲乙经·序》，才得到答案。序文说："伊尹以亚圣之才，撰用《神农本草》以为《汤液》。近世太医令王叔和撰次仲景遗论甚精，皆可施用，是仲景本伊尹之法，伊尹本神农之经，得不谓祖述大圣人之意乎？"

我从"仲景本伊尹之法""伊尹本神农之经"，两个"本"字中悟出了中医是有学派之分的，张仲景乃是神农学派的传人，所以，要想穿入《伤寒论》这堵墙，必须从方证的大门而入。为此，我要先讲一讲《伤寒论》的方证大义：

《伤寒论》的方，叫作"经方"，来源于伊尹的《汤液经》，被西汉的太仓公淳于意和东汉的长沙太守张仲景继承而流传至今。"经方"的特点是药少而精，出神入化，起死回生，效如桴鼓而为"方书之祖"。

《伤寒论》的证，又叫"证候"，乃是用以反映疾病痛痒的一个客观"验证"。证有客观的规律性，又有自己的特殊性，它具有可供人分析研究、综合归纳等诸多妙用。

"证"不是捏造出来的，它是生理病理的客观产物，它同病可以分开，但又不能绝对地分开。所以证之于病，如影随形，从"取证"的意义来讲，它优于近代医学之上。由于病不能离开证而孑然独存,所以我不承认辨证与辨病的距离有天渊之别。

"证"的精微之处,古人则称之为"机",凡事物初露的苗头都带有机义。昔日张仲景见侍中王仲宣,时年二十余,谓曰:"君有病,四十当眉落,眉落半年而死。"令服五石汤可免。仲宣嫌其言忤,又"贯且长也",受汤勿服。居三日,见仲宣,谓曰:"服汤否?"仲宣曰:"已服。"仲景曰:"色候固非服汤之诊,君何轻命也?"仲宣犹不信。后二十年,果眉落,后一百八十七日而死,终如其言。以上的记载,反映了张仲景预知生死可谓神乎其神,但是他说出了"色候固非服汤之诊",还是通过色脉之诊而知其必然的。

古人说的"月晕而风,础润而雨"等见微知著的本领,似乎发在机先,令人难于揣摩,如果以中医理论衡量,实不能离开"证"的存在与反映,而机之发也不能无证。古之医家能通天地,决死生而百发百中,皆善于识证知机,辨证之学岂可轻视之哉!

中医学以辨证为先,惟《伤寒论》一书,祖述岐黄之学,发明汤液之旨,对于辨证论治,独领风骚,高出人表,而为中医之魂。《伤寒论》总结了六经辨证的规律,又厘定了主证、兼证、变证和夹杂证四个层次。在临床辨证时,应先抓主证。主证是指决定全局而占主导地位的证候,所以主证是纲,纲举则目张,对附属于主证的兼证、变证、夹杂证等自然也就迎刃而解。

例如:太阳病中风的桂枝汤主证,是以汗出、发热、恶风为主;伤寒的麻黄汤主证,是以无汗、恶寒、身痛为主。少阳病的柴胡汤主证,是以口苦、喜呕、胸胁苦满为主。阳明病的白虎汤主证,则以烦渴欲饮、身热汗出、脉洪大为主;大承气汤的主证,则以不大便、腹满疼痛、潮热谵语为主。太阴病的理中汤主证,以吐利、腹满、饮食不振为主。少阴病的四逆汤主证,则以四肢厥冷、下利清谷为主。厥阴病乌梅丸主证,则以消渴、气上撞心、心中疼热、呕吐、下利、吐蛔为主。

六经的主证是辨证的核心,只有先抓定主证,才能突出辨证的重点,这种宝贵的遗产是任何人都可以继承的。

至于兼证,是指附于主证的兼见之证,比如说在桂枝汤主证的前提下,出现"喘",或者"项背强几几"等证。

变证是指医生误治之后，使原来的主证一变而成另一种证候。如误发少阳之汗而变生的谵语，误下太阳而变生的下利等。

夹杂证的来源有二：一是人的体质不同，感邪虽一，发病则异；一是先有宿疾，后感伤寒，则使老病与新病、标病与本病、表病与里病交叉出现。

以上介绍的《伤寒论》证候之学，千姿百态，丰富多彩，说明证候的出现是无穷的，而古人遗留辨证的东西则是有限的。所以就有一个继承与发展、创新与开拓的问题摆在我们的面前。自仲景以后，后世医家在六经辨证的基础上，涌现出脏腑辨证、三焦辨证、卫气营血辨证等许多的辨证方法，蔚成了辨证学的大观，扩大了辨证的范围，补充了六经辨证不逮之处。

应当指出的是，中医的辨证方法并不等于照本宣科，墨守成规，死气沉沉而毫无生意。古人说的"医者意也"，这个"意"字，就跳出了教条的框框，赋予了医者独立思考，运用思维、理论、经验以及调查研究获得的材料，建立自己的"辨证观"，用自己的才智进行辨证论治，则天马行空，独往独来。纵观历代的医学家多有这种人物出现而显示当时的医学成就和其伟大之处。

总的来说，认识疾病在于证，治疗疾病则在于方。方与证乃是伤寒学的关键，而为历代医家所重视，所以，"方证相对论"的提出，起到了非凡的积极作用。然而最早提出"方证相对论"的，既不是明清的"错简派"医家，也不是日本江户时代的"古方派"医家，乃是公元682年唐朝的伟大医学家孙思邈。

孙思邈在《千金翼方·卷九》的一篇序文中说："论曰：伤寒热病，自古有之，名贤濬哲，多所防御，至于仲景，特有神功，寻思旨趣，莫测其致，所以医人未能钻仰。尝见太医疗伤寒，惟大青、知母等诸冷物投之，极与仲景本意相反。汤药虽行，百无一效，伤其如此，遂披伤寒大论，鸠集要妙，以为其方，行之以来，未有不验。旧法方证，意义幽隐，乃令近智所迷，览之者造次难悟，中庸之士，绝而不思，故使闾里之中，岁致夭枉之痛，远想令人慨然无已。今以方证同条，比类相附，须有检讨，仓卒易知。夫寻方之大意不过三种：一则桂枝，二则麻黄，三则青龙，此之三方，凡疗伤寒不出之也。"

根据孙氏以上之言分析，他重点讲述了以下三个问题：

1. 提出"方证相对论"

经王叔和撰次的《伤寒论》条文，证与方上下不相连，也就是"证"的下边没有"方"衔接，这种格局不利于学习《伤寒论》和临床实践应用。有鉴于方证相离，不能一气呵成，孙氏提出"旧法方证，意义幽隐……览之者造次难悟"，所以他主张"方证同条，比类相附"，改为在证之下载其方，使方随证立，证随方呈，方证由不相顺接，而变为"方证互相对应"，扭在一起，互不分离。

以上这种改进为伤寒学带来了三大好处：①突出了方证的重点和优势；②促进了方证的集合与归纳；③加快了辨证论治的速度，打开了通向《伤寒论》的大门。自从孙思邈提出"方证相对论"的改革方法以后，又上升为学习方法与捷径，被认为是唐代伤寒学的一大发明。

2. 严厉批判了伤寒误用凉药的错误

《伤寒论》第一张方子是桂枝汤，第二张方子是麻黄汤，显示了伤寒者乃风寒之邪伤人也。《阴阳大论》云："从霜降以后，至春分以前，凡有触冒霜露，体中寒即病者，谓之伤寒也。"

但是，人们对伤寒的认识，在寒、温之间，见解游移不定，节外生枝，概念混淆不清，反而违背了仲景著书本意。因此，以寒训温、指鹿为马的问题不时发生，以凉药治疗风寒则习然不察。

今人学习《伤寒论》，我认为有三个难题：用经络学说一难也；用气化学说二难也；用桂麻治疗伤寒三难也。

孙思邈痛心疾首地指出："太医疗伤寒，惟大青、知母等诸冷物投之，极与仲景本意相反，汤药虽行，百无一效。"对用寒凉之药治疗风寒之误，铿锵有力，说得淋漓尽致。陶渊明有"今是昨非"的警句，喜用寒凉，诋毁温热，"矫枉过正者"应引以为戒。

3. 建立治疗风寒三方

孙思邈在《伤寒论》众多方证之中提纲挈领，经过认真的筛选之后，他说："夫寻方之大意，不过三种：一则桂枝，二则麻黄，三则青龙。"并且具体地写出："太阳病，用桂枝汤法第一"（五十七证，方五首）；"太阳病，用麻黄汤法第二"（一十六证，方四首）；"太阳病，用青龙汤法第三"（四证，方二首）。

由此可见，太阳病治疗风寒之方，皆为"正对之法"，至于柴胡等诸方，皆属吐下发汗后不解之事，则非正对之法。太阳病确立桂枝、麻黄、青龙三方，按类立阵，如大将建旗鼓，望之各归麾下，而使方证对应井然不紊，"凡疗伤寒不出之也"。日本江户时期古方派医家吉益东洞所著的《类聚方》，是在孙思邈"方证相对论"启发之下形成的。这本书的质量较高，尤以临床价值不容忽视。国内医家多以为"方证相对"始于东洞之手，乃有"吾道东矣"的说法，在此为之更正，以免讹误。

辨证知机论

学习研究《伤寒论》，须要讲求方法，得其门而入，才能事半功倍，窥其要妙。子贡说过："夫子之墙数仞，不得其门而入，不见宗庙之美，百官之富。"每一门科学，前面都有一堵墙，必须想方设法，寻找门径，才能穿墙而进，一览无余。《伤寒论》这堵墙很厚，怎样才能进去？我不遗余力地为之上下求索。在晋人皇甫谧《针灸甲乙经》的启示下，问题才得到了解决。

皇甫谧说："伊尹以元圣之才，撰用神农以为汤液。近世太医令王叔和撰次仲景遗论甚精，皆可施用。是仲景本伊尹之法，伊尹本神农之经，得不谓祖述大圣人之意乎？"在这一启示之下，我认识到了张仲景乃是神农学派的传人。要想登堂入室，必须从《伤寒论》的方证大门而进。方与证乃是《伤寒论》的核心，也是打开大门的一把钥匙。

《伤寒论》的"方"，叫作"经方"。经也者，来源于《汤液经法》之谓也。它经过西汉公乘阳庆、太仓公淳于意、东汉长沙太守张仲景等人的继承发扬、临床实践，把"神农学派"一支留传于世，而使《汤液经法》免于亡佚。经方的特点是药简而精，神奇非凡，效如桴鼓，乃是"神农学派"的精华结晶。

至于证的含义，所涉甚广。简而言之，凡人之疾病，反映体之内外上下，以及各种痛痒、各种异常现象、一些蛛丝马迹，都可以概称之为证。证，就是"证明"，客观存在而领事物之先。

自《伤寒论》问世以来，医坛学子无不一口同音，攻读其辨证论治而已矣。对此，余大声疾呼，是则是矣，论其义则隘矣，犹未尽仲景之传也。我认为证的微妙之处，则在于"机"。何谓机？事物初露苗头的先兆，也叫机先，《辨奸论》则叫"见微知著"。中医学亦不能例外。所以，《伤寒论》既有辨证论治的学问，也有辨证知机的奥妙。两个层次则有高下之分，精粗之别，不得混为一谈。宋代邵康节先生说："知机其神乎"？知机的学问，则属于《伤寒论》的神品。

张仲景在"原序"大加赞叹"秦越人入虢之诊，望齐侯之色"，反映了景仰高风，见贤思齐，志在千里的伟大怀抱。他望侍中王仲宣而预知其四十当眉落，眉落则死的一段史话，反映了仲景有"知机"的学问，并说出了中医之机不能离开色、脉之诊。从色、脉之诊参悟，久而久之，鬼神通之，出神入化，而独领机先。

不要把"知机"当作玄学来看，更不要视为难以做到的畏途。古人说"月晕而风，础润而雨，惟天下之静者，乃能见微而知著。"道出了唯物论与辩证法的思想，经天纬地的客观存在，则亦何难之有耶？

《伤寒论·辨脉法》云："脉浮而洪，身汗如油，喘而不休，水浆不下，形体不仁，乍静乍乱，此为命绝也。又未知何脏先受其灾，若汗出发润，喘不休者，此为肺先绝也；阳反独留，形体如烟熏，直视摇头者，此为心绝也；唇吻反青，四肢漐习者，此为肝绝也；环口黧黑，柔汗发黄者，此为脾绝也；溲便遗失，狂言，目反直视者，此为肾绝也。"以上之文论五脏命绝之机，乃是决死生预后的方法。辨证为易，决死生则难。五脏气绝之先，所露之机，短期即应，而亦有长期方验的丝毫不爽。

北京石桥胡同有一童姓男，48岁，患肺结核，皮肉林立，咳嗽多痰，余诊之为"阴痨"。《医宗金鉴》云："阴痨细数形尽死"。为之配制"琼玉膏""百合固金汤"，稍见起色，其友曹群欣然来告。余曰：药力不可恃也。方今隆冬，少阴得气之时，天水相连，肺金未至于绝。来年入夏，火气用事，灼肺流金，端午节前恐难免也。童姓果死于阴历之五月初四日。曹君对余曰：中医其神乎？能决死生于百日之外，非设身亲见则吾不信也。

《伤寒论·平脉法》云："二月得毛浮脉，何以处言至秋当死？师曰：二月之时，脉当濡弱，反得毛浮者，故知至秋死。二月肝用事，肝属木，脉应濡弱，反得毛浮脉者，是肺脉也。肺属金，金来克木，故知至秋死，他皆仿此。"

马连良的"借东风"艺惊四座，脍炙人口。东风是借来的吗？《金匮要略方论》云:"冬至之后,甲子夜半少阳起。少阳之时,阳始生,天得温和。"诸葛亮知天地之机,察阴阳之理与六气之常,所以他预知"甲子日东风必降"。东吴一把火,烧了曹操的八十三万人马,这就是历史上有名的"火烧战船"。其中的"知机"之学,起到了军事上的决定作用。

辨证知机是一门可以学会的科学。所奇怪的是,中医本身则视之为粪土,而以西医之学代替中医。不到几年之后,必然是宪法上有中医,社会上则无中医。

至于辨证论治的方法,我认为当分两步走:第一步叫作继承,首先要记住张仲景的原话,做到脱口而出,背诵如流。比如六经为病之证、误治救逆之法、随证施治之方,这些内容必须熟烂于胸中。因为胸中有了理法,有了分证,才能有感而通,一拍即合。这种学习方法虽然是按图索骥,照猫画虎,近于临摹,但毕竟迈进了仲景的辨证大门。唐诗上的"春眠不觉晓,处处闻啼鸟",你可以记,也可以不记,而无关紧要。至于"太阳之为病,脉浮,头项强痛而恶寒"。对比来讲,虽然枯燥乏味,但不能轻视,必须牢牢记在心头。只有记得住,才能用得上,才能做到凭证知辨。

第二步叫灵活运用,指的是在大论的方、证归纳与分析研究之下,经过锻炼陶冶,"十年磨一剑",达到了融会贯通,会之一意,建立起来自己的辨证观,如天马行空,独来独往。《伤寒论》这部伟大著作,迄今已有一千七百余年的历史,发生过无数次的改革与创新,最能撼动医坛的一次,则为唐本《伤寒论》的问世。《伤寒论》自从太医令王叔和撰次整理,历经魏、晋、南北朝的医学名家,都未曾提出什么意见。到了公元682年,唐代大名鼎鼎的医学家孙思邈先生,独具慧眼,看到"证"之下而无方的奇怪现象。当时的《伤寒论》证之下不载方,读之非常蹩脚。从医理上论,则不能一气呵成,从逻辑上讲,则是岂有此理,从临床应用来讲,则破坏了辨证论治的完整体系。

为什么证之下不载方?我想张仲景的著作与王叔和的撰次都不会这样地蠢笨。但是,孙思邈先生在《千金要方》中夹叙了一句话,叫"江南诸师秘仲景要方不传"。这句话必有所指而决不空发,很可能在当时出现"证易得而方难求",以及秘密不告的历史现象。唐本《伤寒论》对于伤寒学来讲,有三大贡献:

1. 指出太医用凉药治疗风寒的错误

他批评了"尝见太医疗伤寒,惟大青、知母诸冷物投之,极与仲景本意相反。汤药虽行,百无一效。"

2. 指出"旧法方证"相离的错误

他说:"旧法方证,意义幽隐,乃令近智所迷,览之者造次(仓卒)难悟。"

3. 推出方证相连的新措施

他认为:"今以方证同条,比类相附,须有检讨,仓卒易知。"

总之,孙氏对《伤寒论》的贡献,既维护了仲景治疗风寒(桂枝、麻黄、大青龙)的开手三法,又扭转了"证"下无方的缺陷,毅然打破了江南诸师对经方秘而不传的私有垄断行为。

"方证相对论"的提出在国内外影响为大,日本江户时期的古方派著作《类聚方》,以及国内众多的归类诠释方法,大都是在唐本《伤寒论》启迪之下出现的。到了宋朝治平二年,朝廷命林亿、孙奇等人对《伤寒论》进行校勘,亦采用了唐本"方证同条,比类相附"的正确意见。

张仲景以《阴阳大论》与《汤液经法》起家,继承发扬,整理提高,写出了旷世巨典《伤寒杂病论》。学会了"辨证论治",乃是初级的阶段,达到了形似;学会了决死生、处百病,可以预知的炉火纯青,才可以说达到了神似。张仲景在原序开头说"余每览越人入虢之诊,望齐侯之色,未尝不慨然叹其才秀也。"此乃辨证知机之训,画龙点睛之笔。

古今接轨论

张仲景方,我们叫经方(古方),经方以后之方,则称为时方(今方)。经方药少而精,疗效惊人,有鬼斧神功之力,起死回生之妙,而且方义隽永,药味精当,耐人寻味,不可思议。据梁·陶隐居云:"依《神农本经》及《桐君采药录》,上中下三品之药,凡三百六十五味,以应周天之度,四时八节之气。商有圣相伊尹撰《汤液经法》三卷,为方亦三百六十首。上品上药为服食补益方者百二十首;中品中药为疗疾祛邪之方,亦百二十首;下品毒药，为杀虫避邪、痛疽等方，亦百二十首，凡共三百六十首也。实万代医家之规范，苍生护命之大宝也。"由此可见，经方乃古之圣贤为济世活人而留传于世的。

经方的实践性、科学性、创造性有无穷无尽的潜力，伤寒学问贵在其方。日本古方派的吉益东洞先生曾说："张氏之为方也，虽复稍后扁鹊，而其药剂之富，法术之存，盖莫古焉。而医之学也，方焉耳！吾亦何求？"东洞氏能于千军万马之中独具卓识，不愧为大家风范。

中国文化上下五千年，历史悠久，英雄辈出，继仲景方之后如雨后春笋，又产生了数以万计的"时方"，使方剂学大兴。方有古今之异，格调不尽相同，但它们都具有内在的血缘关系，以及与之不可分割的家族史。《伤寒论》为"方书之祖"，比作母亲是方之源，而时方如同子孙，乃是方之流也。有源才能有流，有流才能取之不尽，用之不竭。时方中亦不乏有上乘之品，如《千金要方》《外台秘要》《普济本事方》《太平惠民和剂局方》等驰名医坛，与经方并驾齐驱。

方虽有古、今之分，亦有同气连枝之义，都是我们中医学伟大宝库中的瑰宝，应当兼收并蓄，使其古今相互补充，互相借鉴，因证制宜，把古、今之方变成一个既有淳朴的古意，又有灵活的新态，且能切中病情一针见血地达成"古今接轨"创举。切不要厚古而薄今，更不要倡新而非古，应当主动而积极地创造古今之方接轨的新产品。

我认为用方要灵活，要有随机应变之才，不要壁垒森严不敢越雷池一步。两千年前的张仲景，就已经有了两方合用的先例，如麻桂合方、柴桂合方等。所以"经方"与"时方"接轨，应当视为"水到渠成"之事。但也有人出于对古方的爱护，认为这样做恐怕破坏了经方的完整性和独立性，降低了经方的精华，因此妨碍古今接轨的进行，而不肯百尺竿头更进一步。我认为中西医能结合，实验室的动物也能与人相结合，为什么同气连枝、一脉相承的古方与今方却不能接轨呢！我们叫"接轨"而不叫结合，是从历史的实际情况出发。如后世方麻黄、桂枝、大黄、芒硝、柴胡、茯苓、白术等药所构成的各种方剂，多从《伤寒论》的麻黄汤、桂枝汤、大小承气汤、小柴胡汤、五苓散等方演变发展而来，这就是古今接轨内在联系的历史发展趋势。

"方"是由"药"组成的，而"药"又是"证"所产生的，但是"证"受到客观影响，又有灵活多变的特点。举例而言，古今人异、气候变迁、体质强弱、生活习惯，都能左右"证"的变化。如张仲景所著的《伤寒论》，当时是以风寒邪气伤人为主，治疗上也是桂枝、麻黄、青龙三方鼎立。到了后世明清时期，由于自然界气候的变迁，治疗由辛温解表变为辛凉解表，继而叶天士、王孟英、吴鞠通等温病大师在医坛相继崛起。从历史唯物主义的观点来看，这个变化是客观存在的，也是事物发展的必然规律。客观的变化促进了医学不断发展，也推动了新旧事物的交替更新。"古今接轨"这一方剂学伟大变革，必须经医人之手，从临床出发，用实事求是的态度，把时方与经方进行巧妙的结合，用"古方"以补"时方"之纤弱，用"时方"以补"古方"之不全。既对经方有深刻的认识，又对时方有扎实的功夫，使古方、今方、古今接轨方成为当今的三足鼎立，这是中医药学的一个创新举措。"古今接轨"不是标新立异，亦非哗众取宠，而是一个顺应自然发展的科学构思，须投入大量的智力，呕心沥血，才能达到"炉火纯青"的境地。兹将个人的"古今接轨"方法及临床应用简述一二，仅供参考。

1. 经方接轨时方

我在临床治疗湿温病，如果出现胸满心烦，夜不能寐，每在下午发热与心烦加重，而有"懊𢙐"之势，这是湿热上蕴，气郁火结，因而出现了"火郁"的心烦之证。此时如果只用三仁汤清利湿热邪气，因内有火郁为援，效果则差。为此，我选用了经方栀子豉汤与三仁汤合方治疗。

《伤寒论》的栀子豉汤，以擅治"虚烦"证而著称。"虚烦"是一种特殊的心烦，仲景称之为"心中懊𢙐"，形容其心中烦乱，难以名状。由于火郁气结，所以有时可兼见"胸中窒""心中结痛"等气血郁滞不利的特点。火当清之，郁当发之，所以用栀子豉汤清宣郁火。栀子苦寒清热，但因其体轻而上行，清中有宣，与芩、连苦降直折不同。凡火热郁而烦者，非栀子不能清，所以时方的丹栀逍遥散及越鞠丸的火郁证都用栀子而不用其他。豆豉气轻味薄，既能宣热透表，又可和降胃气，宣中有降，善开火郁，同栀子合用治疗火郁虚烦，甚为合拍。湿温病出现心烦，乃是湿热之邪蕴郁于胸的一种见证，除心烦证外，往往胸满为甚，三仁汤能清利三焦之湿热，而不能治疗胸中之火郁，而黄芩、黄连又因苦寒直折，有冰伏湿邪，郁遏气机之弊端。经方与时方接轨的三仁汤与栀子豉汤，既能清热除烦，开郁理气，而又不挠于湿热邪气，有利而无害，发挥了"古今接轨"之能事。

余在临床治疗"湿热伤肺之咳嗽"，咳嗽频繁，痰多胸满，舌苔白腻，脉来濡缓，每用"甘露消毒丹"汤剂，服之奏效。一日治一妇人，观舌切脉，属于湿热之邪，然除咳嗽外又有气喘"咳逆倚息不得卧"之证。三日来头不接枕，痰声辘辘，周身疲怠难支，西医按肺炎论治不效。切其脉浮濡，苔白厚而润。

因思此证属于"湿咳"，然而肺失宣降出现喘不得卧，则又独非甘露消毒丹所能治。根据仲景方义，治喘当用麻黄，有寒者配以干姜、桂枝；有热者则配以生石膏辛寒之品。今为湿邪所伤，欲用麻黄治喘，配以何药为宜？思之，惟有《金匮要略》之麻黄杏仁薏苡甘草汤散寒除湿、宣肺平喘，既切中湿咳病机，又无助湿生热之弊（按后世三仁汤方，实从麻黄杏仁薏苡甘草汤悟化而来）。

于是，我在甘露消毒丹方中加入麻黄 3g、杏仁 10g、薏苡仁 12g、炙甘草 3g。甫服一剂，当夜则喘定能卧，熟睡一宵。继以是方治疗，喘证大愈。

我治疗食滞伤胃，中焦湿浊不化，食后胃胀痞满，嘈杂反酸，以及胃脘疼痛，舌苔白腻，脉沉滑者，每以经方大黄黄连泻心汤与时方平胃散接轨，则效果明显。

某西医大夫患胃病，泛酸涌苦，胃中嘈杂，烧心作痛，多方治疗不愈。时值余赴昌黎讲学之便，特邀余诊。切脉视舌，而为湿浊生热之证。

乃用平胃散加黄连 10g、大黄 2g。

服至七剂则酸水不泛，嘈杂与烧心皆愈。患者甚喜，连称"中医药确是一个伟大的宝库。"

2. 时方接轨经方

经方芍药甘草汤是治疗"脚挛急"的一张名方。一日同诸生门诊用之弗效，诸生不知所以然。

余在原方加羚羊角粉 1.8g 冲服、钩藤 16g（为时方羚羊钩藤汤的主药），仅服三剂，则脚挛急全瘳。

芍药甘草汤，苦甘酸相合，平肝养血，缓急解痉，而用之不效者，病重药轻也。今用时方羚羊钩藤汤与之接轨,羚羊角与钩藤入足厥阴肝经,有清肝祛风,舒筋凉血之专功,所以治疗脚挛急能与芍药甘草汤相互为用。从病理看,两方之治有其统一性,从药味分析,羚羊角与钩藤能加强芍药甘草汤之力,故取显效。

经方小柴胡汤治疗"胸胁苦满"肝胆气郁之证,向为医林所用。余治妇人气郁用此方,尚不尽如人意。余用时方越鞠丸(汤)与之接轨,服之则心胸快然通畅。若单纯用小柴胡汤或越鞠丸,临床疗效逊于两方接轨之法。圆机活法,灵活变通,方能胜人一筹。

又如经方苓桂术甘汤治疗水气上冲之"水心病"效果甚佳。然水湿与痰热常可同行,临证除胸满、心悸、气冲之外,往往出现心烦、少寐、泛呕欲吐等症,曾用苓桂术甘汤加龙骨、牡蛎潜敛镇逆之法,效果不甚理想,后用时方温胆汤与之接轨,豁痰行饮,安心定悸,诸证霍然而瘳。

近读河南周世印先生提出经方四逆散治疗肝气郁滞阻于经络,可与时方二陈汤、黛蛤散、五磨饮子、金铃子散等合方之法,所涉为广,妙义无穷。而上海潘文奎先生用经方麻黄附子细辛汤治疗心动过缓,认识到古今接轨其力之大,提出时方菖蒲郁金汤、桃红四物汤、失笑散与之相合,取得了较好的临床疗效,发挥了古今合方的优势。

可见"古今接轨"之法,在广大医人心中已有自发的趋势。把经方、时方有机而又恰如其分的形成"古今接轨",既开创了伤寒学科向前发展的新方向,也是方剂学的一大进步,实为中医药学的发展开拓了新途径。

水 证 论

"水证"是指因水邪伤人的各种病证。水之为病,经过历代医家的发展与总结,尤以《伤寒论》和《金匮要略》两书对"水证"之论妙义无穷,为千古之绝唱,济世活人而流传于世。余不敏,采撷古义结合自己见解,著《水证论》问世,继承发扬,谅不无小补也。

一、水证的形成

水为有形之邪,其性寒冽,最伤阳气。水在人体的新陈代谢,《素问·经脉别论》曰:"饮入于胃,游溢精气,上输于脾,脾气散精,上归于肺,通调水道,下输膀胱,水精四布,五经并行,合于四时五脏阴阳,揆度以为常也。"

考本文之义,是对水液气化代谢的总结,水先入胃,藉胃气的腐熟之功,使水液移行于下,并摄取水之精气而上运于脾。脾与胃互相表里,为胃行其津液,又把水精上归于肺。归肺之水精,处于上升的阶段,故称"地气上为云"。水至高源,又藉肺气的呼吸与"通调",才能或散或降,而润泽周身。所谓"通调",指肺气有通达、调节三焦水道的功能。它使水津向外宣发叫作"浮",或向内降叫作"沉"。若与上述的"地气上为云"对照,这个阶段则叫"天气下为雨"。凡下降之水,最后必归于肾,肾有气化功能,能使水之清者上升于肺,水之浊者下输膀胱,根据生理需求或蓄或泻,维持了生命正常。

这就不能难看出,水的代谢,是由胃、脾、肺、肾、三焦五个经气的功能,经过升、降、浮、沉四个生理阶段,才完成"水精四布,五经并行"的新陈代谢过程。如果"五经"气化失调,尤以阳气不能化阴,气不能行水,蒸化无权,则气冷水寒,流溢失序,或上冒清阳,或痞结中下二焦。水为阴邪,必伤阳气,浩浩森森,在表在里,沿三焦泛滥,于是各种水证则逐次发生。

二、水气病脉证并治

水气病,分为"水肿"与"水气上冲"两大门类。

(一)水肿

《灵枢·水胀》曰:"水始起也,目窠上微肿,如新卧起之状,其颈脉动时咳,阴股间寒,足胫肿,腹乃大,其水已成矣。以手按其腹,随手而起,如裹水之状,此其候也。"

《素问·气厥论》曰:"肺移寒于肾,为涌水。涌水者,按腹不坚,水气客于大肠,疾行则鸣濯濯,如囊裹浆,水之病也。"

《素问·水热穴论》曰:"肾何以能聚水而生病? 岐伯曰:肾者,胃之关也,关门不利,故聚水而从其类也,上下溢于皮肤,故为胕肿。胕肿者,聚水而生病也。"

可见水肿为肺、脾、肾三脏所主。盖水为至阴,其本在肾;水化于气,其标在肺;水惟畏土,其制在脾。若肺虚则气不化精而化水;脾虚则土不制水而反侮;肾虚则水无所主而妄行。水不归经,则逆而上泛,故传入于脾,则肌肉浮肿;传入于肺,则气息喘急。分而言之,三脏各有所主;合而言之,则多由火气衰微,阳气不化,水道不通所致也。

《金匮要略·水气病脉证并治第十四》曰:"少阴脉紧而沉,紧则为痛,沉则为水,小便即难。脉得诸沉,当责有水,身体肿重。"又说:"趺阳脉当伏,今反紧,本自有寒,疝,瘕,腹中痛,医反下之,下之即胸满短气。趺阳脉当伏,今反数,本自有热,消谷,小便数,今反不利,此欲作水。"又说:"寸口脉弦而紧,弦则卫气不行,即恶寒,水不沾流,走于肠间。"又说:"夫水病人,目下有卧蚕,面目鲜泽,脉伏,其人消渴,病水腹大,小便不利,其脉沉绝者,有水,可下之。"又说:"水病脉出者死。"

以上援引《金匮要略》对水肿病脉诊、色诊、问诊以及辨脉知机死候的论述,指导临床意义非凡。

水气病可分为四类:风水、皮水、正水、石水。至于五脏之水气,可附于正水、石水范畴之内。水肿病邪实而正不衰者有三种治法:发汗、利小便、泻下大便,即《黄帝内经》(简称《内经》)所说的"开鬼门,洁净府""去菀陈莝"的治疗原则。

1. 风水

由于风邪侵袭肌表,故脉浮;若卫气虚不能固表,则脉见浮软与汗出恶风;荣卫之行涩,水道不利,而水湿之邪滞于分肉,则身肿或腿肿,肢体沉重而懒于活动。

治法:疏风益卫,健脾运湿。

方药:防己黄芪汤。

组成:防己一两,甘草半两(炒),白术七钱半,黄芪一两一分(去芦)。

用法:上剉麻豆大,每抄五钱匕,生姜四片,大枣一枚,水盏半,煎八分,去滓,温服,良久再服。喘者加麻黄半两,胃中不和者加芍药三分,气上冲者加桂枝三分,下有陈寒者,加细辛三分。服后当如虫行皮中,从腰下如冰,后坐被上,又以一被绕腰下,温令微汗,差。

如果风水而一身悉肿,脉浮,恶风,反映了风邪客于肌表,肺之治节不利,决渎失司,水溢皮肤,故一身悉肿。风邪中表则恶风;气血向外抗邪故脉浮;风性疏泄可见汗出;汗出则阳气得泄,故身无大热。此证治以越婢汤,宣肺以利小便,清热以散风水之邪。

方药:越婢汤。

组成:麻黄六两,石膏半斤,生姜三两,甘草二两,大枣十五枚。

用法:以水六升,先煮麻黄去上沫,内诸药,煮取三升,分温三服。恶风者加附子一枚,炮。

方义:方中麻黄宣肺以利水,石膏清解郁热以肃肺气下降;甘草补脾以扶正;姜、枣调和荣卫以行阴阳。

总之,以上两法同治"风水"而有虚实之辨:审其汗出脉软者,则用防己黄芪汤补卫健脾以行水湿;审其人体实,而脉浮、恶风、身肿、小便不利者,则用越婢汤宣肺利水以畅三焦。且越婢汤为治水的圣药,药少力峻,以麻黄之精锐,专走肺与三焦,开鬼门去陈莝,使毛窍开泄以成青龙之治;辅以石膏清肃肺胃之阳郁,又监麻黄之峻汗以成白虎清凉之功。仲景治水之法,不外补泻两法,然临床所见,能用越婢汤治水者,凤毛麟角,寥寥无几,圣道失传,后继乏人。

另外,治疗水肿必须根据水肿部位而"有的放矢",因势利导,则使水气乃服。仲景曰:"诸有水者,腰以下肿,当利小便;腰以上肿,当发汗乃愈。""上肿多风宜乎汗",发汗当用越婢加术汤。腰以下肿,"下肿多湿利水泉",若其人脉沉有力的,当用牡蛎泽泻汤;如果非表非里,阳气虚寒而小便不利的,则用真武汤治疗。

牡蛎泽泻散的组成及用法:牡蛎、泽泻、栝楼根、蜀漆、葶苈、商陆根、海藻。各等分。异捣,下筛为散,更于臼中治之,白饮和服方寸匕,日三服,小便利,止后服。

真武汤的组成及用法:茯苓、芍药、生姜各三两(切),白术二两,附子二枚,炮、去皮、破八片。上五味,以水八升,煮取三升,去滓,温服七合,日三服。

方义：本方名曰"真武"，意在威镇北方水邪为患。方用附子辛温大毒，雄烈气悍，补肾中之真阳，化一身之寒气；白术甘温，健脾化湿，以制滔天之势；生姜味辛而窜，健胃散寒，促进术附治水之功；茯苓甘淡，利小便行水气，以去有形之邪；四药共奏温阳利水以行气化之功。妙在加入一味芍药，助肝之疏泄以利小便、平补血阴以防范劫阴之弊。

仲景设牡蛎泽泻散一方，治大病瘥后，从腰以下有水气，其人小便不利而腰以下肿者。夫利小便治水气之法，如五苓散、猪苓汤，仲景皆摒而不用，亦足令人奇矣。细观此方药味，既有逐水峻药商陆，又有泻肺而通利三焦的葶苈，以及清热软坚消痞的牡蛎与海藻，劫痰逐水破结的蜀漆等药。以药证方，此乃泻水之重剂也，可以说其逐水通泻六腑之峻，不亚于三花、神佑等方也。此方不但利小便也能泻大便，属于"逐水"之范畴也。余在临床治疗"肝硬化腹水"而正气不衰者，初期用之有效，然后再投用补脾养正之方善后为宜。

水之去路有：在表者发汗，在里者渗利，使水气有去路，而事半功倍。但临床所见，也有腰以上肿而内渗于里；腰以下肿而水气外溢于表，以致肺气不宣，肾气不化，"大气"不能"一转"而使水气不服，如此则不要墨守成规。对腰以上肿，既要发汗解表，又要兼用渗利；腰以下肿，既应渗利，又可应用"提壶揭盖"之法，先开肺气，而使肺气通调，则水邪方去。

医案：湖北李君，六旬开外，病水气小便不利，而周身浮肿。余巡诊至其家，脉之而弦，舌苔白厚，胸中发满。

余用：白蔻仁10g，杏仁10g，薏苡仁15g，通草10g，厚朴14g，藿香10g，桔梗10g，半夏15g。

患者视方，嫌药力轻，恐难以胜任。然服药后至夜半，自觉欲大便，登厕后则小便如涌，周身汗出颇透，如释重负，全身之肿顿减。李君不知病愈之所致。余曰：此方为三仁汤加减化裁，其义有三：一为"提壶揭盖"，开其肺气，以利水之上源；二为"轻可去实"，因水挟湿，非轻则邪不去；三为"淡能化浊"，三焦秽浊非淡药则莫能出也。余用"以小拨千斤"之法，犹太极拳也，则亦何疑之有？

仲景圣人也，从水证两类出发，以示后人。对肾阳虚而生寒，气化失司，小便不利，心悸头晕，周身浮肿，其脉多沉，则用真武汤温阳、祛寒、利水。对肾阴虚而生热，热与水结，症见：小便不利，水肿，渴，呕，咳，心烦少寐，脉来多浮（阳脉），则用猪苓汤育阴、清热、利水，效果明显，令人满意。

广大医界同仁，习惯成自然，由于阳虚气冷小便不利，而真武汤一枝独放，不胫而驰。对阴虚有热，热与水结的小便不利、咳、呕、心烦、水肿的猪苓汤证，则束之高阁令其冷落无闻。

余不才，在拙著《伤寒论诠解》等书中，提出辩证法、两点论来分析"肾主水"理论，以免发生片面认识。肾能主水，在于它为阴阳之根、水火之原，为二气合化之总司。阳成气，为肾之用；阴成形，为肾之体。体与用有机维系，缺一不可。阴阳互相资赖，共同完成"肾主水"的生理作用。如果只知肾阳化气行水，而不及于肾阴相辅相成之理，把阴阳两点论变成片面地"唯阳论"，则阳中无阴，物资千罄，阳向何处而施气化之用也？《素问·灵兰秘典论》说："膀胱者，州都之官，津液藏焉，气化则能出矣。"有津有气，才构成了"化"，所以只知"气化"有阳，而不知气化有阴，则就悖逆了中医理论，而滑于主观片面性。

何况，引起小便不利发生水证，真武汤证阳虚有寒，这个寒能使小便不利而为肿；猪苓汤证阴虚有热，这个热也能使小便不利而为肿，后世的朱丹溪将水肿分为阴水与阳水，阴阳者，寒、热之义也，所以水肿之发而与寒热两邪攸关，亦不可不知。

猪苓汤的组成及用法：猪苓（去皮），茯苓、泽泻、阿胶、滑石，各一两。上五味，以水四升，先煮四味，取二升，去滓，内阿胶烊消，温服七合，日三。

方义：猪苓为一方之主，故以药名方。论其气味甘淡微苦，性平无毒，它能利水道，通小便，既利肾中之水，又清肾中之热，故擅治"热与水结"的肾病水证。茯苓为臣药，气味甘淡，《本经》明言其"利小便"。它能行肺之治节、心之血脉、脾之运输、肝之疏泄、肾之气化而达到"利小便"之目的。《本经》还指出其有治"忧恚惊邪，恐，悸，心下结气"之功。可见茯苓不独利水，而又利气开郁，利水理气，"去菀陈莝"，乃是功莫大焉。泽泻性味甘淡微寒，能泻邪水以利小便，内滋阴气以强肾肝。泻水则能坚阴，阴坚则又能行水，所以它有双向调节的功效，是仲景利尿的三驾马车之一，相得益彰,缺一不可。滑石性寒而利六腑,利窍开结,上利肺金,下利州都,滑而善行,寒而善清。清水中之热超出"石膏",利三焦之水胜过"车前"。所以,治疗阴虚有热、热与水结的小便不利,滑石的治疗大有可为,而非伊莫属。阿胶为血肉有情之品,《内经》云:"形不足者温之以气,精不足者补之以味。"阴虚生热,则为根本先拔。肾阴不立,阳光不煦,则气化安出?此时万事俱备,只欠东风,在1 700余年前,仲景选用了"驴皮胶",在利水清热之中独领风骚而内滋肾阴。一锤定音,大局底定,则何其神妙也?况且血肉之品其功胜过草木,阿胶善能补血,润濡不滞,与苓泽相济,而不掣苓、泽利水之肘。

陈修园先生曰:"泽胶猪茯滑相连,咳呕心烦渴不眠,煎成去滓胶后入,育阴利水法兼全。"

2. 皮水

皮水是由于脾虚不能健运水湿,水湿阻塞,故腹中胀满;肺气虚则不能通调三焦,以致水湿不能代谢,聚集于松软之处,故下肢踝部浮肿,按之没指为辨。皮水之脉浮与风水同,但不见恶风、身痛等证。

皮水治法:皮水脉浮为病在外,因势利导而发其汗,可用越婢加术汤。如果皮水四肢肿,四肢聂聂动者,可与防己茯苓汤。

组成及用法:防己三两,黄芪三两,桂枝三两,茯苓六两,甘草二两。上五味,以水六升,煮取二升,分温三服。

尤怡认为本证:"皮中水气,浸淫四末,而壅遏卫气,气水相逐,则四肢聂聂动也。防己、茯苓善驱水气,桂枝得茯苓,则不发表而反行水,且合黄芪、甘草助表中之气,以行防己、茯苓之力也。"(《金匮要略心典》)

3. 正水

正水是由于脾肾阳虚,不能气化水湿,而使水停湿留,气机受阻,故脉来沉迟,而腹满不消。水邪为害,泛滥成灾,若外溢则身体浮肿;若上迫于肺,因而作喘;若水气凌心,则身重、短气不得卧;火衰则不温肾,水寒下控,其人则阴肿而烦躁;若水邪侵肝,气机被阻,则胁下与腹作痛;肝之疏泄功能乖戾,其气时而上冲,时而下降,水随气行,气升则津液微生,气降则小便续通;肝病犯脾,不能运化水湿,所以可见腹部胀大;如果水邪侵脾,脾失转输之常,不能升清降浊,水湿内聚,外流四肢,故腹部胀大,四肢苦重难于活动；脾为水困，津液不生，气亦不足，故见口渴少气；脾不散精于肺，肺不通调水道以行决渎，故小便困难；如果水寒之邪盛于下，肾阳衰弱，不能温化水气，水气增多，故见腹大、脐肿、腰痛、不得溺；肾气不温，阳气不充，故阴下湿，如牛鼻上汗，其足逆冷；阳气不华，其面反瘦。

仲景精于方证之论，对病理阐述则相对为少。惟此篇论"正水"，从人体的肺、脾、肾三脏的生理进而推论到水邪为病的病理机制。其中曲折之处与脏气特异之征，论述精细，大有"山重水复疑无路，柳暗花明又一村"的奥妙。举一反三，触类旁通，而使人眼界大开，又非水证之一端也。

五脏水邪，因其生理各异，出现的证候各不相同。然水邪为病多与肺、脾、肾的阳气虚衰有关，不能行气化水乃是它们的共性。因此，在治疗上总以通阳化气、调整阴阳之偏颇而为上策。

事物是发展的，后世医家将水肿分为阴、阳两类，由博返约，而易于掌握。"阳水"为热为实，实则泻之，治以祛邪为主。如果水气逼肺而作喘，通调不利而小便短涩，则用苏葶丸治疗：苏子、葶苈子；或用沉香琥珀丸治疗：苦葶苈子、郁李仁、防己、沉香、陈皮、琥珀、杏仁、苏子、赤苓、泽泻、麝香。

若通身水肿，大小便不利，脉来浮滑，其人体力不衰者，可用疏凿饮子外散内利，祛逐水气之邪，其方为：椒目、赤小豆、槟榔、商陆、木通、羌活、秦艽、大腹皮、茯苓皮、泽泻。

如果形气稍差，或年老体弱之人，则改用茯苓导水汤最为理想。其方为：泽泻、茯苓、桑白皮、木香、木瓜、砂仁、陈皮、白术、苏叶、大腹皮、麦冬、槟榔。根据余之经验，方中的麦冬必须重用至 30g，或另加黄芪 30g，则效果方佳。

"阴水"为寒为虚，如果其人大便溏薄，气怯畏寒，肢冷脉软者，宜用温补之法，李东垣的补中益气汤则是首选之方：人参、黄芪、炙甘草、白术、陈皮、升麻、柴胡、当归、生姜、大枣。如果中虚挟有寒湿之邪，则用实脾饮：白术、茯苓、木瓜、炙甘草、木香、附子、槟榔、草果、干姜、厚朴、大腹皮。余用此方每加人参、黄芪，如果大便作泻，则更是非加不可。

如果其人面色黧黑，头眩心悸，背部恶寒，脉沉，舌苔水滑，小便不利者，则用真武汤扶阳消阴，祛寒镇水。真武汤方见前。如果尺脉沉迟，或见细小,小便不利,腰酸脚软者,可用金匮肾气丸治疗。

清人吴谦认为:"肿胀之病,属虚寒者,自宜投诸温补之药,而用之俱无效验者,虚中必有实邪也。欲投诸攻下之药而又难堪,然不攻之终无法也。须行九补一攻之法,是用补养之药九日,俟其有可攻之机,而一日用泻下之药攻之。然攻药亦须初起少少与之,不胜病渐加之,必审其药与元气相当,逐邪而不伤正始为法也。其后或补七日,攻一日;补五日,攻一日;补三日,攻一日。缓缓求之,以愈为度。"

余治此病,颇能体会吴氏用心良苦。因而勤求博采,对肿胀大证,补攻两难之时,自制"白玉消胀汤"服之为佳。

其方为:茯苓30g,玉米须30g,白茅根30g,抽葫芦12g,冬瓜皮30g,大腹皮10g,益母草15g,车前草15g,土鳖虫10g,茜草10g,川楝10g,延胡索10g,紫菀10g,枳壳10g。

此方通气行水,活血通络,上利肺气以行治节,下开水府而利三焦,虽然属于逐邪消水之一类,然无伤正损人之弊端,施诸补药以后,而肿胀不减者,不妨一试。

4. 石水

石水是由于肾阳虚衰,不能气化水湿,水湿不能从小便排出体外,而下结于少腹,故腹胀如石坚硬。病在下焦,属于水气内结,切其脉沉而不起。未及于肺,所以其人不喘;水气在肾而邻于肝,可见胁下胀满疼痛。治疗可选用温补脾肾,佐以疏肝通络之法,如真武汤加桂枝、川楝、延胡索、石楠藤、小茴香等药。

总而言之,"四水"之中,风水与皮水相类似而属表;正水与石水相类似而属里。"四水"的鉴别指征:风水恶风,皮水不恶风;正水自喘,石水无喘而为异。

总之,水肿是一个病证,有许多原因可以引发,如肝硬化腹水、肾炎水肿、心脏病水肿、营养不良水肿等,则实非本文所能全部概括。

(二)水气上冲

1. 水气的概念

古人对水气的概念,有认为水气是水之寒气,如成无己注:"水寒相搏，肺寒气逆"；也有人认为水气即是水饮，如钱天来注："水气，水饮之属"。我认为他们似乎各自说对一半。因水与寒往往结伴而行，水指其形，寒则指其气，如影之随形，不能分离。"水气"，应该说既有水饮，也有寒气。

2. 水气为什么要上冲

水气上冲证为临床常见病和多发病，历代医家对它非常重视，在治疗上也有所发展。此证源出《伤寒论》及《金匮要略方论》，张仲景提出对本证以"苓桂"为主方的相应治疗，为后世治疗水气上冲打下了坚实基础。但是由于记载的篇幅不同，加减化裁缺少综合归纳，使读者难以窥其全貌与掌握要领，无法应用于临床。为此进行一番归纳整理，使其理论与临床有机联系，使方证而互相对应，参以个人知识，用古今接轨之法扩大其治疗范围以为目的。

《伤寒论》第67条论水气上冲证治，一直叫了几个世纪，似乎应当有所创新加以改革，所以我斗胆把它改称为"水心病"。这一条原文是："伤寒若吐、若下后，心下逆满，气上冲胸，起则头眩，脉沉紧，发汗则动经，身为振振摇者，茯苓桂枝白术甘草汤主之"。本文的"若吐、若下"点出了证机属虚而非实。尤怡说："吐下之后，定无完气"，心阳先虚，然后水气才得以上冲。

心属火，为阳中之太阳，上居于胸，秉火阳赫赫之威，而使水寒之流不敢上越雷池一步。如果心阳一虚，不能消阴化物，中医所谓之水饮、寒气，西医所谓之胆固醇、酯类等发病因子便可一簇而上，在心上之脉盘根错节滋生起来。

近世医者只知"心主血脉""诸脉系于心"，发生心血管瘀塞、心肌缺血所致心绞痛和冠心病的一方面，一双眼睛紧紧盯住"心血管"上头。殊不知心的生理特点，第一手资料是以阳气为先，而非以血脉为先。何以见之，《素问·六节藏象论》说："心者，生之本，神之变也……为阳中之太阳，通于夏气。"这段话是说心为生命的根本，主宰神明变化。心有这么大的功能，在于它有强大的阳气所决定的。因为心属火脏，而上居于胸，"胸为阳位似天空"，故心有"阳中之太阳"的称号。心主阳气而为先，心主血脉则为后。心主血脉、主神志，必须建立在心阳督守之下而实现，阳生阴长方能完成主宰血脉等作用。心阳与水寒，正邪相峙，为一对矛盾。如果心阳一虚,坐镇无权,而使致病因子的"水气",疾如风雨从下而上,势不可挡而发病。同时应该指出的是,"水气上冲"水心病的发生,与中焦脾土、下焦肾气软弱无力,不能制伏水寒邪气,亦大有关系。"心下逆满"的"逆"字,意有双关,既指水气上冲之病机,而又道出相应的症状。"满",也就是胀满或称痞满,为上腹部气机痞塞不利,因而胀满不通。"心下逆满",旧注解为"胃脘"病证。殊不知为心脏阳虚,阴气不降所致,医者不可不察也。

今者心阳虚于上,水寒之邪动于中,故有"气上冲胸"直犯离宫之变。胸为心之宫城,乃阳气所会之地。高学山所谓:"光芒四射中,但觉一团太和之元气相聚耳。"今心阳被水寒之邪所遏,则自觉胸中满闷,或憋气疼痛。肺居胸中,行使治节之令,水寒凌肺,金寒津凝,则可出现咳嗽、气喘、痰涎较多、面部虚浮等症。

"起则头眩",是指病人头晕为重,只能静卧,不敢起动。究其原因,一是心脾阳虚,阳虚不足以上养清窍;一是水气上冲,阴来搏阳,清阳既虚且抑,所以头目眩晕。水气上冲头目,每见视力下降、目见黑花、耳聋、鼻塞不闻香臭等五官科疾患。

3. 水气上冲的诊治

(1)色诊:

水为阴邪,上凌于心,心之华在面,心阳不振,荣卫凝涩,则面必见黧黑,名曰"水色",其甚者,散见额、颊、鼻梁、唇围、下颏等处。如果皮里肉外出现类似"色素沉着"之黑斑,名叫"水斑"。心开窍于舌,心阳不足,则舌色必然淡嫩;火冷津凝,水不化津,故舌苔水滑欲滴。

(2)脉诊:

《伤寒论·辨脉法》云:"凡脉大、浮、数、动、滑,此名阳也;脉沉、涩、弱、弦、微,此名阴也。"水气上冲为阴证,仲景指其脉为"沉紧",似无可议。验之于临床,脉多见沉弦,也有出现脉结与沉伏无力者。

(3)辨证:

气上冲胸:心阳上虚,水气上冲,典型者,患者自觉心下有一股气向心胸或咽喉上冲;非典型者,不见明显的气上冲,但依次出现的或胀,或满,或悸,或眩晕等证候,从下而上,一见便知,故也不难辨认为水气上冲之证。

胸满：水气上冲，胸阳受敌，阴霾用事，则见胸满。此证以夜间发作为甚，气候温和则轻，冷冽则重。往往伴见气短，咽喉不利，如有物梗，呼吸受阻等症。

心悸：心悸的出现有二：在气上冲胸咽时，则随之出现心悸；另一种是自觉左侧颈部之血管发生酸胀疼痛，则立即出现心悸。心悸每发作于晨起、夜卧、饱餐之后，呈阵发性，轻者可以自止。

短气：心阳虚衰，膻中之气不充，又被水寒阴气遏滞，则出现"短气"之证。如身体不活动，或行路缓慢，短气则不明显出现。如登楼爬高，少顷则觉"气短发憋"，呼吸急促，咽喉生痰，咽喉窒塞，则加剧短气，甚则把人憋得周身出汗，频频矢气，小便也往往失禁，此时心脏跳动则加剧。

总之，"水气上冲"已叫了一千七百多年之久，到底"水气"是一个什么东西？它和心脏的关系为什么如此紧密？"学而不思则罔"。为了这个问题，我思来想去，先把"水气上冲"改为"水心病"，这无疑先给心脏病开了一条缝。因为我反复琢磨中医"水气病"的范围，只限于中医式的老一套说法，则是万万不够的。实际上，它包括了西医学所说的血栓、胆固醇、甘油三酯等发病因子在内，这是必须要承认而不能拒之于千里之外的。另外，"水气""痰饮""寒气"与缺血性心脏病是否有直接关系，中西医结合的焦点是什么？这些问题希望引起大家的关心和注意。

（4）治法：

方药：茯苓桂枝白术甘草汤。

组成：茯苓四两，桂枝三两（去皮），白术、甘草各二两（炙）。

用法：上四味，以水六升，煮取三升，去滓，分温三服。

方义：茯苓的作用有四：①甘淡利水化邪；②养心安神；③行肺之治节；④补脾崇土。所以，茯苓一味而有消阴利水，化浊，养心定悸，补脾利肺的全权作用，为本方之主药。桂枝在本方中的作用有三：①通阳以消阴；②下气以降冲；③温阳通脉以祛水寒，与茯苓配伍相得益彰，乃是一位大将之才。假如本方有茯苓而无桂枝，则不能上补心阳之虚，下不能通阳以行津液，也就不能保证温通血脉，改变心脏缺血的主攻方向；若有桂枝而无茯苓则不能化饮以利水。由此可见，苓、桂二药相须相成，协作有方，而缺一不可。至于本方的白术补脾土以运水湿；炙甘草助桂枝上扶心阳，中保脾胃之气,以制水邪之泛滥。以上药仅四味,配伍精当,大有千军万马之声势,此方为"水剂"之魁,而与"火剂"三黄泻心汤遥相呼应。

附:苓桂术甘汤治验

例一:徐水县(现为保定徐水区)农民李某,女,56岁。患鼻塞,尤以夜晚为甚。只能以口代鼻呼吸,因此口腔异常干涸,屡治而不愈。来门诊请余为其治心脏病,此乃"水心病"也。

投服苓桂术甘汤五剂。服讫而鼻塞随之痊愈。

例二:昌黎县中学李某,男,年已不惑,患"视网膜炎",视物时在右上方出现黑色物体遮盖不散。曾服杞菊地黄汤与东垣益气聪明汤,皆无效可言。余见其面色黧黑,而舌苔水滑欲滴,脉来弦而心悸、头晕,此乃"水心病",阴邪蒙蔽清阳为患。

为疏:苓桂术甘汤加泽泻。

服至三十余剂,面目明,右上方黑花消失。

例三:余带学生在京西城子矿实习。某生治一白姓妇,患梅核气,乃用《金匮要略》之半夏厚朴汤,药三投而丝毫无效。余切其脉弦,视其舌水,此"水心病",咽喉受水寒之邪,而非痰气相搏之比。

乃用:桂枝12g,茯苓30g,白术10g,炙甘草6g。

加服五剂,咽喉清爽,病已愈矣。某生讶以为神,问曰:"半夏厚朴汤为何无效?"曰:半夏厚朴汤治痰气上凝之喉痹;而苓桂术甘汤则治水气上冲之咽塞,差之毫厘,谬至千里。

例四:吴媪,65岁,患有冠心病,近来颈旁血管胀痛为甚,而且时时跳动,令人不安。切其脉弦,视其舌水。余辨为"水心病"而发生血脉不利之证。

为疏:茯苓30g,桂枝12g,白术10g,炙甘草10g。

此方连服七剂,颈脉之疼、跳动全瘳。由此证明,苓桂术甘汤不独治水而亦有疏通血脉,消除痛胀之功。

例五:陆某,男,42岁。因患"冠心病",住院治疗两月有余,未见功效。症见:心悸气短,胸中作痛,自觉有气上冲咽喉,则气息窒塞,心悸发作更频,憋得周身出冷汗,自觉死神降临。余切其脉弦而时止,舌色淡而苔白。脉证相参,辨为"水心病",心阳受阻,血脉不利之证。

为疏:茯苓30g,桂枝15g,白术10g,炙甘草10g,龙骨30g,牡蛎30g。

此方温阳下气,降冲宁心。服至三剂,则气不上冲,悸悸得平,心悸与疼痛大有起色。但脉仍有结象,兼有畏恶风寒,四肢发冷等阳虚见证。乃于上方减龙、牡,另加附子、生姜、芍药以成真武汤合方之法,加强扶阳祛水之力。

三剂后,手足转温而不恶寒,然心悸、气短犹未全瘳。余在上方再加人参、五味子各10g,以补心肺之虚。连服六剂,"水心病"得以康复。

例六:山西大同王君,相见于山阴精神病院。其人面黑如煤,自诉胸满短气,有时憋闷欲绝,不敢登楼、爬高坡,心悸时兼见"早搏",西医诊断为"冠心病"。余切其脉沉弦而结,视其舌水滑欲滴。夫面色黧黑名为水色;脉沉而弦名为水脉;舌苔水滑欲滴,则为气寒津凝之候。今色脉之诊无一不水,则胸满、气短等症而为"水心病"无疑。

余用苓桂术甘汤予服。

服至五剂,则胸满转舒,气息变长,揽镜自照,面黑变淡。患者服药见效,信心倍增,连服此方约五十余剂后,其严重之"水心病"霍然而愈。

例七:北京李某,男,46岁。患心悸气短,每在夜晚发作。所奇者,其左颈之大血管随心悸发作而憋痛不休,叠经中西医治疗而病不愈。切其脉沉弦,视其舌水滑,乃以手指其心下曰:此处有气上冲耶? 李曰:病发作时颇为明显,而心悸与胀亦从此出也。

余辨为"水心病",属于气血不利重者。

乃用苓桂术甘汤。服至十四剂,病不发作而安。

例八:叶某,女,53岁。患心悸与胸中憋气,右手五指麻木为甚。切其脉弦,按之而软,视其舌淡,苔则水滑。此"水心病"也。所以手麻者,心阳不煦,血气不充,流行不利也。

乃用苓桂术甘汤。连服十剂,胸不憋气,手麻不发,心悸亦安。

例九:张某,男,62岁。每晚则胸满憋气,后背既凉且麻。切其脉弦,视其舌水。辨为"水心病"而阳气浇漓。

乃用:桂枝15g,炙甘草10g,白术10g,茯苓30g。嘱服七剂,病已近愈。

为疏：附子 20g，白术 20g，茯苓 40g，白芍 15g，生姜 20g，桂枝 20g，蜜成小丸，以补心肾之阳，巩固疗效。

例十：徐某，女，38 岁。自觉心下有气上冲于胸，症见：胸满，心悸，头目眩晕不敢移动。西医诊为"梅尼埃"内耳病，然治疗无效。切其脉弦而沉，视其舌苔水滑，余辨为水气上冲的"水心病"。盖头为诸阳之会，今被水寒羁縻，所以发生眩晕、胸满、心悸等症。仲景所谓"心下逆满，气上冲胸，起则头眩"是也。

方用苓桂术甘汤另加泽泻 20g。约服十数剂而愈。

通过以上治验可以看出："水心病"的发病特点有影响血脉瘀阻的颈脉胀痛；有水气凌心的"气上冲证"；有心阳虚、寒气凝的"短气"与"胸满"；有卫阳不利的手发麻；有清阳不煦的头目眩晕等症。总之，苓桂术甘汤药性温和，药少而精，集气、血、水于一方，治疗"水心病"独树一帜，其临床效果令人非常满意。中西医结合实验研究证明：此方具有一定的抗心脏缺血、抗心律失常作用，其临床价值不得忽视。

苓桂术甘汤加减：

1）本方减白术加杏仁，则为苓桂杏甘汤，用治"水气上冲"，迫使肺之宣降不利，不能通调水道、疏利三焦，而出现咳喘，面目浮肿，小便不利等症。

1990 年，余带研究生在门诊实习，一老妪患心脏病多年，最近续发咳喘，面目浮肿，小便不利，服药虽多，晨起面肿则一直未消。余切其脉弦，视其舌则胖，苔则水滑。此证心阳虚于上，上寒凌心则悸，乘肺则咳，三焦通调不畅则小便不利，是以面肿。

治当温心阳，利肺气，俾三焦通畅，小便一利，则面肿可消。

方用：茯苓 30g，桂枝 12g，杏仁 10g，炙甘草 6g。

患者见药只四味，面露不信。然服至五剂，小便畅通，又服五剂面已不肿。

《金匮要略·胸痹心痛短气病脉证治》载有"茯苓杏仁甘草汤方"：茯苓三两，杏仁五十个，甘草一两。治疗胸痹，胸中气塞，短气，面足而肿者神验。余作歌曰："水邪胸痹气短塞，或见尿少肿势来，茯苓杏仁草要少，理肺利水治节开。"提供与苓桂术甘汤互相参用。

2）本方减白术、甘草，加杏仁、薏苡仁，名曰苓桂杏苡汤，用治"水心病"兼挟湿浊。水与湿虽不同性,但往往相因而生。其证多见:心悸气短,咳嗽多痰,头重如裹,胸满似塞,周身酸楚,不欲饮食,小便不利等。

曾治一李姓八旬老翁,身体犹健,不需儿女,生活尚能自理。入冬以来,时发胸满,气逆作咳,咳吐白色痰涎,周身酸楚,不欲活动。切其脉弦缓无力,视其舌苔则白腻而厚。余辨为"水心病"而阴霾用事,兼挟湿浊之邪。湿性黏腻,阻塞气机,是以胸满;湿能生痰,上阻于肺则咳嗽多痰。

治法:通阳化饮,兼利湿浊。

方用:茯苓 30g,桂枝 12g,杏仁 10g,薏苡仁 12g。

此方服至六剂,痰少嗽减,胸次开朗,症状大减,照方又服六剂,爽然而愈。

3)本方减白术、甘草,另加茜草、红花,名曰"苓桂茜红汤"。用治"水心病"血脉瘀滞,胸痛控及后背。

山西曹某,年届不惑,患"水心病",右胸时发针刺状疼痛。余认为用苓桂剂治疗,通阳下气有余,通脉活络似有不足。

乃于方中加茜草 10g,红花 10g,活血通络,止痛求速,并减去白术、甘草之壅滞恐增痛。

此方服至五剂,胸中之刺痛快然而瘳。如果兼血压高者,再加牛膝 12g。

4)本方加半夏、陈皮名曰苓桂二陈汤,用治"水心病"兼有痰浊之邪,其证令人咳、呕、不寐、头目眩晕不止等。

北京燕某,男,56岁。患"水心病"而咳,久则呕恶欲吐,睡眠欠佳。脉来弦滑,舌苔白腻而厚。余辨为内挟痰浊所致。乃用苓桂术甘汤加陈皮、半夏,服完七剂,则呕恶、少寐等症立已。

5)本方加附子,名曰苓术附甘汤。用治"水心病"阳气虚,后背恶寒与酸痛。

山西郭某,男,65岁,患"水心病"兼后背恶寒,酸楚为甚。切其脉沉,舌质淡嫩、舌苔水滑。余辨为"水心病"而阳气虚。盖背为阳之府,是以背寒而酸楚也。

乃用苓桂术甘汤另加附子 12g。连服七剂,背不恶寒,治疗"水心病"良效。

6)本方减甘草加猪苓、泽泻名曰"五苓散"。用治"水心病"兼见下肢浮肿,小便不利,阳虚不能化气行水之证。

陈某,女,45岁,患心悸,胸满,憋气等症,而小便不利,脚膝作肿,按之没指,行路发沉。脉沉,舌苔水滑,辨为"水心病",通阳化气行水受阻,则小便不利,聚而为肿也。

为疏:桂枝15g,茯苓30g,猪苓20g,泽泻20g,白术10g。

此方服至五剂,则小便畅通而腿脚之肿消矣。

7)本方加党参名春泽煎。用治"水心病"心悸而颤,自觉胸内发空,气不够用。其脉弦,但按之则软。

张某,女,52岁,患"水心病",心悸而颤,胸中空荡,气不够用。切其脉弦,按之则软,舌质淡嫩,辨为"水心病"而宗气复虚之证。

乃用苓桂术甘汤另加党参20g。服至七剂则心胸不觉发空,悸与颤俱安。

由上述可见,苓桂术甘汤加减之法不胜枚举,限于篇幅,不能一一列举,一隅三反,触类旁通,则庶几近之。

三、水 证 分 型

1. 水痫

临床症见:小便不利,头目眩晕,继之则晕厥倒地,口吐白沫,人事不省,发为癫痫,移时方苏。其脉沉弦,舌苔水滑。

证候分析:小便不利,头目眩晕,为水蓄于下,水寒上冒清阳,清阳为水寒之邪所遏,所以头目眩晕,而发为癫痫也。此证非风非痰,又非蓄血,辨证关键在于小便不利一证。

治法:利小便以消阴,通阳气以化饮。

方药:五苓散。

组成:白术、泽泻、猪苓、茯苓、桂枝。

方义:泽泻、猪苓、茯苓利小便以消阴,桂枝通阳以下气,白术健脾以制水泛。俾水利阳通,气化得行,则头目之阴霾自散,而癫痫则愈。

如果此证出现四肢不温,畏寒怕冷,头眩心悸,或筋惕肉瞤等阳虚水泛之证时,则改用祛寒镇水、扶阳抑阴的真武汤(附子、白术、茯苓、生姜、白芍)。

2. 水眩

水眩一证，《金匮要略》说："心下有支饮，其人苦冒眩。""支饮"为四饮之一，它好像水之有派，木之有枝，邻于心下，偏结不散，故名曰支饮。若支饮之邪上犯头目，故出现冒眩的症状。冒，指头如物冒，昏冒而神不清爽；眩，指目眩而见黑花缭绕。

根据个人临床观察，这种眩冒的脉象往往或弦或沉，或者沉弦共见。这是因为弦脉主饮，沉脉主水，与水饮病机相吻合。至于它的色诊，或见黧黑（单纯水饮），或呈青黯（支饮内挟肝气），或色黄而灰（脾湿内困阳气），当参合病机，因人而异。一般认为水饮病舌色必淡，因有寒也；苔多水滑，津液凝也；若水湿合邪，则出现白腻之苔，而且较厚。根据以上诊断，治当利水消阴，通阳降浊为法，用苓桂术甘汤加泽泻即可奏效。如果内挟痰浊，则脉弦而滑，于苓桂术甘汤中再加半夏、橘红、生姜、竹茹为要。如果冒眩特甚，令人眼不能睁，身不敢动，视其舌特别肥大，占满口腔而使人望之骇然，乃是辨心下有支饮的明证，当用泽泻汤：泽泻、白术。为了重点说明泽泻汤证的特点，兹举治验一则，以补《金匮要略》记述之略。

1967年在湖北潜江县，余治一朱姓患者，男，50岁，因病退休。患病已两载，百般治疗无效。其所患之病为头目冒眩，终日昏昏沉沉，如在云雾之中。且两眼难睁，两手发颤，不能握笔写字，颇以为苦。切其脉弦软，视其舌肥大异常，苔呈白滑，而根部略腻。

方用泽泻24g，白术12g，水煎温服。

或问，此证为何不用苓桂术甘汤温药以化饮？盖泽泻汤乃单刀直入之法，务使饮去而阳气自达；若苓桂术甘汤则嫌其甘缓而恋湿，对舌体硕大，苔白腻，则又实非所宜，此故仲景之所不取。若服泽泻汤后，水湿之邪已减，而苓桂术甘汤之法犹未可全废，而亦意在言外矣。

患者服药后的情况，说来亦颇耐人寻味。服第一煎后，因未见任何反应，乃语其家属曰：此方仅两味药，吾早已虑其无效，今果然矣。孰料服第二煎后，覆杯未久，顿觉周身与前胸后背汗出，以手拭汗而黏，此时身体变爽，如释重负，头清目亮，冒眩立减。又服两剂，继续出些小汗，其病从此而告愈。

或问：朱案服泽泻汤后为何汗出，殊令费解。答曰：此证为水湿之邪郁遏阳气而不得伸,今用泽泻量大而力专,利水行饮为捷。叶香岩说:"通阳不在温,而在利小便",今小便一利,使水湿邪气有路可出,而三焦阳气同时得通,故能表里和畅,汗出而病解。

泽泻汤证原文过略,难以掌握辨证要点,余通过三十余年实践观察,指出此方的脉、舌特征,以推广泽泻汤临床之用。

3. 水咳

临床症见:咳嗽,痰色稀白,落地成水,或亮如蛋清,触舌而凉,因痰多作咳,故伴有短气不欲饮等症,其脉弦,舌苔白。

证候分析:水寒之邪射肺,肺气失于宣降,津液不化,变为寒痰冷饮,使肺气受阻,逆而为咳。寒饮内伏,阳气不煦,故不欲饮。脉弦苔白,则知为"水咳"无疑。

治法:温肺气,散水寒。

方药:小青龙汤。

组成:麻黄、桂枝、干姜、细辛、五味子、半夏、炙甘草、白芍。

小青龙汤是治疗寒饮咳喘的名方,然而其性辛烈发散,用之不当则有伐阴动阳之弊,余以为在使用本方时应掌握以下几个关键环节:

1)辨气色:小青龙证为水寒射肺,心下内伏寒饮。寒饮为阴邪,必伤阳气,而使心胸之阳不温,则荣卫涩而不利,不能上华于面,故患者面部呈现黧黑之色,我们称之为"水色";或两目周围呈现黑圈,互相对称,我们称为"水环";或者在患者的额头、鼻柱、两颊、颏下的皮里肉外显现黑斑(如同妇女妊娠斑),我们则称之为"水斑"。

2)辨脉:小青龙证为寒饮之邪,故其脉为弦,弦主饮病;抑或脉浮紧,则为表寒里饮俱在之征;如果寒饮内伏,浸循日久,其脉则沉,沉主水病。然须注意的是,凡尺脉迟,或尺脉微,抑或两寸濡弱无力,是为心肾先虚,荣气不足,血少故也。这样,就不要滥用小青龙汤而发虚人之汗。

3)辨舌:小青龙证为水饮凝滞不化,肺寒津凝,故舌苔多见水滑。舌质一般变化不大,惟阳气受伤以后,呈现舌质淡嫩,此时用小青龙汤必须加减化裁,而不能原方照搬不变。

4)辨痰涎:小青龙汤治肺寒金冷,津凝气阻之证,所以,咳嗽必然多痰,咳痰较爽。因系寒性水饮,故其痰清稀不稠,形如泡沫,落地则顷刻化水。

然亦有咳出之痰,明亮晶彻,形同鸡蛋清状,痰冷如凉粉,触舌觉凉为辨。

5)辨兼证:小青龙汤证为水饮之证,除咳喘外,由于水邪变动不居,而有许多兼证出现。如水寒上犯,阳气受阻,则兼"噎";水寒中阻,胃气不和,则兼"呕";水寒滞下,膀胱气化不利,则兼"少腹满而小便不利";若外寒不解,太阳气郁,则兼"发热""头痛"等症。

现举病案两例,以说明小青龙汤的疗效及过服后产生的弊端。

有一张姓工人,年40许,咳喘10年余,因服数百帖中药无效,后常服西药"百喘朋"维持。诊其脉弦,视其舌水,望其面黧,辨为寒饮内伏,上射于肺的小青龙汤证。令其连服两剂,咳喘衰其大半,后以苓桂杏甘汤加干姜、五味子,又服数剂,而使咳喘基本得到控制。

第二例是治一寒饮作喘患者,余予小青龙汤两剂,咳喘颇见效。患者乃接连不断地服了十二剂小青龙汤,感觉头晕眩瞑,未几而发鼻衄,血流不止,乃到某医院急诊。诊治后鼻衄虽停,因失血过多,而体疲无力,心悸气短,又延余诊治而始得其情。显而易见,这是由于过服小青龙汤导致伤阴动血的缘故。《伤寒论》对于大青龙汤的禁忌证有所论述,如第38条"若脉微弱,汗出恶风者,不可服之,服之则厥逆,筋惕肉瞤,此为逆也"。然对小青龙汤的禁忌,不像大青龙汤说得那样具体,余常引以为憾。后读《金匮要略·痰饮咳嗽病脉证并治》,始发现仲景对小青龙汤的治疗禁忌,以及误服本汤所发生的各种变证,已指出相应的治疗方法,大有"观其脉证,知犯何逆,随证治之"的意义,使人为之一快。现引其文如下:

"咳逆倚息,不得卧,小青龙汤主之。""青龙汤下已,多唾口燥,寸脉沉,尺脉微,手足厥逆,气从小腹上冲胸咽,手足痹,其面翕热如醉状,因复下流阴股,小便难,时复冒者,与茯苓桂枝五味甘草汤,治其冲气。""冲气即低,而反更咳、胸满者,用桂苓五味甘草汤去桂加干姜、细辛,以治其咳满。"个人认为这些记载说出了小青龙汤的禁忌证。尤在泾对此条作了很好的说明,他说:"服青龙汤已,设其人下实不虚,则邪解而病除。若虚则麻黄、细辛辛甘温散之品虽能发越外邪,亦易动人冲气。冲气,冲脉之气也。冲脉起于下焦,挟肾脉上行至喉咙,多唾口燥,气冲胸咽,面热如醉,皆冲气上入之候也。寸沉尺微,手足厥而痹者,厥气上行而阳气不治也。下流阴股,小便难,时复冒者,冲气不归,而仍上逆也。"这就不难看出，尤氏认为下虚之人误用了小青龙汤，会出现拔肾根、动冲气的种种后果，其说是符合仲景精神的，可见小青龙汤对虚人是禁忌之列。因为本方麻桂并用，又配细辛则发散之力为强，所以，对年老体弱以及心肾虚衰患者，切不可孟浪投用，而导致变生叵测。

曾观《临证指南医案》，叶香岩有两张治喘的方子，一张是用麻黄而不用细辛，另一张是用细辛而不用麻黄，叶氏把麻黄、细辛分而用之的理由，也许是为了避免发散太过吧。为此余在临床使用小青龙汤只在喘急必需之时一用，一旦病情缓解，即改用苓桂剂类温化寒饮，则疗效理想亦无流弊。

苓桂剂，指的是以苓桂术甘汤为代表的加减诸方，这些方子符合仲景治痰饮用温药之旨。所以，在苓桂剂中再加上仲景治寒饮惯用的干姜、细辛、五味，在某种程度上讲能治疗小青龙汤所不及的一些寒痰冷饮疾患，也是不可偏废之法。因为干姜、细辛之辛可温散肺胃水寒之邪，而五味子入肺，又可收敛上逆之肺气，一收一散，则正邪兼顾，故治寒饮内伏之证十分得利。况又有茯苓利水消饮，桂枝下气通阳，白术运化水湿，甘草顾护正气，故为小青龙汤之姐妹方，有相得益彰之效。因此，在使用小青龙汤冲锋陷阵以后，再使用此方剿抚相兼，方能有始有终，使治疗井然不紊。

4. 水逆

临床症见：小便不利，口中烦渴，喜饮水，水入则吐，吐后又渴，证名"水逆"。其脉弦，舌质淡，苔水滑。

证候分析：此证为水蓄下焦，膀胱气化不利，故小便短少，口中烦渴而欲饮。然饮入之水，旋又停蓄于下，仍不能化为津液，以致水蓄于下而反上干胃腑，使胃失和降，故所饮之水必拒而不受，因此水入则吐，称为"水逆"。此证饮水而渴不解，虽呕吐而水饮不除，洵为水证之重者。

治法：通阳化津，降逆止呕。

方药：五苓散。

5. 水渴

临床症见：患者烦渴能饮，饮后又渴，证象"消渴"，惟小便不利，舌淡或胖，苔则水滑而不相同。

证候分析：水蓄膀胱，津液不化，故小便不利，而口渴饮水。此证非热非燥，实因水聚津凝，所以称为"水渴"。观其脉舌，则辨为水蓄而无复可疑。

治法：通阳化津以止渴。

方药：五苓散。

6. 水悸

"水悸"有上、中、下之分：

上焦悸：心下逆满，气上冲胸，因而心悸不安，脉弦，或动而中止，舌质淡，苔水滑。

证候分析：水气凌心，自下而上，始于胃而凌于心，心阳受窘，怯而作悸。其脉弦主水饮，或动而中止为结、为代，乃是心悸导致心律失常。

治法：温补心阳，利水降冲。

方药：苓桂术甘汤。

中焦悸：心下，当胃上脘之处，悸动不安，以手推按则水声漉漉，叫"振水音"，有诊断意义。或并见心下痞满等症，脉弦而苔白。

治法：通阳利水，健胃散饮。

方药：茯苓甘草汤。

组成：茯苓、桂枝、生姜、炙甘草。

下焦悸：小便不利，脐下作悸，或者气从脐下上奔于胸，使人憋闷，呼吸困难，精神紧张，而生恐怖欲死之想，脉弦而舌苔水滑。

证候分析：水蓄下焦，则小便不利；水在下与气相搏，则脐下作悸；若水气上冲，则水气冲胸，阴来搏阳，故心神恐怖，呼吸困难，而憋闷难堪。

治法：利水降冲。

方药：苓桂枣甘汤。

组成：茯苓、桂枝、炙甘草、大枣。

7. 水痞

临床症见：小便不利，口燥而渴，心下痞满，脉弦而苔水滑。

证候分析：心下痞病机多为脾胃气机升降失调所致。本证心下痞，小便不利，兼见口中燥渴，舌苔水滑等特点，故可诊断为"水痞"，而非其他。

治法：通阳利水，行气消痞。

方药：五苓散加生姜、枳实。

按：仲景原方为五苓散而无他药。余在临床加枳实、生姜甚效，录之以供参考。

8. 水泻

临床症见:大便泻下如水,而小便反短少不利,肠鸣而腹不痛,口渴时欲饮水,饮后则泻,泻而复饮,为本证之特点,其舌苔水滑,脉弦细。

证候分析:此证水湿内盛,脾不运输,以致清浊失判而水走大肠,水谷不别,津液不化,清阳不升,故口渴欲饮,饮后又泻。

治法:健脾渗湿,利水分清。

方药:苍术五苓散,即五苓散原方加一味苍术,以增强利水燥湿的功效。

9. 水秘

临床症见:大便秘结,数日一行,坚如羊屎。口中干燥,小便短少不利,下肢浮肿,自觉有气从心下上冲,心悸头晕,胸满气短,舌肥胖而淡嫩,苔则水滑,脉弦而沉。

证候分析:此证与"水泻"证乃是一个问题而有两种情况出现。"水秘",乃水不化津,液不滋润,而使胃肠干燥,大便秘结不下。观其小便短少不利,下肢浮肿,口中干渴,宛如"水证"无疑。何况又有水气上冲佐证,以及舌胖、苔水滑、脉沉主证,故知其便秘是水不化津,而非燥热耗阴之证。

治法:温通阳气,利水行津。

方药:苓桂术甘汤与真武汤交替服用,以俟小便通利,则大便自通,其他诸证亦迎刃而解。

按:利小便以实大便,此法人多能识,而利小便以利大便秘结,此中微奥,不可不知。

10. 水厥

临床症见:心下悸动或见痞满,手足厥冷,抚之不温,脉弦而苔水滑。

证候分析:此证水寒在胃,心下悸动,属于茯苓甘草汤证。若胃中水寒甚者,阻遏胃脘阳气,不能达于手足,则见手足厥冷之证。因水而成厥,故名"水厥"。

治法:温散胃中水饮,以达阳气顺接。

方药:茯苓甘草汤加枳实,消饮散结,通阳理气,则厥回肢温。

按:如果此证挟有阳虚之机,待水去饮消之后,续以补阳之品为善。

11. 水郁发热

《伤寒论》第28条之桂枝去桂加茯苓白术汤,乃是仲景特为治疗"水郁发热"之证而设。

证候分析：本病外证有"头项强痛,翕翕发热无汗"的太阳经气郁而不宣之象,在内则有"心下满微痛,小便不利"的水郁气结之反映。从其内、外证综合分析,产生气结阳郁的根源在于小便不利一证。因为小便不利,则水不行而气必结,气结则阳必郁,则以上诸证便可发生。

治法：此证在治疗时如果抓不住"小便不利"的根本问题,妄用汗下,必徒劳无功。

方药：桂枝去桂加茯苓白术汤(又叫苓芍术甘汤,后文有专述)。

总之,本文集《伤寒论》《金匮要略》之大旨,取法仲景,参之己意,繁述于此,以期有益于同道。

火 证 论

一、火 证 概 述

"人体五行各一,惟火有二：君火属于心脏,相火寄于肝肾。潜藏则温养百骸,固人寿命,发动则煎熬阴液,伤贼元气。阴虚则病,阴绝则死。岐伯举病机十九条而属火者五：诸风掉眩,皆属于肝,火之动也;诸气膹郁,皆属于肺,火之升也;诸湿肿满,皆属于脾,火之胜也;诸痛痒疮,皆属于心,火之用也。又凡动皆属火,气郁则火起于肺;大怒则火起于肝;醉饱则火起于脾;思虑则火起于心;房劳则火起于肾,此五脏所动之火也。"以上古人论五脏之火的病因及其证候,言简而赅,其义无穷。

又曰："牙痛龈宣,腮颊颐肿,为胃火动;目黄口苦,坐卧不宁,为胆火动;舌苔喉痛,便秘不通,为大肠火动;癃闭淋沥,赤白带浊,为小肠火动;小腹作痛,小便不利,为膀胱火动;头眩体倦,手足心热,为三焦火动。"以上论六腑之火及其证候而与五脏之火上下反映、浑成一体。

总之,本文祖述《内经》之旨,结合临证实践,意义为深。

至于治火之法：古人认为实火可泻之,虚火可补之,郁火可发之,阳火宜直折,阴火宜温导,各宜随证施治。

火证脉象,举要而言:浮而洪数为虚火;沉而实大为实火;洪数见左寸为心火;见右寸为肺火;见左关为肝火;见右关为脾火;见两尺为肾经命门之火;男子两尺洪大必遗精,阴火盛也;脉弦细而数,按之益坚者,为少火气衰,而见肝肾真脉,水旺则其脉自平。惟虚劳见此,为冰雪阴凌之象,最为剧候,或反虚大数疾者,此食气之火,耗真阴,为虚阳飞越之兆,久病得此,百无一生。惟暴脱元气者,犹可峻补以敛固之,大抵火证之脉,但有虚火,按之必空,断无实大之理。然火郁中焦,恶寒战栗,亦有六脉匿小者,此火气郁伏灰烬,不得发光舒焰,反见寒胜之化矣。热结胃口,咳吐结痰,亦有寸口滑实者。热遗下焦,淋浊溺痛,多有尺内洪滑者,皆胃中湿浊上逆下渗之候,与火无预。火盛之脉,静取虽洪盛滑疾,中按则软阔不坚,重按则豁然中空。寻之脉见指旁,举指涩涩然,如轻刀刮竹之状,方是无形之火象。若中宫有物阻碍,则关上屈曲而出。膈上有痰凝滞,则寸口屈曲而上,总谓之钩,如无阻碍,则无屈曲之象矣。若洪盛而中按、重按益实,指下累累如循贯珠薏苡子状者,皆有形之湿热,蕴积于经脉之中,非火证也。

以上根据历代名家论火脉之形态,指法之考究,虚实火湿之反映。熟读深思,结合于临床,久而久之,自然心领神会一隅三反,则岂止火脉之一途也。

二、火病脉证治

(一)火郁

《伤寒论》认为太阳是三阳,阳明是二阳,少阳是一阳。"两阳合明,名曰阳明"。所以阳明病的阳热充斥内外为主体。阳明为水谷之海,气血之源,如果阳热之邪伤津燥液,而与糟粕相结,则构成了阳明病的承气汤证;若阳明之热而与水结,则构成了"热与水结"的猪苓汤证;如果阳明之热邪而与胸脘之气相蕴结,则构成了心中懊侬,气窒胸塞,或者心中结痛的栀子豉汤等证。心中懊侬,指其人烦郁特甚,坐卧不宁而无可奈何之状。

栀子豉汤:栀子十四个,劈,香豉四合,绵裹。

上二味,以水四升,先煮栀子,得二升半,内豉,煮取一升半,去滓,分为二服,温进一服,得吐者止后服。

使用本方,应先煎栀子后内豆豉,先煎栀子取其味苦而清上,后内豆豉取其气轻而扬,载栀子于上,以尽轻灵透剔,解郁开结的作用。

方后注:"得吐者止后服",是服药后火郁得宣,正气拒邪外出的反映。

加减法:此证兼见"少气",为火邪伤气,不能用参芪,免助火郁,可加炙甘草缓之;兼见呕吐的,为火邪动饮犯胃,则加生姜散之;如果兼见腹中胀满,反映了火邪入胃,火郁气结之证,治用栀子以清阳明之郁热而除其烦,另加姜炙厚朴、枳实利气以消其满。栀子厚朴汤具有小承气汤规模,乃小承气汤三味药中减去大黄,加入栀子而成方。

两方对比,小承气汤治阳明病,大便成硬,烦躁,谵语;栀子厚朴汤则治发热心烦,懊𢙞,饮食不佳,而大便不秘。小承气汤服后使大便泻,栀子厚朴汤(用清浆水煎药)服后则温覆取汗。

医案:黄某,女,37岁。症状:心中懊𢙞不能自控,昼轻夜重,从家奔出野外空旷之处,心烦稍安,兼见胃脘与腹胀满阻塞等证,问其小便色黄,但大便不秘,舌尖红绛,舌根有腻苔,脉来弦数。

辨证:阳明火气初蕴,有下移动乱胃气之势。

方用:生山栀9g,厚朴9g,枳实9g。

服一剂而愈。

如果夹有食滞而腹满胀痛,脉滑而苔黄者,于栀子厚朴汤中加大黄导滞下积;如果胃热脾寒,出现发热,心烦,大便下利,可用栀子、干姜两药清胃温脾,并行不悖。

总之,栀子豉汤类方,为治太阳之里,阳明之表,邪热蕴郁,发生心烦、懊𢙞,以及腹满胃气不和等证。这个方子不但善治心中懊𢙞,而且也能治疗多种胃病,疗效神奇,实不可轻视。余在临床用古今接轨之法,治儿科感冒发热、烦啼、咳嗽不止、舌红、脉数,用桑菊饮加生山栀3g,淡豆豉3g。湿温病周身疼痛,晡热胸满,不欲饮食,心烦少寐,治用三仁汤加山栀6g,淡豆豉6g。治少阳痰热证,口苦、心烦、呕恶、惊悸不寐,用温胆汤加栀子、淡豆豉以解郁除烦,清热化痰,非常有效。

（二）燎面（附痤疮）

"燎面"又称"面热"。《灵枢》云："面热者，足阳明病"。《张氏医通》："饮食不节则胃病，胃病则气短、精神少，而生大热。有时火上行，而独燎其面。"

根据临床观察，"燎面"症见大便秘结，心烦，苔黄，面热如火烤者，脉数大有力，皆因胃火独盛上蒸于面。有的病人满面灼热如同火烤，面色缘缘正赤，面部既热且痒，每以午后、饭后、劳后发作为明显。有的青年男女兼生痤疮，多生于额、颊之间，此起彼伏、阵发性发作，而难于治愈。此证与饮食关系为大，凡经常食肉，非肉不饱，嗜食辛辣，巧克力、糖不离口者，则"燎面与痤疮不可免也"。

余制一方名为承气解毒汤，用之颇效。药物组成：大黄5g，黄芩10g，栀子10g，枇杷叶16g，连翘10g，水牛角20g，黄连10g，玄参10g。

如果服药见效缓慢，可配服普济消毒饮加大黄、芒硝。忌口：高脂肪食品、肉类与糖酒等食物。

（三）脱发

发为血之余，而主于心。心主血脉，血润则发荣，血虚则发焦，焦则脱落。火邪脱发，头皮苦痒，渗出脂溢。晨起则落发成绺，日久可致斑秃。此证脉数，舌红，心烦，尿黄，便秘，头目眩晕不清。

治法：宜清不宜补，泻心凉血实为上策。可用三黄泻心汤：

大黄4g，黄芩4g，黄连4g。

本方用苦药泻火下降，则心之阴血得宁。血能滋毛发，则头皮不痒，脂液不渗，发亦不脱。如果头皮肿痛，用三黄泻心汤加地丁、公英；面热如火烤，加玄参、水牛角。

医案：某饭店余某，男，42岁。患脂溢性脱发，每晨起枕席落发颇多，头顶光秃，显得人老面衰。经人介绍前来诊治。余问曰："头皮痒否？"曰："甚痒。"问："脂液味否？"曰："揩揩似有臭味。"切其脉数，视其舌绛。乃书三黄泻心汤。

学生迟疑，不解所致，三黄泻心汤能治脱发耶？余晓之曰：发名"血余"而主乎心。其人头皮甚痒，是为心火上炎，脂液味秽，乃火之味矣。况脉数、舌绛，非心火独旺而何？心火伤血，血燥则不能荣发，反成焦灼之害矣。余用三黄泻心汤，大能清心凉血，而使心血上荣于发，则发得血荣，必不脱落。

患者服药三剂，大便作泻，小便黄赤而灼，然头皮之痒立止，发从此不脱。

（四）吐衄

火证吐衄，多为阳盛生火，火迫血阴而不藏于脉之变。《金匮要略》所谓"心气不足"，指心之阴气不足也。阴不足则阳独盛，血为热迫妄行而作吐衄。

临床症状：吐血，衄血，面赤，心烦，口渴尿黄，便秘，舌红，脉数或见洪大。

治法：清热泻火，凉血坚阴。

方药：大黄二两，黄连、黄芩各一两。

用法：上三味，以水三升，煮取一升，顿服。

方义：芩、连清热降火，泻心肺之热；大黄苦泻，荡涤胃肠三焦之火，可使血液下行而不上溢。

案一：孙某，男，62岁。经常发生鼻衄，已六年未愈。近日鼻衄又发，出血较多，兼见心烦不眠，心下痞满，小便色黄，大便秘结，舌色发紫，舌尖红赤，脉来弦数。余辨为心胃火盛，上犯阳络之证。

药用：大黄6g，黄连6g，黄芩6g。用滚开沸水将药浸渍，代茶饮服。一剂而愈。

案二：刘某，女，30岁。患齿衄十余日不止，心烦，夜寐多梦，小便黄赤，舌红、苔薄黄，脉来滑疾。

药用：大黄6g，黄连6g，黄芩6g。

此方连服两剂，小便黄赤灼热，此火热之邪从火府而去之象，随之衄血而愈。

案三：某医院医师侯某，突患鼻衄，势极凶猛，自用油纱条封堵，反从口腔流血。脉来数大，舌苔薄黄。

治用三黄泻心汤，服两剂衄愈。

（五）火痞

三黄泻心汤一见于《伤寒论》，一见于《金匮要略方论》。见于《伤寒论》的，仲景指出"心下痞，按之濡，其脉关上浮者，大黄黄连泻心汤主之"。只提了一脉和一证，可谓简要之至。一脉，就是"关上浮"，关脉候中焦病，而浮脉泛指阳脉。关上见阳脉，而又不沉不紧，反映了中州火热之邪痞塞为病。一证，指"心下痞，按之濡"，说明其证自觉痞满而按之不痛不硬。见于《金匮要略方论》者，则是治疗"心气不足"发生的吐血衄血之证，从而显示了"泻心汤"既能清气分之热，又能清血分之热。其中最大的优点在于，"泻心汤"能治心的阴气不足、阳气有余，气血阴阳不相协调的病变。

张仲景治热痞用"大黄黄连泻心汤"，即大黄二两、黄连一两，没有黄芩。后世学者考证当有黄芩，我认为大可不必。

"大黄黄连泻心汤"的煎服法是用"麻沸汤渍药而不煎煮"。至于用麻沸汤渍药之理，吴谦曰："痞硬虚邪，而用大黄、黄连，能不起后人之疑耶？然仲景使人疑处，正是使人解处，盖因后人未能细玩，不得其法，竟煎而服之，大悖其旨矣。观其以滚沸如麻之汤，渍大黄、黄连，须臾绞去滓，仅得其无形之气，不重其有形之味，是取其气味俱薄，不大泻下，虽曰攻痞，而用攻之妙，不可思议也。"（《医宗金鉴》）

余在临床治疗胃病，出现心下痞满，气机不舒，大便不爽，小溲赤黄，于治胃之方中，酌加大黄、黄连各3g，效果极佳。

（六）火狂

火阳亢盛，心胃积热，三焦不利，六腑不通，阴不制阳，阳气亢奋，精神狂妄，肢体躁动，登高而歌，弃衣而走，打人毁物，凶狠异常。此证脉沉滑洪实，按之有力，大便秘结，小便黄赤，舌黄苔厚。

医案：杨某，男，38岁。因与家人争吵，气恼之后，精神异常烦躁，坐立不安，怒目向人，握拳欲击，六、七日不能睡眠，反欲外出奔跑。切其脉洪大有力，舌苔黄厚，口味秽浊喷人，问其家人，大便已七天未解。余辨为心胃火盛，阳亢实证，治当苦寒泻下，使阳气不亢，阴气不竭，则病可愈。

方用：大黄10g，黄连10g，黄芩10g。

连服两剂,患者狂热未减,大便未下。此病重药轻,遂将大黄剂量增至 15g,服后泻下颇多。患者顿觉神疲思睡,寐而打鼾,两日后始醒,狂证如失。

(七)火痛

《内经》曰:"诸痛痒疮,皆属于心"。吴谦注曰:"热甚则痛,热微则痒,疮则热灼之所致也。故火燔肌肉,近则痛,远则痒,灼于心则烂而疮也,心为火故属然。"

火燔致痛,可分为二:一为火淫经络,二为火淫脏腑。

1. 火淫经络

(1)头痛:临床一般常见者,为少阳胆经之火上炎作痛,其特点多为"偏头痛",尤以夜晚发作为甚,口苦心烦。脉来弦数,舌质红绛,苔则薄黄。

治用龙胆泻肝汤:龙胆、黄芩、栀子、柴胡、生地黄、当归(重用至15g)、车前子、泽泻、木通,另加白芍(重用至20g)。

如果头痛发于前额,口渴思饮,脉来洪大,舌苔黄干,则为阳明胃经火痛。治用:葛根、生石膏、知母、炙甘草、粳米,以清阳明胃经气分之热则愈。

医案:京西门头沟一女青年额头作痛,口噤难开,吃饭不能张嘴,强之则两颊酸痛如绝,服药虽多无效。切其脉浮大而长。余辨为火热犯于阳明经络所致。

疏方:葛根 15g,生石膏 30g,玉竹 15g,麦冬 15g,牡丹皮 10g,白芍10g,钩藤 12g。

服三剂则痛止,六剂口能开,九剂痊愈。

(2)目赤:少阳胆经起于目眦,其支者,下胸贯膈。如果火热邪气侵犯,可见目赤、耳聋、胸满而烦等证。邪在少阳,为半表半里夹界,当以小柴胡汤治疗,禁用汗下之法。

组成:柴胡半斤,黄芩三两,人参三两,甘草三两(炙),半夏半升、洗,生姜三两、切,大枣十二枚、擘。

用法:上七味,以水一斗二升,煮取六升,去滓。再煎取三升,温服一升,日三服。

方义:柴、芩清胆经之郁热,则目痛色赤可去;人参、炙甘草、大枣健脾培元；半夏、生姜和胃调中。

（3）牙痛：阳明经脉行于牙齿，邪热客于经脉，则见牙齿疼痛，口渴，心烦，脉大，舌红等证。治用：白虎汤加生地黄，以清气血之热则愈。

（4）咽痛：肺胃两经之火上炎，脉数，舌红苔黄。治用：黄连解毒汤加玄参；如果咽干而渴，脉来细数，为阴虚火旺，禁用苦寒，法当壮水之主以制阳光。药用：生地黄、玄参、麦冬、青果、板蓝根、生甘草，甘寒清润，解毒滋阴。

2. 火淫脏腑

（1）呕吐：

病机：胃肠结热，大便秘结，火性炎上，上逆作吐。

症状：食已即吐，吐势急迫，不容等待，大便秘结，小溲黄赤，心烦不寐，脉来滑数有力，舌绛而苔黄。

治疗：大黄甘草汤。

组成：大黄四两，甘草一两。

用法：上二味，以水三升，煮取一升，分温再服。

方义：呕吐忌用泻下，因逆病势也。本方妙在用大黄泻热破结，导火下行；少用甘草之缓恋，载大黄于上以毕其功。

按：如果火吐不见大便秘结，可用：黄连 10g，黄芩 10g，生姜 10g，党参 6g，降逆止呕，辛开苦降，效果非凡。

（2）下利：

病机：火热邪气，下灼肠阴，阴气不坚，为火所迫，发生下利。

症状：发热，下利有黏液或带脓血，腹痛下坠，脉来滑数，舌红苔黄。

治法：此为"协热下利"挟有发热表证，治当两解表里热邪。

方药：葛根，炙甘草，黄芩，黄连。

用法：上四味，先煮葛根，后内诸药。

方义：葛根气味辛凉，而有解肌清热之功，又能清宣肠胃，生津止渴，且剂量须重，使其两解阳明经腑之邪热；黄连、黄芩苦寒，清热厚肠，坚阴止利，甘草扶中护正。

如果不是阳明下利，而是少阳胆火，下迫于肠发生腹痛下利，脉来弦数，口苦为其特点，方用黄芩汤。

组成:黄芩、芍药、炙甘草、大枣。

方义:黄芩苦寒,善清肝胆火热;芍药酸苦,能于土中平木,又能养肝胆之阴;甘草、大枣味甘补土,此乃治肝之病,当先实脾之义。

如果不是少阳之火,而是厥阴肝脏之火逼迫肠道,发生下利之变。夫少阳胆火多挟风,厥阴肝火则多挟湿,其辨证特点有二:一是"热利下重难通",反映了火性急而湿性缓的病理特点;二是"下利欲饮水",夫热则伤阴,阴伤津少,故而欲饮水也。陈修园先生特别提示:"病因热利时思水,下重难通此方珍"(指白头翁汤)。治疗此病,须清热燥湿,凉血疏肝。

方药:白头翁,黄柏,黄连,秦皮。

方义:白头翁味苦性寒,擅治毒利,疏达厥阴肝木之气;黄连清热燥湿,厚肠胃止下利;秦皮苦寒,能清肝胆及肠道湿热;黄柏与黄芩不同,专治下焦之热,又能坚肝肾之阴气,治"下重难通"如神。

按:此方亦治妇女产后下利虚极,阴血不滋,肝血热甚,投"白头翁汤"则无效可言,当于白头翁汤中加炙甘草和阿胶,以补气阴之失而缓连柏之苦寒。

(3)热厥:

病机:厥阴病有正邪交争,阴阳消长的变化。如果阳热内盛而格阴于外,阴阳气不相顺接,便可形成手足厥冷的"热厥"。"热厥"是因热而厥,发热在前,手足厥冷在后。"热深者,厥亦深,热微者,厥亦微",所以称之为"热厥"。

症状特点:周身发热,手足厥冷,发热越高,则手足厥冷越甚,兼见口渴,心烦,指甲红润,大便不秘,而脉来滑大者,可用清热和阳的白虎汤;

如果热已成实,大便不通,腹部胀满,或疼痛拒按,其脉多见沉而有力,或者沉迟不起,舌苔黄厚,可用通腑泄热之法,选用大柴胡汤、小承气汤。大便得下,腑气得通,则手足转温。

(八)火中

病机:凡人七情过极,五志之火内发;或日嗜脂甘,纵情酒色,阴气先伤,阳气独盛。阳气盛则化火动风,或化湿生痰,上冲头目,使人昏倒,肢体不用,或半身不遂。

症状：面色潮红，头目眩晕，血压升高，神烦体躁，难以入寐，或半身不遂，筋骨不用，或汗流夹背，肌肉萎缩，或颜面歪僻，目开难闭，小便赤短，大便秘结。脉来洪大或弦数滑，舌质红绛，苔黄而干。

治法：泻火清热坚阴，逐瘀活血息风。

方药：若大便秘结不通，可用三黄泻心汤。若大便不燥而小便赤涩不利，则用黄连解毒汤：黄连七钱（酒洗干炒）、黄柏（酒洗，炒）、栀子（炒）各五钱，黄芩一两（酒洗，炒）。如果其人烦躁难眠而舌绛少苔，则用黄连阿胶鸡子黄汤：黄连、阿胶、黄芩、白芍、鸡子黄。如果其人汗出不止，尤以夜晚为甚，则用当归六黄汤。如果其人烦躁而舌麻、足软，或脚板疼痛，可用古今接轨之方，六味地黄汤与黄连阿胶鸡子黄汤合方，神效。

医案一：韩国李某，女，54岁。患左半身不遂，两腿痿废不能行路。面肌痉挛，心烦少寐，大便秘结，小便色黄。切其脉洪滑，视其舌红绛少苔。余辨为"火中"之证。

为疏：黄连10g，黄芩10g，栀子10g，黄柏10g，大黄6g。

服药后大便畅通，火热有减，面歪缓解。惟夜间烦躁不寐，因而头目眩晕。

为疏：黄连10g，黄芩6g，白芍15g，阿胶10g（烊化），鸡子黄两枚，生地黄30g，当归15g。

服至三帖，烦躁不发，能熟睡五小时之久。惟夜间盗汗甚多，一身如洗。乃用当归六黄汤：生地黄30g，熟地黄30g，当归20g，黄芪40g，黄芩6g，黄连6g，黄柏10g。服至七剂，汗出减少；又出现心悸头眩，筋惕肉瞤症状。切其脉大，按之则有弦态，舌红如花。此乃心、肾两脏水不敌火，厥阴心包动风之证。

为疏：生地黄30g，麦冬30g，炙甘草12g，龟甲15g，鳖甲20g，牡蛎30g，白芍20g，阿胶12g，鸡子黄两枚。

此方连服十四剂，头眩、心悸大有好转，两腿有力，拄拐杖能行三十余步。此病大约服药至百余帖，逐渐恢复健康。

医案二：赵某，男，62岁。症状：右半身偏废，不能活动，血压180/120mmHg。头目眩晕，心烦少寐，脉来洪大，舌黄而干，问其大便已五日未下。

此证属于《内经》所谓"阳强不能密,阴气乃绝"之病机。舌红脉大为阳气盛,心烦少寐为阴气虚。阴虚不能制阳,则使阳气上亢,故血压高而头目眩晕;阴虚生内热,是以苔黄而大便秘结不通。阴虚阳盛,火灼血脉,血液不濡,焦骨伤筋,所以右半身不遂。此证形似中风,医多囿于旧说,或用祛风燥湿药,或用"补阳还五汤"温药,不但无效,反而助阳热伤阴而使病情恶化。

治宜:泻火清热,釜底抽薪,保存阴血,抑其阳亢之势,则火敛风灭,血脉调和,阴平阳秘,其病立效。

方用栀子金花汤。药物组成:黄连10g,黄芩10g,黄柏10g,栀子10g,大黄6g。

此方服至第二剂,则大便畅通,心中清凉,入夜得寐,头晕大减,血压降至150/100mmHg,右半身似能活动。转方减去大黄,改用黄连解毒汤加减出入,治约一月之久,右半身不遂已愈,血压正常,眠食俱佳,从此病瘥。

现代医学确诊之胆固醇高、高血脂、脑血栓、脑出血等症,均能使人神志昏冒,半身不遂,手足不仁。古人对这些突然发作,扑地则人事不知,而称之为"厥"。据余观察,其中大多属于"火中"范围,适当使用三黄泻心汤、黄连解毒汤以消火热,以保血阴,以制阳气,无不为上策。然而,阳气亢盛可以化火,亦可动风,风为阳气所变生,可见"风阳上冒""旁走四肢"等证。

医案三:陈某,男,75岁。1995年10月18日初诊。1994年10月发病,全身震颤,不能自主,其医院诊断为"帕金森综合征"。服用左旋多巴、美多巴、苯海索等药,症状未见改善。其证为全身颤抖,尤以上肢为重,手指节律性震颤,状如"搓丸状",肌肉强直,面部表情呆板,双目直视,口角流涎,步履困难。兼见头痛,口中干渴,大便秘结,一周一行,小便色如浓茶,口噤龂齿,言语謇涩。切其脉滑大充盈,舌红,苔黄腻。

余辨为三焦火盛,阳气动风,又煎灼津液成痰。痰火阻塞经络,风阳掉动四肢。此乃"火中",继发动风、动痰之重证。

为疏:黄连10g,黄芩10g,黄柏10g,栀子10g,羚羊角粉1.8g(分冲),钩藤15g,菊花10g,桑叶10g,龙胆10g,竹茹20g,天竺黄12g,半夏12g,菖蒲10g。

此方连服十四剂，两手震颤减轻，腿脚行路不飘，口渴止，小便颜色变淡。但是大便仍然秘结，头痛眩晕，多痰少寐，舌謇不利。脉来滑数，而舌苔白黄夹杂。

针对患者以上的脉证，胃中燥热犹深又有动湿化浊之机，我采用了古今接轨论的治法：

调胃承气汤：大黄4g、芒硝4g、炙甘草6g。

羚羊钩藤汤：羚角粉1.8g(分冲)，钩藤20g。

又加用白芍20g，木瓜10g，麦门冬30g。并服局方至宝丹，每次1粒，共服3粒。

上方连服七剂，大便通畅，粪便成球如串珠，腹满顿除，龂齿大减，小便畅利，四肢仅有轻微颤抖。病已见效，乃用黄连解毒汤与羚羊角汤加减治疗三个月，肢体震颤消除，能自己行走，不需搀扶，手指屈伸自如，握拳有劲，言语流畅，二便正常，从此病愈。

按：本病以心肝为核心，多因阳亢，火热动风，内生痰浊为患。《素问·至真要大论》说："诸风掉眩，皆属于肝""诸暴强直，皆属于风"。肝阳动风，炼液成痰，窜走于经络，灼伤津液，心火独胜于上，肾水不能上济，因而发为肢体震颤。至于口干、便秘、龂齿、小便赤涩，皆为心肝热盛，阳亢动风之变。

医案四：姜某，男，66岁。左身偏废，而手拘急难伸。血压200/120mmHg，头目眩晕，心烦不寐，性情急躁易怒，大便秘结，小便色黄。脉来滑数，舌体歪斜，舌质红绛少苔。余辨证属阳亢火动，火动伤阴，火者生风，旁走肢体，而有半身不遂等证。治当泻阳强之热，以达到凉血息风之目的。

药用：大黄5g，黄连10g，黄芩10g。

服药五剂，大便畅通，头目清，心中烦乱顿释，血压降至170/100mmHg。惟左手之挛急未愈。

转方用：白芍40g，炙甘草15g，羚羊角粉1.8g，冲服而瘥。

医案五：孟某，女，68岁。患头晕手麻与肩背灼痛之证，大便干，小便黄赤，脉来洪大，舌绛少苔。辨证：脉大舌绛，阳气盛也；头晕、手麻、背痛，风阳入络而上行也；阳化则伤阴，大便干而小便黄赤也。治当清热凉血，平息风阳。

药用：黄连6g，黄芩6g，白芍20g，阿胶10g，生地黄12g，石决明30g。

患者服药后，头晕手麻见轻。转方又加羚羊角，而背痛已去。

按：凡风阳入络，旁走四肢，手足麻痹，或半身不遂，或手足拘挛，或下肢痿废不能步履。脉来多见弦细，舌质多呈红绛。以上脉证，反映了阳热内盛，阴气内虚，水火不济之象。阴不胜阳，阳亢化风，故见血压升高，头目眩晕；火气虽微，内攻有力，焦骨伤筋，而见手挛舌歪，半身不遂。

《素问·至真要大论》曰"诸热瞀瘛，皆属于火"，证似中风，其实为"火中"之证。若误用燥药祛风，则失之千里，若开手即用苦寒则医人甚难，此所以写文广而告之也。

医案六：高某，男，59岁。1992年2月19日初诊。三月前因高血压中风，左半身不遂，左面颊麻木，肩臂不能上举，强举则疼痛难忍。头目眩晕，血压200/100mmHg，曾服牛黄降压丸、复方降压片等药物，血压旋降旋升。其人身热有汗，痰涎咳吐不尽，小便色黄不畅，大便正常。舌苔黄腻，脉来沉滑。

根据上述脉证，余辨为"火中"生痰，痰热阻滞经络，气血运行不利所致。

药用：黄连6g，黄芩6g，茯苓30g，枳壳10g，半夏20g，风化硝10g，天竺黄15g，鲜竹沥水5匙。

服药五剂，泻出暗红色黏液颇多。顿觉周身轻爽，血压降至140/88mmHg，小便随之畅利。药已中病，原方加钩藤15g，羚羊角粉0.9g，生姜汁两匙。服二十余剂，血压一直未再升高，左臂已能高举过头，咳吐痰涎之证蠲除。

按：阳亢化火动风，火热煎灼津液成痰，痰热阻滞经络，痹阻气血；或上犯高颠，清阳不煦，故见瘫痪不举，麻木不仁，头目眩晕等症。《景岳全书》云："痰在周身，在病莫测，凡瘫痪、瘛疭、半身不遂等证，皆伏痰留滞而然。"本证因火生湿，因湿生痰，治当清火化痰法。用黄连、黄芩专清火热；茯苓、枳壳、风化硝、半夏为"指迷茯苓丸"，善治痰阻经络之肩背酸痛等证，其逐痰之力逊于"礞石滚痰丸"，而在"二陈汤"之上。加天竺黄、竹沥以助搜痰通络之功，所以效果为捷。

对于火证续发之动风、动痰之证，在治疗中，风淫于内，治以甘凉，不可治风，惟宜清热。清热则阳气潜敛，阳潜则风息。然风从火出，其阴必伤，所以古人又有"治风先治血，血行风自灭"的警句。何况，在临床中又每见"热与血结"的证情。为此，在苦寒清热保阴的同时，宜用当归、生地黄、白芍、玉竹、牡丹皮、茜草、红花、丹参、石斛、桑寄生、桃仁等药。

至于"火中"生痰，就其病机而论，则有木能生风，火能动湿，湿则生痰之说。火邪又能灼炼津液而内生痰浊，则上迷心窍，外阻经络肢体，为害多端，不可穷尽。"痰火内发病心宫"，第一险证则为"痰迷心窍"。其人精神昏冒，人事不知，舌謇难言，或终日嗜睡，或口角流涎，脉来滑数，重则脉沉而涩滞，舌苔厚腻。治当清心开窍，以防"先闭后脱"，急服安宫牛黄丸一丸，用鲜竹沥水与莱菔汁混合送服丸药。一小时后，神志未见清醒，昏迷仍然，可再进安宫牛黄丸与苏合香丸各一丸，仍以鲜竹沥水送服。

如果痰火流注，发生痰阻经络病证，其人痰涎较多，咳吐不尽，肩背疼痛，难于抬举，脉来滑利，舌苔厚腻，治疗则用"指迷茯苓丸"加生姜汁、竹沥水，效果颇佳。

治火证必须提到"三黄泻心汤"，它是《汤液经》火剂门的一张名方。相传《汤液经》是殷商时代的伊尹所著，后世医家又将泻心汤称为"伊尹三黄泻心汤。"《史记》载西汉太仓公淳于意曾用此方治愈了"涌疝"之病，当时称此方为"火剂汤"。据我推想，《汤液经》设有各种治疗门类，如"火齐""水齐"（齐同剂）等。"三黄泻心汤"很可能是"火齐"门的代表方。

太仓公从其治疗门类出发，而直呼其名为"火齐汤"，这也未尝不可。太仓公用"火齐汤"的治案在《史记》中刊载颇详，很值得一观：齐郎中令"循"病，众医皆以为蹙，入中而刺之，臣意诊之曰："涌疝也，令人不得前后溲"，循曰："不得前后溲三日矣"。臣意饮以"火齐汤"，一饮得前后溲，再饮大溲，三饮而疾愈，病得之内。所以知"循"病者，切其脉时，右口气急，脉无五脏气，右口脉大而数，数者中下热而涌，左为下，右为上，皆无五脏应，故曰"涌疝"。中热，故溺赤也。由此可见，涌疝热证也，热结而大小便不通，下无出路而上涌。太仓公采用"火齐汤"以泻火热凝结，故尔取效。

　　三黄泻心汤传到东汉末年，又为张仲景编写的《伤寒杂病论》所收，用其治疗心下气分的"火热痞"证。但是仲景进行了改革，用的是"大黄黄连泻心汤"，而缺少一味黄芩。宋·林亿等人校正《伤寒论》时，认为本方当有黄芩，系属脱落之误。然从大黄黄连泻心汤的方名分析，林亿之说亦不足信。应该看到"心下热痞"，远非"涌疝"之比。所以仲景别出心裁，不但去掉了黄芩，而且避开了煎煮的常例，改用"麻沸汤"，就是用翻滚的开水渍泡大黄、黄连两味药。他的用意在于：取两药苦寒之气以清心下火痞，而薄两药苦寒之味，使其作用在中焦而不泻下肠胃，用思很是巧妙。张仲景在伊尹的基础上发展了三黄泻心汤的临床治疗，也补充了"火齐汤"治疗之不逮。

　　此方用水煎服或用滚汤渍服方法，一直保持到唐代。孙思邈著的《千金要方》中记录了巴郡太守的"三黄圆"，由汤剂而变为丸剂，可以说是三黄泻心汤的第三次变革。巴郡太守三黄圆的大黄、黄连、黄芩剂量并不固定，而是根据春、夏、秋、冬四时阴阳，灵活机动地增减药味剂量。此丸治男子五劳七伤，消渴，不生肌肉，妇人带下，手足寒热等证。这种四时五脏用药之法，在中医理论上又迈进了一大步。

　　到了宋朝，大型医书《太平惠民和剂局方》中提到了"三黄圆"：治丈夫妇人三焦积热，上焦有热，攻冲眼目赤肿，头项肿痛，口舌生疮；中焦有热，心膈烦躁，不美饮食；下焦有热，小便赤涩，大便秘结。五脏俱热，即生疽疖疮痍；及治五般痔疾、粪门肿痛，或下鲜血……小儿积热，亦宜服之。由此可见，《和剂局方》在巴郡太守基础上又发展了"三黄圆"三焦分证的治疗范围。

　　总之，我们说"经方"之义，实际上就是《汤液经》方的缩写。现在总结一下三黄泻心汤的功用：一治二便不通，火热内结的"涌疝"。二治心下痞，按之濡，其脉关上浮的"心下热痞"。三治心之阴气不足，阳气有余的各种吐衄。四治三焦积热，按上、中、下分部所出现的各种火热之证。五治余临床总结出来的"火中"动风动痰之证。"火中"之证，内伏"动风""动痰"之机，所以它与脑血管意外，晕冒昏厥，半身不遂，肢体痿废等证极相近似。本文不厌其详地罗列医案以资说明，意在使人从大证入手能用三黄泻心汤治疗疑难大证，此余亲试之验，为了济世活人而不得不大声疾呼！

湿 证 论

湿为六气之一。湿邪发病，比比皆是，则何止万千。《素问·至真要大论》云："诸湿肿满，皆属于脾"。《伤寒论》的气化学说，认为太阴本湿而标阴，因其标本之气相同，故太阴病从本湿之化。从《黄帝内经》到《伤寒论》所论之湿病，无不与太阴脾家密切相连。这是一条主干线，必须在其指导下来辨湿证。

一、寒　湿

《伤寒论》第273条云："太阴之为病，腹满而吐，食不下，自利益甚，时腹自痛，若下之，必胸下结硬"。这一条乃是太阴脾家寒湿的纲领。张仲景点出了三个特点：一下利；二腹满；三自利益甚。抓住了这三个特点，做到心中有数，才能坚定不移地按照太阴脾寒湿论治。

银川杨某，患肝硬化腹水，腿与阴囊皆肿，病势告急，专程来京求治。切其脉沉，望其面色晦黯，舌质反见红绛，齿上挂有血痕。乃问曰：腹胀乎？尿不利乎？点头称然。又问大便日几行？每日三四次而不成形。余曰：太阴病腹满而自利益甚，又云："自利不渴者，属太阴也，以其脏有寒故也。"此证肝病传脾，脾寒土湿，寒湿不化，中州气机成痞，观其腿与阴囊皆肿，则知非独在脾，而肾气已衰。

为疏：附子12g，干姜12g，红人参12g，白术12g，炙甘草10g。

时女儿宝华在侧，见方曰："病人舌色红绛，齿挂血痕，为阴虚有热之反映。今投大剂附子理中汤，其与伤阴动血何？"余曰："此人腹水如瓮，腿肿如象，而又阴囊积水不消，皆为水气蓄积。水，津液也。今津变为水，水聚成灾，必然失其濡润之常，因而出现阴虚有热之象。吾用附子理中汤，温脾肾以燠土，燥令行而胜湿寒，天开云散，气化得行，则亦何虑之有耶？"

服药至七剂，下利减至两次，腹胀见消，尿量有增，坚持温药化气行水，转危为安而愈。

《素问·至真要大论》云："湿气大来，土之胜也，寒水受邪，肾病生焉……所谓感邪而生病也。"我认为这两句话解释《金匮要略》"肾著"的病理机制，则是天衣无缝，非常地恰当。仲景用了一个"著"字，指出其邪为湿，湿性黏着，从脾而来。脾主土，土之气为湿，土能克水，湿能着肾，而又随手点出了湿的来路。根据临床观察："肾著"证以酸凝作楚为主，至于疼痛则其次也。此证在男子多见阴囊潮湿，形同水渍；在女子则多见带下淋漓不断。因此，书中的"如坐水中，形如水状"，则义有双关，非仅为"腰冷溶溶坐水泉"一证设也。

刘某，女，37岁，患腰部酸楚，兼见白带淋漓不断，其味臭秽难闻。切其脉沉缓无力，视其舌胖大而嫩。其人形体肥胖，气怯乏力。余辨此证为寒湿下注，痹着于肾，属于《金匮要略》的"肾著"病证。

疏方：干姜12g，茯苓20g，白术16g，炙甘草6g，炒杜仲10g，续断10g。

此方连服七剂而病愈。湿性黏着，又易腐化。寒湿下郁，带下有臭味，世人每以为热，孰知一曝脾阳则愈。

下面再谈谈"寒湿脚气"与"脚气冲心"的问题。我校编撰的《名医经验录》中有宋孝志教授临床治疗寒湿脚气总结一文，验之于临床，其实用价值为高，应当加以推广。

在治疗心衰水肿过程中，宋教授尤其对风心病心衰的辨治，有其独特见解和经验。他提出以开肺散肝，温散寒湿法治疗风心病、心衰水肿，并不刻意单纯消肿利水。并推出以"鸡鸣散"为主方，苦降酸收，温散寒湿。数十年来，他以此法治疗了许多风心病心衰的病人，收到了显著疗效，曾被周围许多的医患称为治疗水肿一绝。宋老认为，风心病心衰的特殊发病机制是：初期为风、寒、湿三邪合而为病，尤以寒湿为重。因寒湿困阻肝脉，流注于四肢关节，久则经络痹阻，寒湿凝滞，气血失和，发为水肿。因肝为心之子，母病及子，故久病寒湿上冲于心，旁及于肺，而见心悸、喘憋等证。治疗当以开上导下，温经散寒，宣降湿浊为主，并以此为机制，选用鸡鸣散作为主方。

鸡鸣散出自宋代朱君辅的《类编朱氏集验医方》。原为治疗"湿脚气"两腿肿之要方，以"着者行之"为组方原则，用槟榔、橘皮、木瓜、吴茱萸、柴胡、苏叶、桔梗、生姜等行气降浊、化寒湿。方中诸药均以气为胜,因治肿必治水,治水必治气,气行则水散。方中苏叶温散风寒,桔梗开宣上焦,橘皮开中焦之气,吴茱萸泄降寒浊,槟榔重坠直达下焦,而成三焦同治。同时木瓜配吴茱萸可平冲心上逆之气,而使湿邪不得上冲。总之,诸药皆主以气,使寒湿之邪或从汗出而解,或从下利而出。必须强调:此方宜在鸡鸣五更时冷服为佳,以从阳注阴,从阴解邪。加减之法:寒重加附子;心阳虚加桂枝;痰中带血加小量桃仁;水肿较甚加茯苓、泽泻;妇女月经不调加香附、桃仁、益母草。

鸡鸣散是一张名方,治疗寒湿脚气与脚气冲心而为专长。宋老虽已逝世,但他留下了很多的医疗经验,极为珍贵。余在临床治疗水气腿肿,每以五苓散与防己黄芪汤取效,然有时也并不见效。而病人催促消肿,势如风火,急不可耐,往往使我无从措手足。就在这个时刻,我想起了宋老推出的"鸡鸣散",治疗腿肿甚至肾囊亦肿,疗效惊人,使我为之惊叹。由上述可见,湿从中焦可下着于肾,又可从下焦而上冲于心。凡是物质都有运动的特点,水本润下,犹有上冲之证,况其他乎?"肾著"与"寒湿脚气"皆属寒湿伤气,气滞寒凝之证,然未及于血也。下面介绍一下寒湿伤血的证治。

刘某,男,76岁。在家淋浴,喷头水出烫人,急呼放凉水,而水又过凉似冰。从此,左腿肌肉泛发红紫色之斑,凡三块。如同"缠腰火丹",疼痛颇剧。据统计:凉药服过龙胆泻肝汤;散寒药服过小续命汤;活血解毒药,服过仙方活命饮。服药虽多,皆无效可言,而疼痛日甚。其友赵君延余为治。切其脉缓阔无力,视其舌苔白腻而润。其痛处尚有紫斑三块,已两月未褪。痛时自觉肌肉拘急而与筋骨无关,痛处遇风寒则加重。

余凭脉辨证,认为是寒湿伤血,而非热邪之证。

处方:苍术 10g,陈皮 10g,厚朴 14g,枳壳 10g,桔梗 10g,麻黄 3g,桂枝 10g,附子 5g,干姜 5g,当归 14g,川芎 8g,赤芍 10g,葱白 2 段,生姜 3 片。

此方服至第二剂痛减。至第三剂,则出了一身透汗,从此其病痊愈。此方为宋人"五积散"加减而成,擅治寒湿伤血诸般疼痛,有药到病除之妙。

张仲景治疗寒湿而身体烦痛者,用麻黄汤以散寒,加白术除湿,并要求服药后"微汗"为嘱。麻黄加术汤不但能治寒湿一身烦疼,而且也治疗"水肿",效果极佳。麻黄剂治水肿,应当说有两张方子:一张方子是越婢加术汤；另一张方子就是麻黄加术汤。

高某，女，37岁。患浮肿八年，一直未消，每因触冒风寒而加重。曾经西医诊断为"黏液性水肿"，多方医治，而无效可言。患者水肿，以面目为突出。兼见恶寒，胸满，肢体沉重酸痛，小便不利，大便常秘，舌苔白滑，脉来浮弦。根据上述脉证，余辨为寒湿客表，三焦不利，肺的治节之令不行。

治用：麻黄9g，桂枝6g，杏仁10g，炙甘草3g，苍术10g。

每次服药后均出微微之汗。三剂服尽，肿消尿利，其他各证亦随之而愈。

麻黄加术汤是张仲景治疗湿家身烦疼的一张名方。"烦疼"，疼剧之义，是指寒湿之证。今用其治疗水肿，仲景未曾提过。如果说"上肿宜乎汗"，借用它"开鬼门"以消肿则又有何不可？况且，麻黄宣手太阴之肺以行三焦之气，白术运足太阴之脾以化一身之湿，为治疗"两太阴湿病"而设，岂能用发汗之一法尽之。至此，乃叩案歌之曰：

> 寒湿身疼不得安，借用治肿理不偏；
>
> 微微似欲汗出好，术四麻三要细参。

二、风湿与湿热

风湿一身尽疼，而以发热，日晡所剧者为其特点。

张仲景治疗风湿用麻黄杏仁薏苡甘草汤。组成：麻黄去节、半两、汤泡；甘草一两、炙；薏苡仁半两；杏仁十个、去皮尖、炒。上剉麻豆大，每服四钱匕，水一盏半，煮八分，去滓温服，有微汗避风。此方治疗风湿，剂量宜轻不宜重。"轻能去实"，味淡则能化浊。《外台秘要》的剂量为麻黄四两，其义难从。

我认为：吴鞠通的"三仁汤"是从麻杏苡甘汤发展而来。他的辨治湿温格局，创出了三焦辨证学说。"三焦者，决渎之官，水道出焉。"所以吴氏的三焦学说，紧紧扣住了湿病的传变规律，而又暗藏甲兵，指出了治疗湿温病的一定法则。三仁汤以杏仁利上焦肺气，肺能通调水道，肺气一利，则水湿之邪逐流而下，无处潜藏；白蔻仁辛香味窜，沁脾化湿，以苏醒呆滞之气机；薏苡仁利湿破结，清除湿热，以行下焦之滞塞。药味虽有三焦之分,融汇贯通,又有其协同作用。开上焦而有助于利中焦之气;枢转中焦之气,又有宣上导下之功;开利下焦,使湿有出路,自无湿热纠缠不开之虑。至此三焦通畅,大气一转,则湿热浊秽尽化,而氤氲之气乃行。

吴氏天才地发展了仲景之学,在医坛上建立了不朽的功勋,但他又有畏惧麻黄的思想。由于他在使用麻黄问题上踌躇不前,对仲景的"云龙三现"这一伟大奇观,反而湮没无闻。

何谓"云龙三现"?古人把麻黄叫"青龙"。龙为神物,行云布雨,变化莫测。一见于治寒喘的小青龙汤;二见于治热喘的麻杏甘膏汤;三见于治疗湿喘的麻杏苡甘汤。

可能有人要问:麻杏苡甘汤,仲景只言治疗风湿发热身疼等证,而未曾论及治喘问题。余听此言,哑然而叹曰:此方既有麻黄、杏仁,而与麻黄杏仁甘草石膏汤,仅为一味石膏之差,彼能治热喘,而不允许本方治湿喘,则岂有此理耶?夫治喘必用麻黄,但有其一定范围而井然不紊。仲景把腾云驾雾的神龙,用点睛之笔写出"云龙三现"这一伟大奇观,可以说"叹为稀有"了。然而使我惊讶的是,国内外对湿证咳喘用麻黄治疗则寥如星辰,报道极为稀少,在当今温病学中也可以说是个冷门。

下边不揣肤浅,谈一谈湿温作喘的问题。根据中医的"人与天地之气相参"理论,由于自然界的气候变化,人们生活水平提高,人的体质则朝着"湿热型"发展。所以,普天之下,无论外感内伤,则随湿化热,一拍即合。湿热纠缠,如油入面,难解难分,天长日久,则依三焦划线而为湿病:在上者则有湿性咳喘;在中者则有谷疸;在下者则有肾炎、肝炎。湿热作喘,如果按照风寒火热医治,非但不见功效,反而越治越重。根据临床观察,本病症见:痰多而稠黏,痰白或黄,胸中发满,脘胀纳呆,身体困倦,咽喉不利,兼有低烧晡热。小便色黄,大便黏腻不爽,其脉濡,苔白腻。辨证要点:以咳喘胸满,舌苔白腻,脉来浮濡为主。

治疗此病余用过许多方剂,如石沉大海百无一效,最后选用了《温热经纬》中的"甘露消毒丹"。这张方子又名"普济解毒丹",原为治疗湿温与温疫的一张药方。本方药物组成:菖蒲、贝母、射干、藿香、茵陈、黄芩、白蔻仁、连翘、滑石、木通、薄荷。余用此方时必加紫菀、杏仁、薏苡仁,减去木通,换上通草代替。本方用芳香药物菖蒲、藿香以化湿浊;射干、贝母清化痰热以利肺咽；茵陈、黄芩苦寒清利湿热之邪；连翘、薄荷辛凉轻扬，而能透热于湿上；三仁(杏、苡、蔻)则利三焦湿热而斡旋上下之气机；滑石、通草寒凉渗利，善清湿热黏滞之邪；紫菀止咳平喘而有提壶揭盖之功。

赵某，男孩，年方六岁。1993年6月20日初诊。有过敏性哮喘，每因异味诱发先嚏后咳，继之则发生气喘。近来病情加重，喘而倚息，不能平卧。西医检查：两肺有哮鸣音，并伴有细小的啰音，白细胞及嗜酸性粒细胞均有增高，体温：37.9℃。诊断为过敏性哮喘合并肺炎。治疗用抗生素与"氯苯那敏""氨茶碱"等药，而无效可言。

余从其胸满、痰多、舌苔白厚，辨为湿热羁肺，积而生痰，痰湿上痹，而使肺气不利发生喘咳。当用芳香化浊，清热利湿，宣肺平喘而为急务。

药用：浙贝母12g，菖蒲10g，射干10g，白蔻仁10g，茵陈10g，滑石12g，藿香8g，杏仁10g，薏苡仁12g，黄芩6g，栀子8g，通草10g，桔梗10g，厚朴12g，前胡10g，紫菀10g。

此方连服七剂，咳喘明显减轻，夜能平卧，胸满已除。照方又服七剂，则咳止喘平。两肺哮鸣音及湿啰音全部消失，血象正常。

肺居于上，为相傅之官，功司治节，其性清肃而主一身之气。肺畏火，最忌痰湿之邪而使其宣降之气不利。本案气喘而身热不扬，胸满，纳呆，小便短赤，舌苔白腻而厚，反映了湿邪上痹肺气。治疗选用甘露消毒丹与三仁汤合方，芳香化湿，宣肺清热，利气导滞，治疗湿咳，可称百发百中而得心应手。

有一次治疗一位徐姓患者，48岁。其证为喘重咳轻，痰多而难出，咳逆倚息不能卧。切其脉浮濡，视其舌苔则为白腻。余胸有成竹，一见而认为湿喘，用甘露消毒丹治疗，但事与愿违，患者服药以后而无效可言，下一步棋则如何走也？自念仲景治喘首推麻黄，如青龙、麻膏等方，然皆未言治疗"湿喘"。而且湿邪又有麻黄之禁，令人奈若何耶？于是我检索《金匮要略方论》论湿门中，载有"病者一身尽疼，发热，日晡所剧者，名风湿。此病伤于汗出当风或久伤取冷所致也，可与麻黄杏仁薏苡甘草汤"。

麻黄去节，半两，汤泡；甘草一两，炙；薏苡仁半两；杏仁十个，去皮尖，炒。

我从此方治疗风湿在表，悟出了湿温羁肺作喘的治疗方案。所谓"心有灵犀一点通"，不禁拍案而起曰："治疗湿喘，非麻杏苡甘汤莫属也。"麻杏苡甘汤的组方之妙在于麻黄一味，仅用半两，不在于多。又经汤泡，意在轻宣上焦，先开肺气而发微汗，此乃治湿之法也。佐以杏仁、薏苡仁利肺气导湿浊，使从三焦而出。夫肺不宣，则三焦不利；三焦不利，又可使肺气不宣。所以一开一降，一宣一利，妙在清轻，玲珑透剔。一经深思，弥觉妙义无穷，方虽古而治犹新，"云龙三现"这一伟大奇观昭然成立。在湿温学中添了新鲜空气，谁云继承之中而无发展也？于是，我在甘露消毒丹中，毅然加入麻黄2g，先煎去上沫。徐媪改服此方，凡三剂则喘平人安，痰清气爽，快然而愈。从此以后，何止千百病人，依法而效，篇幅所限，恕不多举。

我认为《温病学》最大的成就在于"湿温学说"，湿温最杂，而治法最难。在辨证论治中写的精义横生，极见功夫。为了由博返约，举一反三，应首先揭其湿温为病的特点，计有四项与众不同：①湿为黏腻之邪，而使气机不利；②湿邪发热，身热不扬，日晡则甚；③湿热伤人，身重酸楚，懒于活动；④脉来浮濡，舌苔白腻。歌曰：

湿温苔白脉来濡，胸满脘胀不欲食；

发热不扬身酸楚，四大特点辨证时。

治疗湿温有上、中、下三焦之不同，代表方剂有：三仁汤、甘露消毒丹、藿香正气散，均为治疗湿温的名方代表。抓住这一核心，便能冲锋陷阵而建奇功。

湿温病浓缩到以上程度，还不能说一了百了。还有一张名方叫作"加减木防己汤"治疗"湿热痹"百发百中，必须一提。加减木防己汤出自吴鞠通的《温病条辨》。他说："暑湿痹者，加减木防己汤主之。""暑"为热邪，"暑湿痹"即是"湿热痹"的代称。加减木防己汤是治疗湿热痹的一张名方。

自从《素问·痹论》提出："风寒湿三气杂至，合而为痹也。其风气胜者为行痹；寒气胜为痛痹；湿气胜者为着痹。"后世医家遵经重道，咸宗其论，论治痹证，莫不以风寒湿三气为先。

"湿热痹"兴起于后世，乃是近代医家研究出来的科研成果。本证由于外感热邪，与湿相并；或素体阳盛有余，感受外邪，易从热化；或因风寒湿痹，积久不解，郁遏阳气，化而为热；或在治疗之中，过服温热药品等原因，都可以导致"湿热痹"的发生。

《金匮翼·热痹》云："热痹者，闭热于内也……脏腑经络，先有蓄热，而复遇风寒湿气客之。热为寒郁，气不得通，久之寒亦化热，则作痛痹燔然而闷也。"由此看来，湿热痹证客于经络关节之间，湿滞热蒸，蕴结不开，荣卫气血经脉受阻，运行不通，不通则痛，因而成为热痹。辨"湿热痹证"，首先要辨出一个"热"字，切不要一见身痛，便当寒邪断也。此证为热邪肆虐，多伴见口干而渴，小便黄赤而短，大便或见干燥，肢节烦痛为剧，有的病人可出现对称性结节红斑。湿热痹的脉象多见滑数，或滑大有力；舌质红绛，舌苔则黄白厚腻。

治疗湿热痹禁用羌活、独活、防风等风燥药。必须清热利湿，疏通经络，少佐通卫理气之品。药用加减木防己汤：防己、生石膏、桂枝、海桐皮、薏苡仁、通草、滑石、杏仁、片姜黄。使用本方要重用生石膏，以清热邪为主；配以滑石、杏仁、通草、防己、薏苡仁清利三焦湿热，导湿利肺而为佐；桂枝温通卫气，外散风邪；片姜黄活血通络而止疼痛。全方之药，配伍相合，共奏清热利湿，通气活络，开痹止痛的作用。因其效果非凡，吴鞠通称其为"治痹之祖方"。

吴鞠通治疗"湿热痹"的贡献非常之大，实际上是对旧说的"三气"为痹，从辛温治疗一跃成为辛凉止疼，乃是一次重大的改革，它的生命力至今未衰，读者幸勿忽视。

病例一：王某，男，15岁。患右膝与踝关节红肿疼痛，达半年之久。伴有脚板抽掣，右肩关节疼痛。小便黄赤，大便干结，口干喜饮。红细胞沉降率测定：50mm/h，脉来滑数，舌苔黄腻。余凭脉辨证为湿热痹证。

方用：木防己15g，桂枝10g，杏仁10g，滑石15g，通草10g，生石膏30g，苍术10g，蚕砂10g，薏苡仁30g，海桐皮12g，片姜黄10g。

上方加减服至30余剂，关节疼痛明显减轻。红细胞沉降率测定：25mm/h。原方又加赤小豆、金银花各12g，右侧关节之红斑逐渐消退。红细胞沉降率测定：3mm/h。共服60余剂而痊愈。

病例二：索某，男，50岁。患两膝关节红肿热痛，屡服祛寒散风之药而无效可言。其人小便黄短，大便不爽。脉来滑数，舌红而苔腻。

余辨为"湿热痹"，乃用"木防己汤"进行治疗。约服60余剂而病愈。

治疗"湿热痹",还需要注意以下几个问题:

1)湿热相因为邪,纠缠不清,难以速除,应守法守方,不能操之过急。

2)湿热内蕴,相蒸则黄,其人巩膜、舌苔、小便色黄的,叫作"三黄反映",以测"湿热痹"与黄疸初萌非常准确。

3)本方之生石膏必须重用,热甚者可加知母;痛甚者,可加大片姜黄、海桐皮的剂量。

4)在治疗过程中,常根据其兼证进行加减,例如:热伤营血,出现皮下红斑者,可加紫草、茜草、牡丹皮、紫花地丁、生地黄等清热凉血解毒之品;湿邪盛而小便不利者,可加龙胆、车前子、苍术、黄柏等清热利湿之品;如果气血瘀滞,疼痛突出者,则加乳香、没药、炮山甲(《中华人民共和国药典》2010年版已将穿山甲删去,可用功效类似药物替代,下同)等活血止痛之品。

5)治疗湿热痹必须忌口,不能食肥甘酒肉,包括高脂肪、高蛋白等食品,以及各种补药在内。湿热为病,除痹证以外,湿热下注而病腰腿疼痛的也大有人在。当然湿热病的腰腿疼痛也属于痹证之例。为了分析清晰起见,而另立一格,以利读者。湿为土之气而亲于下,无论外湿与内湿,在其发病规律中,都有"湿热下注"而发生腰腿疼痛者。所以,才有"上病多风,下病多湿"的格言。治疗湿热性的腰腿疼痛也非易事,关键在于辨证准确、论治效果,没有一定的经验是难以达到的,下面我举医案一例以资说明:

闻某,女,45岁,1993年10月5日就诊。患者从臀至腿肥胖粗大,其肿如象,非常沉重,行步维艰。余按其腿,肌肉只胀而不见凹陷。问其小便色黄而味臭秽,兼有带下淋漓。切其脉沉缓,视其舌苔黄而腻也。

余辨此证为湿热下注,似肿非肿,湿凝气阻,气血不利所致。

治法:清下焦之湿热,利气脉之瘀滞。选用《医宗金鉴》之"加味苍柏散"。

方剂:知母、黄柏各10g,防己12g,木通10g,当归10g,白芍10g,独活6g,羌活6g,苍术10g,白术20g,木瓜10g,槟榔10g,牛膝10g,生地黄10g。

上方服完五剂,腿胖肿变成松软,带下大减。效不更方,又服五剂,则腿之肿胀明显消退。此时患者感觉周身无力，此乃湿邪去而显露正气不足之象。于法当用扶正之药，而又恐恋邪为患。转方乃用治疗气血两虚，而又有湿邪存留的"当归拈痛汤"：当归 15g，党参 12g，茵陈 12g，白术 12g，茯苓 20g，猪苓 20g，泽泻 15g，防己 12g，苦参 10g，升麻 3g，黄芩 6g，羌活 6g，独活 6g，防风 6g，葛根 10g，苍术 10g。

此方连服五剂，两腿肿胀大减。切脉为软、舌色淡嫩，自称疲倦少力。辨为湿邪虽解，脾气之虚象已露，乃改用补中益气汤加二妙汤，连服五剂，体力大增。

本案之腿胀酸楚，非为水气，乃是湿邪下注，与脾不化湿有关。所见尿黄、味秽、带下、舌苔黄腻、脉来沉缓，无不与湿热邪气有关；如从脉缓分析，则太阴脾虚亦不例外。治疗本证，总以清热、利湿、健脾导滞为法。

"加味苍柏散""当归拈痛汤"均为治疗湿热下注，腰腿两足疼痛的名方。根据《医宗金鉴》所载：如果其人形气实而湿热盛的，用"加味苍柏散"；如果其人形气虚，或者下肢发麻为甚的，则用"当归拈痛汤"。为了使读者记住不忘，兹将其歌括附录如下：

加味苍柏散：

> 加味苍柏实湿热，
> 二活二术生地黄；
> 知柏芍归牛膝草，
> 木通防己木瓜榔。

当归拈痛汤：

> 当归拈痛虚湿热，
> 茵陈四苓与羌防，
> 人参当归升芩草，
> 苦参知母葛根苍。

总之，"湿证论"从自己的认识、治疗经验出发，讲的都是老实话。所以，缺少叶天士、薛一瓢诸名师的医文隽永。粗犷不精，在所难免，敬请大家指教为幸！

痰 饮 论

痰饮病是临床常见病,是中医学的一大发明。溯其源流,系统见于张仲景的《金匮要略·痰饮咳嗽病脉证并治》,既为开山,又为绝唱。此病在于肺、脾的气机失调,《内经》提出"两归"理论,大能画龙点睛,耐人寻味。何谓"两归"?《经脉别论》说:"食气入胃,浊气归心,淫精入脉,脉气流经,经气归于肺,肺朝百脉,输精于皮毛"。它在谷食代谢中,指出了"精气归于肺",这叫一归;又说:"饮入于胃,游溢精气,上输于脾,脾气散精,上归于肺,通调水道,下输膀胱"。它在水饮代谢之中,指出了"上归于肺",这就叫"二归"。"两归"把水谷的饮食代谢,说得既抽象又具体,它对"脾为生痰之本,肺为贮痰之器",一拍即合,妙义层出不穷。而且,《金匮要略》把痰饮为病,从饮邪停聚分为"四饮",从水饮根源则分为"五水"。这样,就使痰饮为病有了规律可循。兹论述如下:

一、四 饮

1. 痰饮

"素盛今瘦,水走肠间,沥沥有声,名曰痰饮。"痰饮有形,凝滞不行,饮气互击,则水声沥沥可闻。"素盛",指肥胖人也。"胖人多痰",由胖变瘦,痰已成矣。

2. 悬饮

水饮悬控于上,胸肋之侧,咳动移动,触之则发生疼痛,脉来沉弦。

3. 溢饮

水饮外溢,表闭无汗,壅遏荣卫,而肢体酸胀肿痛,脉浮、苔水滑者,名曰"溢饮"。

4. 支饮

支饮分为两式:一种论证候,一种论治法。论证候则以饮邪逆肺,咳喘倚息,心下痞坚而为主证;论治法,则以挟杂之邪,变动不居,灵活机动,气象万千为主。

夫风性动,火性上,湿性着,寒性敛。惟有水性则动荡浩淼,浊浪拍天,柔中而带刚也。

二、五　　水

五水内与五脏相连。《伤寒论》辨证在于六经,《金匮要略》辨证则在于五脏。

1. 水在心

心下坚筑,短气,恶心不欲饮。饮遏心阳,火不胜水,故心下坚硬,筑筑而惕,短气而不欲饮水也。

2. 水在肺

吐涎沫,欲饮水。夫"上焦有寒,其口多涎"。水寒金冷,肺气不温,不化不布,津液不继,而反欲饮水也。心为阳中之阳,而司君火,肺属金为水之上源。火恶水,故不欲饮;金不生水,故反欲饮。

3. 水在脾

少气身重。脾属土,土能克水,今土气不及,水湿横行,交相为害,所以少气而身重也。夫短气之证,内多邪阻;少气之证,多为正气不足。辨证应知机,机在毫厘之处,妙义无穷。

4. 水在肝

胁下支满,嚏而痛。肝属木,木病则气郁,疏泄不利,代谢失调,水挂一隅,故胁下支满。嚏气暴,触动病所,则胁下发生疼痛。

5. 水在肾

心下悸。肾主水,病被水挟,则肾阳必虚。水寒失控,势必上凌,故心下则悸。

上述四饮、五水,虽是辨证之层次,又有提纲之意义。我们必须口诵心唯,临证之时才能脱颖而出,指导于临床也。痰饮之病,论犹未尽。在四饮、五水之余,仲景反复地论述了"留饮""伏饮""支饮"的脉证特点,兹论述如下。

何谓"留饮"?仲景指水饮痼疾,稽留日久不愈之证。夫湿性着,是顺其性也；水饮成留，则是逆其性而言也。就其医理分析，凡是饮留不行，则其气机必阻而不利，气凝水留，水留气阻，如影随形而不可分也。识乎此，对《金匮要略》所说的留饮短气，胁下痛引缺盆，背寒如掌大，脉来沉而不起，便能心领神会不言而喻也。"留饮"为气水相裹之实证，在治法上多以消饮逐水为法。张仲景的十枣汤、甘遂半夏汤等可以选择使用。

"伏饮"是说"留饮"的日程最长，陈痰老饮，长地成根，形成囊僻，待时而后发的一种病变。其病伏藏于内，形如常人。一旦发作，则咳喘打嚏，周身瞤动，寒热交作，虽然千方百计进行治疗，然而至其年月日所，又卷土重来，必然复发。西医诊为"过敏性哮喘"，极力查找变应原而后治。据余观察，实为"伏饮"之证。应先治"伏饮"，而使外因无援，则"过敏"可立见功效。辨证论治："伏饮"属于寒性的，治用小青龙汤；如果挟湿化热，面目黧黑，则治以木防己汤；如果阳虚水泛，肢体瞤动的，则用真武汤；伏饮长根，形成囊窝，则用十枣汤。

纵观仲景治疗痰饮，方证相对，简明扼要，逻辑性很强。但是治疗支饮一折，神出鬼没，变化为大。它连出五张不同的药方，好比连珠神弩，令人目不暇接。例如，第24条的支饮用了木防己汤，第25条的支饮用了泽泻汤，第26条的支饮又换上了厚朴大黄汤，第27条的支饮用上了葶苈大枣泻肺汤，第28条的支饮并不沿前方，又换上了小半夏汤。丈二和尚，使人摸不到头脑。为何"支饮"一证体例分为二式，治法分为五方，证情变化太大，百思莫解。为此，思之念之，天长日久，在性天中悟出"支"字之义，才使我打开缺口，破门而入。

"支饮"的"支"字，指另生一支，它是痰饮病的特殊情况，系指痰饮挟杂之邪。挟杂之邪与痰饮既有共性，也有更多的特殊性。反映在病证之上，五光十色，光怪陆奇，并不相同。千百年来，一个"支"字，不知难坏了多少英雄好汉。从"支"字体会《金匮要略》，则庶几近之矣。

木防己汤证乃是湿与饮挟杂之证。湿与饮不同性，但它们的亲和力很大。这个支饮，《金匮要略》指出：其人喘而胸满，心下痞坚，按之而硬，面目黧黑，治疗用木防己汤：木防己、生石膏、桂枝、人参。本方以木防己为君药，味苦而行，利湿化饮，一药两治；桂枝为臣，通行阳气，资助心肺，利呼吸，畅咽喉，协助防己利湿化饮；石膏、人参，作为佐使之药。夫胸膈者，阳气之所会也。水湿伤阳，起而与争，阳气受遏，量变质变，积而化热，与饮相峙，尤怡叫作"痞坚之处，必有伏阳"，此所以方中用石膏也。至于本方用人参者，以复正气之虚也。此证，尤怡认为："吐下之余，定无完气。"何况病情蹉跎，流连时日，正不胜邪，内歉可知。人参扶虚，正为祛邪而设也。本方服后，若湿与饮结，而未涉及血分时，其人心下之痞坚，必然变软，消退而愈。如果不软不消，仍然如故，可于本方减去石膏之寒，另加芒硝、茯苓导水消饮，破结软坚则愈。

附医案：松某，蒙古族，女性，34岁。病人患气喘、胸满、心下痞坚一年有余。多方治疗无效可言。视其人面目黧黑，尤以眼圈为甚。舌色紫绛，苔则水滑，脉来沉弦。余从色脉分析，已知为水饮。因熟悉苓桂略于防己，随手开了一张苓桂术甘汤。服后无效，反增烦满。

此时忆起《长沙方歌括》里的"喘满痞坚面色黧"这句话，也让我抓住了此证的要点。因此，我改用木防己汤。

服至十剂，喘平气匀，面由黑变白，爽然而愈。

痰饮挟湿的支饮，由上而下不拘一格。如果痰湿下移，由胸膈而抵于"心下"，则痰湿支饮必然冒犯心、胃的阳气。《金匮要略》说："心下有支饮，其人苦冒眩。"在诸家注解中，惟清人林礼丰简要明快，他说："夫心下有支饮，则饮邪上蒙于心，心阳被遏不能上会于巅，故有头冒目眩之病。""苦冒眩"用泽泻汤治疗。药仅两味：泽泻、白术，而何其神也？方义在于用泽泻以祛水饮之邪，用白术以化湿痹之气。泽泻气味甘寒，生于水中，得水阴之气突破重围，祛除水邪；用白术之甘温，崇土培脾，运化水湿，筑堤坝拦住水邪之上冲。根据临床观察，此证的舌体特别肥大，塞满口腔，望之发惊。

附医案：朱某，男，52岁。患头目眩晕，两目懒睁，双手颤抖，终日昏昏沉沉，犹如腾云驾雾一般。视其人舌体硕大异常，舌苔白腻。根据脉证分析，辨为"心下有支饮"，挟有湿邪相随。

方用泽泻汤：泽泻24g，白术10g。

初服无任何反应，再服不久，周身似有汗出，此时眩晕顿然减轻，自觉两目有神，冲开云雾。后以五苓散加减配合而获痊愈。

支饮的第三张方子叫作"厚朴大黄汤"。《金匮要略》曰："夫支饮胸满者,厚朴大黄汤主之"。泽泻汤治支饮头晕,本方治支饮而有胸满一证为突出。历代注家多指胸满为腹满,我认为大可不必。因为"胸满"正是支饮的特征之一,如果改成腹满,则与《伤寒论》腑实证相同,仲景实无必要也。余在临床反复观察此证,除胸满以外,多兼见腹满、便燥,上焦各种火热此起彼伏相继发生,但胸满在前也。

厚朴大黄汤与小承气汤的药物组成相同,但是剂量不同。本方之大黄剂量超出小承气汤之上,所以能泻下胸次之痰饮气火胶结不开。据病人服药后的反应,大便畅下则胸满豁然开朗,如减少剂量,谨慎从事,疗效则反不如其初也。由此看来,胸满是第一义谛,不能随意改掉。

治疗支饮的第四张方子叫作葶苈大枣泻肺汤。此方治疗痰饮上痹胸次,肺中已化热成实者。《金匮要略》说:"支饮不得息,葶苈大枣泻肺汤主之。"支饮,乃痰饮挟火热,上凝于肺,到了"呼吸不利",水阻气机的危重关头。夫火性炎上,水性润下,火吸水上,至肺则凝,呼吸不利,其人不得息,比之胸满,尤为重要多矣。方中葶苈子善泻肺中之水,水下则火降,肺中清廓则病愈矣。本方药味峻利,佐以大枣,味甘而厚,补少气、少津液以安正气。

治疗支饮的第五张方子叫作小半夏汤。《金匮要略》云:"呕家本渴,渴者为欲解。今反不渴,心下有支饮故也,小半夏汤主之。"夫稠者为痰,稀者为饮。今支饮挟痰,踞于中焦胃脘,主证以呕吐为主,故用半夏以涤痰浊,生姜健胃消饮行水,两药相伍,一降一散,恰到好处。

《金匮要略》所论之支饮,实指兼挟之邪:兼湿在膈上者,治用木防己汤;兼湿在于心下者,则用泽泻汤;兼气火滞结而胸满者,则用厚朴大黄汤;水热相兼,不得息者,则用葶苈大枣泻肺汤;痰饮双结而以呕吐为主,则用小半夏汤。所用兼治之方,最多者四味药,而两味药者则有三方,药味简明,效如桴鼓。

休视痰饮小证,此病亦能死人。中医学中有三大厥证——气厥,血厥,痰厥。有人说:"活着三寸气,要命一口痰",痰,岂得轻视之哉?痰饮为有形之邪,如果盘根错节,伏而不除,一旦上阻心肺气血,而使天真相通之路阻绝,则亦可置人于死地。

何以见之?君不见《金匮要略》第33条云:"夫有支饮家,咳烦,胸中痛者,不卒死。至一百日或一岁,宜十枣汤。"关于这一条,惟有喻嘉言先生领悟最为深刻,写出了光华夺目的文章。他说:"而五饮之中,独膈上支饮最为咳嗽根底。外邪入而合之固嗽,即无外邪而支饮溃入肺中,自足令人咳嗽不已。况支饮久蓄膈上,其下焦之气逆冲而上者,尤易上下合邪也。夫以支饮之故,而令外邪可内,下邪可上,不去支饮,其咳终无宁宇矣。去支饮取用十枣汤,不嫌其峻,岂但受病之初,即病蓄已久,亦不能舍此别求良法。其曰:咳家其脉弦,为有水,十枣汤主之,正谓急弦之脉,必以去支饮为亟也。犹易知也。其曰:夫有支饮家,咳烦,胸中痛者,不卒死,至一百日一岁,宜十枣汤。此则可以死而不死者,仍不外是方去其支饮,不几令人骇且疑乎?凡人胸膈间,孰无支饮?其害何以若此之大,去其害何必若此之力?盖膈上为阳气所治,心肺所居,支饮横据其中,动肺则咳,动心则烦,搏击阳气则痛,逼处其中,荣卫不行,神魂无依,则卒死耳。至一百日一年而不死,阳气未散,神魂未离可知。惟亟去其邪,可安其正,所以不嫌于峻攻也。扫除阴浊,俾清明在躬,较彼姑待其死,何得何失耶?"(《医门法律·咳嗽续论》)

喻氏文章写得跌宕起伏,入木三分,令人醒目。由是而论,对支饮出现的"胸满""憋气""咳烦"三个主证,急攻痰浊瘀阻,以通天阳之气,起死回生,则补活血化瘀治疗之不逮。

痰饮病本虚标实,阳不化阴,掣肘之处颇多,仲景瞻前顾后,得出治疗痰饮的大法在于温药和之,气和则化,气偏则结也。为了让人掌握温药和之的宗旨,仲景借用误治生变救治的方法,在第36条的十枣汤之后,笔下生辉,写出了"青龙汤下已"五个字,日人元坚云:"下已者,服毕也。"仲景随手指出肾虚不能纳气的"面热""眩冒""气冲"三个主证。治用温药苓桂味甘汤,甘温化饮,纳气归元;如果药后冲气得敛,上冲见低,而反见咳嗽、胸满等肺寒金冷的证候,可用苓甘五味姜辛汤治疗;服汤后,若咳止、胸已不满,而反见头晕呕吐之证,反映了水饮上行,冒蔽了头目清阳之气,治用苓甘五味姜辛半夏汤;服药后水去呕止,痰气减轻,其人头面浮肿,治疗难消,可于上方再加杏仁利肺气,通三焦则面肿可消;如果其人服苓桂剂后面热而红,如同酒醉之状,此乃温药助热,胃热上熏于面,则于方中少加苦寒药大黄降下其热,则必霍然而愈。

总之，以上论述是张仲景惯用的一种文法，他设方御变，以药随证，加减变化，不拘一格，扩大了苓桂术甘汤治疗痰饮的方方面面，体现了秦汉时期的用药特点和奥妙。陆渊雷曰："自小青龙汤以下六条，随证转方，绝妙医案，盖是仲景身历之事实。然病情万变，支饮咳嗽之证，其传变，非能斠若画一者，学者心知其意，自得运用之妙。"

"辨证论治"的历史和方法

我认为：一部《伤寒论》经过归纳分析研究之后，极为清晰、极为醒目地突出了三个字，也就是：证、治、辨而已矣。

证与治是指方证，即《伤寒论》中的方证与治疗。其中既有仲景的继承，也有仲景的发展。如以证言，《伤寒论》的六经辨证，汲取了《素问·热论》的六经分证内容；如以治疗言，《伤寒论》后世尊称为方书之祖。溯源穷流，经方是从《汤液经法》发展而来。殷商时期的伊尹撰写的《汤液经法》传到了西汉时期的太仓公淳于意，淳于意又传到东汉长沙太守张仲景，张仲景继承了《汤液经法》，发扬光大，大放异彩，撰写了《伤寒杂病论》。梁·陶弘景说："昔南阳张机，依此方，撰为《伤寒论》一部，疗治明悉，后学咸尊奉之。"由此而论，用汤液治病，《伤寒论》获方书之祖称号，首先是来源于神农之药，发展而成为汤液之方，又发展而成仲景之论。

方与证的对应，比类相附之际，张仲景慎思之、明辨之，有机地、很巧妙地揉进了辨析证候的理论与思想方法。它的作用是能把僵化的病症变成活的灵魂。譬如说在大论中，用一个"发汗后"，从中游离出"恶寒者，虚故也；不恶寒但热者，实也，当和胃气，与调胃承气汤"；"身疼痛，脉沉迟者，桂枝加芍药生姜各一两人参三两新加汤主之"；"汗出而喘，无大热者，可与麻黄杏仁甘草石膏汤。"不一而足，非常丰富，能于指顾之间，辨出寒、热、虚、实各种证候。

《伤寒论》是辨证的专著，一书之中，可分为"主证""兼证""夹杂证""变证"四大类,实际上也就是两类:一是系统辨证类,如用六经模式进行辨证;二是非系统辨证类,如用误治模式辨误治后的各种变证。

大概而言,系统辨证的内容占了三分之二,非系统辨证则占了三分之一。辨"变证"是张仲景看家的功夫,被认为是辨证之魂,把它突出来而加以重视,才能深入学习。

有人问:《伤寒论》辨证之学在哪里?"我说:"神出鬼没,变化万千。"其重点非止六经,应该落在"变证"上头。一谈到"变证",大家都认为来自汗、吐、下的误治,其实大多数是张仲景巧立名目,借水行舟,为了使"辨"活泼泼地来往自在。他神机独运,大显身手,有机地把客观的证和主观思维紧紧地拉在了一起,让人开动机器,调动分析能力,经过"春郊试战马,虎帐夜谈兵"一番努力之后,不但使证与方发生了有机联系,而且由死棋变成为方证的活棋。

张仲景用"辨"运"思",而用"辨"字打头,所以叫作"辨证论治"。辨是讲思维活动的一种学问,凡所见所闻非细心观察不可。昔者张仲景总角造颙,何颙见曰:"君用思精而韵不高,后将为良医。"

实践医学比作当今科学上的硬件,思辨医学比作当今科学上的软件,硬件与软件应当是相互沟通,相互为用的。《伤寒论》乃是一部实践医学,也是一部伟大的思辨医学!辨证论治的提出有它的历史根源:神农创造了"药";伊尹创造了"方";张仲景则集其大成创造了"辨"。用这种观点看问题,则叫历史唯物主义,而不限于一人一事的小天地。

以上我们重点地论述了"辨"字的意义和作用,下边再谈一谈学习辨证论治的方法,我认为应当分两步走:

第一步叫作继承,首先要记住张仲景的原话,最好能做到背诵如流,脱口而出。比如说六经为病之证、误治救逆之法、以辨处变之方,这些内容,零金碎玉,非常珍贵,必须熟烂于胸中,有了六经分证层次,有了辨证救逆方法,内因是根据,外因是条件,才能使人有感而通,一拍即合。

关于背书的问题,历来有所争论。我的意见是倾向于应该背点书的。《医宗金鉴·凡例》中说:"医者书不熟则理不明,理不明则识不精,临证游移,漫无定见,药证不合,难以奏效。"它指出的"背",是为了书熟;书熟是为了理明;理明是为了识清;识清之后,才能做到临床辨证。这种学习方法，虽然是按图索骥，照猫画虎，近于临摹，但是走出了这一步，就迈进了仲景辨证的大门。

凡是死的东西，其中必有活的机转，继承之中，必有创新机遇。事物是一分为二的，如此才能推动事物的发展与前进。所以读书不怕笨，也不怕死，而令人可畏的在于慵懒不为的思想。清朝人彭端淑说过一句话，叫作"为之则难者亦易，不为则易者亦难矣"。

唐诗上的"春眠不觉晓，处处闻啼鸟，夜来风雨声，花落知多少"无关紧要，你可以记，也可以不记。至于《伤寒论》中的"太阳之为病，脉浮，头项强痛而恶寒；太阳病，发热，汗出，恶风，脉缓者，名为中风；太阳病，或已发热，或未发热，必恶寒，体痛呕逆，脉阴阳俱紧者，名为伤寒"，对比之下，虽然枯燥乏味，但不能轻视，必须牢牢记在心头，只有记得住，记得烂熟，才能用得上，也才能用得准确无误。

人的灵机，说来也怪，不开窍时则茫茫一片，触途成滞。到了开窍之日，则明明白白，一通百通。怎么能开窍？人的灵机是伟大的，只有拳拳服膺，加深火候，换来一声爆豆，才能做到凭证知辨。

第二步叫灵活应用，指的是在大论的方、证归纳与分析研究之下，经过陶冶锻炼，"十年磨一剑"，达到了融会贯通，能会之以意，与张仲景共呼吸，建立起来自己的辨证方法，如天马行空，独来独往。

以上我所讲的是学习《伤寒论》的方法论。方证相对是讲继承，要突出历史唯物主义；方证之间的内涵，讲的是要突出辩证唯物主义。张仲景强调"平脉辨证，为《伤寒杂病论》合十六卷"。所以，他发展了方、证之学，开创了辨证之法，而被后人尊称为医圣。

"唯物论"与中医学

客观的物质屹然而立，似乎没有什么灵性可言。然而物质绝非死的东西，而具有特定的一种动力。它无时无刻不在运动，物质乃是恒动不息的。物质的运动是赖以生存的唯一条件。因此，它的运动有规律可循，是按照客观规律运动的一种客观反映，是由天地"生化"之机演变而来。

《素问·六微旨大论》说："夫物之生从乎化，物之极由乎变"，说明了物质变化的原理。"帝曰：不生化乎？岐伯曰：出入废则神机化灭，升降息则气立孤危。故非出入，则无以生长壮老已；非升降，则无以生长化收藏。是以升降出入，无器不有。"由此可见，早在两千年前，中医药学就毅然摆脱了神学与玄学的束缚，并卓拔不群地与当时的朴素唯物论相结合，顶天立地，岸然非凡。

盖主宰物质运动的，乃是天地相召的"生化"之气。物质的运动目的，用现代语言讲，则叫"新陈代谢"。物质效天法地的运动，一言以蔽之，则归之为"造化"。造化无涯，应于物则叫"物生其应"，应于人则叫"气脉其应"。《伤寒论》的六经乃是物质构成，它既是"生化"之本，也有自己的运动规律。《素问·阴阳离合论》说："是故三阳之离合也，太阳为开，阳明为合，少阳为枢；三阴之离合也，太阴为开，厥阴为合，少阴为枢。"《黄帝内经》把六经运动的特点，归纳为开、合、枢三种运动形式，言简意赅，肯綮之至。

《伤寒论》的小柴胡汤擅治气郁。所谓郁者，结也，少阳之枢不利，气机出入不爽。仲景治郁，约略言之：治疗"水郁"有桂枝去桂加茯苓白术汤；治疗"火郁"有栀子豉汤；治疗"痰郁"有瓜蒂散；治疗"气郁"则是小柴胡汤。

"肝主疏泄"这句话，始见于金元时期的朱丹溪。如果穷源溯流，上至坟典，惟《素问·五常政大论》记有"土疏泄，苍气达"之说。据我的体会，"肝主疏泄"这句话，是朱丹溪从《黄帝内经》吸收演变而来的。

足少阳胆为"甲木"，足厥阴肝为"乙木"，脏腑相连，其气相通而互为表里。"三阳从地起"，每年的冬至节后第一个甲子日，夜半子时，则少阳甲木之气开始上升。《素问·四气调神大论》说："春三月，此谓发陈，天地俱生，万物以荣。"少阳的生气，给万物带来一片生机，莺飞草长，欣欣向荣。生化之气普及万物而无器不有，《素问·六节藏象论》一锤定音地说出："凡十一脏取决于胆也。"古代文章言简意永。"土疏泄"的土字，实有包括脾胃在内之意；"苍气达"的苍字，实有包括肝胆在内之意。从"土疏泄"到"苍气达"，焦点在"达"字上头，示人把"疏泄"这个球踢回"苍气达"的上头，一石二鸟，左右逢源。胆居于胁，而司出入；脾居中州，而司升降。

"病在胆,逆在胃",病在肝,传之脾也。

小柴胡的君药是柴胡。据《神农本草经》记载:"柴胡,味苦平,主心腹,去肠胃中结气,饮食积聚,寒热邪气,推陈致新,久服轻身,明目益精。"《神农本草经》很朴素地记载了柴胡的性味功能,如玉在璞,未失其真。它强调柴胡的治疗特点在于促进体内的"新陈代谢",推动物质本身的升降出入运动,它与《黄帝内经》的物质运动学说一前一后,紧密相连,天衣无缝,相互吻合,超越后世本草诸书之上。余滥竽中医,喜用柴胡,如个人所创制的柴胡解毒汤、柴胡活络汤等,皆用之。

近世肝炎病,因肝属木,性喜条达,木病则气先郁,气郁则"苍气不达"。升降出入之机必然发生呆板,凝滞不灵。其症多见:尿黄如染,口苦心烦,胸胁发满,默默不欲饮食,一身疲倦,脉弦而苔白。欲治肝炎,先访柴胡。柴胡治疗的特点是:其一,开郁畅气,疏泄肝胆,通利六腑,推陈致新;其二则为木郁达之,火郁则发之,深刻符合《神农本草经》与《黄帝内经》两大著作的精神而融合在一起。另外柴胡独具清热退烧的特殊功效,《苏沈良方》指出柴胡能治五种发热:"往来寒热,潮热,身热,劳复热,伤寒瘥后更发热。"临床上,西医大夫对发热不退的病人往往注射一支柴胡,便可立竿见影而收退烧之效。

台湾一学者求治肝炎,余授以柴胡活络汤。其友见方曰:"柴胡劫肝阴",非久服之方也。事闻于余,考此说来自大名鼎鼎的叶天士先生。叶氏创有"养胃阴"理论,又有"胃汁竭,肝风鸱"学说,所以,"劫肝阴"这句话不是凭空而来,乃是有感而发。徐灵胎先生对此评曰:"历古相传之定法敢于轻毁,即此一端,其立心不可问矣"。"劫肝阴"之说是与张仲景的理论相对抗的,造成了很大影响。但是,《神农本草经》有"柴胡久服轻身明目益精"之说,小柴胡汤开手用至八两之多,由此分析,柴胡果能"劫肝阴"耶?总而言之,柴胡起到了出入升降的治疗作用。

升降出入理论,到了金元时期李东垣的《脾胃论》,提倡"升清阳""降浊阴"。他接过前人的"棒",又冲刺地向前跑去。值得一提的是,东垣的升降学说又有了新的发展。他认为补脾胃中就有"泻阴火"的作用,在"升清阳"里就有"降浊阴"的功效。他对升降理论,分析出相反相成、物质运动的作用与反作用,指出了事物一分为二的自然规律。所以说李东垣的升降学说创出了新观点，向前迈了一大步，贡献很大。

经余临床观察，近世以来"肾炎病"多见，极难治疗，补泻皆非，令人无从措手足。此病的来源，则是由于人民生活好转，以酒为浆，以肉为粮，偏嗜膏粱厚味，积久生湿化热，清阳不能上升，湿浊下注于肾。因湿性黏着，如油入面，阻塞气机，则缠绵难愈也。

盖"升降出入，无器不有"。今湿遏于肾，肾受捆绑，气机不得旋转腾挪，因此气化不出，代谢不利，肾病从此发生。症见肩背酸痛，腰痛腿沉，周身疲倦，头晕呕恶，身肿心烦，大便不爽，小便黄赤而少，味秽难闻。尿检化验有蛋白、红细胞、白细胞，肌酐与尿素氮升高。其脉沉滑或沉弦小数，舌苔白腻，犹以舌根为突出。两目缺乏神采，满面笼罩一团黧黑之气。

对于此病，一般治疗大都主张用补药，一口同音，咸谓肾虚所致。经余细察，此证尿黄而舌苔白腻，乃属湿热伤肾，脉沉为阴，滑、数为阳，反映出来阴中伏热之象。

我认为对于此证的治法，滥用补药固然无功，至于清热利湿之法，如龙胆泻肝汤、当归贝母苦参丸、二妙散、五苓散等方，亦未能取得疗效。"白天看病，夜晚读书"，余在古人的升降学说与物质运动的理论中，思来想去，辗转反侧，而寻觅到叫"荆防败毒散"的一张名方。此方载于《证治准绳》，由荆芥穗、防风、羌活、独活、前胡、柴胡、枳壳、桔梗、茯苓、人参、川芎、薄荷十二味药组成。主治：风热相搏，发生疮疡。症见：寒热作痛，大头蛤蟆瘟，咽喉肿痛，便癃，腹胀，腮肿毒等。

从方证分析，此方温药辛散，所谓"败毒"者，为败风毒而设也。然而本方温燥行、升清气，必能败湿毒，所谓风能胜湿也。夫风、湿之邪必遏阳气，发生火热等证，本方疏表散火而又能治阳气之郁勃也。历代医家对其败毒之功喋喋不休，莫衷一是。俱往矣，我认为荆防败毒散的伟大成就在于它能枢转肾脏的出入升降气机，叫作"大气一转"，推陈致新。方中荆、防与二活开表透外；前、柴二胡枢利出入气机；枳壳、桔梗提壶揭盖，升降上下之气；川芎、薄荷疏利气血以利肝胆；茯苓、人参补脾调中以安四旁，增强抵抗力量。本方名曰"败毒"，然其败毒之功，实为第二义也。它能促进大气一转，枢转出入，开上导下，升清降浊，推动脏腑的新陈代谢，调整正邪关系,排出老废物,吸进新东西,则为治疗的第一义也。

中医传统的治疗"八法",也有升降出入的变化。它们大都是间接而成,而不是直接专治之法,给治疗带来困难。事物在发展,在不断创新,我认为新加一个"动"法,弥补其不足,使人一目了然,则何乐而不为也。

附医案:

案一:王某,女,68岁。1994年12月3日初诊。

患慢性肾炎两年,常因感冒、劳累而发生水肿,腰痛反复发作,多方治疗迁延不愈。近半月来水肿加剧,以下肢为甚,小便不利,纳呆腹胀,时发咽痒咳嗽。其人面色晦黯,舌质红,苔厚腻,脉滑略弦。尿液检查:蛋白(+++),红细胞(20个),白细胞少许。血液检查:尿素氮(BUN)9.2mmol/L,肌酐(Scr)178μmol/L,胆固醇7.8mmol/L,血红蛋白(Hb)80g/L。

余综合色脉证候,辨此证为湿热毒气壅滞三焦,三焦气机不利,新陈代谢失常,"少阳属肾,故将两脏",肺肾为水之两源,今气化受挫,废物堆集于内,肾精被其包围。治以通利三焦,排出湿毒,使肾的动力复苏。拟荆防肾炎汤:

荆芥穗6g,防风6g,柴胡10g,前胡10g,羌活4g,独活4g,枳壳10g,桔梗10g,半枝莲10g,白花蛇舌草10g,生地榆15g,炒槐花12g,川芎6g,赤芍10g,茯苓30g。

服此方后,浮肿明显消退,小便逐渐增多,尿检:蛋白(+),红细胞少许。效不更方,又服三十余剂,浮肿尽退,蛋白(±),BUN 4.9mmol/L,胆固醇4.2mmol/L。脉来濡软无力,改用参苓白术散而愈。

案二:石某,男,49岁。1998年8月13日初诊。

患痛风肾,双肾萎缩,症见:腰背酸楚,体疲乏力,大便干,小便色深黄,带有臭味。晨起面肿,心烦,精神不振。西医检验:Scr:316μmol/L,BUN 7.8mmol/L。脉来沉滑,舌苔白腻。

余辨为湿热下伤于肾。脉沉为阴,主肾病;滑脉为阳,主热病。脉来沉滑,则主阴中伏阳,属热而非寒。观其舌苔白腻,反映了下焦湿邪伤肾,如油入面而难于速拔也。

治疗之法,首先要给肾脏松绑,开其郁,利其气,恢复其升降出入的能动作用。症见大便干,小便味秽,则湿热成毒。盖毒者,邪之甚也。所以使用"荆防败毒散",但必须加入苦寒解毒之药：

药用：柴胡 6g，前胡 6g，荆芥穗 6g，防风 6g，桔梗 6g，枳壳 6g，半枝莲 30g，草河车 12g，茵陈 10g，龙胆 6g，栀子 6g，黄连 6g，大黄 2g。

患者服用本方七剂，自觉身体轻松，如释重负，但尿味仍臭。嘱上方续进，另加鲜荷叶与鲜茅根。服至十四剂，化验肌酐与尿素氮明显下降。

门人环绕，甚为惊愕！余曰：此方从"荆防败毒汤"法化裁而来。君不见张仲景的小柴胡汤，其治在"枢"，枢者，气机之出入也。李东垣的补中益气等方，其治在于升降，升降者，气机之上下也。这两辈古人遣方治病，皆含有"非出入，则无以生长壮老已；非升降，则无以生长化收藏"的意义。

中医学有"三大观"：一为辨证观；二为整体观；三为恒动观。因动则生新，能去菀陈莝，不动则病，绝其化源。临床使用荆防败毒方，药量宜轻不宜重，此方治疗下肢的痛风、紫癜、湿毒红斑等，更是有效之至。服药时宜忌食鱼虾、酒酪、肉与甜食等。

伤寒传真

《伤寒论》——中医之魂

《伤寒论》为公元 196—206 年后汉人张机所著。张机字仲景，南阳郡涅阳人。生卒年代约为公元 150—219 年。他目睹当时疾疫广为流行，死亡惨重，"感往昔之沦丧，伤横夭之莫救"，产生了著书立说、救人济世的伟大志愿。

中医学自秦汉以来不断地发展与完善，积累了丰富的医学文献，班固在《汉书·艺文志》总结出来《医经》与《经方》两大门类，可谓炳耀千古之巨著。

在《医经》类里，有《黄帝内经》十八卷，《外经》三十七卷，以及扁鹊、白氏、旁篇等著作。这些书主要论述血脉、经络、脏腑阴阳表里的生理病理变化，还罗列了针砭、汤液等治病方法。所以，本书的内容与现在的中医学基础理论极相近似。

在《经方》类里，有《五脏六腑痹十二病方》《风寒热十六病方》《五脏六腑疝十六病方》《五脏六腑瘅十二病方》《妇人婴儿十九卷》以及《汤液经法三十二卷》等。这些书除讲求病证外，还对草石药物的性味、配伍、治疗进行了阐述，它为复方用于临床治病奠定了基础。

张仲景继承了《医经》与《经方》的学术成就，推广了六经辨证的临床价值，制定了理法方药的治疗体系。并在继承的同时，结合自己的经验和见解做到了发扬光大与推陈出新。他将伤寒与杂病共论、汤液与针灸共用，这就打破了《素问·热论》的六经只辨伤寒的局限性。张仲景六经辨证的实质，是以人体的脏腑经络、营卫气血的生理病理变化作为辨证的客观依据，又以阴阳、表里、寒热、虚实的发病规律作为辨证的纲要与指针。因此，无论伤寒、杂病或者它们相互夹杂的复杂问题，都能用六经辨证方法概括无遗。

仲景建立六经辨证理论以后，中医掌握这一武器与西方医学相抗衡，并且出神入化立于不败之地。更值得一提的是，《伤寒论》能够在千百种的药物中，选择最有效的药物和最适当的剂量，组成具有最高疗效的方剂，这在其他医学之中很难做到。

举例而言，桂枝汤仅五味药，它具有解肌祛风、调和营卫、调和脾胃、调和阴阳的独特作用，组方与剂量又很严格。如果此方芍药的剂量大于桂枝之上，则不叫桂枝汤，而叫桂枝加芍药汤，为治疗太阴病腹满时痛而设；如果桂枝的剂量大于芍药，就不是桂枝汤，而为桂枝加桂汤，治疗"奔豚"气上冲胸之证。这就看出本书无论药味和剂量，做到如此严格地步，所以才称其为经方。实际上，经方具有规范性、标准性、科学性和实践性的特点。

由上述可见，辨证论治的开山是张仲景，他采用六经辨证的方法解决临床治疗问题。他在中医领域里的影响极为深远，如晋之王叔和，唐之孙思邈，金元时期之刘、李、朱、张，清之叶天士、吴鞠通等人，无不服膺仲景之学，而后方有所建树。

据统计，在中医学典籍中，惟《伤寒论》的注家最多，见仁见智，蔚成洋洋大观，既丰富了仲景学说，又推动了中医学术不断发展。中医经典著作如《黄帝内经》《难经》等书，如果不精通《伤寒论》之学，则难窥其项背。所以，我认为《伤寒论》乃是中医学之魂，此亦事有必至，理有固然，事实如此，而何疑之有？

《伤寒论》刍言

一、《伤寒论》的历史变革

《伤寒论》原名叫《伤寒杂病论》，也有人叫《伤寒卒病论》，考"卒"字乃是"杂"字的误写。这部书是公元196—204年后汉人张机(字仲景)所写。张仲景,南阳郡涅阳人,约生于公元150—219年,他的事迹《汉书》无传。据唐《名医录》载:"南阳人,名机,仲景乃其字也。举孝廉,官至长沙太守,始受术于同郡张伯祖,时人言,识用精微过其师。所著论,其言精而奥,其法简而详,非浅闻寡见所能及。"

东汉末年,连年战争,百姓流离失所,导致了疾疫流行,死人很多。张仲景家族是拥有两百多人口的南阳大族,在疫情的危害下,还不到十年时间就死亡了三分之二的人口,其中死于伤寒的占十分之七。张仲景在序文中曾哀叹说:"感往昔之沦丧,伤横夭之莫救",因此激发了他著书活人的志愿。为了著书济世,他勤求古训、博采众方,广泛地吸收了汉以前的医学成就,并结合自己的体会,在前人的基础上又有所创新。经过辛勤劳动和反复印证,终于写成了《伤寒杂病论》合十六卷。

这部作品问世不久,就遭到了兵火的摧残,致使原书十六卷残缺不全。公元256—316年,西晋太医令王叔和搜集了一些残存之书,进行整理并撰次成篇,但只整理了十卷,其十六卷的原貌已不复见。所以晋以后的《隋书·经籍志》和《唐书·艺文志》只载《伤寒论》十卷,而不再称十六卷。

到了公元1065年,宋治平年间,政府指令高保衡、林亿等人校正医书,把开宝年间节度使高继冲进上的《伤寒论》十卷,总二十二篇,加以校正,同时梓版而颁行于世。这个时期,翰林学士王洙在馆阁蠹简中检得《金匮玉函要略方》三卷,也加以校正而刊行于世。由于史书上没有记载王叔和撰次《金匮玉函要略方》之事,此书可能经唐人之手所集,其确切情况有待考证。

二、《伤寒论》是一部什么书

《伤寒杂病论》本来是伤寒与杂病有机联系、相提并论的一部书。自宋梓版简称《伤寒论》,林亿等人又有十卷论伤寒,六卷论杂病的说法,使人误解为《伤寒论》是专论伤寒,《金匮要略》则专论杂病,一直流传至今。

为了正确理解本书起见,先介绍一下什么是伤寒,什么是杂病,以及伤寒与杂病的内在联系,方能对本书作出正确的评价。

先说伤寒:伤寒有广义和狭义之分,《素问·热论》说:"今夫热病者,皆伤寒之类也。"这句话是指广义伤寒而言。至于狭义伤寒,则只限风寒,而不包括风寒以外的其他邪气。考《伤寒论》的内容则是主论风寒,兼论杂病,它虽亦提及温病等证,乃是与风寒进行鉴别,作为伤寒类证而出现,所以,不像风寒那样论述全面,也没有系统的治法。因此,还不能说《伤寒论》论述的就是广义伤寒。

再说杂病:汉时对疾病的分科,尚无今日内、外科之称,当时对外感发热的急性病,皆称作伤寒;对伤寒以外的疾病,包括许多慢性病,都称之为杂病。

伤寒与杂病本来是两种不同的发病形式,张仲景把它们共糅一书之中,相提并论的理由与以下几个问题有关:

(1)因伤寒单纯发病者少,而与杂病相兼者多,故伤寒与杂病合论则全面。

(2)人分男女,体有强弱,感邪虽一,发病则异;而且内因是变化的根据,故辨证不明杂病,则亦不能明伤寒。所以,只论伤寒,不论杂病,则不能曲尽辨证之长。

(3)有的病人先患他病,后感伤寒,内伤外感,病情杂沓,难求一致,无法用伤寒一种发病形式以统摄诸病。

柯韵伯对此深有体会地说:"伤寒之中最多杂病,虚实互呈,故将伤寒、杂病合而参之,此扼要法也。"

综上所述可以看出,《伤寒论》是通过伤寒与杂病共论的具体事实,以反映它的辨证方法。也可以这样说,伤寒与杂病必须共论,方能显示六经辨证以统摄诸病的意义。故柯韵伯又说:"盖伤寒之外皆杂病,病不能脱六经,故立六经而分之。"反映了六经辨证以统摄伤寒、杂病这一事实。

同时应该指出的是:《伤寒论》这部书言简意赅,极尽含蓄吐纳、虚实反正、宾主假借、对比发挥之能事,故在辨证中有其潜移默化的感染力,起到了文以载道的效果。

另外还应看到:作者在六经辨证中只讲某经之为病,不讲某经之伤寒,把百病兼括于六经而不能逃出六经之外,他只在六经上求根本,而不在诸证上求枝叶，因而突出了六经辨证特点。方中行也认为："《伤寒论》是论病之书，非为伤寒一病而设。"这些提法确实抓住了《伤寒论》的主要精神。

根据上述理由，说明伤寒与杂病互相共论以阐明辨证论治之法，本来不存在伤寒在前，杂病在后；或十卷论伤寒，六卷论杂病的说法。学习《伤寒论》的目的在于辨证论治，绝不可降格以求只满足于伤寒一病。

三、六经的概念

六经的实质：《伤寒论》以六经辨证为核心，究竟六经的实质是否存在，在伤寒学中议论纷纷，莫衷一是。有的学者把六经为病归纳成六类证候，用以概括阴阳表里、寒热虚实等证情。如丹波元坚在《伤寒论述义》中曾说："伤寒论一部，全是性命之书……所谓病者何也？三阴三阳是也。热为阳，寒为阴，而表里虚实，互有不同，则六者之分，于是立焉。"可以看出，他把六经建立在阳热阴寒的证候上，而不是把六经证候建立在脏腑经络之上。因此，他又提出："至于经络脏腑之言，经中间或及之，然本自别义，非全经之旨。惟以寒热定阴阳，则触处朗然，无不贯通也。"

由此可见，丹波元坚的学术观点，是反对用《素问·热论》的六经理论来探讨六经实质。这种思潮在国内也大有人在，实有加以澄清之必要。

我认为：《伤寒论》的六经，继承了《素问·热论》的六经，而有其脏腑经络的客观存在，所以，六经是物，而不是符号。如果离开中医传统的经络学说去解释六经，则是值得商榷的。因为从《黄帝内经》到《伤寒论》，经络学说本来是一脉相承的，如本论的太阳病提纲，先指出头项强痛，它和《素问·热论》说的"其脉连风府"的精神完全符合。论中还有许多按经取穴针刺之法，如果像丹波元坚那种没有经络的说法，岂不成了无源之水和无本之木。所以，六经不能离开脏腑经络去辨证。

但是，《伤寒论》又和《素问·热论》不一样，它在六经辨证上，比《素问·热论》有了发展。它不但辨热证和实证，而且也辨阴证、寒证和虚证。可以这样说，《素问·热论》的六经只辨伤寒，而《伤寒论》的六经既辨伤寒又辨杂病，从而建立了辨证论治的理论体系。

六经是脏腑经络，辨证则是脏腑经络的生理、病理反映和止确认识。可见，中医学的朴素辩证法思想建立在经络脏腑的物质上。

四、六经辨证方法

六经辨证方法，以三阳经统摄六腑，三阴经统摄五脏，以反映脏腑经络的病理变化。它还反映人体抗邪能力的强弱，病势进退缓急，正与邪的相互关系以及治疗是否得法等情况，从而辨出了病变部位、寒热趋向、邪正盛衰、阴病阳病，作为诊断治疗的根据。

概括地讲，凡风寒初客于表，反映出来太阳经表不利，荣卫失和的证候，便是太阳病；邪由表入里，反映出胃家实的证候，便是阳明病；若正邪分争在胁下，反映出少阳枢机不利的证候，便是少阳病。至于三阴经的证候，主要以邪气入脏，阴盛阳衰，抗病力弱，功能衰减为其特点。如太阴病反映出来的是脾胃虚寒证；少阴病反映出来的是心肾阳虚证；厥阴病反映出来的是阴盛阳衰、阴极阳复的寒热错杂证。

六经辨证方法，应先辨明病发阴阳。阴阳既明，才能进而统摄表里、寒热、虚实的具体病情。然而阴与阳、表与里、寒与热、虚与实是互相对立的，但由于脏腑的经脉沟通，就有可能使对立的阴阳寒热变为相通的统一性。这种既对立而又统一的辩证思想，以反映六经的阴阳变化，这就是中医的辨证。

现以太阳经为例：足太阳膀胱和足少阴肾经脉相联，互为表里。在一定的条件下，阴阳是可以转化的。古人说"实则太阳，虚则少阴"，可见虚与实就是变阴变阳的一个条件，待到阴阳的病性一变，则表里、寒热也就随之而变。我们随着病情的变化，用阴阳两点论去分析归纳，也就是《伤寒论》的辨证精神之所在。

六经辨证，离不开脏腑经络的物质运动，张介宾说："经脉者，脏腑之枝叶，脏腑者，经络之根本。知十二经之道，则阴阳明，表里悉，气血分，虚实见……凡人之生，病之成，人之所以治，病之所以起，莫不由之。"张氏精辟地论述了辨证论治离不开经脉之道，可谓要言不烦，先获仲景之心。

张仲景在原序中说"经络府俞，阴阳会通，玄冥幽微，变化难极，自非才高识妙,岂能探其理致哉",可见仲景重视经络府俞的客观存在。只有了解阴阳会通之理,才能明白在发病中阴阳脏腑可以转变,进而以一分为二的观点对待证候演进。

《素问·方盛衰论》说得好:"善诊者知丑知善,知病知不病,知高知下……用之有纪,诊道乃具,万世不殆。"这种教导医生从正反两方面情况诊治疾病的思想是带有辩证法意义的。

但是,上述一分为二的辩证法思想必须绳之以六经,因为六经是有物的,它和只从症状表面变化那种"辨证"则有质的不同。古人说:经者径也,据经方知病来去之路;经者界也,据经则知病之畔界而彼此不紊。所以,辨证在于证候,证候则根于六经,故古人又说:治病不明经络,犹如盲人瞎马,而鲜有不败。

五、六经为病传变

六经为病不外正邪斗争,然正有强弱,邪有微甚,因而有传经与不传经之分。一般地讲,凡邪气由表入里,由阳入阴,属于邪盛而病进;若正气抗邪有力,能拒邪外出,由里出表,或由阴转阳,属于邪衰而病退。但是,决定是否传经,关键在于正气的盛衰和治疗、护理是否得当,其中尤以正气的抗邪能力的强弱为先决条件。

辨病邪传变,对治疗和预防都有现实意义。其辨认方法,正如论中所说:"伤寒一日,太阳受之,脉若静者,为不传;颇欲吐,若躁烦,脉数急者,为传也。"接着又说:"伤寒二三日,阳明、少阳证不见者,为不传也。"它说明了分析传经与不传经,要从脉证变化入手,而不是按六经顺序自然发展,更不是日传一经,以日而计传。

邪气传经的形式,归纳起来约有以下四种情况:

(1)一般传经:如太阳之邪或传阳明,或传少阳。

(2)表里传经:如太阳之邪,内传少阴;或少阳之邪,内传厥阴。

(3)越经传:太阳之邪,不传阳明、少阳而传于太阴。

(4)直中:若病邪不经太阳、阳明、少阳,开始发病即见少阴证候的,叫作"直中"。主要由于阳气虚衰,抗邪无力,邪气长驱直入而中脏,所以,它比以上的传经之病更为严重。

除了传经以外，还有合病与并病。合病与并病的情况，据丹波元坚说："合病并病者，表里俱病是也。方其感邪，表里同时受病者，谓之合病。表先受病，次传于里，而表犹在者，谓之并病。合病则剧，并病则易，此合、并之略也。"

由上述可见，凡两经、三经同时发病，不分先后次第的叫合病，合病多为原发。

合病共有四种：太阳阳明合病，太阳少阳合病，少阳阳明合病，三阳合病。

若一经之病未愈，继而另经之病又起，而有先后次第之分的叫并病，并病多为续发。

并病有两种：太阳阳明并病，太阳少阳并病。

六、《伤寒论》的治疗法则

《伤寒论》这部书是有理法方药程序的。理：是指六经辨证之理，前面已经介绍。法：是指治疗的方法和指导治疗的原则。辨证的最终目的在于治疗，用什么方法去治疗，用什么观点去指导治疗，确实是临床上的一个重要课题。

《伤寒论》在治法上确立了两个前提：一个叫"阴阳自和"，一个叫"保胃气，存津液"。"阴阳自和"是说治病求本，本于阴阳；阴阳不和则病，使其阴阳自和则愈。因此，在治疗时要从阴阳的大前提入手。

"保胃气，存津液"是说治病时要把人、病、药三方面的关系摆正，其中的"人"是主要的。这是因为治病服药，无非为的是人，因此，治病时就不要伤了人，因而提出了"保胃气，存津液"的法则。若没有这个法则，很可能在治疗中先伤了正气，正气先伤，则抗邪无力，导致了邪气的滋长和发展，使治疗处于被动。

《伤寒论》的治病方法，还有麻、桂的汗法，瓜蒂的吐法，硝、黄的下法，姜、附的温法，芩、连的清法，参、草的补法，柴、芩的和法，䗪、蛭为丸的消法等。

中医的治疗八法，由《伤寒论》而体现，后世医家奉为圭臬。临床治疗离不开"八法"的范围，必须在"法"的正确指导下进行。

七、《伤寒论》的方剂

中医最早的方剂记载见于《内经》，但它仅载13方，远远不能满足临床需要。到了西汉，由于药物的发展，方剂也随之增多。从出土的西汉木简来看，其中有不少关于方剂的记载，反映出在西汉时期，我国的方剂学已具有相当水平了。由此推论，《伤寒论》所载的112方和91味药物，非尽出于张仲景之手，而有其继承。但是，张仲景保存了西汉或更早的医药遗产，并与辨证论治的理论结合起来，形成一个比较系统的理、法、方、药环节，确实是一个重大贡献。

《伤寒论》的方剂，上溯岐黄，下逮百世，有"方书之祖"之称，其主要成就体现为下述几点：

（1）确立了治疗八法，在临床的具体应用上，奠定了"方以法立，法以方传"的理论。

（2）组方精简，配伍严密，经亿万人次的临床试验证明疗效显著。

（3）方与证结合紧密，确能解决证的要求，科学性很强，至今仍有研究价值。

（4）组方不拘一格，随证处施，不偏于一家之见，可为后世法。

学习《伤寒论》的方剂，要记住其剂量大小轻重、煎服方法以及服药后的禁忌和要求等，然后才能发挥经方治疗之效。

八、小　　结

通过以上的叙述可见：《伤寒论》是一部兵火残余之书，是伤寒与杂病共论以突出辨证论治为目的。辨证的方法以六经为核心，反映脏腑经络的生理病理变化。由于脏腑经络、阴阳会通的机制，每经之病可以分为阴阳两类，又可由阴阳划分为表里、寒热、虚实等证。《伤寒论》的治疗法则以"阴阳自和"为根本，以"保胃存津"为前提，因而将治疗八法体现于112方之中,构成了中医理法方药的治疗环节,为后世开辟了汤液治病的先河和规范。

对《伤寒论》一书的几点体会

一、《伤寒论》是一部什么书

《伤寒论》为后汉人张仲景著,原书叫《伤寒杂病论》,因遭兵火洗劫,已残缺不全。公元265—316年,经晋人王叔和的整理,始成完帙。公元1065年(宋治平二年),宋朝校正医书,先将《伤寒论》十卷颁行于世,从此一书分为二书,一名《伤寒论》,一名《金匮要略》。

《伤寒论》问世以来深受广大医家所推崇,因为它提供了辨证论治的理论体系,被奉为医家必读之书。但是也应该看到,有的人囿于"伤寒"之名,视其为治伤寒专著,把它与李东垣的内伤学说相提并论,说什么"外感师仲景,内伤法东垣",辗转相告,深失仲景著书之旨。

我认为《伤寒论》是一部辨证论治的书,是理法方药一脉贯通之书,它是临证医学的指南针,对此书决不可降格以求。为了说明自己的观点,有以下几点体会加以阐述。

1. 从"原序"体会书中之义

古人著书,义见于序。观张仲景在"原序"中,很有抱负地介绍了他的书:"虽未能尽愈诸病,庶可以见病知源。"这就不难看出,张仲景著书宗旨在于广治诸病,使人"见病知源",并不局限于伤寒。后世诸家多有识此义者,如明代方有执在《伤寒论条辨》中指出:"论也者,仲景自道也,盖谓愤伤寒之不明,戚宗族之非命,论病以辨明伤寒,非谓论伤寒之一病也。"认识到《伤寒论》是"论病"之作,不被"伤寒"的框框所惑,可称真知灼见,不愧为伤寒学的大家。

2. 六经辨证是广义的

《伤寒论》的六经辨证是广义的,不是专为伤寒而设。何以见之呢?细审六经提纲,只提某经之为病,不提某经之伤寒。如以"太阴之为病"的证候为例:腹满,下利,呕吐等症,既可见于伤寒,又可见于杂病,所以,著者客观的写出"太阴之为病",则伤寒与杂病皆包括。因此,六经辨证是广义的诸病,而不是狭义的伤寒。

3. 伤寒之中有"杂病"

疾病的发生发展比较复杂,往往牵扯着多方面的因素,应当考虑很多问题,伤寒也是如此。尤其是它与杂病的关系很密切,不知道这一点,就体会不了《伤寒论》的辨证论治地位。所以,对待疾病不能孤立地、片面地去认识。为什么有的人只见伤寒而不知有杂病呢? 就在于没有深入研究《伤寒论》中有杂病这一事实。以《伤寒论》的挟虚证来说吧,不是有小建中汤证和炙甘草汤证吗? 不是还有挟饮气的小青龙汤证,挟宿食的大承气汤证,挟里寒的桂枝人参汤证,上热而下寒的黄连汤证吗? 这些仅是举例而言。还有与伤寒本来无关的许多杂病,请看论中"病如桂枝证,头不痛,项不强……"的胸中痰实证;"病常自汗出……"的卫气不和证;"表解里未和"的十枣汤证;"心下痞……"的大黄黄连泻心汤证;病胁下素有痞……的"脏结"证。如此种种,不言而喻,伤寒中确有杂病。因为它既论伤寒,又论杂病,故书名《伤寒杂病论》。这种写作的目的是通过许多复杂的例证,以提高临床认识,锻炼辨证思维,最后达到辨证论治的目的,我认为这就是《伤寒论》的一个伟大贡献。

4. 关于《伤寒论》的"坏证"

《伤寒论》大约有三分之一的内容论坏证。坏证,是被医生治坏的病,在临床确有其事,对它的论述也是十分必要的。但我反复地体会感到:《伤寒论》记载的"坏证",有的(不是全部)是著者借用它来讲另一个病,因而未必都实有其事。例如:《伤寒论》第 63 条至第 70 条内容,是围绕五脏病的虚实寒热加以辨述。这些误治的"坏证"属于著者的有心安排,不可能是临床误治如此的巧合。所以,对误治的"坏证"也要一分为二,真的有,造作的也有,不能绝对化。如果我体会的不差的话,那么,就应把误治的着眼点放在辨证上头,不必拘于误治的形式和过程。如能这样去看,就跳出了误治的框框,自有海阔天空,鸟瞰全局之快,也就自然不再盯着汗、吐、下条文不放,做"守株待兔"那样的傻事了。

通过以上四个问题的叙述,我认为可以下这样一个结论:《伤寒论》不是单纯治伤寒的书,而是一部辨证论治的杰作。

二、六经的概念

在医学界里,对六经的认识是有争论的,焦点在于六经是脏腑经络的概括,还是六类证候的符号? 有一个日本人叫喜多村的,不承认六经的脏腑内容,他说:"所谓三阴三阳,不过假以表里寒热虚实之义,固非脏腑相配之谓"。持这种观点的,国内也不乏其人。因此,首先辨清六经的真相,看来是一个先决的问题。

六经是不是脏腑经络? 我认为它是脏腑经络的具体体现。理由是:张仲景在"原序"中讲过"经络腑俞,阴阳会通"这句话,可以证明,《伤寒论》的六经不能不是脏腑经络,这是"序以见义"的道理嘛。况且,从原文的条文看,什么"阳明之为病,胃家实""以行其经尽""随经入里",清楚地说明六经是脏腑经络。反过来说,如果六经不是脏腑经络,只是六类分证的名称,那么"证"又是怎么产生的呢? 我想起一句成语,叫"皮之不存,毛将焉附",也就是说,没有六经的客观存在,就不能反映出六经的证候,这点起码的常识是被大家所承认的,总的来说,不能离开生理去讲病理啊。

六经既然是脏腑经络的概括,所以,它以手足的三阳经分司六腑,以手足的三阴经分司五脏。六经为病以后,则反映脏腑经络为病的各自特点,又各有其范围而井然不紊,使人在辨证时才有可循之证与可治之法。然而,六经之间彼此并不孤立,而有其内在的联系,因而脏腑经络是相互沟通的,以达成脏腑表里之义。例如:太阳与少阴为表里,肾与膀胱相联系。因而在生理上,脏腑相互为用;在病理上又互相影响。从正邪斗争判断两经关系,有"实则太阳,虚则少阴"之说,因此,太阳为病有飞渡少阴之邪,少阴病中亦有外出膀胱之热,反映了脏腑表里、相互为病之机,对指导临床有其意义。为了说明脏腑为病的表里关系,附下述病例以论证。

病例:唐某,男,年逾古稀,冬月患感,头痛、发热、鼻流清涕,自服羚翘解毒丸数粒,病未愈而精神甚疲,且手足发凉。其子恳亲诊,切脉未久,即侧头欲睡,握其手,果凉而不温,脉不浮反沉,视其舌则淡嫩而白。语其子曰：太阳表证初现，即见少阴虚寒脉证，肾阳已拔，邪将内陷。

法当急温，以回阳为急务。

为疏四逆汤。服一剂而神旺，再剂手足转温而愈。

除了阴阳脏腑相互表里以外，六经还有内司"六气"学说，在辨证论治中也有指导意义，如太阳之气寒、阳明之气燥、太阴之气湿等。所以，太阳之为病，寒水之证为多，而阳明之为病，燥热之证较广，这就是经病及"气"，反映出来气病特点的缘故。其他诸经之气，以此类推。由此可见，《伤寒论》一方面论六经外感之邪，另一方面又论六经所病之气，内外相因、标本互见，以反映脏腑经络的病理变化。这种脏腑经气学说，张隐庵、陈修园等人都有极其精辟的论述，所以被认为是《伤寒论》的一个重要组成部分。

六经辨证统一了伤寒与杂病之争，也统一了八纲辨证与脏腑辨证之争，何以见之呢？因为八纲辨证，也是从六经辨证基础上发展而来。太阳经主表，阳明经主里，此乃表里病位之纲；阳经为病多热，阴经为病多寒，此乃寒热病情之纲；阳经病抗邪有力多实证，阴经病抗邪无力多虚证，此乃虚实病势之纲；三阳经病为病发于阳，三阴经病为病发于阴，此乃阴阳病性之纲。可见六经辨证中具有八纲的内容。六经辨证因其内含脏腑经络的实质，与八纲辨证相比较而又具体明确，使人一目了然。可以说六经辨证的作用，统一了八纲辨证和脏腑辨证的关系，使它们有机地结合起来。因此，六经辨证集辨证之大成，而有执简驭繁、纲举目张的作用，它克服了临床辨证之时，不知联系各种辨证以融会贯通的弊病，更不会发生"多歧亡羊"，手足无措的现象。

三、关于传经的问题

六经为病不是静止的，有其发生发展的运动形式，或由表传里，或由里出表，或由腑入脏，或由脏出腑。总的来说，凡是由此经传到彼经的，都叫传经。

导致传经的原因是多样化的，从原则上讲，主要有以下三点：

1. 正气盛衰：正气充足，抗邪有力，则邪不传经；正气不足，抗邪无力,使邪有内传之机,则可出现传经之病。

2. 邪气盛衰:感邪势盛,正不能御则传经。若邪气不甚,或病久邪衰,则不传经。如已传里者,或转为外透作解,或者相机因势而外出。

3. 治疗和护理是否得法:疾病初起,若抓紧治疗,护理得法,则可迅速而愈,杜绝邪气传经之机。反之,治疗不及时,或治疗不得法,加上护理不善,导致邪气无所制伏而得逞,正气抗邪无助而自败,不但造成邪气传经之变,而且各种"坏证"相继出现。

辨证传经与不传经有其战略价值,或防或治,以积极的主动态度指挥临床而期于必克。论中指出:"伤寒一日,太阳受之,脉若静者,为不传;颇欲吐,若躁烦,脉数急者,为传也。"又说:"若欲作再经者,针足阳明,使经不传则愈。"这就为传经的凭脉辨证以及预防邪传的治疗措施提供了极其宝贵的经验。

四、抓住证候是关键

《伤寒论》的六经辨证通过证候而实现。证候和孤立的症状不同,它有内在的联系,是沿着一定的规律来反映客观的病情。因此,《伤寒论》记载的证候,不能与一般的症状相比。如以寒性下利的证候为例,有"下利不渴者,属太阴","下利而渴者,属少阴"的太阴、少阴两经之分。又如辨温热是否发黄,有"太阴者,身当发黄,若小便自利者,不能发黄"的或发或不发的两种判断。又如辨大便成硬的证候,有"手足濈然汗出者,此大便已硬也""转矢气者,此有燥屎也",即大便成硬与燥屎的两种不同程度的诊断。如此种种,不胜枚举。可以看出,《伤寒论》所述的证候是临床的高度概括,能抓住病的要害,肯綮而又具体,经过千锤百炼成为科学结晶。如能熟读深记证候,临床反应方能迅速,则辨证论治之道,庶几可以操券。

为了说明《伤寒论》证候的临床指导意义,附以下医案供参考。

医案一:明朝李念莪治一个六七天不大便,而又头痛、身热的患者。其脉浮,小便色白而不黄。辨为太阳表邪不解,治用桂枝汤发汗。一医不解问曰:"为什么六七天不大便,你还用桂枝汤发汗?"李曰:"《伤寒论》说'伤寒不大便六七日,头痛有热……其小便清者,知不在里,仍在表也,当须发汗,宜桂枝汤。'今病虽不大便,而脉浮、尿白,故知病不在阳明之里,仍在太阳之表也。"用之果愈。

医案二:陈慎吾老大夫生前治一女孩,五六日发热不退,服药无效。陈老诊脉时,患儿矢气甚臭,乃问其母,大便已数日未解。陈曰:"《伤寒论》云'转矢气者,此有燥屎也'。脉滑、舌红苔黄皆应之。"乃投承气汤,大便得下而愈。

医案三:李某,女,38岁,工人。长期患呕吐,兼有低热,服药已百余剂不效。脉弦而舌苔白滑。时有进修生陈君在侧,问曰:"此何证也?"余曰:"呕而发热者,小柴胡汤主之。"服三剂后吐止热退。

从上述病例体会,牢牢记住证候,参之以当时情况,自能提高辨证效率,确有临床价值。

五、《伤寒论》的治疗法则

辨证的目的在于治疗,用什么方法治疗,用什么观点来指导治疗,是临床医学的重要课题。《伤寒论》在治疗方面为我们树立了榜样。根据我的体会,它在治疗中离不开两个宗旨:一个叫"阴阳自和",一个叫"保胃气,存津液"。"阴阳自和",是说治病的最终目的不是别的,而是使其阴阳自和则愈。因为,致病因素虽有千头万绪,归纳起来,不外阴阳不和所致。抓住这一根本,在治疗时从阴阳方面入手,则不失其战略意义。至于"保胃气、存津液"的精神,是指治疗时要把人、病、治三方面的关系摆正。其中"人"是主要的,治疗之法无非为了"人",因此,治病就不要伤人。在这个前提下,提出"保胃气,存津液"理论。为了论证上述精神,用以下医案说明:

张某,男,35岁。患温病已两月,他证皆除,惟呃忒发作不休,饮食俱废,诸医束手。不得已,经人介绍请某老医专程来治。诊视毕,语其家人曰:此病汗、下之法屡施,津液伤而胃气伐,今病人稀粥尚难进,况再药乎?乃嘱其家人浓煎大米令饮其汤,少调洋参末,每日服三次。服至第五日,呃止而思食,群医称奇。

有魏姓医,先曾投药而不效,问于老医曰:"公之方不过米汁加洋参粉,轻描淡写未见其奇,竟治此缠手之病,能为余言耶?"

老医聆后,叹曰:"《伤寒论》不云乎:凡病若发汗、若吐、若下、若亡血、亡津液,阴阳自和者,必自愈。此证气阴两伤,阴虚则津少而气逆,气耗则胃弱而不食。夫气阴两虚而又气逆者,如竹叶石膏汤、麦门冬汤均为可用之方,然余虑其胃虚已甚,恐不能运药,反被药累;改用大米煎汁所以养胃也,五谷养胃胜似药石,少加洋参以滋胃气,量少则运,稍多则滞。治此病不得不轻描淡写,所见如此,君以为何如?"时余学医在该地,故识其梗概而记述之。

这个病例反映了温病经治之后,大邪虽解而胃之气阴已伤,出现了不欲食而呃忒不休的局面。这个病之前的医生为什么治不好,这个老医生为什么能治好,从他的一番谈话,使我们懂得了"保胃气,存津液"和"阴阳自和,必自愈"的重要意义,确实是给人启发很大。本着这种精神,细审《伤寒论》的治病法则,表现为"小心翼翼"(如取微似汗,得下余勿服)也好;表现为大刀阔斧(如急下、急温)也好,总的精神体现了"保胃气,存津液"的思想。可以说《伤寒论》的治法既有小心,又有大胆;既不失于孟浪,又不失于拘谨。一个是为了控制汗下以防伤正,一个则是深谋远虑,把寒热邪气消灭于阴阳未亡之前。由此看来,"保胃气,存津液"不应看成是被动的,而是积极主动的。纵观全文,使人体会无穷。

六、《伤寒论》的方剂

《伤寒论》向有"方书之祖"的称号,它在方剂学方面的成就,不但为国内医家所推崇,也被世界各国所重视。那么,《伤寒论》在方剂方面有哪些成就呢? 我认为它有以下几点:

1. 体现出八法在方剂中的具体运用:如麻黄汤的汗法,瓜蒂散的吐法,承气汤的下法,小柴胡汤的和法,四逆汤的温法,白虎汤的清法,炙甘草汤的补法,抵当丸的消法。它为临床提供了方以法立,法以方传的治疗体系。

2. 组方精简,配伍严密,有悠久的实践基础,疗效显著,科学性很强。

3. 组方随证施处,不偏于一家之见,可为后世法。

学习《伤寒论》的方剂，除了记住方药以外，还应注意以下事项：①方的加减法：如小青龙汤加减法；②方的煎服法：如大承气汤的煎服法；③服药法：如桂枝汤的服法；④剂量：方药的剂量轻重大小，关系疗效好坏，切勿忽视。为了说明药的剂量对治疗的意义，附医案二则说明：

医案一：有一次陈慎吾老大夫在门诊看见一个青年教师给病人开了一张厚朴生姜甘草半夏人参汤。据病人反映，吃了这个方子以后，肚子还是发胀，因此请陈老指点。陈看了病人以后说：方子开得对，问题出在剂量的轻重不合适，影响了疗效。陈老原方药味不动，只是把厚朴由9克增至18克，党参、炙甘草则由9克减至3克，服了改后的药方，病人的肚子很快就不胀了。

医案二：我带学生在门诊实习，有一个同学给病人开了一张旋覆代赭汤，可是吃后并不见效，仍是心下痞闷，打嗝不止，我看过后，把前方的生姜3片改成15克，代赭石30克减为6克，没加其他药，吃后病就好了。

可见，古方的剂量大小有一定的科学性在内，不是无根据的任意施为。陈老增厚朴剂量以消腹胀满，减参、草剂量恐其助满碍中，符合《伤寒论》的制方精神。至于我在旋覆代赭汤中，增加生姜剂量以散饮气之痞，减代赭石的剂量，用其镇肝降逆于中焦，而不至于偏走下焦，符合治疗目的，所以服后有效。

由上所述可以看出，在使用经方时要注意剂量轻重、加减法和煎服法，然后才能发挥治疗作用。

七、结　语

以上探讨了《伤寒论》是一部辨证论治的书；是伤寒与杂病共论之书；是论病以辨明伤寒非为伤寒一病而设，及其六经分证是广义的，而不是狭义之书。六经是脏腑经络的概括，而不是六个分证的代名，六经不是孤立的，而有脏腑表里的关系。六经分司六气，在发病中从经反映气病的特点，它同脏腑经络一样，都有临床指导意义。六经为病的证候是古人的科学总结，反映了客观的疾病规律，有其内在联系，与一般症状不能同日而语。所以抓住证候，结合临床，则有辨证论治的好处。

《伤寒论》的治疗法则贯彻了两个宗旨：一是"保胃气，存津液"，一是"阴阳自和，必自愈。"在临床治疗中具有深远的战略意义。《伤寒论》的方剂是我国医药学的一个伟大成就，在解决各种复杂疾病中具有方药简便、疗效突出的特点，其中关于药的剂量、煎服方法，有其科学价值，故不可等闲视之。

《伤寒论》源流梗概

《伤寒论》原名《伤寒杂病论》，或者叫《伤寒卒病论》，成书于公元196—206年，为后汉张机所著。

张机，字仲景，南阳郡涅阳（今河南南阳邓州市）人，生卒年代为公元150—219年。他的事迹《汉书》无传。据唐代甘伯宗《名医录》记载："南阳人，名机，仲景乃其字也。举孝廉，官至长沙太守，始受术于同郡张伯祖。时人言，识用精微过其师。所著论，其言精而奥，其法简而详，非浅闻寡见者所能及。"《何颙别传》记载："同郡张仲景总角造颙，谓曰：'君用思精而韵不高，将为良医'，卒如其言。侍中王粲，字仲宣，尝遇仲景，仲景曰：'君有病，宜服五石汤，不治且成，后年三十，当眉落。'仲宣以其贯长也，远不治也。后至三十，疾果成，竟眉落，其精如此。"

张仲景生活于东汉末年，当时由于封建统治阶级的残酷剥削与压迫，特别是战争连年不断，以致民不聊生，疾疫广为流行。张仲景属南阳大族，拥有二百多人口，但从建安元年以来，不到十年就死亡了三分之二，其中死于伤寒病者竟占了十分之七。面对疫情严重的残酷事实，他在《伤寒论》原序中，曾表达了"感往昔之沦丧，伤横夭之莫救"的悲愤心情，从而大大地激发了他著书立说、救人济世的志愿。应该看到，自秦汉以来中医学不断地发展完善，逐步形成了独特的理论体系。如《内经》之阴阳五行、脏腑经络与六经分证之法，《难经》之脉法生死、针刺俞穴与脏腑病传之说，《汤液经》之药物和合与用汤液治病方法等。古代医学这些卓越的成就，为张氏著书立说创造了有利条件。

但是，《伤寒论》问世不久，由于兵火战乱，原书已散佚不全。后经西晋太医令王叔和为之搜集整理，才得以保存下来。然书中的内容已有所增减，尚犹未失仲景之原貌。到了宋朝嘉祐三年（公元1058年）八月辛酉，宋政府置校正医书局于编修院。治平二年（公元1065年），高保衡、孙奇、林亿等儒臣奉命校正医书时，考虑到"百病之急，无急于伤寒"，因此先校订《伤寒论》十卷，于治平三年正月中旬竣工而颁行于世。其后又校订了《金匮玉函要略方论》（现简称为《金匮要略》）。从此，《伤寒杂病论》一书就分为《伤寒论》与《金匮要略》两部书。

1.《伤寒论》的版本流传

现在通行的《伤寒论》主要有两种版本：一是治平年间经林亿等校过的复刻本，另一部是南宋绍兴十四年（公元1144年）成无己的注本，还有一种别本《伤寒论》，叫《金匮玉函经》，共八卷，亦由林亿等人进行了校注。此书与《伤寒论》同体而异名，惟体例上有所差别而不一致。现在宋林亿校订的原版已不可得，仅存于世的则是明朝万历年间赵开美的复刻本，由于此书逼真于宋治平本的原貌，故常被后世医家所沿用。成注的《伤寒论》则以明嘉靖年间汪济川的校刻本为胜。

散见于历代医著中的《伤寒论》，有王叔和《脉经》，收录了《伤寒论》全书三分之一的内容，可以说是现存最早的一种古本。唐·孙思邈所著的《千金要方》和《千金翼方》也收录了本书的伤寒病部分。但令人遗憾的是，以上这些名著都没有标出所收录的《伤寒论》版本的原始情况，对今天考证版本源流带来了无法解决的困难。

在日本盛传的康治本《伤寒论》，乃是十九世纪中叶在日本发现的一种唐人手抄的《伤寒论》卷子本，卷末记有"唐贞元乙丑岁（公元785年）写之"及"康治二年（公元1143年）亥九月书写之，沙门了纯"二行，可知是经日僧了纯重抄之本。全书共一卷，不分篇次，仅有65条与50首方（系节录本）。还有日本的康平本《伤寒论》，为公元1063年侍医丹波雅忠抄录的《伤寒论》卷子本。此后1346年（日本贞和二年），和气朝臣又重新抄录了此书。到了公元1937年，由大冢敬节参考宋本《伤寒论》与成本《伤寒论》进行了校勘，又增入了眉注。全书共一卷，分为十二篇。

2.《伤寒论》的内容

（1）从现存有关佚文中考察《伤寒杂病论》的原始形态，其内容至少包括六个组成部分：

1）脉法部分：主要见于今本《伤寒论》的《辨脉法》（《金匮玉函经》同）和《平脉法》。

2）伤寒病部分；为今本《伤寒论》或《金匮玉函经》之主要内容，分别见于"六经病证治"及"不可与""可与"诸篇。

3）杂病部分：为今本《金匮要略》与《伤寒论》的主要内容。

4）妇人病部分：在今本《金匮要略》中尚存三篇，但缺文较多。

5）小儿病部分：在今本《金匮要略》杂疗方中，只存一张药方（救小儿卒死而吐利不知何病方），在今本《脉经》中尚存一篇。

6）食禁、杂疗部分：在今本《金匮要略》中尚存三篇。

（2）从现存的成本和赵本《伤寒论》来看，此书分为十卷二十二篇。计有辨脉法，平脉法，伤寒例，辨痉湿暍，辨太阳病上、太阳病中、太阳病下，辨阳明病，辨少阳病，辨太阴病，辨少阴病，辨厥阴病，辨霍乱病、阴阳易病、瘥后病，辨不可发汗，辨可发汗，辨发汗后，辨不可吐，辨可吐，辨不可下，辨可下，辨发汗吐下后病等篇。

《伤寒杂病论》本来是伤寒与杂病有机联系、互相渗透的一部著作。自宋治平梓版简称《伤寒论》，林亿等人又有十卷论伤寒，六卷论杂病之说，而使人误解为《伤寒论》是专论伤寒，《金匮要略》则专论杂病，这种见解一直流传至今。为了正确理解本书起见，先介绍什么是伤寒，什么是杂病，以及伤寒与杂病的相互关系与内在联系，方能对本书作出正确的评价。

《伤寒论》所论之伤寒，有广义与狭义之分。《素问·热论》曰："今夫热病者，皆伤寒之类也"，是指广义伤寒而言。古人认为凡外感发热之病，其始皆由伤寒而致，即病者为伤寒，不即病者，邪气伏藏于体内，触时而发则叫温病。因为温热是由伤寒所化生，故称之为"伤寒之类"。《伤寒论》既以伤寒名书，又论述了温病、风温、中风等多种外感疾病，它属于广义伤寒之著似无可疑。但如果从论中具体内容分析，则可发现所论之重点仍属于狭义伤寒。例如第 2 条的太阳病中风证，可以联系第 12 条桂枝汤治疗；第 3 条太阳病伤寒证，可以联系第 35 条麻黄汤治疗；而第 6 条的太阳温病与风温,其下文既无治疗可循,而又缺乏理法方药环节,这是客观事实,令人无法辩解。但是,对温病伤阴动风特点的阐述,确实为后世温病学打下了坚实的基础。

至于"杂病"问题,因汉时对疾病的分科,只将外感急性发热病统称之为伤寒,对伤寒以外的疾病则统称之为杂病。伤寒与杂病是两种不同的疾病。既然如此,仲景为何将两者糅于一书之中?这是研究伤寒学的一个重要问题。一般来讲,大家都承认《伤寒论》是治疗外感病的专书,《金匮要略》则是治疗杂病的专著,这一观点相袭为是,流传至今。殊不知伤寒之中每多杂病,杂病之中也多兼伤寒,伤寒与杂病本有不可分割的内在联系,不能凭人们的主观想象加以分开。为了说明问题起见,现分析如下:①因伤寒单纯发病者少,而与杂病相兼者多,故伤寒与杂病合而论述,则为全面之著。②人分男女,体有强弱,感邪虽一,发病则异,而且内因是变化的根据,故不明杂病、不明脏腑的寒热虚实,则不能明辨伤寒为病。所以,只论伤寒,不论杂病,则不能曲尽辨证之长。③有的病人先患他病后感伤寒,内伤外感,病情杂沓,难求一致,无法用伤寒一种发病形式而统摄诸病。基于以上理由,故柯韵伯深有体会地说:"伤寒之中最多杂病,虚实互呈,故将伤寒、杂病合而渗之,此扼要法也。"

综上可以看出,《伤寒论》是通过伤寒与杂病的具体事实,以反映它的辨证方法。也可以说伤寒与杂病必须共论,方能显示出六经辨证以统摄诸病之意义。故柯韵伯又说:"盖伤寒之外皆杂病,病不能脱六经,故立六经而分司之",反映了六经辨证以统摄伤寒、杂病这一事实。这样对原序所说的"虽未能尽愈诸病,庶可以见病知源,若能寻余所集,思过半矣"的辨证论治精神,方能有所体会与认识。

3. 平脉与辨证

《伤寒论》有《辨脉法》与《平脉法》共一卷,它说明了仲景之学注重平脉辨证之法,这是不言而喻的。仲景脉法源于《内经》《难经》,而有其创新之处。以阴阳为纲统脉之浮沉、强弱、迟数与尺寸变化,以五行之理测非时之脉的纵横顺逆,强调按寸必及尺,握手必及足的诊法,指出寸口、趺阳、太溪三部脉合参的重要意义;重点论述了脉以胃气为本,蕴含"有胃气则昌,无胃气则亡"的真谛。在脉法论述中,强调荣卫与三焦、脾胃、宗气的盛衰关系，以说明人之强弱、疾病与否，无不与荣卫相关。因此，仲景脉法有认识疾病，决断死生的作用。因此，掌握六经辨证之理，必须学习辨脉之法，以与六经辨证相得益彰。

《伤寒论》是辨证论治的专著，而辨证的核心在于六经辨证之方法。六经，是指太阳、阳明、少阳、太阴、少阴、厥阴而言。它继承了《素问·热论》的六经学说，而以脏腑经络等物质基础作为内涵，以符合"阴阳应象"之宗旨。明人吕复曾说："《伤寒论》十卷，乃后汉张机用《素问·热论》之说，广伊尹《汤液》而为之"，其说法比较客观。应该指出的是，仲景之六经辨证方法又比《素问·热论》有了新的发展与提高。因为《素问·热论》的六经方法只是作为分证的纲领，尚缺乏汤液治病的内容，更没有提出深邃的辨证理论，只是涉及了六经为病的热证、实证，对于虚证、寒证则未能有所突破。因此，它达不到临证的要求。《伤寒论》的六经辨证则不然，它将六经所联属的脏腑经络生理有机地联系起来，用以反映病位之所在，病性之所属，正邪之虚实，以及每经病之治疗宜忌，无不包含殆尽。举例而言，风寒之邪初客于表，为太阳受邪，若见脉浮，头项强痛而恶寒者，便知是太阳为病，应用解表发汗之法。若表邪已解，化热入里而见不恶寒，反恶热，口渴汗出等症，甚或燥热凝结成实出现腹满，腹痛拒按，潮热，谵语，大便不通等症，便知是邪已入里，乃是阳明为病，则应治里，用或清或下之法则愈。若邪气虽已离表，但又未入里，而与正气相争于胁下半表半里，症见往来寒热，胸胁苦满，神情默默，不欲饮食，心烦喜呕，口苦，咽干，目眩等，则知邪传少阳。少阳为病，应以和解之法治之。

上述之三阳为病，邪气虽盛而正气不衰，正能抗邪，多以热证、实证为其特点。若病入三阴，则反映了功能衰减，正气抗邪无力，致使邪气内客于脏，则多发生阳虚阴盛之变。例如：寒湿内困，脾阳虚衰，出现腹满疼痛，吐利不欲食之证，是太阴之为病，应以温中祛寒之法治之。如果心肾阳虚，阴寒内盛，症见脉微细，但欲寐，下利清谷，手足厥逆者，则是少阴为病，应以回阳救逆之法治之。至于厥阴病，属于六经病的终末阶段，其病理变化以阴阳胜复，寒热错杂为特点，其证候表现为消渴，气上撞心，心中疼热，饥而不欲食，食则吐蚘等，则应治以寒热并用，潜阳敛冲，兼以治蛔之法。

上述六经证治，是驾驭诸病，执简驭繁之法。疾病虽然灵活多变，千姿百态，今以六经辨证高度概括其发病规律，则能头头是道，井然而不紊。在六经辨证中，犹有阴阳表里之辨证方法，亦不可不知。阴阳表里，是指六经中的脏腑经络互相联系，达成了脏腑的表里关系。今以太阳与少阴的表里关系为例：太阳与少阴为表里，古人云："实则太阳，虚则少阴"。伤寒一日，太阳受邪，病在于表，应太阳之气开始抵抗；如果太阳抗邪无力，而少阴之阳气又虚，则在表之邪便可飞渡少阴而形成少阴为病，脉微细，但欲寐之证。又由于太阳与少阴的表里关系，也可发生头痛、发热、脉不浮而反沉的太阳与少阴"两感"之证。若少阴病阳气恢复，能拒邪外出，则可从少阴外出太阳，即所谓"少阴病，八九日，一身手足尽热者，以热在膀胱，必便血"之证。似此阴阳表里，两经为病之出入，非只太阳与少阴为然，其他四经亦莫能例外。这种阴阳表里的辨证方法，在临床上确有实用价值。

六经辨证亦包括了八纲辨证的意义和方法。举例而言，太阳病的脉浮，头项强痛而恶寒，反映了病邪在"表"；太阳病若随经入腑，出现小腹发满，小便不利，消渴欲饮，则反映了病邪在"里"；若太阳病发热汗出，脉浮缓的，叫作表"虚"；若太阳恶寒而无汗，脉紧有力的，叫作表"实"；若太阳病，恶寒身痛，面如刀刮，虽近火而寒不减，叫作表"寒"；若太阳病发热而渴，不恶寒的，叫作表"热"；若太阳病发热恶寒，为病发于"阳"；若太阳病脉反沉，虽有头痛等证，为阳证阴脉，则为病发于"阴"。虽然只举太阳一经为例，但是其他五经亦莫能例外。

总而言之，六经是辨证之体，八纲是辨证之用。所以，六经辨证必须与八纲辨证相合，才能体用兼备，辨证方不落于片面。

4. 六经病的传变

六经为病，反映了正邪相争，阴阳进退的变化。然正气有强弱，邪气有微甚，因而就有传经与不传经之分。

一般地讲，凡邪气由表入里，由阳入阴，属于邪盛病进；若正气抗邪有力，能拒邪外出，由里出表或由阴转阳，属于邪衰病退。但是，决定是否传经，关键在于正气盛衰和治疗、护理是否得当，其中尤以正气的抗邪能力为先决条件。

辨病邪传变，对治疗和预防都有积极意义，其辨认方法，如论中所说"伤寒一日，太阳受之，脉若静者，为不传；颇欲吐，若躁烦，脉数急者，为传也"，又"伤寒二三日，阳明、少阳证不见者，为不传也"，说明了分析传经与不传经，要从其人的脉证变化入手，而不是按六经顺序自然发展，更不是日传一经，以日而计传。

传经的形式，归纳起来有以下四种：

1）一般传经：如太阳之邪，或传阳明或传少阳。

2）表里传经：如太阳之邪，内传少阴；或阳明之邪，内传太阴。

3）越经传：太阳之邪，不传阳明，也不传少阳而传于太阴。

4）直中：是指病邪不经太阳、阳明、少阳次第，开始发病即见少阴证候的，叫作"直中"。主要是由于阳气衰微，抗邪无力，邪气无阻，长麾直入而中于脏，所以，它比以上的传经为病更加严重。

除了传经，还有"合病"与"并病"。本论合病共有四种：即太阳阳明合病，太阳少阳合病，少阳阳明合病，太阳、阳明、少阳三阳合病。并病共有两种：即太阳阳明并病，太阳少阳并病。合病与并病的具体情况多表现为表与里俱病特点。方感其邪，表里同时受邪者，谓之合病；表先受邪而次传入里，然表证犹在，则谓之并病。合病则病剧，并病则易治，此其大略。

5. 变证与误治

六经为病的主证和兼证，其来龙去脉比较清楚，所以说有规律可循。至于变证则不然，它不受六经为病范围所约束，而以独特的灵活多变的形式出现，包括了伤寒以外的许多杂病。

那么，什么是变证？是指太阳病或者少阳病由于医生误治，使原来的病证已去，而变生了新的证候，不能以正证名之，就叫变证。例如太阳病，在治疗上不能发汗，而反误用了或吐、或下、或火疗等各种治法。由于治疗错误，使原来的表证不复存在，而新的变证则从此油然而生。可见变证是误治而来，这是必须承认的事实。但张仲景却有用假借误治条件作为阐述病机改变的手法，以达到在伤寒之中又论杂病的目的。请看《太阳病篇》第63条至70条的内容，就明显是围绕五脏的虚实寒热而论杂病证治。这一点也是可信而不疑的。因此，对于变证宜从辨证的前提出发，不得拘泥于误治的一方面，而束缚了辨证思维，致遗"守株待兔"之讥。

6.《伤寒论》的治疗法则

《伤寒论》这部书是讲理法方药环节的。理，是指六经辨证之理；法，是指治疗的原则和方法。辨证的最终目的在于治疗，用什么方药去治疗，用什么观点去指导治疗，确是临床上的一个重要课题。

《伤寒论》在治疗上确立了两个前提：一是"阴阳自和"；二是"保胃气，存津液"。"阴阳自和"，是说治病本于阴阳，阴阳不和则病，使其阴阳自和则愈。因此，在治疗时或汗或下、或补或清，从调整阴阳的大前提入手，则不失战略意义。"保胃气，存津液"，是指在治病时要把人、病、药三方面的关系摆正，其中的"人"是主要的。因为治病服药无非为了人，治疗时不能伤人，因此提出"保胃气，存津液"的法则。因为做到胃气不伤，津液不亡，也就为"阴阳自和"创造了条件。若没有这个法则，很可能在治疗中伤了正气，正气先伤，则抗邪无力，导致邪气滋长和发展，反使治疗处于被动。

《伤寒论》的治疗方法，有麻桂的汗法，瓜蒂的吐法，硝黄的下法，姜附的温法，芩连的清法，参草的补法，柴芩的和法，䗪蛭为丸的消法以及其他治法，不胜枚举。

总之，中医治疗八法由《伤寒论》而得以体现，后世方书奉为圭臬。临床治病离不开八法的范围，故有战术上的意义。然而具体治法，必须在上述治则的指导下进行。

7.《伤寒论》的方剂成就

中医最早的方剂记载，据说是伊尹的《汤液经》。后汉时期，《汤液经》犹存于世，所以《伤寒论》所载的113方和91味药物，非尽出张仲景之手，而有其师传与继承。但是，《汤液经》今天已亡，而赖以保存下来的则是《伤寒论》。张仲景不但保存了古汤液之方，并与辨证论治理论有机地结合起来，从而使理、法、方、药各个环节成为一个比较系统的体系，确是一个了不起的贡献。《伤寒论》的方剂上溯岐黄，下逮百世，向有"方书之祖"的称誉，其主要成就包括以下几点：

1）体现了治疗八法在临床上的具体应用，奠定了方以法立，有法有方的体系。

2）组方精简，配伍严密，经亿万人次试验而疗效显著，至今仍能为人类服务。

3）方与证的结合严密无间，确能解决临床问题，至今仍有其生命力。

4）组方不拘一格，随证处施，不拘于一家之见，可为后世法。

学习《伤寒论》的方剂，要记住其剂量大小轻重、煎服方法以及服药后的禁忌和要求，然后才能发挥经方治疗之效。

总之，通过以上的叙述可见：《伤寒论》是一部兵火残余之书，以伤寒与杂病共论而突出辨证论治的精神。辨证方法，是以六经为核心，反映脏腑经络的生理变化。由于脏腑经络阴阳会通的关系，故每经之病可以分为阴阳两类，又可以阴阳划分表里、寒热、虚实等证，体现了"一分为二"的辨证方法。《伤寒论》的治疗法则，是以"阴阳自和"为目的，而以"保胃气，存津液"为前提。治疗八法体现于 113 方之中，构成了中医理法方药的治疗环节，为后世开辟了汤液治病的先河和规范。

8. 学习《伤寒论》的方法

关于如何学习《伤寒论》的问题，见仁见智，说法不一。根据我们的体会，对于以下几点应加以注意：

（1）明确学习目的：《伤寒论》是中医学的四大古典医著之一，它总结了秦汉以前的医学大成，并结合临床经验，将疾病发展过程中各种错综复杂、变化多端的证候情况加以综合归纳，并以古代辩证法思想——阴阳学说为指导，有机地与脏腑经络学说结合在一起，从而创立了一套独特的而且行之有效的辨证理论体系，至今仍然指导着临床实践，因此在继承发扬中医学遗产的学习中，都将其列为主要课题加以研究。

《伤寒论》是长期实践的科学总结，它的精髓在于辨证论治。因此，必须通过学习精通其理论，方能掌握辨证论治的规律，运用其理法方药的法则，做到古为今用，为人民医疗保健事业作出贡献。

（2）掌握辨证关键：学习六经辨证方法要掌握辨证关键。仲景对于疾病的发生、发展、辨证与治法，为我们总结出极其丰富的经验，需要我们很好地继承。因为，只有充分掌握了六经辨证方法，才能对复杂的疾病作出明确的诊断，施以正确的治疗和收到预期的效果。因此，只要我们对六经辨证信得过、记得住、用得上,就能发挥辨证论治的作用。在学习中,既要领会其精神,又要熟记条文,记得越熟,领会其意就越深。如能将条文前后左右融会贯通,张口即出,随手拈来,如数家珍,达到炉火纯青的程度,就自然而然地掌握了辨证论治的运用技巧。所以,记得住和熟能生巧是一个带有根本性的问题,切不得等闲视之。

(3)参考名注:《伤寒论》在写作过程中,撰用了《素问》《九卷》(即《灵枢》)、《八十一难》等名著。因此,在学习《伤寒论》的同时,应先学好阴阳、脏象、经络等中医基础理论,打好坚实的基础为先决条件。另外,还必须熟习《金匮要略方论》《神农本草经》等书籍。至于《伤寒论》的注家,称得上丰富多彩,蔚成大观。自宋迄今不下数百家,都有所阐发而各具特点,其中有不少大家对后世医学的影响是很大的。他们繁荣了中医学术,推动了《伤寒论》的发展,必须加以肯定。我们认为较好的注本,首推成无己的《注解伤寒论》,是"以经解论"作为注述宗旨。他以原书的编排为据,逐次加以注解,是第一个为《伤寒论》作注的医家。再如柯韵伯的《伤寒来苏集》,全书共分八卷,其中"伤寒论注"以证为主,汇集六经诸论,挈纲详目,证因类聚,方亦附之,比较适用于临床,超出于一般注家之上,是一部影响较大的书籍。其他的,如徐大椿的《伤寒论类方》、尤在泾的《伤寒贯珠集》等,都驰名宇内,具有较高的学术价值。

(4)学以致用:《伤寒论》是理论与实践相结合的典范,是临床实践经验的高度总结。学习的目的是指导临床,只有能够用上,才算是学而有成。因此,我们应该在全面掌握其理论体系的基础上,通过大量的临床实践来证实其理论的科学性。尤其对一些被称为"存疑待考"的条文,更不应该轻易丢弃,而应以实事求是的态度和科学方法进行研究,验之于临床,检验与事实是否相符。只有在实践中学会运用《伤寒论》的知识,才有真正的发言权。因此,陈修园提倡的"白天看病,夜间读书"的方法,非常值得我们借鉴。

《伤寒论》祖本探源

陈世杰曰："《伤寒杂病论》实为万世群方之祖。自叔和尊尚以后，年岁久远，错乱放矢者屡矣。宋治平初命诸臣校定其目有三：一曰《伤寒论》；二曰《金匮要略方论》；三曰《金匮玉函经》。"

《金匮要略方论》序："张仲景为《伤寒杂病论》合十六卷，今世但传《伤寒论》十卷，杂病未见其书，或于诸家方中载其一二矣。翰林学士王洙在馆阁日，于蠹简中得仲景《金匮玉函要略方》三卷。上则辨伤寒，中则论杂病，下则载其方，并疗妇人……然而或有证而无方，或有方而无证，救疾治病，其有未备……今又校成此书，仍以逐方次于证候之下，使仓卒之际，便于检用也。"

我们从宋臣说的"仍以逐方次于证候之下"这句话分析，《伤寒论》和《金匮要略方论》原书的体例和框架，都是"上则辨伤寒，下则载其方"的格局。宋臣为了"仓卒之际，便于检用"，他们便援引唐本孙思邈《伤寒论》的"方证同条"而修改了方证分论的原貌。为了说明唐孙思邈修改《伤寒论》这一事实，试观《千金翼方·卷第九》之文："旧法方证，意义幽隐，乃令近智所迷。览之者造次难悟，中庸之士绝而不思，故使闾里之中岁致夭枉之痛，远想令人慨然无已。今以方证同条，比类相附，须有检讨，仓卒易知……方虽是旧，弘之惟新。"

由此可见，把《伤寒论》原本的"证"在前，"方"在后的体例，改成方证同条、比类相附，乃是孙思邈开其先例，宋治平校注《伤寒论》时，承袭了孙氏的"方证同条，比类相附"的体例，这是显而易见之事。由此可以得出结论：仲景之书在历史长河中发生了三次大的变革：晋王叔和的撰次整理，此其一；唐人孙思邈倡"方证同条"之义，此其二；宋臣林亿等人校注治平本时，沿袭了唐本"方证同条"之义，又及于《金匮要略方论》，此其三。

基于以上理由，我认为唐本与宋本《伤寒论》已非王叔和撰次之旧，而是发生了很大的调整与变动。那么也可以说：流行于世而能接近叔和撰次原貌，也未受唐、宋两代"方证同条"影响的，恐怕就只有现在仅存的《金匮玉函经》了。

这本书虽然也经过宋臣的校注，但他们小心翼翼地"依次旧目"未敢移动，今据宋臣之疏序可以证实："《金匮玉函经》与《伤寒论》同体而别名，欲人互相检阅而为表里，以防后世之亡逸，其济人之心不已深乎？细考前后乃王叔和撰次之书……国家诏儒臣校正医书，臣等先校定《伤寒论》，次校成此经，其文理或有与《伤寒论》不同者，然其意义皆通圣贤之法，不敢臆断，故并两存之。凡八卷，依次旧目总二十九篇，一百一十五方。"

我们从宋臣的疏序来看，可以有以下几种理解：①这本书的"前后"（指证在前，方在后的体例），乃是王叔和整理原书之体例，非为出自六朝或唐人之手。②宋臣认定此书确为仲景所著，所以，与他们校注的本子乃是同其体、别其名而已。③此书可与校注本互相检阅，也可以互为表里，这样做是为了"以防后世之亡逸"。④宋臣对此书的内容采取了审慎态度，认为"其文理或有与《伤寒论》不同者，然其意义皆通圣贤之法，不敢臆断，故并两存之"，这就说明了不改动主本的真实意义。所以，宋治平本校注的《伤寒论》版本，既有改变了原来"证在前、方在后"的版本，又有保存了"证在前、方在后"原貌的版本，这种"故并两存之"的用心之苦跃于纸上。⑤此书"凡八卷，依次旧目总二十九篇，一百一十五方"。从以上的"依次旧目"，说明了此书条文未加变动，因此它逼真了叔和撰次之旧。但是，此书第一卷有"生熟二脏之间"以及"故张仲景曰"的第二人称，显然为后世医家羼入之文，故不得与正文混为一谈。

从《伤寒论》书名谈起

《伤寒论》原名叫《伤寒杂病论》，或叫《伤寒卒病论》。此书问世不久，就因兵火洗劫而散佚不全。后经西晋太医令王叔和搜集整理，此书得以传至今日。到了宋朝嘉祐三年（公元1058年）八月辛酉，置校正医书局于编修院。治平二年（公元1065年），高保衡、孙奇、林亿等儒臣奉命校正医书时，考虑到"百病之急，无急于伤寒"，因此先校订《伤寒论》十卷，于治平三年正月中旬竣工而颁行于世。

《伤寒论》十卷二十二篇，本来是伤寒与杂病有机联系、互相渗透、相互为用的一部书。自宋治平梓版简称《伤寒论》以来，使人误解为《伤寒论》是专论伤寒热病的专著，而其杂病部分，则认为尽收于《金匮要略方论》之中，这种看法陈陈相因，一直流传至今。

殊不知伤寒与杂病只能合论，方可体现两者密不可分的关系，如果把杂病从伤寒中分开来讲，则大失仲景著书之旨。这是因为单纯病伤寒者少，而与杂病相兼者多。所以只论伤寒不及于杂病则就不够全面。况且人分男女，体有强弱，年分老幼，感邪虽一，而发病则异。如果辨证不明杂病之理，则亦不能明伤寒之治。又有先患他病，后患伤寒，内伤外感杂糅出现，难求一致。所以，就不能用伤寒一种发病形式而统摄诸病之原委。

柯韵伯深有体会地说："伤寒之中最多杂病，虚实互呈，故将伤寒、杂病合而参之，此扼要法也。"柯氏之说，我认为非常正确。重要的是，六经辨证原为诸病而立，非为伤寒一病而设，方有执曾有"论病以辨明伤寒，非谓伤寒之一病也"的说法，他的论法使人眼界大开。

由此可知，《伤寒论》是将伤寒与杂病有机结合起来，以发挥六经辨证特长之书。如果把伤寒与杂病分成两个内容来论，我认为都是与仲景之学格格不入的。如果用这种分开的思想来指导学习，恐怕是降格以求，则就难免失其大而得其小了。

学习《伤寒论》是为了提高辨证论治水平和掌握理法方药的治疗规律，这就是"从大处着眼"，这样才能求到"虽未能尽愈诸病，庶可以见病知源"的境界。余不敏，从事中医有五十余年之久，总结起来，《伤寒论》方法治疗外感热病的机会不过十分之三，而治内科杂病则十居其七，事实如此，胜于雄辩。

《伤寒论》的"伤寒"，亦有广、狭之分。广义之伤寒，正如《伤寒例》所说："中而即病者，名曰伤寒；不即病者，寒毒藏于肌肤，至春变为温病，至夏变为暑病……"成无己注："温暑之病，本伤于寒而得之，故太医均谓之伤寒也。"《肘后方》也说"贵胜雅言总呼伤寒"。《素问·热论》说："今夫热病者，皆伤寒之类也。"这些都属于广义伤寒之辞。狭义伤寒，正如《伤寒例》所说："冬时严寒，万类深藏。君子固秘，则不伤于寒。触冒之者，乃名伤寒耳。"成无己注："其涉寒冷，触冒霜雪为病者，谓之伤寒也。"这是说的狭义之伤寒。

《伤寒论》既以伤寒名书，又论述了伤寒、中风、温、湿、暍等多种热病的内容，说它是广义的伤寒，似无可疑。但是，如果从其内容分析，则发现仲景所论之重点仍在于狭义之伤寒。何以见之？试从仲景条文排列来看：第一条论太阳病的提纲证，第二条论太阳病中风脉证，第三条论太阳病伤寒脉证，第四条令人奇怪的是未论温病脉证，反而论述了传经问题。延至第六条才讲述温病的情况。从条文衔接来看，第二条可以接第十二条的桂枝汤证；第三条则可接第三十五条的麻黄汤证，这种写法叫作头尾相顾，形成辨证论治的完整体系。唯独第六条的温病则无明确的条文与之相接，所以说温病的行文有头而无尾，更缺少相应的治疗方法。反映了仲景"温病只能为宾，而不能为主"的观点。有的学者提倡"寒温统一"，这只是个人见解，自当别论，而不能分庭抗礼混为一谈。

"六经"析疑

目前，在研究《伤寒论》六经实质问题上，出现了百家争鸣的局面，这是围绕对六经的不同认识展开的。其中，一种见解认为《伤寒论》的六经，是继承了《素问·热论》的六经分证方法，以经络学说为根据，反对六经不是经络的观点；另一种见解则认为《伤寒论》的六经虽有"阶段""地面""症候群""六病""八纲"等说法，但是都与《素问·热论》之经络六经风马牛不相及，否定经络六经之说。以上两种观点的讨论，将促进学术上的繁荣和发展，并能澄清长期以来对于六经一些纠葛不清的认识问题。为了交换意见，本着抛砖引玉的态度，试对六经问题进行辨析，藉以就正于各位同道。

我认为：对中医古典医籍的研究，一定要用历史唯物主义和辩证唯物主义的观点。从这个原则出发，我体会《素问·热论》的六经和《伤寒论》的六经，虽有一前一后之分，但从年代来看，相距并不甚远，而后者受前者影响之深也自在言外。如果像有些同志所云：《伤寒论》的六经已经完全脱离了《素问·热论》的窠臼，则无论从历史年代还是从学术渊源来分析，都是值得商榷的。因为《素问·热论》的六经分证方法在当时仍居于权威地位，经络学说尤为当时医家所推崇，那么张仲景为何无故而摒弃经络于不用？这是令人费解的。日人丹波元胤曾就此事发表的意见值得我们一观，他说："阴阳五行，汉儒好谈之，五脏六腑，经络流注，《史记·扁鹊仓公列传》间及于此，《汉志》亦多载其书目，仲景生于汉末，何独摒去？"他这一尊重客观事实的历史唯物主义观点，令人为之首肯。当然，我们看问题不能只讲六经的继承而不讲六经的发展。事实上，张仲景也承认他撰用了《素问》《九卷》《八十一难》《阴阳大论》等书以为借鉴，从而写成了《伤寒杂病论》合十六卷。为此，明朝鄞县人吕复说："《伤寒论》十卷，乃后汉张机仲景用《素问·热论》之说，广伊尹汤液而为之。"他认为《伤寒论》的六经是本于《素问·热论》，而其中的汤液治病则源于伊尹的《汤液经》。吕复的话无疑是对的，但应该为之补充而使之全面。即仲景虽然继承了《素问·热论》的六经，却比《素问·热论》有新的发展。具体而言，他不但用六经辨热证和实证，而且扩展到辨阴证、虚证与寒证。所以，张仲景发展了《素问·热论》的六经，在《素问·热论》的基础上又有所突破。

由此可见，我们研究《伤寒论》，应当既看到它的继承，又看到它的发展，方不致失于片面。

然而，有的同志对继承与发展的关系存在认识上的片面性，对经络学说基本理论的研究也欠严谨，因而在学术上表现了轻率的态度，想把经络从六经辨证中一脚踢出，而创六经与经络无关之说。殊不知，经络、脏腑、气化的系统体系，是中医学病因、病理、辨证、治疗的理论依据，在辨证时一步也不得逾越。如果废弃了经络、脏腑的系统，则致病之因与受病之所，以及证候的复杂表现，便失去了理论上的指导和分析的依据，使"辨证论治"成了无源之水与无本之木。

《伤寒论》这部书贯穿了中医的"整体观"和"辨证观"，所以才成为不朽之作。然而，整体观和辨证观都是在六经经络学说指导下实现的。兹分述如下：

一、整 体 观

由于经络内连脏腑、外络肢体与孔窍，而使人体表里内外、上下左右，互相沟通，成为一个有机整体，故扯一毛而动全身。如足太阳膀胱虽居下焦而有主一身之表的功用；足少阳胆经虽居右胁，而有主半表半里的功用等。同时，经络脏腑在统一的整体下，又有它们各自的部位与界限，因此，根据每条经的特殊性，在病理变化上去辨阴阳、划表里、分脏腑、定寒热，以知某经、某脏、某腑之为病，以及由表入里，或由里出表，与由阳转阴，或由阴出阳等变化，这样辨证识病才井然有序。

二、辨 证 观

在整体观的前提下，我们掌握了经络脏腑的阴阳表里关系。由于阳经与阴经互相联系而相通，因而无论病发于阴，或病发于阳，都不是一成不变的，都有一个阴阳互根，一分为二的问题。所以古人说："实则太阳，虚则少阴。"凡是具备了"虚"的条件，太阳即可转为少阴；反之，少阴实又可外出太阳。大家知道，六经阴阳包括了八纲辨证的内容在内，但由于六经阴阳可变性的原因，阴阳、表里、虚实、寒热才有可能向各自对立的不同方向转化。这样的转化，决定于经络脏腑客观条件的改变。所以，割断经络这个沟通阴阳脏腑的纽带，对中医的辨证将带来极大的困难。

再进一步谈谈经络在辨证中的作用。凡是研究伤寒的医家都知道太阳主表，为一身之外藩，总六经而统营卫，肥腠理而司开阖，卫外而为固。那么，太阳之气是怎样主表的呢？《素问·热论》说："巨阳者，诸阳之属也。其脉连于风府，故为诸阳主气也。"从这段经文可以看出：太阳经脉上连于风府，而为诸阳之属（张隐庵注：属，会也），故为诸阳主气，而获"巨阳"之称，乃有主持一身之表的功用。柯韵伯在他写的《六经正义》中有"不为经络所拘"一语，认为经络的循行部位比较局限，乃有以"六经地面"代替经络之论。实际上，柯氏正是忽视了"其脉连于风府"所起的整体作用，而致有此失的。

　　《伤寒例》说："尺寸俱浮者，太阳受病也……以其脉连风府，故头项痛，腰脊强。"它说的"太阳受病"是指经脉而言，故有"以其脉连风府"而与《素问·热论》的"其脉连于风府"遥相呼应。仲景在《伤寒论》的第一条说："太阳之为病，脉浮，头项强痛而恶寒。"这个"头项强痛"反映了太阳经脉上连风府的一种病变，而与《素问·热论》《伤寒例》如出一辙。所以，我们说太阳病有经证与腑证之分，是以经言为宗旨，并非出自臆断。有的同志不从以上的方法去研究问题，却以仲景在太阳之下没写出"经"字而提出无经络的论点。他们不知道，太阳是受邪之体，风寒乃所受之因，在第四条"伤寒一日，太阳受之"这句话中，论述能病的是伤寒，而所病的才是太阳经。如果认为太阳无经络，太阳就名存而实亡，那么，又能以何物而受其邪呢？所以，太阳经是客观存在的，是在受病之先，而太阳病是在太阳经受邪之后，故可称"六经之病"，而不可称"六病之为病"。正因为先病于经而成太阳表证，若表证不解，则邪可随经入腑，而构成太阳腑证。另外，太阳之经证病在荣卫不和，而有卫强营弱之中风与荣郁卫闭之伤寒。太阳之腑证病在膀胱气血，故有气化不行之蓄水与热与血结之蓄血。这种以太阳经、腑为基础的表里内外与荣卫气血的病理变化，看来变化多端，难于辨认，但掌握了太阳经的发病规律，就能执简驭繁，做到心中有数，从而也就发挥了六经辨证的临床作用。至于六病辨证，虽然亦能从客观的病证出发，分其阴阳、表里、寒热、虚实，但总不免知其然不知其所以然，缺乏对疾病的系统认识，又不讲生理、病理之原委，仲景之学谅非如此简陋。

　　太阳经脉不但下连膀胱腑，而且下连于少阴之肾，形成了膀胱与肾相表里的特殊关系。以是之故，在太阳病中，或因年迈，或因下虚，或因误治，导致少阴之阳气先拔，不能支援太阳之气抗邪于表，则使太阳在经之邪，便从太阳之表飞渡少阴之里，则脉来微细，神疲欲寐，厥逆、下利等证亦将陆续出现。如果是太阳在经之邪不解，而少阴在脏之证已萌，则有头痛、发热而脉反沉的证象出现，则称之为"太少两感"证。亦有少阴病发生八、九天之久者，如少阴阳气得复，寒邪化热，正气拒邪，外出所合的膀胱时，则可出现一身手足尽热之证。因其热在膀胱，必迫血妄行，则有便血之证发生，然阴证转阳，则如理而为顺也。

上述以经脉为联系的太阳与少阴发病关系，体现了阴中有阳、阳中有阴的辨证关系。可见经络学说是构成中医辨证论治理论的基础，对临床非常实用，所以，弃之甚易，而学之则甚难。张仲景笃信经络，在他的自序中才有"经络府俞，阴阳会通，玄冥幽微，变化难及，自非才高识妙，岂能探其理致哉"之论。

或者有人问：《伤寒论》经王叔和的撰次，已失其真，《伤寒例》乃王氏托名仲景旧论，而塞进了自己的经络之说，如柯韵伯所论"叔和不知仲景之六经是经略之经，而非经络之经"；方有执、喻嘉言亦驳其舛谬，并削去《伤寒例》，而将原文亲为考定，已为伤寒家所称颂，而今反以《伤寒例》经络之说亦为不可移易之理，岂不谬哉？余曰：君只知其一，而反被方喻之说所左右。王叔和以功遭忌，蒙此不白之冤而至今日，实亦不平之甚矣。平心静气而论，"张经王传"赖以行世。况叔和距仲景年代甚近，故考核遗文，采摭群言，甚得仲景之旨。若无王叔和为之整理撰次，则劫后余灰，安得流传于今日？至于《伤寒例》，本为仲景之旧论，而实宗于《内经》之旨。验诸临床，又多能中病，故其实用价值甚高。今方有执削之于先，喻嘉言又步之于后，虽为伤寒大家而未可妄议，惟其臆断孰为仲景文，孰为叔和文，活龙活现，俨然以仲景化身自居，肆意颠倒叔和撰次之文，故汪琥为之不平，而有"三家（方、喻、程）之书，皆倒乱仲景六经篇次，彼虽各有其理，要之六经原次，或当日叔和未尽改易，其间仲景妙义，焉知不反由此新编而尽失耶？"他的话简当有力，确实击中了问题的实质要害。由此可见，方、喻等人名曰维护仲景之旧，实则反乱原书之真，明为贬王，暗则褒己，由明清迄今使叔和冤枉如此之久，吾辈忝列医林，岂能坐视无言，使其说流散无穷耶。况且，王叔和与皇甫谧皆为同时之人，而又知之甚详，《针灸甲乙经》序说："伊尹以元圣之才，撰用《神农本草》以为汤液，汉张仲景论广汤液为十数卷，用之多验，近世太医令王叔和撰次仲景遗论甚精，皆可施用。"

由此可见，若王叔和果如方、喻等人之所谤，则皇甫氏岂能用"撰次甚精"而称许之？以此而言，在中医学术界还有一些混淆视听的问题，流布甚广，对此，本着争鸣的愿望，谨抒管见。

六经经络学说之我见

在研究《伤寒论》的六经实质问题时,出现了两种截然不同的认识和意见。一种认识,他们承认《伤寒论》继承了《素问·热论》的六经分证方法,以经络脏腑的生理病理变化作为辨证的根据。另一种认识则恰恰相反,他们认为《伤寒论》六经已非《素问·热论》之旧,乃是张仲景别出机杼,另辟新义,与经络六经丝毫无关。以上两种意见进行了激烈的辩论。

我认为研究古典医著,应当坚定地站在历史唯物主义立场,运用辩证法的思想观点认识问题、分析问题,才能避免形而上学、主观片面的唯心主义错误。

凡是主张"非经"说的,他们坚决不承认《伤寒论》与《素问·热论》两书在历史上的渊源。因此,他们挖空心思用种种说法来诽谤经络的六经。殊不知,如果经络的六经格局被破坏,则《伤寒论》全局皆非。对发病时脏腑经络的生理、病理客观规律,则全然不解。我们认为:《伤寒论》的问世,乃是我国中医学发展的总结。所以,它的来龙去脉都有秦汉时期的医学痕迹,也都有其继承内容,例如仲景提到的"撰用《素问》《九卷》《八十一难》《阴阳大论》"等书,就是一个很好的说明。

明朝人吕复说过:《伤寒论》十卷,乃后汉张仲景用《素问·热论》之说,广伊尹《汤液》而为之。"日人丹波元胤也说:"阴阳五行,汉儒好谈之。五脏六腑,经络流注,《史记·扁鹊仓公列传》间及于此,《汉志》亦多载其书目,仲景生于汉末,何独摒去?"

我认为吕复的话,讲出了《伤寒论》的学术渊源与一脉相承之旨;丹波氏则说出两书历史很近,焉有不继承经络之理。他们的认识,闪烁着历史唯物主义和唯物辩证法的光辉思想。

非经论者,废除了经络以后,换上了很多概念性的东西,什么"六病""症候群""阶段""地面""控制论""系统论"等。这样,他们把经络学说从中医理论中踢出了大门之外。但是,他们根本不知道邪气客于人体,经络先受方能逐次入里。所以,《素问·皮部论》指出:"凡十二经络脉者,皮之部也。是故百病之始生也，必先起于皮毛，邪中之则腠理开，开则入客于络脉；留而不去，传入于经；留而不去，传入于腑，禀于肠胃。"

由此可见，经是受邪之体，也是传入的道路。经言皇皇，为何不见？由于"非经"之说渐深，有的老师讲《伤寒论》课不敢提传经，把经络的存在当作了反科学的东西，岂不是咄咄怪事。

经络学意义深远，有其独特理论，绝非诸家纷纷为了经络一线而聚讼不休。实际上，经络在人体起到了联系、沟通、交流、转化、促进等种种作用。中医理论具有的整体观和辩证法，离开经络学说则寸步难行。

《素问·热论》说："巨阳者，诸阳之属也，其脉连于风府，故为诸阳主气也。"风府穴在脑后入发际一寸，大筋内宛宛中，为督脉阳维之会，有总督诸阳之权势，故为"诸阳主气"。所以太阳能"总六经""统荣卫""肥腠理""司开阖""卫外而为固"，与它的经脉大有关系。我们认为太阳经脉是主表的物质根据，因此，太阳受邪则经脉先病。《伤寒例》说："尺寸俱浮者，太阳受病也，当一二日发，以其脉上连风府，故头项痛，腰脊强。"说明了太阳的生理病理变化，无不与其经脉相关。

"医之始，本岐黄"。我们讲经络、明气血，乃宗岐黄之旨，有论点、论据为证，若企图从《伤寒论》中取消经络，岂不令人大吃一惊！

太阳经不但主表，而且表现在脏腑联系上更为突出，因为太阳之经脉内系膀胱，如果太阳在经之邪不解，而邪气随经入里，则可出现膀胱腑证。

例如：第124条的"太阳病，六七日表证仍在，脉微而沉，反不结胸。其人发狂者，以热在下焦，少腹当鞕满。小便自利者，下血乃愈。所以然者，以太阳随经，瘀热在里故也。"吴又可注曰："案伤寒太阳病不解，从经传腑，热结膀胱，其人如狂，血自下者愈。血结不行者，宜抵当汤。"

第71条的"太阳病，发汗后……若脉浮，小便不利，微热消渴者，五苓散主之。"

此证脉浮，小便不利，微热消渴，系水邪结于膀胱，而使太阳气化不及，上不能润，下不能化，所以渴而小便不利。太阳经证，有伤荣伤卫之分；太阳腑证，则有病血、病气之异，充分反映了太阳经腑的内在联系，以及本经发病的系统性和规律性。然而足太阳经脉又络肾属膀胱、足少阴经脉贯脊属肾络膀胱，两经互相联系，故太阳与少阴成为阴阳表里关系，构成阴阳互通与"实则太阳,虚则少阴"的转化之机。例如:第293条的"少阴病,八九日,一身手足尽热者,以热在膀胱,必便血也",钱璜注曰:"一身手足尽热者,盖以足少阴肾邪传归足太阳膀胱也。肾与膀胱,一表一里,乃脏邪传腑,为自阴还阳,以太阳主表,故一身手足尽热也。热邪在膀胱,迫血妄行,故必便血也。"第301条说的更为精辟:"少阴病,始得之,反发热,脉沉者,麻黄细辛附子汤主之。"此证察其发热,则寒邪在表,诊其脉沉,则阴寒在里。表者,足太阳膀胱也;里者,足少阴肾也。肾与膀胱,一表一里,而为一合,表里兼治。

由此可见:六经经络学说的联系,在辨证中能够分析出太阳病的经证、随经入里的腑证;由太阳内犯少阴,或由少阴外出太阳的阴阳寒热转化等证,体现了张仲景"经络府俞,阴阳会通,玄冥幽微,变化难极"的病理变化奥旨。

"非经"说者,否定了六经经络的存在,自以为甩掉了经络羁绊,但是适得其反,在病理上、经络脏腑联系上、辨证论治上,必然是心无主见,手忙脚乱,不能掌握阴阳表里辨证论治的内涵和客观规律。

《黄帝内经》曰:"经脉者,所以能决死生,处百病,调虚实,不可不通。"又曰:"凡人之生,病之成,人之所以治,病之所以起,莫不由之。"经络学说如此地重要,应当努力发掘,加以提高,使中医药学不断地向前发展。为了中医理论和伤寒学的健康发展,本着争鸣精神,我提出自己的见解,请大家指教!

论八纲辨证与六经辨证的关系

在明、清两代,一些杰出的医家如张景岳、程钟龄、江笔花等人,他们从六经辨证中抽出阴阳两纲,以统领表里、寒热、虚实辨证,受到当时医家的重视和欢迎。后来又加以发展和完善,才成为现在的八纲辨证。从江氏的《表里虚实寒热辨》之文还可看出:当时的提法,只是阴阳称纲,表里、虚实、寒热犹未被提到纲的高度。

江氏说："凡人之病,不外乎阴阳。而阴阳之分,总不离乎表里、虚实、寒热六字尽之。夫里为阴,表为阳,虚为阴,实为阳,寒为阴,热为阳,良医之救人,不过辨此阴阳而已;庸医之杀人,不过错认此阴阳而已。"他的说法和张景岳的"两纲""六变"的主张基本相似。可以说,这是八纲辨证体系形成的雏形阶段。我们今天重温八纲辨证体系的发展和临床运用情况,作为我们的参考和借鉴,是很有必要的。

必须指出的是,八纲辨证的思想源于《伤寒论》的六经辨证。而在《伤寒论》中,六经与八纲又是紧密相连、密切结合、缺一不可的。这是因为,六经是物质的,是脏腑经络的概括,辨证必须建立在物质的基础上,所以诸病不能越出六经的范围。然而六经的证候表现,也不能离开八纲分证的规律,所以两者必须相结合才能完善地用于临床辨证。现将八纲辨证与六经辨证相结合的具体方法介绍如下:

一、阴　　阳

《内经》云:"治病必求于本","生之本,本于阴阳。"故阴阳两纲,既为六经之纲,又是八纲之纲,用以统摄诸证及其发展变化。

1. 太阳病

太阳与少阴为表里,而有阴阳之分。若脉浮发热而恶寒的,则为病发于太阳,叫作阳证。若脉沉,无热而恶寒的,为病发于少阴,则叫阴证。

2. 阳明病

阳明与太阴为表里,故有阴阳之分。若身热汗出,不恶寒,反恶热的,则为病发于阳明,叫作阳证;若阳明中寒,内转太阴,而不能食,小便不利,手足出凉汗,大便初硬后溏,为病发于太阴,则叫作阴证。

3. 少阳病

少阳与厥阴为表里,而有阴阳之变。若其人往来寒热、胸胁苦满、心烦喜呕,为病发于少阳,则叫作阳证。若见耳聋、囊缩而厥,水浆不入,舌苔黑滑,为病发于厥阴,则叫作阴证。

六经为病,皆有阴阳两方面的问题,基于此用对立发展的眼光看问题,则叫作二分法的思想。夫能分则能辨,由此才能统摄六经,进而辨清表里、寒热、虚实等证。

由上述可见，阳经之病，多发于六腑，因腑为阳，气血充盈，抗邪有力，故以各种热象为特点；阴经之病，多发于五脏，因脏为阴，气血虚寒，抗邪无力，故以各种寒象为特点。若推而广之：凡身轻，气喘，口鼻气热，目睛了了，不能睡眠；或热极朦胧，视物不清；或目赤多眵；或身热、面赤、唇红；或烦渴而小便红黄，则皆为阳证的反映。若身重，口鼻气冷，目不了了，但欲卧寐，面色不红，四肢厥冷，爪甲色青，吐利而小便色白，则皆为阴证的反映。

古人说："阳极似阴，阴极似阳"，所以，辨阴证阳证时，须区别其真伪方不被其表象所惑。《伤寒论》第11条说："病人身大热，反欲得近衣者，热在皮肤，寒在骨髓也；身大寒，反不欲近衣者，寒在皮肤，热在骨髓也。"它以"证"有真伪，而"情"则可信，故以"欲"与"不欲"察其真象。临床之时，若师其法，则庶几近之。

二、表　　里

阴阳六经为病，皆有一个发病部位的问题，故认清表里病位，则汗、下之法，方能用之不殆。

1. 太阳病表里证

（1）太阳病表证：六经为病，只有太阳病能作为表证的提纲，这是与太阳的生理特点分不开的。太阳经上连于风府，为诸阳主气，故其总六经而统营卫，为一身之外藩，所以，太阳主表。另外，六经各有经、腑之分，凡经受邪，而与腑比较，则因经在外而有表证的含义。

《伤寒例》说："尺寸俱浮者，太阳受病也，当一二日发。以其脉上连风府，故头项痛、腰脊强。"《伤寒论》第1条的"太阳之为病，脉浮，头项强痛而恶寒"等证候，皆说明了邪伤太阳经表，太阳经气不利的发病特点。

（2）太阳病里证：太阳之腑为膀胱，居于下焦之里。若太阳在经之邪不解，邪气随经入腑，由表及里，则有蓄水和蓄血的病变，我们把它叫作太阳病的里（腑）证。

太阳蓄水证：以脉浮，微热，消渴引饮，小便不利为主证，甚或饮水则吐的,则叫作"水逆"。

太阳蓄血证:太阳病,脉微而沉,反映了表邪入里,而有少腹硬满,精神发狂;或少腹急结,精神如狂,然小便自利,故知为热与血结,而与水无关。

2. 阳明病表里证

(1)阳明病表证:《伤寒例》说:"尺寸俱长者,阳明受病也,当二三日发。以其脉侠鼻、络于目,故身热,目疼,鼻干,不得卧。"成无己注:"阳明脉起于鼻交颊中,络于目。阳明之脉,正上颊颥,还出目系……目疼鼻干者,经中客邪也。"此外还有发热、恶寒、无汗、缘缘面赤、额头作疼、脉浮而长等症。

(2)阳明病里证:若胃肠受邪,则叫阳明病里证。《伤寒论》第218条的"伤寒四五日,脉沉而喘满。沉为在里,而反发其汗,津液越出,大便为难……"即指阳明胃肠里证为病。里证不能发汗,发汗则伤津液,故而大便难。

3. 少阳病表里证

(1)少阳病表证:少阳为半表半里,位居两胁,然从经腑分,亦有表里之证。

《伤寒例》说:"尺寸俱弦者,少阳受病也,当三四日发。以其脉循胁络于耳,故胁痛而耳聋。"成无己注:"胸胁痛而耳聋者,经壅而不利也。"《伤寒论》第264条亦记载了"少阳中风,两耳无所闻、目赤、胸中满而烦者……"等少阳经证。

(2)少阳病里证:指的是少阳腑证。《伤寒论》第263条说:"少阳之为病,口苦,咽干,目眩也。"为邪热入于胆腑,迫使胆汁上溢则口苦,故称为少阳病的里证。

4. 太阴病表里证

(1)太阴病表证:《伤寒例》说:"尺寸俱沉细者,太阴受病也,当四五日发。以其脉布胃中,络于嗌,故腹满而嗌干。"《伤寒论》第274条的"太阴中风,四肢烦疼……"第276条的"太阴病,脉浮者,可发汗……"都反映了太阴脾家经表为病的事实。

(2)太阴病里证:《伤寒论》第279条说:"本太阳病,医反下之,因尔腹满时痛者,属太阴也……"则说明了误下之后,在表之邪传入太阴之里,出现腹满时痛的太阴里证。

5. **少阴病表里证**

（1）少阴病表证：《伤寒例》说："尺寸俱沉者，少阴受病也，当五六日发。以其脉贯肾络于肺，系舌本，故口燥舌干而渴。"这是论述少阴经的热证。《伤寒论》第 301 条说："少阴病始得之，反发热，脉沉者，麻黄细辛附子汤主之。"则是论述了少阴阳虚，经表受寒之证。

（2）少阴病里证：是指少阴心肾两脏之病。如《伤寒论》第 323 条的"少阴病，脉沉者，急温之，宜四逆汤。"又 285 条说："少阴病，脉细沉数，病为在里……"这两条说明了少阴病既有阳虚的里寒证，又有阴虚的里热证。

6. **厥阴病表里证**

（1）厥阴病表证：《伤寒例》说："尺寸俱微缓者，厥阴受病也，当六七日发。以其脉循阴器，络于肝，故烦满而囊缩。"《伤寒论》第 351 条又说："手足厥寒，脉细欲绝者，当归四逆汤主之。"以上两条反映了厥阴病经热和经寒为病的特点。

（2）厥阴病里证：《伤寒论》第 352 条说："若其人内有久寒者，宜当归四逆加吴茱萸生姜汤。""内有久寒"，是指厥阴脏寒里证。

以上我们用表里两纲，以反映六经的经络、脏腑之为病，才能体现出中医辨证学的系统和完整。如果只讲脏腑的里证，而不讲经络的表证，则失六经辨证的宗旨。所以，八纲辨证必须与六经辨证结合起来，才不致失于片面。

三、寒　　热

寒热两纲，为反映六经寒热病情而设。它以疾病有寒热两种情况的客观存在，作为临床治疗中辨证分型的依据。因此，它把表里、阴阳为病的具体病情概括无遗。

1. **太阳病寒热证**

（1）太阳病寒证：太阳主表，然表病有寒热之分，不可不察。如《伤寒论》第 3 条的"太阳病，或已发热，或未发热，必恶寒，体痛，呕逆，脉阴阳俱紧者，名为伤寒"，这条以恶寒、体痛、脉紧反映出表寒为病的特点，故可称为太阳病的表寒证。

（2）太阳病热证：有寒必有热，此乃相对而生之故。然太阳病表热证，不外以下两种形式：一是感受温热邪气，如《伤寒论》第6条的"太阳病，发热而渴，不恶寒者，为温病"。因温热之邪尚在太阳，未全入里，故叫太阳病表热证。一是由于风寒束表，日久不解，则寒郁化热，而脉由紧变缓，身由疼变重，身无汗而精神烦躁者，也可称为太阳病表热证；此外尚有27条的"太阳病，发热恶寒，热多寒少……宜桂枝二越婢一汤"，也属于太阳病表热证的一种。

2. 阳明病寒热证

（1）阳明病里寒证：阳明主里，而以里证为主。然里证有寒热之分，试述如下：

《伤寒论》第226条说："若胃中虚冷，不能食者，饮水则哕。"此条论阳明里寒作哕。243条说："食谷欲呕，属阳明也，吴茱萸汤主之。"此条论里寒作呕，并提出了治法。

（2）阳明病里热证：阳明病的里热证，有在上、在中、在下的不同。热在上，郁于膈脘，则心中懊憹，舌上生苔；热在中则渴欲饮水，口干而燥；热在下，则脉浮发热，渴欲饮水，小便不利。

3. 少阳病寒热证

（1）少阳病寒证：其证见胸胁满闷，小便不利，渴而不呕，但头汗出，腹中胀，大便溏，脉弦迟等。

（2）少阳病热证：其证以口苦，心烦，咽干，目眩为主。

4. 太阴病寒热证

（1）太阴病寒证：《伤寒论》第277条说："自利，不渴者，属太阴，以其脏有寒故也……""脏有寒"，指脾有寒，故证见腹泻而不渴。

（2）太阴病热证：《伤寒论》第278条说："伤寒脉浮而缓，手足自温者，系在太阴。太阴当发身黄，若小便自利者，不能发黄。"

太阴为湿土，故发病有湿热与寒湿的不同，必须辨清而不能相混。

5. 少阴病寒热证

（1）少阴病寒证：少阴病寒证，包括甚广，《伤寒论》第282条说："少阴病，欲吐不吐，心烦但欲寐，五六日自利而渴者，属少阴也……小便白者，以下焦虚有寒，不能制水，故令色白也。""以下焦虚有寒"一语，道破了少阴病的寒证实质。

（2）少阴病热证：《伤寒论》第 303 条说："少阴病，得之二三日以上，心中烦，不得卧……"说明了少阴病热证烦躁的情况。

6. 厥阴病寒热证

（1）厥阴病寒证：《伤寒论》第 352 条说："若其人内有久寒者，宜当归四逆加吴茱萸生姜汤。"说明了其人肝有久寒，表现为下焦积冷，少腹冷痛，或上逆作呕等证。

（2）厥阴病热证：或感受热邪为病；或阳气被郁，久而化热；或厥阴阳复太过，热气有余等所致，兹举热厥一例，以资说明：《伤寒论》第 335 条说："伤寒一二日至四五日厥者，必发热；前热者，后必厥。厥深者热亦深，厥微者热亦微。厥应下之，而反发汗者，必口伤烂赤。"说明了厥阴内热而有致厥之机。

四、虚　实

虚实两纲，常以反映六经为病，正邪斗争的虚实情况，大体来讲，凡三阳经病，多以实证为主，三阴病中多以虚证为主。

1. 太阳病虚实

（1）太阳病表虚证：太阳病为表证，若表证汗出的，则叫表虚证。如《伤寒论》第 12 条的"太阳中风，阳浮而阴弱，阳浮者，热自发；阴弱者，汗自出。啬啬恶寒，淅淅恶风，翕翕发热，鼻鸣干呕者，桂枝汤主之。"是说太阳病表邪的虚证。

（2）太阳病表实证：太阳病表证，若无汗而喘的，则叫表实证。如《伤寒论》第 35 条的"太阳病，头痛，发热，身疼，腰疼，骨节疼痛，恶风，无汗而喘者，麻黄汤主之"，说的就是太阳病表邪的实证。

2. 阳明病虚实

（1）阳明病里虚证：阳明主里，而有虚实之分。阳明病的里虚证，如《伤寒论》第 196 条说："阳明病，法多汗，反无汗，其身如虫行皮中状者，此以久虚故也。"成无己注："胃为津液之府，气虚津少，病则反无汗。胃候身之肌肉，其身如虫行皮中者，知胃气久虚也。"

按：太阳主表，故以有汗为虚，无汗为实。阳明主里，则以有汗为实，无汗为虚，以见表里虚实之辨。

（2）阳明病里实证：以"不更衣""大便难"为主要临床表现。《伤寒论》第180条的"阳明之为病，胃家实是也"，就是论述阳明为病的特点。里实的具体证候有：不大便，腹满疼痛，或绕脐疼痛；或腹满不减，反不能食，脉沉紧，或沉迟有力，舌苔黄燥等。

3. 少阳病虚实

（1）少阳病虚证：如《伤寒论》第100条的"伤寒，阳脉涩，阴脉弦，法当腹中急痛，先与小建中汤；不差者，小柴胡汤主之"。少阳病，脉本弦，今浮取而涩，沉取而弦，与太阳病的"尺脉迟"意义相同，反映了少阳病挟虚而气血不足之象。先与小建中汤以扶正气之虚，后用小柴胡汤（似当去黄芩加芍药）以和解少阳之邪。

今之肝炎患者，每见胁痛不止，服药不效，脉弦涩迟的，余每用小建中汤取效。此乃"肝苦急，急食甘以缓之"之法。肝病用糖治疗，盖古已有之，非始自于今。

（2）少阳病实证：是指少阳病胸胁苦满，心下急，郁郁微烦，呕不止，大便秘结，口苦心烦，脉弦滑有力等证。

4. 太阴病虚实

（1）太阴病虚证：太阴病的虚证，往往和寒证相连，如《伤寒论》第273条的"太阴之为病，腹满而吐，食不下，自利益甚，时腹自痛。若下之，必胸下结鞕"。这一条充分反映了脾气虚寒的吐利之证。然临床所见，厥阴病寒证的吐利，是以吐为主而下利为次；而太阴病的寒证吐利，则以下利为主而呕吐为次，不可不知。

（2）太阴病实证：《伤寒论》第279条说："本太阳病，医反下之，因尔腹满时痛者，属太阴也……"；"大实痛者，桂枝加大黄汤主之。"就说明了脾实可下之证。然其脉必沉而有力，如脉弱者，则不可用。

5. 少阴病虚实

（1）少阴病虚证：应当分析阴虚和阳虚，如《伤寒论》第286条说："少阴病，脉微，不可发汗，亡阳故也。"这一条是讲，因脉微阳虚，故禁用汗法。第285条说："少阴病，脉细沉数，病为在里，不可发汗。"这条以脉细数主阴虚,故禁用汗法,反映出少阴病的虚证而有阴阳之分。

(2)少阴病实证:俗云:肾无实证,肝无虚证,此乃粗略之言,固不足法。然少阴病的实证从何得之? 多以"中脏溜腑"的方式形成。如《伤寒论》第321条:"少阴病,自利清水,色纯青,心下必痛,口干燥者,可下之,宜大承气汤"。此条说明,燥热内实,迫阴下夺,穷必及肾,成为少阴病可下的实证。

6. 厥阴病虚实

(1)厥阴病虚证:厥阴病的虚证,有阳气虚和血虚的不同。阳虚者,如《伤寒论》353条说:"大汗出,热不去,内拘急,四肢疼,又下利厥逆而恶寒者,四逆汤主之。"是指厥阴阳虚寒证。血虚者,如《伤寒论》第351条:"手足厥寒,脉细欲绝者,当归四逆汤主之。"是说厥阴血虚受寒之证治。

(2)厥阴病实证:痰壅水停以及热结,使肝的疏泄不利,气机不达,则发生厥逆之变。如《伤寒论》第355条说:"病人手足厥冷,脉乍紧者,邪结在胸中,心下满而烦,饥不能食者,病在胸中,当须吐之,宜瓜蒂散。"此条论述了痰邪凝结胸中,厥阴气机不利的手足厥冷之证。又第356条说:"伤寒厥而心下悸,宜先治水,当服茯苓甘草汤,却治其厥。不尔,水渍入胃,必作利也。"此条是论水停于胃,肝不疏泄,气机不达,手足厥冷之证,因内有水邪,故称为实证。

小结

通过以上八纲辨证与六经辨证结合来看,每一经中皆有阴阳、表里、寒热、虚实八个方面的变化,用以反映六经为病的证候规律,所以说它有辨证纲领的意义。然而八纲辨证又是在六经为病基础之上的客观反映,因此,八纲与六经是一个统一的有机体,是不可分割的。如果人为地把它们分割开来,则就必然破坏八纲辨证的物质精神和六经辨证的客观存在。

同时,中医的辨证学说体现于经络脏腑生理病理变化的运动,所以,只有用八纲辨证方法才能统摄经腑表里的病位,阴阳脏腑的病性,以及阴阳寒热、正邪虚实。一以贯之,才有纲有目,了如指掌。为此,我不揣肤浅，以八纲与六经结合的实际情况，论述仲景的辨证论治之法，简漏之处，请加指教。

《伤寒论》之提纲辨

近年来有些同志本着争鸣精神，对《伤寒论》的六经提纲提出异议，认为六条提纲证内容有限，起不到提纲的作用，若依据提纲学说学习《伤寒论》，则会束缚人们思想而疏忽对六经病的全面认识和正确理解。更有甚者，认为六经提纲之说实是研究《伤寒论》的桎梏，必须打破。问题提得很严重，使人读后不能默然，事关研究仲景学说之大局，不得不辩。如有主观片面之处，尚希指正。

考古人著书，率有纲目之制，书中之章节条目，必统摄于一定的理论原则之下，使读者能采撷要义，如纲绳在握，则心胸井然有序。所以，书中之有提纲，乃写作之必需。如果著书胸无定见，不讲章法，平铺直叙，缺纲少目，则使人味如嚼蜡，此虽有书，亦不足以为书也。如此而欲达到"文以载道"，成为传世之作，岂非空话耶？《伤寒论》乃是一部医文并茂、言简意赅的巨著，其中提纲、子目，仲景虽未明言，然读书如饮水，冷暖人自知也。是《伤寒论》本有提纲，并非为后人所强加。然则"纲"之义为何？考《经书·盘庚上》曰："若网在纲，有条而不紊。"韩非子也说过："善张网者引其纲，不一一摄万目而后得。"由此推知，凡书中之提纲，皆具有统摄与指导的意义。《伤寒论》这部书，除了体现仲景对疾病运动规律的正确认识，同时在写法上也是以纲带目，主次有序，前后联系，首尾相顾，如古人所云"鳞甲森然"者也。

那么，《伤寒论》之提纲体现于何处呢？目前对提纲的认识可分为两大派。一派主张以六经作为辨证提纲，其理由认为仲景辨证方法，总不离六经之范畴。这一观点为国内大多数医家所赞同。另一派指国内少数医家，包括日本古方派在内，他们认为仲景辨证提纲不是六经而是阴阳，只要辨出阴阳，则表、里、寒、热、虚、实等情自可迎刃而解。这样，在伤寒学中就形成了一宗六经，一主阴阳的两种看法。我们认为，《伤寒论》确实以阴阳为大纲。如《辨脉法》的"凡脉大、浮、数、动、滑,此名阳也,脉沉、涩、弱、弦、微,此名阴也",此仲景以阴阳为纲而统摄辨脉之法也;《伤寒论》第7条的"病有发热恶寒者,发于阳也,无热恶寒者,发于阴也",此以阴阳为纲,统摄辨证之大旨也;第58条的"凡病,若发汗,若吐,若下,若亡血,亡津液,阴阳自和者,必自愈",此仲景又以阴阳为纲,概括治疗之总则也。如此看来,阴阳似乎可以代替六经而为《伤寒论》一书之纲矣。然阴阳如作为辨治总纲,大则大矣,美是美矣,而其意犹未尽善也。何以见之? 这是因为中医阴阳学说是建立在唯物论基础之上的,故阴阳必须要应象。所谓"象"者,系指有形象之物体也。若象应于人,则五脏为阴,六腑为阳,血为阴而气为阳,荣为阴而卫为阳也。所以《伤寒论》以太阳应膀胱,阳明应胃家,太阴应于脾……于是六经辨证体系得以建立矣。倘无脏腑经络之客观基础,则无象可应,而阴阳辨证之法亦无法落于实处。可见,阴阳是不能脱离物象而独立存在的。此外,六经辨证与八纲辨证本是体用关系,体,指脏腑经络;用,言阴阳变化,两者共同反映人之生理、病理,而使医生有规律可循。后世有些医家不识此理,企图把阴阳与六经分开,反使仲景之道不行。

《伤寒论》向有397法之称,若无纲目之制,则读者未有不望洋兴叹者。于是仲景锦心绣手,于六经之首各设提纲以统摄之,曰"太阳之为病……""阳明之为病……"等。此六条提纲证开宗明义,提要钩玄,反映了本经病证的脉证特点和主要病机,故为方有执、钱虚白、徐灵胎、柯韵伯等大家所承认,亦为研究伤寒之广大学者所重视。可惜的是,有的同志由于主观思想的局限,对提纲之义的认识浮于表面而不做深入分析,例如挑剔太阳提纲未言"发热",借此等理由否定六经提纲之说。可以看出,这些同志对仲景之论、柯琴之书缺乏系统的研究,对仲景为何不提发热之底里,则更茫然不解。考仲景在第3条曾云:"太阳病,或已发热,或未发热,必恶寒",很清楚,他提"发热"时用"或"字,提"恶寒"则用"必"字,仲景认为发热乃后现之证,所以不列入提纲之中。柯琴指出:"太阳为巨阳,阳病必发热,提纲亦不言及者,以始受病,或未发热故也,其精细如此。"此言深得仲景之心法,使人折服。

否定提纲说的同志认为,六条提纲证内容过简,不能概括六经"所有病证",这表明这些同志尚未领会"纲"之概念和意义。"纲"为网上之绳,喻事物最主要的部分。凡张网者必先引其纲,方能有条而不紊,纲举而目张,所谓"不一一摄万目而后得"也。这一道理还是柯琴讲得妙,他说仲景择本经至当之脉证标之,而为六经之提纲也。如果不符合"至当"二字者,则就宁缺毋滥而又有何不可?如果要求所有脉证都在提纲条里一一兑现,那还有什么"纲"可言呢?

至于说提纲是研究《伤寒论》的桎梏,则更是危言耸听。提纲挈领,以纲带目,乃善学者所为也,焉有反使人愈发糊涂之理?所以,柯韵伯在强调了六经提纲的意义之后又进一步指出:"读书者须紧记提纲以审病之所在,然提纲可见者只是正面,读者又要看出底板,再细玩其四旁,参透其隐曲,则良法美意始得了然。"柯氏不但举提纲以审病之所在,又能由正面至底面,而四旁,分出纲与目的不同层次,提出辨证的具体方法,其体会之深,论述之精辟,令人叹为观止。历史上像柯韵伯这样赞同提纲说者大有人在,他们治伤寒学非但未被提纲所束缚,而且各有成就,这是有目共睹的事实,故此看来,"桎梏"之说可以休矣。

综上所述,提纲是起指导统摄作用的关键,凡是科学研究,著书立说,莫不贯以提纲之法,然后得以实施。《伤寒论》于六经辨证中各有提纲一条,犹大将之建旗鼓,使人知有所向,这是何等重要之事!然竟遭如此非议,岂不令人费解?

《伤寒论》贵在能指导实践:我们既要从理论进行研究,也应从临床加以验证。为此,仅以太阳病提纲为例,对其指导临床之意义略抒管见。

太阳,指的是足太阳膀胱经。《素问·热论》云:"巨阳者,诸阳之属也,其脉连于风府,故为诸阳主气也。"所以,太阳才有总六经、统营卫、司一身之表的功能。凡风寒等邪犯表,太阳必首当其冲。此时正邪相争于表,故其证候之提纲即如第 1 条所云:"太阳之为病,脉浮,头项强痛而恶寒。"柯韵伯认为:"观五经提纲,皆指内证,惟太阳提纲为寒邪伤表立。"本条的"脉浮",是邪客于表、气血向外抗邪的反映,故为表证之纲脉;"头项强痛""恶寒"则为表证之纲证。之所以把这些脉证都提高到"纲"的高度加以认识,正是由于它们对于临床辨证具有切实的指导作用。现在,先论太阳病的纲脉——浮脉。浮脉主表乃是人人皆知之事,但若作为表之纲脉来认识，则不见得能为人们所重视。本条中先论脉后论证，体现了凭脉辨证的重要。比如说，患者有头痛、恶寒等症状，看来极像表证，但如果切其脉不浮，而反见沉迟，就很难说它是太阳病，当然也就不能采取发汗之法进行治疗。即便是寸关皆浮，而惟尺脉不浮的，也不能用发汗之法。浮脉为纲，其严格如此。由此可见，凡已经切到了寸口之脉浮，那就不论其为何病，也不要管病程多久，都应首先考虑该病是否为表邪不解，抑或由于表邪不解所引发的各种疾患，对此必须认真加以分析，方不致发生差错。我在浮脉主表的问题上，既有经验又有教训。

记得过去看过一个头痛发热的病人，切其脉浮，这本是外感引起的发热，治当解表发汗，使其表阳不遏就会热退身安。然而由于我未能抓住浮脉主表这个纲，反而误用了一些寒凉清热之药，结果使阳气闭遏，表邪无路可出，因而发热不退，造成误治。类似这种情况，尚不限于个人，故有总结之必要。

吃一堑，长一智，经过这一次教训，使我明白了太阳病提纲的重要意义，而对浮脉主表的实用价值有了更切身的体会。有一次我应邀会诊，病人是一位六岁男孩，患肾小球肾炎，尿中有蛋白、红细胞和管型。患儿周身皆肿，但以面肿为甚，切其脉浮滑而数，舌苔白而略腻，大便虽调，小便则黄赤而不利。我抓住脉浮、面肿为纲，辨为"风水"，为疏越婢汤加苍术，服后令小发其汗。果一剂而面肿消，小便畅通，各项化验指标亦明显好转。时有学生问我：肾炎不治其蛋白尿，师反发汗何也？曰：以其脉浮故尔。提纲之精要如此，非亲身体验者不足道也。

再谈太阳病的纲证。"头项强痛"的出现，与太阳受邪之后经脉气血不利有关。《灵枢·本脏》曰："经脉者，所以行血气而营阴阳，濡筋骨而利关节者也。"太阳经络脑下项，故太阳为病，可见头项强痛之证。柯韵伯指出："三阳俱有头痛症，六经受寒俱各恶寒，惟头项强痛是太阳所独也……盖太阳为诸阳主气，头为诸阳之会，项为太阳之会故也。如脉浮恶寒发热，而头不痛项不强，便知非太阳病；如头但痛不及于项，亦非太阳定局。"由此可知"头项强痛"为太阳病之纲的重要意义。至于"恶寒"，则属卫阳受伤，不能温煦肌表的病理反应。根据伤寒学者们的研究，凡文中"而"字以下的证候，都具有关键性意义，如"无汗而喘"的"喘"，"不汗出而烦躁"的"烦躁"等证皆是。所以本条中"头项强痛而恶寒"的"恶寒",也就成为辨表证的关键。古人云:"有一分恶寒,便有一分表证",故证见"恶寒"的,即应考虑从表论治。如第164条云:"伤寒大下后,复发汗,心下痞,恶寒者,表未解也。"本条乃送经汗下后成痞,而仲景却诫之曰"不可攻痞,当先解表",所以然者,以其人恶寒未罢,而表犹未解故也。

综上所述,太阳病的脉证提纲确是字字珠玑,其实用价值不容低估。但也应看到,脉与证并非各自孤立存在,而是有着密切的内在联系,如在脉浮的同时,又应有头项强痛或恶寒等主证出现。此外,学习六经提纲证尚应参合其他诸条脉证,这样抓纲带目,执简驭繁,层层深入,则更有利于辨证论治。

除了六经提纲学说之外,尚有方、喻的三纲鼎立说,沈金鳌的伤寒纲目说等,虽然各自格局不同,内容有异,但是他们承认《伤寒论》之有提纲则一也。就六经提纲而言,既为读书学习之门径,又为临床辨证之关键,其作用可谓大矣。历代贤哲不知花费了多少心血,始识得《伤寒论》之提纲所在,而成为一书之大旨也,奈何竟遭弃而舍之! 这岂不是太轻率了吗?

试论六经病提纲证的意义

六经为病的提纲证,是《伤寒论》辨证的纲领。六经为病,各有一条纲领,比如大将建旗鼓,使士卒望之而知趋,方能压住阵脚,而能指挥若定。医学之理亦当若是。仲景于复杂的疾病中,绎出六经至当的证候,即所以建旗鼓也,用以反映疾病的规律,即所以使人知所趋也。由此观之,六经的提纲证具有十分重要的意义。兹分述如次:

一、太阳病的提纲证

太阳,指足太阳膀胱经。太阳有敷畅阳气的作用,其气向外,故主表而又主开。

表指人体的表层，包括了皮毛、腠理部位。《灵枢·本脏》说："肾合三焦膀胱，三焦膀胱者，腠理毫毛其应。"这就说明了人是一个整体，体表又与在内的脏腑相通这一事实。

太阳之气主表，有肥腠理、司开阖、卫外抗邪的作用。故凡风寒之邪客表，则太阳必首当其冲，太阳因而为病。正如《伤寒论》第一条所说"太阳之为病，脉浮，头项强痛而恶寒。"这就是外感疾患带有共性意义的提纲证候。

柯韵伯说："观五经提纲，皆指内证，惟太阳提纲，为寒邪伤表立……因太阳主表，其提纲为外感立法。"因此，可以认为本证的脉浮是纲脉，恶寒、头项强痛则是纲证。他要求我们把脉、证都提高到"纲"的高度去认识，然后才能够指导于临床。为了说明问题起见，先谈谈太阳病的纲脉。浮脉主表，是气血卫外抗邪的反映，但作为表证纲脉来讲，则不见得引起人们的注意。请看《伤寒论》第一条，是先论脉而后论证，脉在证之先，就反映了脉的重要性。比如说，患者有头项强痛，或者是头痛恶寒，看来很像表证，但其脉如果不浮，那就很难断定是太阳病了。因此，在切脉时，一定要求切得准确而无误。如果"举之有余，按之不足"的浮脉已经出现，此时不论它是什么病，也不论病程有多久，都应先考虑是否为表邪不解、或表邪不解所引发的各种疾患。一定要紧紧抓住浮脉主表这个纲去考虑问题、解决问题，才可起到纲举目张的指导作用。

在浮脉主表的认识上，我是既有经验又有教训的。记得过去看过一个头痛发热而脉浮的病人，本来是外感的表邪不解所致，这时只要发一点汗就会好的，但由于我没抓住浮脉这个纲，不去解表发汗，反而用了石膏等凉性药物，结果使表邪冰伏，发热不退，因而造成了误治。

吃一堑，长一智。通过教训，使我逐渐明白了凭脉辨证的重要性，尤以浮脉主表的临床意义，使我更有亲身的体会。从此以后，我凭浮脉主表的理论去指导临床，治疗过水肿、气喘、痹痛、痒疹等病证，皆以发汗之法取得了疗效。由此，我对太阳病浮脉为纲才有了新的认识。

"头项强痛"，乃是太阳表的提纲证。它的出现和太阳受邪以后经脉气血不利有关。《灵枢·本脏》说："经脉者，所以行血气而营阴阳，濡筋骨而利关节者也。"太阳经脉受邪则经输不利，故可出现头项强痛之证。然而，三阳经中皆有头痛，惟太阳之经络脑下项，而以头项为其专位，故以"头项强痛"为太阳病的证候特点。

太阳主表，而表又莫高于头，故头项反映表邪较他处更为灵敏。《伤寒论》第 8 条说："太阳病，头痛至七日以上自愈者，以行其经尽故也。"仲景以头痛与否来测知太阳经邪气的去留，充分反映了头痛为表证之纲的重要意义。

《伤寒论》提到头痛的大约有 11 处，其中属于太阳病的就占了 9 处，这也说明了头痛一证反映太阳表证，确是一个重要的标志。

"恶寒"，则是表证的另一个纲证，它是卫阳被遏，不能温煦肌肤的一种病理反应。古人说，凡有所恶必有所伤，这是中医学的一种常识。据伤寒学家们的研究，凡文中在"而"字下的证候，都是反映关键性的问题。如"无汗而喘"的"喘"，"不汗出而烦躁"的"烦躁"，"头项强痛而恶寒"的"恶寒"等皆是。古人说："有一分恶寒，便有一分表证。"所以，"恶寒"一证反映了在表之邪未解。正如《伤寒论》第 164 条所说："伤寒大下后，复发汗，心下痞，恶寒者，表未解也。"可见叠经治疗之余，而"恶寒"仍在者，则仍属于表邪不解。第 48 条也说："二阳并病，太阳初得病时，发其汗，汗先出不彻，因转属阳明，续自微汗出，不恶寒。"这里的"不恶寒"，反映了表邪已罢，病离太阳而入阳明。由是言之，"恶寒"的去留关系到表里、汗下的重要意义。所以，抓住"恶寒"之纲，确有指导临床之价值。

综上所述，太阳病的脉证提纲中，每一个证都具有强烈的现实意义。但是也应该看到，太阳病的脉证反映了表病规律，它们之间有其系统的联系，并不是各自孤立的。因此，在脉浮的同时，又应有恶寒或者头痛等证候，才更有利于辨证论治。

二、阳明病的提纲证

阳明，指足阳明胃经。吴崑认为：阳明胃有受纳阳气的作用，其气向里，故能主里而又主阖。里，在此指胃肠，它是燥热之邪与糟粕相结，不能排出体外的病变。

《伤寒论》说："阳明之为病，胃家实是也。""胃家实"是说的病理，而不是证候。据我体会，仲景不以证为纲，而以"胃家实"为纲，突出说明了阳明病应以实证为纲。为此，尤在泾才说："盖阳明以胃实为病之正，以攻下为法之的。"他的意思是说，在临床时如能辨出胃家实证，而会用攻下之法，那就达到了仲景抓纲治病的目的。可见，尤在泾的话是符合仲景心意的。阳明属于腑，腑的功能是传化物而不藏，即饮食入胃则胃实，通过胃的腐熟和小肠的受盛化物，下移到大肠，则胃虚而肠实，只有始终保持这种胃与肠的虚实交替，才符合腑以通为顺的生理。若胃肠燥热，津液干涸，糟粕结硬，粪便变成燥屎，不能排出体外，则使肠实胃满，以致上下不得通顺，形成阳明病的实证。

阳明病的成因，是因热成燥，因燥成实的一种病变，所以，它有大便秘结或大便难通的特点。由于大便不下，而使腑气不利，故可产生腹胀满，或疼痛拒按，或绕脐作痛。阳明燥热成实，胃肠阻滞，气机不利，故其人反而不能食；若燥热外逼，津液外渗，还可见到手足濈濈汗出，则叫作"阳明病，法多汗"；若热迫津液偏渗，则可出现小便反多之象；燥热从里向外，故蒸蒸发热而不恶寒；若燥热与胃气相搏，值其旺时而争雄，故可出现潮热而发作有时。夫胃络于心，心主神志与语言，故阳明燥热之证，又可出现神昏、谵语等证。阳明燥实，大便不通，如已成硬，则伴有转矢气的证象。阳明病的胃家实证，其脉多见沉紧或沉迟有力，舌苔则见黄燥或生芒刺。

由此可见，阳明病的提纲证是以燥热成实的诸证，而集中在大便秘结不通这一主要症状上。但是，阳明病大便秘结也不是绝对的。若病人因燥热伤津而小便不利，燥屎内结，则大便为之困难。然邪热内迫又能旁流时下，形成热结旁流，故其人大便乍难乍易。若燥热熏腾于外则潮热，熏蒸于上则眩冒，影响肺气不降而见喘息不得卧的，也属于胃家实证。所以，不要被大便乍易的现象所蒙蔽。

柯韵伯说："阳明提纲以里证为主……太阴、阳明同处中州，而太阴为开，阳明为阖也，故阳明必以阖病为主，不大便固阖也，不小便亦阖也……"他说明了阳明胃家实而以阖证为主的辨证精神。

因此，阳明病是正邪交争、抵抗有力的亢奋阶段。仲景不从证立纲，而从"胃家实"立纲，让人抓住一个"实"字，也就自然而然地抓住了阳明病的提纲证。

三、少阳病的提纲证

少阳，指足少阳胆经。少阳位于两胁，居于表里之间叫作半表半里，它能转输阳气，犹枢轴然，故少阳为枢。

少阳胆腑，内寓相火；胆附于肝，其性主疏泄。少阳受邪，气郁不疏而化火，上蒸胆汁上溢，则见口苦；热灼津液，故咽干而燥；若风阳上扰，则目眩而头晕不止。由此可见，少阳病以疏泄不利、风火内动为其病变特点；以口苦、咽干、目眩为主要临床表现。

少阳病的提纲证，以口苦一症居前，咽干、目眩两症居后，说明了口苦在辨证中的重要地位。火之味为苦，然心胃之火皆多不苦，惟少阳有热则为口苦，故为主症之一。咽干为少阳相火郁而伤津的反映。至于少阳头目眩晕一证，临床每多忽略，而人不知察。

余曾治一患者，因患慢性肝炎而来诊。因有口苦、胁痛等证，余用小柴胡汤加减与之。一日患者语余曰：服君药不但胁痛大减，而头晕目眩之证竟然得瘳。盖初诊时，对头晕一证而未之道也。从此以后，余方知小柴胡汤有治疗头目眩晕之效。仲景把目眩一证列于少阳病提纲证中，有其现实意义。

四、太阴病的提纲证

太阴，指足太阴脾经。吴崑认为：太阴居于中焦，有敷布阴气的作用，故太阴司运输而主开。

脾主腹，太阴为病，脾阳不运，寒湿内生，表现为腹中胀满，时消时发，腹中冷痛，而喜温喜按。然寒湿困脾，清阳不升，水谷不化，故以腹泻为甚；浊阴不降，胃气上逆，故时而作吐；脾胃虚寒，中焦不运，所以饮食不下。此即《伤寒论》所说"太阴之为病，腹满而吐，食不下，自利益甚，时腹自痛"的提纲证候。

太阴与阳明为表里。阳明主阖，故以大便秘结为主；太阴主开，病则以下利为主。太阴病虽吐利兼见，然吐者轻而泻者重，故应以下利为太阴病的提纲证。"自利不渴者,属太阴",因太阴脏寒为中焦下利,它与少阴病"自利而渴"的下焦下利,迥然不同。

一般地讲,腹胀一症,若大便作泻,则腹胀必随之而减。今其人腹泻虽甚,腹胀非但不减,而且还益以加重,反映了虚寒腹胀越虚越胀的特点,极有临床辨证意义。太阴病,因寒湿伤脾阳,故腹中时痛时止,喜温喜按,尤以下利时腹痛绵绵而为验。

总的来说,太阴病的提纲证,以下利、腹满、不欲饮食、腹中时痛、口不渴为依据。夫阳明病为胃家实,太阴病为脾家虚。临证之时,要对比分析其寒热虚实,则庶几近之。

五、少阴病的提纲证

少阴,指足少阴肾经。吴崑认为:少阴精气充满,则脾职其开,肝职其阖;若肾气不充,则开阖失常,故少阴主枢。

病至少阴,阴阳两伤。若验之于脉,阳虚则脉微,阴虚则脉细,阴阳俱虚,故脉来微细;若验之于证,则因阳光不振而阴霾用事,故神疲多寐而又不能熟睡,表现为精神昏沉不振的"但欲寐"状态。所以,少阴病的提纲证是"脉微细,但欲寐也"。

尤在泾说:"经脉阳浅而阴深,阳大而阴小。邪传少阴,则脉之浮者转为微,大者转为细也。又多阳者多寤,多阴者多寐。邪传少阴则目不瞑者,转而为但欲寐也。夫少阴者,三阴之枢也,阳于是乎入,而阴于是乎出,故虽太阴、厥阴同为阴脏,而其为病,实惟少阴为然。而少阴之为病,亦非独脉微细、但欲寐二端。仲景特举此者,以为从阳入阴之际,其脉证变见有如此。"尤氏对少阴的提纲脉证作了详明的分析,他的"从阳入阴之际,其脉证变见有如此"的提法确有其临床意义。据我所知,无论何证何病,以及何时何地,凡见到脉微而细与但欲寐的病情出现,便应考虑少阴阳虚阴盛的问题,切不可掉以轻心,而使治疗有所游疑。

余曾治一位唐姓老人,年逾古稀,冬月患外感,头痛发热,鼻流清涕。自服羚翘解毒丸,前后共进六丸,即觉精神甚疲,手足发凉。其子请我为之诊治。持脉未久,发现病人侧头欲睡,脉不浮反沉,舌淡嫩苔白。我当即告诉病家，此证属少阴伤寒，肾阳已虚，如再进凉药恐生叵测，而治当急温，以回肾阳为务，予四逆汤而愈。

从此例可以看出，"但欲寐"一证，对少阴病来讲确是极为重要的。至于"脉微细"的微脉，是以脉来无力，按之且小，似有似无、依稀指下为特点；脉细则以脉纤细如丝而且小为特点，它是心肾阳气虚衰，鼓动乏力的表现。

柯韵伯说："五经提纲皆是邪气盛则实，惟少阴提纲是指正气夺则虚。"由是观之，凡邪气如不伤及少阴根本时，则不会出现微细之脉。为此，临床上无论何病、何证，凡切到微细之脉时，便应考虑阳气虚衰的少阴为病，积极采取相应措施进行急温治疗，实为当务之急。

六、厥阴病的提纲证

厥阴，指足厥阴肝经。厥阴谓阴之极尽，吴崑认为它能"受纳绝阴之气"，故厥阴主阖。柯韵伯说："两阴交尽，名曰厥阴，又名阴之绝阳，是厥阴宜无热矣。然厥阴主肝，而胆藏肝内，则厥阴热证，皆少阳相火内发也。要知少阳、厥阴，同一相火，相火入于内是厥阴病，相火出于表为少阳病。"

以上柯氏说出了厥阴热证的一面，然而厥阴为病又不纯属热证。这是由于厥阴处在阴尽阳生的转化阶段，因而有寒热错杂的证情出现。所以，厥阴病提纲证有"消渴，气上冲心，心中疼热，饥而不饮食，食则吐蚘，下之利不止"的寒热混淆证候。

对厥阴病提纲证的解释，注家见解不一，有说是热证的，也有说是寒证的。说热证的有成无己，他说："邪传厥阴，则热已深也。邪自太阳传至太阴，则腹满而嗌干，未成渴也。邪至少阴者，口燥舌干而渴，未成消也。至厥阴成消渴者，热甚能消水故也。"说寒证的有钱天来，他说："邪入其经，则阴邪自下迫阳于上，故气上撞心、心中疼热而消渴也。消渴者，饮水多而渴不止也。阴中之阳，受迫而在上，故消渴而胃觉饥，然终是阴邪，所以不欲食，客热尚不杀谷，况阴邪乎？"厥阴病的提纲证除了上述热证、寒证以外，还有人认为厥阴病是阴阳混淆、寒热错杂证的。例如，舒驰远的见解就是如此，他说："此条阴阳杂错之证也。消渴者，膈有热也。厥阴邪气上逆，故上撞心疼。热者，热甚也。心中疼热，阳热在上也。饥而不欲食，阴寒在胃也。强与之食，亦不能纳，必与饥蛔俱出，故食则吐蛔也。此证上热下寒，若因上热而误下之，则上热未必即去，而下寒必更加甚，故利不止也。"

以上寒证、热证、寒热错杂证的三种意见，究以何者为是？我认为舒驰远的阴阳错杂证的说法是比较正确的。为什么这样说呢？因为厥阴病的特点和少阴病不一样，如果把厥阴病说成或寒或热的一个方面，那就和少阴病的寒化证、热化证等同，也就无法反映厥阴病的特点，有失六经分证的基本意义。况且，中医学是以辩证法思想作为说理的工具，而中医学能够反映证候的本来面目，就在于阴阳辨证方法的正确。以厥阴而言，大家知道，它是三阴的最末一经。《素问·至真要大论》说："厥阴何也？岐伯曰：两阴交尽也。"可见厥阴的"厥"字，是有极尽的意思在内，这一名称表示了病至厥阴，是阴寒到了极点，而阳气也到了极衰地步。然而，事物至"极"，就会发生由量变到质变的突变，也叫"物极必反"，或叫"物穷必变"。所以，"极"是事物变化的内在条件，如果不认识这点，就谈不上阴阳学说的系统性。

为此，我认为厥阴病应该是在其阴寒极时，也就开始走向衰退，而阳气相反地由衰转复。由于阳气一直处于阴寒压抑之下，所以，当阴寒由盛转衰时，则阳气的来复必然很强，反映在症状上的"气上撞心""心中疼热"等证，就是一种"郁极乃发"的阳复现象。但此时的厥阴之寒，犹未从人体完全消除，所以同时又有"饥不欲食、食则吐蛔"的寒证出现。由此而论，厥阴之热是来自肝胆的风木相火上冲，厥阴之寒则是由于脾胃阳衰和阴寒不化。所以，这个病是肝胆热而脾胃寒，从而构成了厥阴为病的特点。

厥阴病既是阴阳错杂、寒热混淆的病变，所以在治疗上必须阴阳兼顾而不能偏于一面。我们说，只有通过实践才能检验理论是否可靠，对厥阴病来说，也只有通过治疗实践，才能检验我们对其认识是否正确。比如像成无已那样，把厥阴病的提纲证认为是热证，那么只有用寒凉药去进行治疗了。但是实践证明，这样做是行不通的。钱塘二张的老师张卿子曾说："尝见厥阴消渴数证，舌尽红赤，厥冷脉微，渴甚，服白虎、黄连等汤皆不救。盖厥阴消渴皆是寒热错杂之邪，非纯阳亢热之证，岂白虎、黄连等汤所能治乎？"张氏以善治伤寒而闻名于世，所以他的话确是临床经验之谈。如果像钱天来那样，把本证误认为阴寒为主，把上热解为下寒引动阴火上冲所致，认为是真寒假热之证，单纯用姜、附扶阳救逆之法治之，则必助其阳热，灼耗阴液而使消渴、气冲之证更加剧烈，甚或动其肝血，发生吐衄之变。

由此可知，治疗厥阴的寒热错杂证，不能像太阳之汗、阳明之下以及太阴、少阴之温补那样简单，而必须阴阳兼顾、寒热两治方为得法。由是而言，厥阴病的提纲证是以消渴、气上撞心、心中疼热的热证，与饥而不欲食、食则作吐，或吐蛔与下利的寒证杂糅出现而为其证候特点。临证时抓住消渴、气上撞心、心中疼热等症，则知病发厥阴而无可复疑。张卿子说的"舌尽红赤、厥冷脉微"乃是经验之谈，在辨证时大可借鉴。

厥阴病提纲证的说法很多，意见也不一致，故不揣肤浅加以阐发，以冀临床有所遵循，而不失仲景原意为宗旨。

七、小　　结

总之，六经病的提纲证乃是《伤寒论》全书之纲领。它把三百九十八条的大法微言，一线相贯，都交织在六经提纲证上。因此，它不仅有指导临床辨证的意义，而且又有组织全文起到纲举目张的作用。学习《伤寒论》先从六经提纲证开始，对其应该有深刻的了解，更要结合临床去体会它的指导意义。如果我们把六经的提纲证从理论到实践都能紧紧掌握手中，则对辨证论治的方法，就有举一反三、迎刃而解的效用。

六经提纲证，言简意赅，虽寥寥数语，论证不多，却有颠扑不破之奥妙。故不揣简陋加以论述，谬误之处，请加指正。

试论《伤寒论》条文组织排列的意义（一）

《伤寒论》的文章结构是以条文形式组成，据赵开美复刻的宋本《伤寒论》，有398条之多。《伤寒论》既然用条文以表达辨证论治，因此，学习《伤寒论》就有一个理解条文和条文之间相互联系意义的基本要求。

我们应该看到:《伤寒论》398条是一个有机的整体,在条文之间,无论或显或隐,或前或后,彼此之间都是有机地联系。作者在写法上,充分发挥了虚实反正、含蓄吐纳、参证互明、句深义永的文法和布局,从而把辨证论治方法表达无遗。

为此,学习《伤寒论》先要领会条文的排列组合意义;要在每一条文的内容中,看出作者的布局和目的,要在条文之中学到条文以外的东西,要与作者的思想相共鸣,才能体会出书中的精神实质。

基于上述要求,试将《伤寒论》398条的相互关系,按六经范围加以论述,为学习《伤寒论》提供参考。先从《伤寒论》的太阳病篇谈起。

《太阳病上篇》的条文共30条。

其中,第1条到第11条的内容是一书的纲领,有指导全书统领辨证的意义。

举例而言,第7条的内容辨病发阴阳;第11条的内容辨病有真假寒热,被认为是六经阴阳寒热的辨证纲要,贯穿于全书之中,占有指导地位。

第1条的内容,辨太阳病的总纲,反映了表证的共同证候,以下凡言太阳病的皆以此条为准。第2、3条的内容,是在太阳病总纲之下,又分出中风与伤寒两类表证,两条并列不分,意在对比发明,用以加强辨证论治思路。

第6条内容论温病,看来似乎同中风、伤寒有鼎足而三的意思,但它与第3条不并列,显而易见,作者是作为风寒的类证写出的。

第4、5两条,应联系一起体会,则知作者让人从脉证两方面的变化,辨传经与不传经的方法。

第8条内容,论太阳病七日自愈,为邪行经尽;若邪气不衰,则有传经之变。作者示人针刺足阳明经,使其不传以杜其邪。说明在太阳病中有"传经"与"行经"的不同;同时也提出了预防传经的方法,并对第4条的"传"给出了答案。

第9、10两条内容,论太阳病的欲解时和太阳中风的期待自愈日数。它说明了正复邪退要有一个有利条件,即正气旺而方欲解,故有其临床意义。

以上计 11 条，皆有论而无方，重点在于辨阴阳寒热、辨表病异同、辨病邪传变、辨病欲解时，它是全书纲领，也是太阳篇的总论。

第 12 条论中风证，是在第 2 条的基础上补充了中风的病理和治疗方法。应当指出，张仲景先提出桂枝汤并非偶然之举，而是用以说明治病的原则在于调和阴阳，与第 7 条的辨病发阴阳同等重要。

第 13 条与第 12 条的内容，看来好像重复，实际上本条不提中风而只提太阳病，所以就扩大了桂枝汤的治疗范围，它比 12 条的内容有更深一层意思在内。

第 14、18、20、21、22、28 等条论桂枝汤的加减证，它的前后排列之法，很能启人深思。

先从第 14 条项背强经输不利的桂枝加葛根汤开始；后以头项强痛等的桂枝去桂加茯苓白术汤收尾。其用意是太阳经病属表故在前，太阳腑证属里故在后，把发汗和利小便的两种治法分开，则使第 14 条与第 28 条的病机自然而然地加以划分，使人不产生去桂去芍之疑。

在桂枝汤加减证后，还穿插了桂枝汤的禁忌证：

第 15 条内容论误下之后，太阳之气上冲和不上冲，不上冲的禁用桂枝汤。对"气上冲"的解释注家说法不一，若与第 134 条的"阳气内陷"互相对看，则知其气上冲，也就是未致于阳气内陷的互义。

第 16 条内容论"坏病"不可用桂枝汤；太阳病伤寒无汗表实脉紧的也不能用桂枝汤。

第 17 条内容论酒客病证类中风，不可用桂枝汤，因为酒能化湿，不喜甘药之故。

第 23、25、27 条论桂麻合方的证治，它以太阳小邪不解，或寒热如疟，或热多寒少，或不得小汗身必痒。此时治疗如单用桂枝汤则嫌其缓，单用麻黄汤则又虑其峻，故以两方合用，而又以桂枝冠首，含有护正去邪的宗旨。

但是，第 27 条的"此无阳也"，注家意见颇不一致。我认为若以太阳表寒将欲罢为解则庶几近之，可参考第 153 条的"无阳则阴独"句，据成无己注"表证罢为无阳"，则其义自见。

桂麻合方的另一意义：作者有从《太阳病上篇》的桂枝汤证到《太阳病中篇》的麻黄汤证，作为引线之笔而有循序渐进的意思。

第 29 条从表面上看是论桂枝汤的禁忌证,但它包含了对第 16 条"观其脉证,知犯何逆,随证治之"的补笔,它为随证施治做出了具体示范,第30 条则是作为第 29 条的注文。

《太阳病中篇》共有条文 97 条。

第 31、33 条内容论葛根汤证及加味证。其中的第 31 条应与第 14 条作比较;第 32 条又应与第 36 条对比,然后可以查知项背强分有汗和无汗;二阳合病分下利与喘满的不同。至于第 34 条的误下而利遂不止,又应与二阳合病必自下利互相对看,以辨认下利一证而有表里寒热的具体不同。

第 35 条内容,是在第 3 条的基础上补充了伤寒无汗而喘和麻黄汤的治法。此条也应与第 12 条的桂枝汤证作比较,以见有汗为虚,无汗为实的辨证。

第 36、37 条内容,继论麻黄汤证,但辨证的重点各自不同;第 36 条从证以辨喘,第 37 条从脉以辨浮,以见麻黄汤的治疗各有所本。

第 38、39、40、41 等条的内容,论麻黄汤的加减证,具有表里兼治的特点。

第 38、39 条是大青龙汤证,关键在于不汗出而烦躁;第 40、41 条是小青龙汤证,关键在于表不解而心下有水气。大青龙汤兼内热,小青龙汤兼内寒,故两条排列无间,以资互相对比发明。

第 42、43、44、45 等条,接麻黄汤之后,又论桂枝汤以代替麻黄汤治疗所不及。其衔接之处,如第 38 条"脉但浮者,与麻黄汤";若外证未解,脉浮弱者,则不用麻黄而以桂枝汤代替。

第 41 条的咳而微喘小青龙汤;但第 43 条的"下之微喘"则不能用小青龙汤而用桂枝加厚朴杏仁汤,以示桂枝、麻黄在治喘上各有不同。第 44 条内容论外证未解者不可下,从文推义当有不大便之证,治当先解表,宜桂枝汤而禁用麻黄汤,恐其过汗伤津反助胃肠之燥。此条应与第 56 条合参,则意义更明。

第 45 条论汗下之余,脉浮不愈,乍看与第 37 条的麻黄汤证相同,而此处却用了桂枝汤,作者考虑了汗下之后,已难任麻黄汤的峻汗。

通过以上的条文可以看出:作者于桂枝汤后论桂麻合方;桂麻合方后论麻黄汤;麻黄汤后又论桂枝汤,桂枝汤方虽一,但使用则因证而异。一般说无汗不用桂枝,而第 56 条未提有汗,但也用了桂枝,文义愈述愈深,而桂枝汤之治,因之亦愈广。

第 46 条论服麻黄汤以后的证情,与第 24 条的服桂枝汤反烦不解之义相同。然第 24 条先用刺法,然后再服桂枝汤;第 46 条先服麻黄汤发汗而使正气拒邪外出,继之作衄乃解。

第 47 条论伤寒无汗,体强者有衄以代汗之机。若与第 35 条麻黄汤发汗合参,以见汗血同源、殊途同归之旨。

第 48 条论二阳并病的成因和阳明经证、腑证与发汗不彻的脉证。若与 32 条比较,以区别合病与并病之异。

第 49、50 条论不可发汗之脉;第 51、52 条是论若其人尺中脉不微不迟而浮数的,则仍可用麻黄汤发汗。虽然言其脉,但是证候亦包括在内。

第 53、54 条内容论桂枝汤治营卫不和证,条文开头不冠风、寒,而以"病"为称,说明此条与中风无关而涉及杂病。

第 55 条内容,应与第 47 条对比,以见伤寒作衄有解与不解之分。若衄少而邪不出者,则又当以麻黄汤发汗,越出营中之邪,则衄亦随之而止。

第 46 条先服麻黄汤病不解而后作衄则解;第 55 条则是先衄不解,后用麻黄汤发汗则解。第 55 条为不发汗因致衄;第 47 条为身无汗而邪不出,这几条若不联系来看,则首尾不顾,便觉索然无味。

第 56、57 条论用麻黄汤发汗,半日后病又复烦不解;或不大便六七日,头痛有热而小便清白,皆应以桂枝汤先解外邪,以代替麻黄汤之治。

第 58、59 条列于误治变证之前,是辨病发阴阳之后,又示人"阴阳自和"方为愈病之条件。因此对以下的第 60、61、62、63、64、65、66、67、68、69、70 条等,有其指导意义,为救治坏证指出了原则。

从第 60 条至第 70 条的误治变证中:有内外俱虚的身振而寒;阳虚阴盛的烦躁;营卫俱虚的身疼痛;肺热作喘;心虚作悸;脾虚作胀;水挟肝气上逆;寒挟水气的脐下悸欲作奔豚;以及汗后恶寒为虚,不恶寒但热为实的表、里、寒、热、虚、实、五脏六腑等病,反映了伤寒与杂病共论的辨证论治典范。

第 71、72、73、74 等条,论太阳病表里不解的膀胱蓄水证。它以口渴能饮而小便不利为主。作者用假宾定主的笔法,先论胃中干燥,烦躁不得眠，欲得饮水的缺津证，然后引出若脉浮，小便不利，微热消渴的下焦蓄水之五苓散证。一为缺津，一为津聚，两者病理不同，证候易混，故加详辨以恐治疗之失。

第 75 条论发汗太重，心肾阳气两伤，以致心悸欲按而两耳发聋，当与第 64 条的"其人叉手自冒心，心下悸欲得按者"作比较，以见证有轻重，治有区分。

第 76、77、78、79、80 等条，论胸膈火郁的虚烦诸证。从病理讲是水蓄于下，而火郁于上，故栀子豉汤证接五苓散证之后有其水火辨证的用意所在。另一意义是太阳病由经传腑，则以蓄水为主；若由表传里，邪必先胸，故有胸中火郁的虚烦证。火郁于胸则心烦懊恼，如气不利则胸中窒；血不利则心中结痛；若下延入胃，则心烦腹满，卧起不安；若上热而脾寒，则大便必溏而身热微烦。

第 81 条论栀子豉汤的禁忌证。

第 82 条论阳虚而水气泛滥的真武汤证，也属于水下火上的辨证范围。

从第 83 条至 89 条论不可发汗证，是麻黄汤的禁忌证。不可发汗指其人虽病伤寒，然挟有阴阳气血营卫津液等正气不足之证，所以告诫人们不能发汗。如果强发虚人之汗，则有便血、发痉、不能眴、寒慄而振等诸逆。结合第 49 条的"尺中脉微"和 50 条的"尺中脉迟"，则禁汗的脉证方备。

第 90、91、92 条论病有先汗后下之分，也有先下后汗之变；更有表里缓急之治和两感风寒兼治与专治之异。在禁汗之后，提出什么是先治；什么是后治；什么是急治；什么是缓治；什么是兼治；什么是专治，确有总结以前、指导以后的意义。

第 93、94、95 三条并列，分析三种不假药力而出汗的不同机制。第 93 条的"冒汗"可责其虚；第 94 条的"战汗"为邪已外解；第 95 条的"自汗"为卫强营弱，邪风不解。三条互相比较，以加强读者的辨证思维。

太阳病的经腑证论述已毕，发汗与禁汗无复可议之时，作者笔锋由太阳转入少阳而论述少阳为病的证治。联系以前的二阳合病与二阳并病，可见太阳传入之邪并不固定于先传某经的具体情况。

第 96 条论邪传少阳的热型、证候与治法，亦可与第 37 条的"设胸满胁痛者，与大柴胡汤"之文合参。

第 97 条论血气虚衰，邪中少阳而搏于胁下，与第 96 条对比，有继发和原发的两种不同形式。

第 98 条论小柴胡汤的禁忌证，病为湿与饮而类似少阳证，应与第 99 条对比则治疗宜忌自明。第 99 条论三阳合病的证候与治取少阳的方法；第 100 条论少阳病挟虚的证治；第 101 条论治少阳其证不必悉具；误下少阳而柴胡证不罢者，可复与小柴胡汤。

第 102 条论伤寒挟虚的小建中汤证，既可与第 100 条对看，更应与第 50 条的"尺中迟者，不可发汗"联系，而补出小建中汤治虚人伤寒的方法。

小柴胡汤为柴胡剂的加减诸方代表，所以，在小柴胡汤主证的前提下：第 103 条论少阳兼阳明的大柴胡汤证；第 104 条论少阳兼潮热的柴胡加芒硝汤证；第 105 条论伤寒有十三日，过经阳明而谵语的胃燥内实调胃承气汤证；第 106 条论太阳病不解，热结膀胱，其人如狂而少腹急结的桃核承气汤证。此条列于小柴胡汤和大柴胡汤之后，作者用意是胸胁满用小柴胡汤；心下急用大柴胡汤；但少腹急结者则用桃核承气汤。以示上焦气郁、中焦热结、下焦血瘀，这种气郁与血瘀相提并论的写法，对辨证甚有启发。

第 107 条论柴胡加龙骨牡蛎汤，而排列于桃核承气汤之后，因为此证有胸满烦惊、谵语等精神证候，以资与蓄血如狂，少腹急结的桃核承气汤证对比区别，而后方知各自的病机特点所在。

第 108、109 条论肝胆之邪传脾乘肺的变化，曰纵曰横，寓有气亢妄行无制之意。

从第 110 条至 119 条论误用火疗的种种坏证，汉时此法施用为广，故论其有弊的一面，其中有很多可以借鉴之处。至于其中的救逆汤、桂枝加桂汤、桂枝甘草龙骨牡蛎汤，在临床治疗时仍被广大医家所习用。

第 120、121、122、123 条文论太阳病误吐的变证。第 120 条论吐后中寒；第 121 条论吐后内烦；122 条论吐后客热不能消谷；第 123 条论太阳病极吐下，胃中不和而郁郁微烦。吐后共分四证，有寒有热，互相对看，以尽辨证之长。

第 124、125、126 条论太阳随经，瘀热在里的热与血结证，应与第 106 条的桃核承气汤证相对比，以辨热大于瘀，瘀大于热，瘀热皆轻的三种病情。

第 127 条论太阳病蓄水,若小便利的为茯苓甘草汤证,以饮水多必心下悸;若小便少的为五苓散证,饮水之后必苦里急。此条应与第 73 条进行联系,其义方全。

《辨太阳病下篇》共有条文 57 条。

第 128、129 条内容论结胸与脏结的证候。把结胸与脏结并列而论,是一种对比的写法,又从结胸为实,脏结为虚;结胸为热,脏结为寒而互相对比,以加强辨证认识。

第 130 条论脏结无阳证;第 131 条论结胸与心下痞的成因,从脏结以论结胸不但是互相发明,在写法上也有假宾定主的含义。

第 132、133 条论结胸下之太早则死;当下不下使证情加剧亦死。两条一起体会,其义更觉突出。

第 134 条论误下的大结胸证与治法,文中的"阳气内陷"遥对第 15 条的"其气上冲",以说明误下的两种可能。若误下不结胸,热与湿结发生小便不利则身必发黄,以辨同一误下,而有水结和湿郁的不同。

第 135 条论结胸三证:即脉沉紧,心下痛,按之石鞕。抓住三证,辨结胸则无复可疑。

第 136、137 条论结胸与大柴胡证、大承气证的鉴别与分析。

第 138 条论小结胸三证,即正在心下,按之则痛,脉浮滑。应与 135 条的大结胸三证对比,则大小之分自明。

第 139 条论其人本有水饮,若太阳之邪化热入里与饮相搏则成结胸;若不成结胸而下利不止的则为协热利。误下一种原因而有两种发病形式。

第 140 条论以脉测证,以喻误下诸般变证的发生。

第 141 条论水疗劫热,以致水热稽留体表,以及寒实结胸的证治。

从以上第 128、131、132、133、134、135、136、137 诸条来看,集中地论述了大结胸的病因、证治、禁忌、预后等问题。第 129、130 两条论脏结成因,它详于证候而略治法,所以,它是以结胸的类证出现。

第 142 条论太少并病,因有"时如结胸"的证候,故列于结胸证之后。

在太少并病之后,第 143、144、145 三条论妇人热入血室的证治。此证因与少阳有关,而证又有如结胸状,作者放于此处,引人深思。

第 146 条论太少并病;第 147 条论少阳病兼脾寒;第 148 条论少阳证

的阳微结而与纯阴结的分析,示人少阳气郁而有类似少阴证候的问题。

第149条是一证三变,辨证引人入胜,并且开心下痞证治之端。

第151条论痞证的特点,是画龙点睛之笔。

第152、153两条,一为实证,一为虚证,皆有心下痞,而又不属主证,故可目之为心下痞的类似证。

第154条论热痞。在热痞的前提下,第155条指出恶寒汗出的上热下寒痞,两条相连,而各表一枝。

第156条论水痞,关键在于小便不利;第157条论饮气痞,与水痞有内在联系,可以互相发明。

第158条论脾虚客气上逆痞,痞与利皆重,而又心烦不安。

心下痞为胃气不和之证,若不用泻心汤而误用下法,则使人下利不止。为此,第159条针对下利,而出理中、固下、利小便的不同辨证治法。

第160条论水气痞而气血虚衰,久而成痿;第161条论痰气成痞而噫气不除;第163条论协热下利,心下痞鞭的表里不解证。

第164条论心下痞而表未解,应先解表而后治其痞;第165条论肝胃气结的上吐下泻而心下痞。

第166条论胸中实;167条论胁下素有痞。

总而言之,从149到167条,围绕痞的证候,或在心下,或在胁下,或在胸中,或虚或实,或寒或热,或寒热相混,其中辨证分析之处,使人咀嚼不尽。

第168、169条论白虎加人参汤证;第170条论白虎汤禁忌证,以见太阳之邪既有传少阳之机,又有传阳明之事实,追溯第96条之文相对比,则其义自明。

第171条论太少并病;172条论太少合病。继白虎又论少阳,以示传入之邪本来无定。

第173条论胸热、胃寒而不成痞,说明病机相似而症状不同。

第174、175条论寒湿痹痛,是论伤寒的类证,也是于伤寒中论杂病的方法之一。

第176条论白虎汤的表里热证,应与第350条合看。

第 177 条论伤寒脉结代,心动悸,提示病始于太阳而终及于少阴,以见表里阴阳相配之义。

试论《伤寒论》条文组织排列的意义(二)

《阳明病篇》共有84条。

第 179 条论阳明病的里实证,成因有三,其中以正阳阳明为主。

第 180 条论阳明病的提纲胃家实。意在言外,若辨出阳明的"实"则达到了辨证要求。

第 181 条论阳明病成因;182 条论阳明病外证;183 条论阳明胃实而无复传;184 条论阳明病始虽恶寒而后即反汗出恶热。

第 185 条论发汗不彻邪传阳明,传阳明则见濈濈汗出;186 条论邪传阳明则见脉大。两条合参,以辨阳明受邪之脉证。

从第 179 条到 186 条是阳明燥热为病的总论,强调了阳明里证的不大便和外证身热、汗自出而不恶寒。

第 187 条论阳明与太阴相表里,有从湿从燥的两种病理变化;188 条接 186 条,言若伤寒之邪系于阳明而不犯脾,则其人可见濈然汗出。

第 189 条论阳明中风而邪气浮泛于外,故不能下;第 188 条是邪已传入里,故濈濈汗出而不恶寒。

第 190 条以能食、不能食辨中热和中寒,可以体会仲景有意把伤寒与杂病并论的这一事实。

第 191 条论阳明中寒的不能食,不是燥屎之不能食;是中虚的手足濈然汗出,不是胃实之手足濈然汗出;虽然大便鞕,但只是初头硬,而后必溏,这是病人欲作固瘕,并非阳明胃家实病。此条从杂病角度对比,辨伤寒胃家实之法。

第 192 条论阳明寒湿等证,若胃气复,谷气胜,则有汗出作解之机。

第 193 条论阳明病欲解时,而列于"谷气胜"之下有作者用意之处。

第194、195条从不能食和脉迟以辨阳明胃虚,故不可用下,应与第191条合参。

第196、197条论阳明有汗为实,反无汗则为虚。阳明病中亦有寒证、湿证、虚证,可见并非只论伤寒,其实亦兼论杂病。

第198条论阳明病的火邪上炎;第199、200条论阳明病湿热发黄。

第201、202、203、204、205等条论阳明热在外而未入里,因里未实故禁用攻下。

第207条论阳明病可下的轻证,应与第208条对比。

第208条论燥屎可下在于它有潮热;若其热不潮,即使腹胀而大便不通,也不能用大承气汤,只能用小承气汤和胃气。

第209条论阳明病有潮热,如大便鞕时方可下,以补第208条未了之义;以及测验大便是否成燥,也是水到渠成之笔。辨证关键在于转矢气与不转气,所以第208与第209两条合观方尽其义。

第210条论阳明实则谵语;然谵语忌阴竭的直视、喘满与下利;第211条又补出谵语忌正虚的脉短。

第212条论大承气汤证及当下不下的预后和转归。

第213、214条论汗多胃燥,便鞕谵语,证在虚实之间;或谵语潮热,脉不沉实,而反滑疾者,均宜小承气汤代替治疗为允当。

第215条承上条,继论谵语潮热而反不能食,反映了肠实胃满,燥屎已成;与194条对看,若能食主大便虽鞕而未成燥屎。前者治以大承气汤,后者治用小承气汤。

第216条论阳明在经之热不解,而有热入血室之变,也是专论妇人之病。

第217、218条论阳明病兼经邪不解,邪过经乃可下;若阳明病脉沉而喘满,则不可反发其汗。两条合参,以见阳明汗下之尺寸。

第219条论三阳合病若热盛者治用白虎汤;220条论二阳并病已成实证的治用大承气汤;221条论三阳合病,热在膈脘的治用栀子豉汤;222条继221条,若见热在中焦而渴欲饮水的治用白虎加人参汤;223条继222条,若热在下焦而小便不利的则用猪苓汤。仲景设方御变,是为阳明病开手三法,总为热盛而不成实者设治。

第224条论猪苓汤的禁忌证。

第225、226条论脉浮而迟，表热里寒；与中寒不食，饮水则哕。此处阳明的寒证似与上述热证作比较，以加强辨证之思维。

第227条论阳明热在经作衄；228条论阳明热在上则心烦头汗出；229条论阳明之邪不实而少阳之邪不解；230条论阳明虽不大便，但苔不黄、胁下满，则病不属阳明而属少阳。以上诸条皆为阳明热证而未成实之辨。

第231、232条论三阳合病，脉弦浮大，有刺阳明、解少阳以及发太阳汗的各种辨证。

第233条论阳明病津液内竭，不可攻而导便的辨证，应与承气汤诸证相对比。

第234、235条论阳明病经表之邪不解可以发汗之证。

第236条论湿热发黄证治，若与燥热之证对比则辨证更为突出。

第237条论阳明病蓄血其人喜忘，可与太阳蓄血合观。

从第238条到第242条，论阳明病可攻与不可攻的辨证。

第243条论胃寒作呕；第244条论误下成痞，或转阳明，或为蓄水的辨证。

第245条论汗出太多，阳绝于里，亡津液于外，大便因鞕，而有论脾约病因之成分。

第246条继上条论阳绝于里之脉；247条论脾约证治。以上三条，皆论亡失津液而阳热阻绝于里的病变。

第248条论胃燥的蒸蒸发热；249条论吐后伤液的腹胀满，皆用调胃承气汤和其胃气。

第250条论阳明病不大便，微烦，小便数，大便因鞕的小承气汤证。

第251条论阳明病屎虽鞕而未成燥，以其尚能食，故以小承气汤微和之。若服后仍不大便可制大其服，与小承气汤一升。凡用大承气汤时，须小便利，屎定鞕乃可攻之。

从第248条到251条，是论可下之证，然有在胃在肠、成硬成燥之分，故三个承气汤交相穿插，使人增强辨证论治的水平。

第253、254、255条论阳明病的三急下证，为急下存阴，泻燥全水之法。但其下证的辨证重点在于救阴，可见阳明病延误病机，每以亡阴告败。

第 255 条论腹满不减的可下证；256 条论阳明少阳合病，虽有热而大便必下利；若阳明病腹胀满疼痛，脉滑而数，舌黄不退，当下之，用大承气汤。

第 257 条论阳明热与血瘀的发热不解证治，应与第 237 条的"本有久瘀血"合参。

第 258 条论阳明热邪迫于肠而下利脓血，与 257 条是一种原因所发生的两种病变。

第 259 条论寒湿发黄不可下；第 260 条论湿热发黄而里实腹满则可下。

第 261 条论身黄发热的栀子柏皮汤证；262 条论伤寒瘀热在里，身必发黄的麻黄连翘赤小豆汤证。

第 260 条论湿热在里，262 条论湿热在表，261 条论湿热非表非里，故三条合看，方尽其治。

《少阳病篇》共有 10 条，从第 263 条到 272 条。

第 263 条论少阳病的腑证提纲，故述证简要而明。

第 264、265 条论少阳之经或中风或伤寒的脉证。少阳经介于表里之间，故禁发汗与吐下。

第 266 条论太阳之邪转入少阳的证候和治法。

第 267 条论误治少阳发生的坏证，应与第 264、265 条的坏证同看。

第 268 条论三阳合病而热在少阳的盗汗证；第 269 条论伤寒六七日，邪从少阳之枢有阳去入阴的机转。

第 270 条承上条论三阴不受邪，以其人能食而不呕乃是胃阳强而不衰。

第 271 条论少阳邪解之脉；272 条论少阳欲解之时，两条相联系以见欲解的脉时依据。

少阳病的大部分内容已在《伤寒论》第 96 条至 108 条进行了论述，因此，可与有关条文加以参考。

《太阴病篇》共有 8 条，从第 273 条到 280 条。

第 273 条论太阴病的提纲证，应与阳明病的胃家实对比，以见寒热虚实反映在脾胃上各自不同的证情。

第 274 与 276 条合看，是论太阴经表的证治。

第 275 条论太阴病的欲解时,列于 274 条"阳微阴涩而长者,为欲愈"之后,有其正复邪退、相互借助的用意之处。

第 277 条论自利不渴属太阴,应与第 282 条的自利而渴者属少阴也,互相对看。

第 278 条论太阴湿热发黄的脉证和脾家实浊邪作解的机转。

第 279 条论脾家气血不和的腹满时痛和转阳明的大实痛证。

如果把第 277、278、279 条列在一起体会:作者先论寒,后论湿,再论实,以体现太阴为病有主有次的层次。

第 280 条论太阴病大便利而脉弱的腹满疼痛时,则大黄、芍药宜减去,因其人胃气虚寒之故。

《少阴病篇》共有 45 条,从 281 至 325 条。

第 281、282 条论少阴病的提纲,以阴阳两虚的脉证和阳虚不能蒸腾津液的病理变化为主。

第 283 条论少阴亡阳;284 条论少阴被火;285、286 条论少阴不可汗下之证。

以上四条说明少阴有治疗之禁,应从阴阳两方面加以认识。

第 287 条论脉紧变微,手足反温;288 条论利止手足转温;289 条论阳回而时自烦,欲去衣被;290 条论脉阳微阴浮而为欲愈。

第 291 条论少阴病欲解时,所以列于 290 条之后,其意与《太阴病篇》同。

第 292 条论少阴病吐利、手足不逆冷,反发热者不死;293 条论少阴之邪外出太阳,而一身手足尽热,以热在膀胱必便血。

以上 287 条到 293 条,论少阴寒证而出现阳复的热象,便为可治之据。

第 294 条论少阴阳虚但厥无汗,若强发其汗,发动其血,可形成小便难而口鼻出血的下厥上竭危证。

第 295 条论少阴病,身蜷而利,手足逆冷;296 条论吐利烦躁、四逆;297 条论下利止,而头眩,时时自冒;298 条论四逆恶寒而身蜷,脉不至,不烦而躁;299 条论少阴病六七日而息高;300 条论自利、复烦躁不得卧寐。以上诸证反映了阴寒内盛,阳气已败,真气已竭的死证。可从各个证候的特点分析出其所以构成死证的原因和证情反映。

归纳起来，从第 281 条到 300 条属于《少阴病篇》的总论部分，它阐述了少阴阴阳水火升降出入方面的病理变化和证候特点，以及阴阳盛衰、正邪进退有关少阴预后的问题。所以，它是少阴病的纲领而指导少阴病的辨证论治。

第 301 条论少阴病始得之而太阳表邪不解的"两感"证，可与第 92 条的病发热头痛、脉反沉合看，以见太阳与少阴为表里关系。

第 302 条继论 301 条的证候，若延至二三日，而无少阴里寒时，仍可微发其汗的治则。

第 303 条论少阴阴虚热化证，以心中烦，不得卧之证为主，从中可以体会少阴为病关于心肾的问题。

第 304、305 条论少阴病的附子汤证，一治少阴阳虚，背部恶寒；一治少阴阳虚，骨节痛而手足寒。背为阳之府，四肢为诸阳之本，故以两条寒象，以辨少阴阳气之衰。

第 306、307、308 条皆论少阴病下利脓血，其中有寒热之别和涩肠止利与泻热止利之分。

第 309 条论少阴病吐利，以但吐为主的吴茱萸汤证，应与第 378 条对比，其义自明。

第 310 条到 313 条论少阴病的咽痛。少阴经脉"其直者，从肾上贯肝膈，入肺中循喉咙"，故少阴病又有咽痛的特点，以及寒热不同的证治。

第 314 条论少阴病下利的白通汤证；315 条论服白通汤，利不止，厥逆无脉，干呕烦者，反映了不但伤阳且也伤阴，应予白通汤加猪胆汁阴阳两顾，含有从治之法示范之义。

第 316 条论少阴病阳虚水泛的真武汤证；317 条论少阴病里寒外热的格阳证。

第 318 条论少阴病阳郁不伸的四逆散证，应与少阴病的阳虚寒证进行比较。

第 319 条论少阴病阴虚有热的蓄水证，可与 316、303 条对观：比水分寒热，比证分阴阳，比火上水下的心烦不得眠。

第 320、321、322 条论少阴病的三急下，应与第 252、253、254 条合观，以见燥热伤阴急下的角度各有不同。

第 323 条论少阴病,脉沉者,急温之,宜四逆汤。此条列于急下之后,以资同燥热亡阴互相对比而各有所重。

第 324 条论胸中痰实和膈上有寒饮证治;325 条论呕而汗出,必数更衣的证治。

以上两条合观,以辨证分虚实,治有补泻的不同,亦可与第 166 条合参。

《厥阴病篇》计有 56 条,从第 326 条到 381 条。

第 326 条论厥阴病的提纲证,以风阳之气撞心,心中疼热;又以脾胃虚寒,食则吐蛔,下之利不止的寒热错杂症状为主。

第 327、328、329 条论厥阴欲愈的脉、时、证,义同于上。

第 330 条论阳虚寒厥,不可下之,应与第 335 条的"厥应下之"合参。

第 331 条论阴寒厥,后见阳复发热,则下利必自止,如又见厥,则复下利。

第 332 条论热与厥的胜复情况,以及阳热太过而不罢者,必发痈脓。

第 333 条论太阴中寒,误用黄芩汤,其腹必冷,若反能食者,名曰"除中",预后多为不良。

第 334 条论厥热胜负,若阳复太过而反汗出,则发喉痹;若发热无汗,则利不止,必便脓血。此条应与第 332 条合看,证明热气伤阴而有在上、在下、在外之分。

第 335 条论阳热厥的前热者后必厥的证候与治法,此条应与第 354 条的阳虚寒厥对比,也应与第 330 条的"诸四逆厥者,不可下之"合看。

第 336 条仍论厥热胜复的辨证。

第 337 条论厥的病机和症状。此条与第 7 条、第 58 条的阴阳辨证、阴阳辨病机、阴阳辨治法,成鼎足而三。

第 338 条用宾主笔法写出脏厥、蛔厥的鉴别,以及蛔厥的证治。

第 339 条论热少厥微的病欲愈;与厥而呕,胸胁烦满的其后必便脓血。

第 340 条论冷结在膀胱关元的小腹满而手足厥冷。

第 341、342 条论厥热胜复的热不除和阳气减退之证。

第 343、344、345、346 条论阴盛绝阳的死证。

第 347 条论脉虚复厥不可下,应与第 330 条合参。

第 348 条论发热而厥,七日下利的难治之证。

第 349 条论寒厥可灸；350 条论热厥可清；351 条论血虚受寒可温的治法；353 条、354 条论阳虚寒厥治法；355 条论胸中实厥的治法；356 条论心下水气致厥治法；357 条论邪郁于里,寒热错杂的厥利治法。以上诸条应对比分析,以见辨证之精。

第 358 条论寒利的前驱证候；359 条论食入口即吐的证治。

第 360、361、362、363、366、367、368、369 条,论下利预后的生死诊断。

第 364 条论下利清谷应先温里不可发汗,当与第 91 条合观。

第 365 条论下利所见之脉不同,其病机也随之不同,是为以脉验证之法。

第 366 条论阳气虽虚而犹能与邪相争的作解特点。

第 367、368、369 条论下利预后的生死诊断,它与手足厥的预后相呼应。

第 370 条论下利清谷,里寒外热的治法；第 371 条论热利下重的治法,两条应加对比以分寒热下利之证。

第 372 条论里寒与表邪的治则,应与第 91 条合参。

第 373 条论厥阴热利的证治；374 条论热结旁流的证治；375 条论下利虚烦的证治。

以上从第 367 条到第 375 条皆围绕下利问题,或辨其预后,或辨其寒热虚实,以及相应的治法。

第 376 条论因内痈致呕,不可治呕之理,此条应与第 19 条同参。

第 377 条论里寒外热之呕；378 条论肝胃寒饮上逆之呕；379 条论脏病还腑之呕。

从第 377 条到 379 条皆围绕呕的问题加以辨证论治。

第 380 条论虚实作哕；381 条论六腑邪实作哕,虚实对比而言,以加强辨证论治。

《厥阴病篇》的下利、呕吐、哕逆是论杂病之笔,并非只为伤寒而设。

总之,《伤寒论》的条文排列及其相互之间有其深刻的意义在内,对于学习《伤寒论》的关系极为重要。以上所述限于个人的水平,其中挂一漏万和附会之处在所难免,抛砖引玉,希望同志们指教。

对太阳病1～30条的分析与小结

根据赵开美本,《太阳病上篇》共有条文 30 条。如果仔细地进行分析研究则不难看出,本篇的组合排列,前后贯通,互相呼应,令人读之大有石破天惊,意趣无穷之魅力。反映了张仲景的思维性、逻辑性、科学性、辨证论治的最高水平。

上篇包括了三个组成部分:

第一部分:为第 1 条至第 11 条,有论而无方,以论为主。指出了太阳病的提纲证;传经与不传经的脉证;辨析真假寒热的方法。这些内容都具有一定的原则性和指导全论的精神意义。

第 12 条至第 28 条则属于第二部分。重点论述了桂枝汤证,及其加减证和禁忌证。

第三部分:论述太阳病误治后的各种"变证"以及相应的"救逆"方法。其中有白虎加人参汤证、甘草干姜汤证、芍药甘草汤证、调胃承气汤证、四逆汤证等。

对比来看,上篇的方剂(重复者不算)实为十五首,其中属于桂枝汤证与桂枝汤加减证的共有十张方子,它比"救逆"汤类多出一倍。所以上篇的重点仍以桂枝类为第一。仲景将桂枝汤作为第一方,并且摆出声势浩大的加减变化阵容,这是因为桂枝汤有滋阴和阳之功,临床辨治机会居于众方之先。综其治疗功能而论,有下述三个方面:

1. 解肌祛风:治疗太阳病的发热汗出,恶风脉缓等证。它有发汗而止汗,发汗而不伤正,止汗而不留邪的正邪兼顾特点。

2. 治太阳病,汗下后的表不解:桂枝汤祛邪护正,仲景用之治疗太阳病汗、下之后,而外邪不解,脉来浮弱之时。则不论中风、伤寒,概可用本方以解除太阳在外之邪气。

3. 双向调节:桂枝汤啜粥发汗以祛风邪,在外能调和荣卫,在内能调和气血。邪正、荣卫、气血属于"双向"关系,桂枝汤对"双向"皆宜,而并非单向的一个方面。

桂枝汤源于《汤液经》，经过伊尹食疗发展演变而成。方中生姜、红枣、桂皮均为食馔"调料"。所以，桂枝汤的"归经"应以脾胃为中心。脾胃为后天，乃阴阳气血之本。服药后，要求啜粥取汗，而外解太阳之表。反映了汗生于谷，谷生于阴，长气于阳，则使气血荣卫为之一振，体现了本方对胃气而有一马当先的意义。

桂枝汤甘温补中益气，所以仲景治疗虚劳、心悸、腹痛之小建中汤；治疗男子失精，女子梦交之桂枝加龙骨牡蛎汤，皆用桂枝汤作为方基。明乎此，则使人欣然接受此方，大有"拈花一笑"而与仲景梦寐神游之奥境。

从医理来看，张仲景注重"脏腑经络"的核心问题。它在《原序》中明确提出"人禀五常，以有五脏，经络府俞，阴阳会通，玄冥幽微，变化难极。"仲景亲口提到"经络府俞"，当然也包括了经络的穴位与经络脏腑的互相连系。所以才有"太阳与少阴为表里，阳明与太阴为表里，少阳与厥阴为表里"之说。脏腑经络相连，阴阳之气彼此会通，既是生理特点，又是病理变化的基础。

因此，第22条的"太阳病，下之后，脉促胸满者，桂枝去芍药汤主之"。体现了阳病及阴，"阴阳会通"的病理变化。太阳病误用下法，出现了脉促、胸满等证，反映出心阳受损的情况。心阳受损之后，力求补偿，形成假性兴奋，其脉反数，时有一止，按而无力为其特点。胸为心之宫城，误下之后，气虚血寒，故可出现胸满、气短、心悸等证。桂枝去芍药汤是治心脏病的嚆矢，从中西医一直到全世界，它是第一张治疗心脏病的药方而被载于史册。它科学地记录了"脉促""胸满"的心病主脉、主证，这是一个了不起的贡献。虽然经历了两千年的历史，仍然有其无限的生命力，令人五体投地，心悦诚服。

然而心阳一虚，便有累及肾阳之虚而相继出现。因此在第23条以后，仲景又提出了"若微寒者，桂枝去芍药加附子汤主之。"本条文的"微寒"一证，注家解释不一，根据临床观察，每以后背出现恶寒者实为多见。"阳虚则生外寒"。背为阳之府，心为生命之源，两相失所，则折寿而不彰。此证内伏危机，而非同小可。仲景于桂枝汤中减去阴性药物芍药，加入力大气雄的阳性药物附子，可见治中有防，一见"微寒"而防阳气之孤危，宜急而不宜缓的精神。

陈修园先生说过一句警句，叫作"治病心要细，胆要大，手要快"。"手要快"的战略思想，可称善读仲景之书者也。

余曾治一王某，男，46岁。多年来胸中憋闷，甚或疼痛，畏恶风寒，尤以后背明显。切其脉弦缓，握其手凉，问其小便则称清长，视其舌淡嫩苔滑。余据其脉证，辨为少阴心肾阳气不足，阴霾上蒙之证。

乃用桂枝去芍药加附子汤，温补少阴之阳，"益火之源，以消阴翳"。

连服六剂，其病获安。

仲景用两味药组成一方，其例颇多，其中的芍药甘草汤、桂枝甘草汤更为奥妙，更为神奇之至！用芍、桂组方，各为桂枝汤的一半。一治在上的阳虚胸满心悸，一治在下的阴虚两腿挛急。两方药虽少而疗效著，每投则必应，医者用后称奇，病人服用称神。

桂枝汤的加减证，是从第14条桂枝加葛根汤开始，到第28条桂枝去桂加茯苓白术汤为止。这一头一尾，都有"头项""项背"拘紧作痛的症状，乃为太阳经输不利之反映，但其中的治疗方剂则大相径庭。第14条用的是桂枝加葛根汤，第28条则用的是桂枝去桂加茯苓白术汤。

在这种治疗互相差异之下，欲明其旨趣，我们只好用"对比"的方法研究问题、解决问题。《诗经》把"比"作为"六义之一"。印度的"因明学"、欧洲的"逻辑学"，也都有"比"的哲学内核，用以剖析事物矛盾之所在，辨析学术理论之短长。

第14条与第28条如用"比法"对看两条的异同，便昭然若揭而了无余蕴。第14条的项痛强而反汗出，是为风中太阳之经；第28条的头项强痛则是身无汗而小便不利，乃为太阳经水蓄气郁而病从内生，勿怪医用发汗、泻下之法而莫之能愈也。

"小便不利"在《伤寒论》记载为多，仲景非常重视此证而作为辨证的眼目。第28条的叙证文法"跌宕"醒目，是从"服桂枝汤，或下之"的一个大闷葫芦中迸发出来的。这种写法的声势，很能吸引人们的猜想，纳入辨证思维而自在言外。

在桂枝汤加减法中，仲景设有三个"小汗"的方子，即第23条的桂枝麻黄各半汤，第25条的桂枝二麻黄一汤，以及第27条的桂枝二越婢一汤。称它们为"小汗"，乃是从原文的以其不得"小汗出"节录而来。三个"小汗法"，补充了桂、麻、青龙发汗之不逮，也可称之为"法中之法"。从上篇讲桂枝，中篇讲麻黄，"三个小汗方"都用了麻、桂合方，似乎仲景对于发汗分之为二、抟之为一，而有穿针引线，上接桂枝、下接麻黄的意义。

上篇最后的内容讲的是"坏病"产生和救治原则问题。"坏病"，一般是指被医生治坏的病症。仲景在第 16 条所说的"太阳病三日，已发汗，若吐、若下、若温针，仍不解者，此为坏病"。但是，如果从全书对照来看，并非都是如此。请看第 149 条的"伤寒五六日，呕而发热者，柴胡汤证具，而以它药下之，柴胡证仍在者，复与柴胡汤，此虽已下之，不为逆……"所以，对误治也要分别对待而不能统得过死。那么，应以何者为是？我认为"坏病"必须是其原来的证候已经发生了改变，而在误治之后又出现了新的情况，才可称之为"坏病"。

辨治"坏病"，必须有一个原则的东西作为指导，这个原则就是第 16 条说的"观其脉证，知犯何逆，随证治之"。实际上，我们需要通过凭脉辨证的方法，知道犯了哪一方面的错误，这一点非常重要，是画龙点睛之笔。必须抓住第一手资料，做到心中有数。

第 29 条救治的例子是："伤寒，脉浮，自汗出，小便数，心烦，微恶寒，脚挛急，反与桂枝欲攻其表，此误也。得之便厥，咽中干，烦躁吐逆者，作甘草干姜汤与之，以复其阳；若厥愈足温者，更作芍药甘草汤与之，其脚即伸；若胃气不和，谵语者，少与调胃承气汤；若重发汗，复加烧针者，四逆汤主之。"

以上可见，仲景对救治"变证"采用了"随证治之"之法，既有灵活性，又有原则性，其中的妙义可谓层出不穷。

第一层的意义：如因其人吐逆烦躁，而手足厥冷，则先用甘草干姜汤以扶其阳（指脾阳）；又因出现心烦、脚挛急，而用芍药甘草汤以滋其阴（指肝阴）；如因其人胃气不和，而发生谵语的，则可少少吃一点调胃承气汤，以和胃气之燥热；若是因为重发汗，复加烧针逼汗，而致手足厥逆者，则用四逆汤以回少阴之阳气。

本条说明其人阴阳两虚，投用桂枝汤反攻其表的误治之变证。处理误治后的各种证候，应权衡其缓急先后，设法御变，皆是因证而施，妙乎一心，此即仲景"随证治之"妙谛之所在。

然而细审其救治层次，对阴阳两虚之先后，大有学问可讲，不能轻易放过。先用甘草干姜汤(甘草四两、炙,干姜二两)以扶脾阳,而不急于用芍药甘草汤以滋阴血。先治阳虚,仲景实遵《内经》"阳生阴长"的宗旨。为何本方重用炙甘草四两,干姜反用二两?其中的妙义在于,扶阳虽为急务,但是也考虑到了阴血不足,两脚挛急的一面。所以仲景从阴阳两方面着眼,才重用炙甘草而少用干姜,为的是扶阳之中避免燥药伤阴,治阳不犯阴,庶可相安无事。这种心细如发,老成持重的精神,正所谓"行方智圆"而为后人立法。至如所用之芍药甘草汤一方,乃取《内经》"酸甘化阴"之旨。大能补血柔肝,缓急止痛。此方药少力专,是从桂枝汤中抽出,用于临床效如桴鼓,成为稀有。兹录治案一例,以表其功。

李某,男,26岁。因患右腿之鼠蹊沟突起一肿物,如鸡卵大,色不红,而疼痛不止。医用探针抽之无物。患者惟觉右腿拘急发紧,使腿不得伸,若用力一蹬则疼痛难忍,行路必须架拐,足跟不着于地,每至夜晚两腿抽筋拘挛疼痛不堪。切其脉弦细而数,视其舌质红绛而苔净。

辨证:本证右腿鼠蹊部位鼓起一包,大如鸡卵,非脓非血,致使腿脚挛急难伸,是名"筋疝"。观其脉弦而细,舌红少苔,乃为血不养肝。肝主筋,筋失阴血之濡养,则使其绌急痉挛而发生"筋疝"之变。夫阳气夜行于阴,今阴虚血燥,则每于夜间发生腿胫抽筋。病至右腿已不能伸直,足跟不能落地,则比仲景所论为重。治法:甘酸化阴,养血舒脉缓急为主。

重用白芍30g,炙甘草15g。令服三剂。

服一剂,则夜间腿部不抽筋。三剂服尽,则鼠蹊之"筋疝"全消。照方又服两剂,则患腿伸开,足跟已能落地,患者弃拐,昂然步行出院。

小结

《伤寒论讲义》云:"本条说明处理疾病,应权衡其缓急先后,凭证立方,投以温凉补泻之剂,乃设法御变,决非以药试病,寒热杂投。"综观第29条仲景救逆之例:先用扶阳,后用滋阴,阳先阴后,此谓"理"也;于扶阳之中,而重用甘草为先,此谓"法"也;虽然变证百出,而救逆则丝丝入扣,此谓"方"也。"理、法、方、药"在不满一百字中,步步为营,宛如蛟龙扰海,而有千军万马之声势,此《伤寒论》所以为圣人之著也。

《伤寒论》少阴病篇条文组合的辨证意义

　　《伤寒论》少阴病篇的条文，粗略一看，每条各自行事，似乎杂乱无章。经熟读深思，反复研究之后，便觉原著思路清晰，章法井然，其中阴阳对偶，经脏类比，表里、寒热、虚实、营卫、气血互相对照，彼此鉴别，层次分明，条理不紊，在一定程度上体现了张仲景的辩证法思想和辨证论治的理论与实践。为此，本文试以对少阴病篇条文的剖析为例，来说明《伤寒论》条文组合的重要辨证意义，帮助初学者举一反三，进而对原著其他各篇的条文顺序和条文之间的关系进行深入地探索，仔细玩味，体会其著述之匠心，真正把书中辩证法思想和辨证论治的方法学到手。

（一）

　　《伤寒论》辨少阴病脉证并治全篇，共有条文 45 条，即从第 281 条至第 325 条。其中第 281 条至第 300 条，阐述了少阴病阴阳俱虚而以阳虚为主的辨证纲领，少阴病阴阳两极转化的特点，以及治疗禁忌、生死预后的判断等。这二十条是少阴病篇的总论部分，有指导全篇的作用。

　　少阴病，以手足少阴心肾的病变为主。心肾为人体阴阳之根，心为火脏，肾为水脏。邪传少阴，则阴阳皆虚，水火不足，上下交通受困。但本论以寒邪伤阳的病变为论述重点，所以少阴病以阳虚阴盛的病证为论述重点。根据这一特点，开篇即以"脉微细，但欲寐"作为少阴病的脉证提纲。脉微为阳虚，脉细为阴虚，然"微"在前而"细"在后，体现了虽然阴阳两虚，而突出以阳虚为主的精神。阴阳既然两亏，心肾水火必然不足，况阳气既虚而阴邪必盛，阳主寤而阴主寐，故其人精神委靡，神情淡漠，昏昏沉沉，即所谓"但欲寐"。"脉微细，但欲寐"作为少阴病的辨证纲要，可以说是对少阴病脉证的总概括。第 282 条接上条提纲脉证，补充了少阴阳虚受寒，抗邪无力，欲罢不甘，欲却不能，而见欲吐不吐，心烦不安等证。阴寒内盛，火不暖土，又见下利清谷；阳不化津，液不上承，则见口渴而引水自救。此证口渴与心烦，颇似阳热之证，然从小便色白而不赤一证，则知少阴有寒而并非有热。本条突出了少阴阳虚，气化不行，与上条脉证相合，以见少阴为病，有热上寒下之特点。

少阴为病，非亡阳即伤阴。所以在提纲脉证之下，第283条论寒盛亡阳，第284条则论火气劫阴。两条并列排比，以见阴阳并重之义。太阳与少阴为表里，少阴之阳则是太阳之气的底面，两者如唇齿之相依。第283条脉阴阳俱紧，而反有汗出，乃是体阳素虚，少阴之阳先衰于内，所以一旦太阳感寒，则往往唇亡齿寒。寒盛伤阳，肾阳愈虚，致使阳虚不能固表，而见汗出。又因寒邪仍盛，故其脉紧而不微。第284条论火劫强汗，以致少阴阴伤热留，阴虚则见小便难，热留上扰于心则生谵语。两条对照来看，阐述了少阴病既可寒盛亡阳，亦可热盛伤阴。亡阳则寒，伤阴则热，两极转化，便是少阴为病的规律。

第285条和第286条，论少阴病的治疗禁忌。太少"两感"证，虽可温经发汗，但如见沉细数或沉微无力之脉，乃是少阴里虚为主，正气不足，当禁用麻黄之属发汗；若少阴阴液被燥热所灼，虽可急下救阴，但如其人尺脉弱涩，也属少阴里虚为主，津亏血少，当禁用大黄之类泻下。此处论禁汗、禁下两条，便为后文的太少两感之可汗、中阴溜腑之可下，设下了伏笔，使人能有所区分与鉴别。

第287条至第293条，论少阴病阳气恢复的"自愈""欲愈""欲解"等病机。概括说来，如在少阴阳虚寒盛诸证中，渐现手足温、时自烦、欲去衣被；或一身手足尽热等象；或在阴证中又出现阳热之脉，这是阴寒趋于退却，阳气逐渐恢复的佳兆，病证向愈。正如柯韵伯所说："阴症见阳脉者生"，"阴病见阳症者可治也"。所谓"可治"，乃指比较易于治疗，预后较好。

第294条至300条，论少阴病阴寒重证及其预后。第294条论强发少阴之汗，导致阳气亡于下而厥，阴血动于上而见口鼻或目出血，是谓下厥上竭，属误治危候，故说"难治"。所谓"难治"，是证情较重，治疗较困难，预后较差的意思。第295条描述少阴病见恶寒、身蜷而利、手足厥冷等一派真阳衰微，阴寒特盛的证候，看不到阳气恢复的征兆，故曰"不治"。所谓"不治"，是指病势沉重，在当时的医疗条件下，治疗常感无能为力的意思。第296条至300条皆论"死"证。少阴吐利，躁烦，四逆，为阴寒极盛，虚阳欲脱；下利止而头眩，时时自冒，为阴竭于下而阳脱于上；四逆，恶寒而身蜷，脉不至，不烦而躁,为阴寒极盛,阳气已绝;息高,为肾气绝于下,不能潜纳而气脱于上;或少阴病,阳衰阴盛,迁延五六日而见自利,复烦躁不得卧寐,为阴盛阳脱,正不胜邪。这些证候多属阴阳离决,阳气外亡,证势险恶,病情危笃,治疗十分棘手,尤其是在张仲景当时的医疗条件下,往往难以挽救,故称"死"证。然而对于论中所谓"不治"之证与"死"证,我们不能拘泥于文字而轻易放弃治疗,使患者坐以待毙。特别是在今天的医疗条件下,如果通过积极救治,或可使"不治"之证成为可治,使"死"证转为不死。

第 294 条至 300 条,和前一组条文即第 287 条至 293 条对照联系起来看,皆论少阴病的预后。由"自愈""欲愈""欲解""可治""不死",到"难治""不治",以及"死"证,病情由轻到重,救治由易到难,层层深入。既体现了少阴病危重证之多,也反映了少阴病病情发展之快,从而启示医者,对于少阴病的处理,要做到见微知著,防患于未然,救治及时,勿失病机。若待危象毕露,纵有现代医疗手段,也会倍感困难而且预后较差。还可以看出,少阴病的预后如何,往往取决于阳气的盛衰。凡阴证之中见阳证、阳脉者,预后多佳;凡阴寒独盛、阳气难复,或阴阳离决,阳气外亡者,预后多差。对照之下,以见少阴病重在阳气的意义,故医者在处理少阴病时,应以扶阳为要,而对人体之真阳,更忌恣意戕伐。

(二)

总论以下诸条,属于少阴病的各论。原著采用了由表及里,从浅入深的分析方法,以第 301 条的少阴伤寒证治开头。少阴伤寒,也称太少"两感"之证,为素体阳虚,复受外寒而致,其证外涉太阳,内连少阴。虽为少阴病之初始,但已关真阳虚损,亦不可等闲视之,而应积极治疗,可用温经发汗之法表里两治。若两感之初,阳虚不甚,可用麻黄细辛附子汤温经发汗;若病已二、三日,阳虚渐重,则选用麻黄附子甘草汤扶阳微汗;若阳虚进一步加重而见微脉,此时虽有表证,亦不可发汗,这已在第 286 条有明言指出,而应先温其里。俟里阳已复,表证仍在者,方可解表。

以上论少阴病的可汗之证,后世有的医家则直称其为少阴表证。太阳主表,阳明主里,少阳主半表半里,三阴统属于里,这是指六经病中各经为病的主要方面而言。实际上,六经辨证既然都以其特定的脏腑经络的病证作为分证基础，则每经为病就都有表、里、寒、热、虚、实，也即阴阳两个方面为病的演变问题。所谓太阳主表，乃指太阳病的主要方面是表证，但并不意味着太阳病只有表证而无里证，太阳腑证的蓄水证、蓄血证则正是里证。阳明主里，乃指阳明病的主要方面是里热实证，但并不意味着阳明只有里热实证而无经表之证或里虚寒证，葛根汤等即是治疗阳明表证，吴茱萸汤则是治疗阳明里虚寒证的方子。少阴病的主要方面，虽然是以里虚寒证为主，但少阴也有表证，也有可汗之法。原著把麻黄细辛附子汤证和麻黄附子甘草汤证列于本篇各论之首，正是由表入里、层层深入写作方法的体现。

少阴里证，又有寒热之分。第 303 条为少阴火证。少阴心肾，一火一水，水亏则火旺，阴虚则阳亢。火旺阳亢，阴不敛阳，必见心中烦，不得卧寐等证，治用黄连阿胶汤育阴清热，泻南补北。第 304 条与 305 条论少阴寒证。少阴阳虚，温煦失司而生外寒，则见背恶寒，手足寒，身体疼，骨节痛，脉沉等证，治用附子汤温经益气祛寒。这三条，先论阴虚有火，后论阳虚有寒，互相对照分析，加强了辨证论治的效果。

肾司二便。故二便失调之证，每与少阴有关。由下利而论，少阴病下利，有气寒和血寒之异，也有虚寒和虚热之分。第 306 条与 307 条，论少阴虚寒，肾气不固，下焦不约，致使大便滑脱不禁。且病久伤气，气不摄血，而见下利便脓血之证。治用桃花汤固涩止利。第 308 条则论少阴阴虚有热，热灼阴络，而见下利脓血等证。治用针刺以泻其热。

少阴虚寒，不仅影响中阳不运而见下利，也可致胃寒气逆而见呕吐。第 309 条则是在紧接上文下利证治之后，论述少阴病吐逆的证治。原文虽以吐、利并列，然所用之吴茱萸汤，本是治疗吐逆为主的方子，故知本证仍以吐逆为主。其病即因少阴阳虚，胃家气寒，浊阴上逆所致。

第 310 条至 313 条，论少阴咽痛证治。少阴经脉循喉咙，挟舌本，当少阴之热循经上扰；或风寒之邪闭塞经脉；或少阴阴火（虚火）循经上冲，都可导致咽喉疼痛。故设猪肤汤、甘草汤、桔梗汤、苦酒汤、半夏散及汤等，用治少阴诸咽痛证。本篇的咽痛证是少阴病的一个特殊情况，也可以看作是少阴病的经证。

与经证相对的，便是脏证。第 314 条至 317 条论少阴脏虚寒化证，是寒邪伤阳的证候，也是少阴病的主要证候。第 314 条论阴寒内盛，阳虚且抑，火不暖土，而见下利、脉微等证。治用白通汤破阴通阳，祛寒止利。若病情进一步发展，因利久而伤阴，则可见第315条所述的下利不止，厥逆无脉，干呕，心烦之证。此时不仅阴阳双虚，而且阴阳互相格拒，使阳气不得下潜。治用白通加猪胆汁汤阴阳双补，从阴引阳。此类阳衰下利诸证，是少阴脏寒的常见证。另外，少阴为水火之脏，其阳气虚衰之后每易动水。第316条即述少阴阳虚，不能制水，致使下焦水邪上泛诸证，治用真武汤扶阳镇水，攻补兼施。真武汤与白通汤虽都为少阴阳虚而设，也都以附子等温里回阳之药为主；但真武汤用茯苓、白术、生姜以祛水邪；白通汤则用葱白以通阳破阴。真武汤治阳虚水泛；白通汤治阳虚且抑。白通汤证若换用真武，不仅无通阳之效，且方中白芍反有敛阴之弊；真武汤证换用白通，则无祛水镇水之能。故两方各有所专，不能滥用。若少阴阳衰进一步加重，则可能发展成为第317条的阴盛"格阳"或"戴阳"证，出现下利清谷，手足厥逆，脉微欲绝或脉不出，以致里寒外热，身反不恶寒，其人面色反赤等证。此时阴来迫阳，阳气离根，阳虚尤甚，故用通脉四逆汤回阳救逆，以力挽残阳为要。以上四条论少阴阳虚寒化证，虽皆有下利，但都属气寒而血未寒，这又可与第306条、307条的由气及血、血寒下利脓血之证，互相对照鉴别。

以下五条论少阴阳郁作厥、水结烦渴、燥热劫阴等证，和少阴里虚寒证相比较，则有偏热、偏实的不同。

第318条论肝郁阳抑之四逆散证。肝肾同源，其发病常有内在联系。由于肝失疏泄，致使肾阳内郁而不能外达四末，则见手足厥冷；肝郁乘脾则见腹痛泄利、下重；上侮肺金则见咳嗽；累于心则见心悸；三焦之气因之不利，则见小便不利。此证之四逆与上条通脉四逆汤证阳虚不能温煦肢末之厥逆，证似而病机不同。此因阳郁而致，故后世对本证有阳郁热厥或气郁作厥之称。治用四逆散疏肝和脾，宣达郁滞，启动下焦肾中阳气，以复其厥。

第319条论少阴阴虚有热，水热互结证治。阴虚有热，心肾不交，证见心烦不得眠；水热互结，气化不利，证见小便不利、烦渴。治用猪苓汤利水育阴清热。本证与第316条阳虚水泛的真武汤证同属少阴水证，然一寒一热，遥相对应，辨证之义，自在言外。

第 320 条至 322 条,论燥热劫阴的少阴急下证。因原文有三条,故后世注家多称为少阴三急下证。可见自利清水色纯青,心下必痛,口燥咽干,腹胀满,或不大便等证。有的注家认为,此证属于中脏溜腑,脏燥伤阴,为少阴热实证,因此与前述少阴虚寒证前后呼应,对照发明。实际上,少阴三急下证与阳明病篇所述的三条急下证的本质一致,都是燥屎逼迫津液下渗、燥热灼伤下焦肾阴的病证。从阳明而言,其燥热不除,则下焦阴液将竭,故须急下以存阴;从少阴而言,其阴液枯涸乃因阳明燥热所灼,欲救阴液,亦须急下。两组急下证互相补充发明,目的都在于保存津液,不致因下焦阴竭液涸而导致死亡。

论少阴热证应急下之后,第 323 条又论少阴寒证应急温。急下为存阴,急温为救阳。急下与急温互相对应,存阴与存阳同等重要。正如陈修园所说:"或下或温如救焚溺,宜急不宜缓也。"在此再次强调了临床处理少阴病,无论寒热都要积极主动,或温或下,当机立断,不可因循观望,一旦阳亡液竭,常常不可收拾。

第 324 条论胸中痰郁的可吐之证和阳虚有饮的可温之证。二证虽都与少阴阳虚有关,但前者阳虚饮停,聚而为痰,寒痰留饮郁阻胸中,邪已成实,不用吐法则实邪难去,故因其高而越之,用瓜蒂散涌吐在上之痰实,为治标之法。后者为少阴阳虚失运,饮气留扰膈上,虽有饮邪,但尚未聚结成实。故治用四逆汤,取温化之意。温少阴即可补胸阳,阳气得运则饮气自化,为治本之法。前后两证虚实有别,治疗则攻补各异。

本篇最后一条(即第 325 条)补充了急温少阴之阳的灸法。少阴阳衰,治应急温,然急温之法,以"灸"较为方便而易行。临床每遇少阴呕、利、汗出等阳衰欲脱之证,可先灸神阙、气海、关元、百会等穴以急扶少阴之阳,然后方容煎煮汤药而进一步治疗。由于灸法的补充,更显示出少阴急温回阳应当刻不容缓,用本条收尾确有"画龙点睛"之绝妙。

以上各论共二十五条,由表及里,由寒及热,由上及下,由气及血,由利及呕,由经及脏,由阳衰及郁热,由寒水及水热,由虚寒及热实,由急温及急下,由药物治疗及刺、灸法的运用,纲目分明,条理清晰,前后呼应,对比鉴别。条文编排组合之间渗透了辩证法的思想,体现了辨证论治的精神与方法。

总之,《伤寒论》一书的其他篇章大致和少阴病篇一样,其条文排列次序和编排组合也都包含了一定的辩证法思想和辨证的意义在内。但是由于历史条件所限,何况现存的《伤寒论》又是经过西晋王叔和的编纂整理,其间颠倒舛错在所难免。因此,其条文之间的组合与联系并非天衣无缝,无懈可击。尽管如此,其主要篇章终不失仲景原意,从其字里行间仍可窥见仲景组文之用心。因此,对初学者来说,在基本了解《伤寒论》辨证论治的大纲大法之后,如能再深入学习原著,特别是注意研究一下原著条文与条文之间的关系,对探讨仲景的辩证法思想,提高临床辨证的能力,或许有所裨益。管窥拙见,仅供参考。

学习《伤寒论》厥阴病篇的一点体会

《伤寒论》的厥阴病篇历来被医家们所重视,但在认识上还存在一些分歧,所以,它是有争议的一篇。为共同研究起见,谈一谈我们对《伤寒论》厥阴病篇的一点肤浅体会,其中错误的地方希望同道们批评指正。

六经为病的提纲证各有自己的特点,而厥阴病的特点是"消渴,气上撞心,心中疼热,饥而不欲食,食则吐蛔,下之,利不止"。所以,它和其他五经的提纲证截然不同。对这条的解释,注家见解不一,有说是热证的,也有说是寒证的。

说热证的有成无己,他说:"邪传厥阴,则热已深也。邪自太阳传至太阴,则腹满而嗌干,未成渴也。邪至少阴者,口燥舌干而渴,未成消也,至厥阴成消渴者,热甚能消水故也……此热在厥阴也。"说寒证的有钱天来,他说:"邪入其经,则阴邪自下迫阳于上,故气上撞心,心中疼热而消渴也。消渴者,饮水多而渴不止也。阴中之阳,受迫而在上,故消渴而胃觉饥,然终是阴邪,所以不欲食。客热尚不杀谷,况阴邪乎?"除上述认为热证、寒证以外,还有认为厥阴病是阴阳混淆、寒热错杂证的。例如,舒驰远的见解就是这样,他说:"此条阴阳杂错之证也。消渴者,膈有热也。厥阴邪气上逆,故上撞心疼。热者,热甚也,心中疼热,阳热在上也。饥而不欲食,阴寒在胃也。强与之食，亦不能纳，必与饥蛔俱出，故食则吐蛔也。此证上热下寒，若因上热而误下之，则上热未必即去，而下寒必更加甚，故利不止也。"以上热证、寒证、寒热错杂证三种意见，究以何者为是？我认为：舒驰远的阴阳错杂的说法比较正确，而成氏、钱氏的单热、单寒的说法，就值得商榷了。为什么这样说呢？这是因为厥阴病的特点和少阴病不一样，如果把厥阴说成是或寒或热的一个方面，那就与少阴病的寒化证、热化证相等同，也就无法反映厥阴病的特点，则有失六经分证的基本意义。况且，中医学是以朴素辩证法思想作为说理工具的，而中医学之所以能够反映客观的证候，能够反映证候的本来面目，就在于它的阴阳辨证方法的正确。以厥阴而言，大家知道，它是三阴经的最末一个，《素问·至真要大论》说："厥阴何也？岐伯曰：两阴交尽也。"可见厥阴的"厥"字，是有极尽的意思在内。这一名称表示了病至厥阴，是阴寒到了极点，而阳气也到了极衰的地步，然而，事物到了"极"，就会发生由量变到质变的突变，叫"物极必反"，或者叫"物穷必变"。所以，"极"是事物变化的内在条件，如果不认识这点，就谈不上中医阴阳学说的完整性。为此，我们认为厥阴病应该是在它的阴寒之极的时候，则阴寒开始走向衰退，阳气则相反地由衰转复。因为阳气一直处在阴寒的压抑之下，所以，当阴寒由盛转衰的时刻，阳气的来复则必然很强。反映在症状上的"气上撞心，心中疼热"等就是一种"郁极乃发"的阳复现象。但此时的厥阴之寒犹未从人体完全消除，所以又有饥不欲食，食则吐蛔等寒证出现。由此而论，厥阴之热来自于肝胆的风木相火上冲，厥阴之寒则是由于脾胃阳衰和阴寒不化。所以，这个病是肝胆热而脾胃寒，从而构成了厥阴为病的特点。

厥阴病既是阴阳错杂，寒热混淆的病变，所以在治疗上必须阴阳兼顾而不能偏于一面。我们说，只有通过实践才能检验理论是否可靠，对厥阴病来说，也只有通过治疗实践，才能检验我们的认识是否正确。比如，像成无己那样把厥阴病的提纲证认为是热证，那么只能用寒凉药去进行治疗，但是实践证明，这样做是行不通的。钱塘二张的老师张卿子曾说："尝见厥阴消渴数证，舌尽红赤，厥冷脉微，渴甚，服白虎黄连等汤皆不救。盖厥阴消渴皆是寒热错杂之邪，非纯阳亢热之证，岂白虎、黄连等汤所能治乎？"张氏以善治伤寒病而闻名于世，他的话确是临床经验之谈。如果像钱天来那样，把本证误认为是阴寒为主，把上热解为下寒引动阴火上冲所致，认为是真寒假热之证，单纯去用姜、附扶阳救逆之法治之，则必助阳热，耗阴液而使消渴、气冲之证更加剧烈，甚或动其肝血，发生吐衄之变。由此可知，治疗厥阴的寒热错杂证，不能像太阳之汗，阳明之下，以及太阴、少阴之温补那样简单，必须阴阳兼顾、寒热两治，方为合法。

正因为厥阴病以阴阳错杂、寒热混淆为其特点，所以在本篇列有乌梅丸证、干姜黄芩黄连人参汤证、麻黄升麻汤证，以体现治疗方面寒热并用的特殊治疗方法。

乌梅丸治疗厥阴正证，除上述提纲证外，兼见胸中时烦，吐蛔，手足厥冷等证；干姜黄芩黄连人参汤则治寒格吐利之证，是因里气虚寒，升降失常，胃气上逆，寒热阻格，而以饮食入口即吐为其证候特点；麻黄升麻汤治误下邪陷，阳郁于上，寒凝于下，阴阳两伤，手足厥逆，泻利不止，咽喉不利，唾脓血等证。以上三方，虽皆为寒热并用之法，以解阴阳混杂之邪。但乌梅丸治在肝而偏于潜敛；干姜黄芩黄连人参汤治在胃而偏于苦降；麻黄升麻汤治在肺而偏于升透，故三方同中有异，不能等量齐观。

阴阳错杂、寒热混淆之证存在于同一人体之中，它们不是静止不动的，而是无时无刻不处于不停地运动与变化的状态中。因此，阴阳之间就必然发生此长彼消，此消彼长的变化。为此，继厥阴病阴阳错杂的病理特点之后，必然会有阴阳消长的机转出现。阴阳消长的病机在证候上的表现则是厥与热的胜复，即通过临床厥利与热的孰多孰少，了解阴阳消长的具体情况，这是厥阴病的第二个特点。

这里的厥与热，厥是真寒、热是真热，不存在真假格戴的问题，也是其他五经所没有的一种情况。厥与利反映阴寒之盛，阳消阴长；发热则反映阳气之复，阴消阳长。厥利见则热去，热见则厥利去，这种厥热往还，俨然如少阳病的往来寒热一样，亦见肝胆在发病中的近似之处。文中以厥、热时间的孰长孰短来辨正邪消长之势。如厥、利的时间长而发热的时间短，主阴寒之邪占优势，其病为进；如发热的时间长而厥利的时间短，则阳气必占优势，其病为退。若厥与热的时间相等，而不偏长于一方，则是阴阳已达到新的平衡，病可望愈。

若阴消而阳长，阳复太过时，则可出现热证；阳消而阴长，阴盛太过时,则可出现寒证。凡转化为热证的,若邪热上攻于喉,则生喉痹、发热、汗出;若邪热外泛肌肤时,则可发生痈脓之变;若邪热下迫于肠时,则见下利便脓血等证,反映了厥阴阳复之热,每有伤阴血的特点。虽然文中未提出相应的治法,但是清热凉血解毒之治,自在言外。如果阳复不及,阴寒为盛,则可出现内拘急,四肢疼,下利清谷,汗出而厥等寒证,治疗可选用四逆汤或通脉四逆汤,破阴回阳,通达内外。

厥阴病的第三个特点叫作阴阳顺逆。阴阳顺逆是从阴阳错杂和阴阳消长中产生的,与以上阴阳乖戾的病变分不开。厥阴病的阴阳顺逆,不外阳复阴退为顺,阴极阳亡为逆;阴阳平衡为顺,阴阳离决为逆;阴阳相接为顺,阴阳气不相顺接为逆。

凡阴阳气不相顺接者,则手足必然发生厥逆,而莫一例外。手足厥冷之证虽一,但寒热虚实则各有不同,今分述如下:

"伤寒脉滑而厥者,里有热也",此证叫作热厥。热厥是热邪深入,阳遏于里,不能外达,所以厥与热成正比,即"厥深者热亦深,厥微者热亦微"之义,其证虽然手足厥冷,但周身或胸腹必然发热,伴见口渴饮冷、舌红苔黄、脉滑而数等证。治疗可用白虎汤清热生津和阳,则其厥自回。若不审此,误认为寒,投用姜附等剂则祸不旋踵。若里热成实,大便秘结,腹中胀满,疼痛拒按,脉沉按之有力,而手足厥冷不温的,则可选用大柴胡汤或大承气汤,泻热破结通阳,以复其厥。论中有"厥应下之"之语,即指此证而言。

至于寒厥,则与热厥相反,它是阳气衰微,阴寒内盛,阴阳不相顺接而出现手足厥冷之证,同时必伴见下利清谷,畏寒蜷卧等证。可选用四逆汤或通脉四逆汤等回阳救逆。

厥阴病除了上述阴阳错杂、阴阳消长和阴阳顺逆的病机特点外,还涉及肝气和肝血的问题,这也是不应忽视的一个方面。

厥阴者,肝也。凡肝之病,无不与它的疏泄不利和推动新陈代谢的功能失常有关,因而厥阴病中,亦可发生六腑气机不畅和升降出入运动失常的病证。具体地讲,它有呕吐、下利、哕逆等病的特点,如以呕吐论:若厥阴肝胃气寒而浊阴上逆时,则有干呕吐涎沫,巅顶疼痛之证出现,治用吴茱萸汤温寒降逆止呕。若因厥阴之邪,由阴出阳,脏邪还腑时,则见呕而发热之证,治用小柴胡汤和解肝胆而调胃止呕。如以下利论,亦有寒利与热利之分：若下利清冷，手足厥冷者，则为寒，治用四逆汤等温里止泻。若因阳复变热，热迫于肠，则见下利后重，大便带脓血，渴欲饮水等热象，治用白头翁汤清热坚阴而治下利。哕之一证，也有虚实寒热之异，如胃虚寒而哕者，多与汗下伤阳有关；如腑实腹满而哕者，则视其二便，知何部不利，利之则愈。

厥阴主肝，肝体阴而用阳。体阴者，指肝藏血，以血为体也；用阳者，指肝以气为用，而有疏泄之能。因此，厥阴病中不但叙述了疏泄不利的气证，同时也论述了相应的血证。如当归四逆汤治"脉细欲绝"的血虚受寒之手足厥冷；当归四逆加吴茱萸生姜汤治内有久寒。而皆以当归名汤者，则厥阴多病血证的特点卓然可见。至于厥阴热证的唾脓血和下利脓血等证，也都与肝血有着千丝万缕的联系，凡研究伤寒者，不可不知。

总的来说，厥阴病篇是《伤寒论》中比较难懂的一章，由于注家的观点不同，更给后人增添了学习上的困难。本文根据中医传统说法，试图用阴阳错杂、阴阳消长、阴阳顺逆和气血不调这一条主线，将厥阴病篇的整个内容贯穿起来，并力求使用这一观点对厥阴病篇的证候表现与病机特点进行分析，从而能使读者在纷乱难懂的条文中，有一个比较可靠的纲领可寻。这样，则便于学习和理解全篇内容，以及指导临床辨证论治的应用。最后，一言以蔽之曰：厥阴病的阴阳错杂、阳明消长、阴阳顺逆等变化，不过是阴阳矛盾运动中的几个不同的表现形式而已，所以它不能超出阴阳学说之外，这就是厥阴病的根本。

《伤寒论》的气化学说

研究《伤寒论》的六经辨证理论是丰富多彩，美不胜收的。其中以六经六气标本中见理论，指导六经证治之法称之为气化学说。这个学派的代表人物有张隐庵、陈修园等人，在清代受到伤寒学家的重视。时至今日，气化学说处于被否定的局面，甚至有的伤寒家目为形而上学加以批判。殊不知，气化学说乃是伤寒学的最高理论，它以天人相应的整体观念，沟通人体经气,寓有辩证法的思想体系。

有人说:张仲景只讲六经阴阳,而不讲六气阴阳。我认为这话不对。张仲景是讲六气阴阳的,并且有其文章为证。《原序》说:"夫天布五行,以运万类,人禀五常,以有五脏。经络腑俞,阴阳会通,玄冥幽微,变化难极。"这段话的意思是说,仲景认为自然界分布着木火土金水的五行,用以化生风寒暑湿燥火天之六气,而后才能化育万物,品类咸彰。人体禀受五运六气,具有五脏、经络、腑俞,阴阳交会贯通,玄妙深奥,千变万化而难以穷尽。

以上就是仲景讲求气化学说的一个明证,任何人都不能对此加以否定。

气化学说来源于《内经》的运气学论。《内经》的大论七篇以《阴阳大论》为矢,张仲景的著作撰用了《阴阳大论》的内容,在《伤寒例》中可见其痕迹或者说一鳞半爪。以是之故,气化学说经过伤寒学家们的发掘与移植,用以说明六经六气标本中见之理,以反映六经六气为病的生理病理特点而指导于临床。

《素问·六微旨大论》说:"少阳之上,火气治之,中见厥阴;阳明之上,燥气治之,中见太阴;太阳之上,寒气治之,中见少阴;厥阴之上,风气治之,中见少阳;少阴之上,热气治之,中见太阳;太阴之上,湿气治之,中见阳明。所谓本也,本之下,中之见也,见之下,气之标也。"

张介宾注曰:"三阴三阳者,由六气之化为之主。而风化厥阴,热化少阴,湿化太阴,火化少阳,燥化阳明,寒化太阳,故六气谓本,三阴三阳谓标也。而兼见于标本之间者,是阴阳表里之相合,而互为中见之气也,其于人之应之者亦然。故足太阳、少阴二经为一合;而膀胱与肾之脉互相络也。足少阳、厥阴为二合,而胆与肝脉互相络也。足阳明、太阴为三合,而胃与脾脉互相络也。手太阳、少阴为四合,而小肠与心脉互相络也。手少阳、厥阴为五合,而三焦与心包络之脉互相络也。手阳明、太阴为六合,而大肠与肺脉互相络也。此即一表一里,而阳中有阴,阴中有阳之义。"

由于《内经》建立了阴阳六气标本理论,又有"物生其应,气脉其应"的天人合一原理,所以,就为伤寒学的六经气化学说提供了理论和方法上的根源。由此而论,用气化学说研究《伤寒论》乃是最高层次,应当另眼看待,不得加以非议。

下面将六经六气标本中见格式分述如下:

（1）六经标本中气：六经之气以风寒暑湿火燥为本，三阴三阳为标。本标之中见者为中气。中气如少阳、厥阴为表里；阳明、太阴为表里；太阳、少阴为表里。表里相通，则彼此互为中气。

（2）脏腑经络之标本：脏腑为本居里，十二经为标居表。表里相络为中气居中。所谓络者，乃表里互相维络，如足太阳膀胱经络于肾，足少阴肾经亦络于膀胱也。

（3）《素问·至真要大论》曰："少阳、太阴从本，少阴、太阳从本从标，阳明、厥阴不从标本，从乎中也"。何为少阳、太阴从本者，以少阳本火而标阳，太阴本湿而标阴，标本同气，故当从本。然少阳、太阴亦有中气而不言从中者，以少阳之中厥阴木也，木火同气，木从火化矣，故不从中也。太阴之中阳明金也，土金相生，燥从湿化矣，故不从中也。少阴、太阳从本从标者，以少阴本热而标阴，太阳本寒而标阳，标本异气，故或从本或从标而治之有先后也。然少阴、太阳亦有中气，以少阴之中，太阳水也；太阳之中，少阴火也。同于本则异于标，同于标则异于本，故皆不从中气也。至若阳明、厥阴不从标本从乎中者，以阳明之中，太阴湿土也，亦以燥从湿化矣。厥阴之中，少阳火也，亦以木从火化矣。故阳明、厥阴不从标本而从中气也。要之五行之气，以木遇火则从火化，以金遇土同从湿化，总不离于水流湿，火就燥，同气相求之义耳。然六气从化，未必皆为有余，知有余之为病，亦当知其不及之难化也。夫六经之气，时有盛衰，气有余则化生太过，气不及则化生不前；从其化者化之常，得其常则化生不息，逆其化者化之变，值其变则强弱为灾。如木从火化也，火盛则木从其化，此化之太盛也！阳衰则失其化，此化之不前也；燥从湿化也，湿盛则燥从其化，此化之太过也。土衰则金失其化，亦化之不前。五行之气正对俱然，此标本生化之理所必然者，化而过者宜抑，化而不及者不宜培耶？

以上之论采集了张景岳、陈修园对六经六气标本中见从化之理，玄冥幽微，实非一目了然之事。并且古人对从标、从本、从中见之理，不联系六经的生理病理有机地进行辨析，而只用六气标本中见的从化模式解释六经病证，反使读者丈二和尚摸不着头脑，难于接受气化学说之旨趣。渡舟不才，试以个人之见，以新的观念解释六经之为病，总以临床实践作为立足点。

一、太阳经病

太阳为寒水之经,本寒而标热,中见少阴之热化。古人认为太阳标本气异,故有从本、从标两从之说。然而,寒水虽为太阳之本,但它能发生标阳之热,因为太阳的中气是少阴(古人只讲"表里相络者为中气居中"的形式和位置,而不谈中气与本经的生理病理关系),少阴之气为热,与太阳膀胱相通,所以它能温化寒水变而为气,则外出太阳,达于体表,布于全身,起到固表抗邪的作用。可以说"气"从水生,"水"则由气化,两者相互为用,达成阴阳表里之关系,亦见太阳藉赖"中气"的气化功能而成其生理作用。因此,在太阳病中也出现了较多的少阴寒证,如第29条的四逆汤证,第61条的干姜附子汤证,第82条的真武汤证等,这和太阳的中气少阴阳虚气化不及,有着千丝万缕的内在联系。

外邪初客于表时出现的恶寒之证,陈修园曰:"太阳主人身最外一层,有经之为病,有气之为病……何以谓气?《内经》云:太阳之上,寒气主之,其病有因风而始恶寒者,有不因风而自恶寒者,虽有微甚而总不离乎恶寒。盖人周身八万四千毛窍,太阳卫外之气也。若病太阳之气,则通体恶寒,若病太阳之经则背恶寒。"

至于太阳病出现"发热"之证,我们可理解为从太阳标气之热而化生。旧注至此,则不再发挥其义使读者难明。前言太阳之气布于周身卫外而为固也,若被邪伤则阳气郁而不开,阳(正)与邪争,故而发热。陈修园注云:"按风阳邪也,太阳之标为阳,两阳相从之为病,重在发热二字。"他道出了阳郁发热的病机。

太阳之本为寒水,太阳之标为阳热,这就是中气(少阴之热)把太阳寒水温化而为气,所以,就改变了单一的太阳水寒格局。如果太阳经标阳之邪而及于腑,经标有邪则脉浮、发热;本腑气不化津则见口渴而小便不利。仲景治用五苓散发汗以利小便;若太阳本腑之邪及于经标,本腑有病则小便不利,心下满微痛;经标有病则头项强痛、无汗而翕翕发热,仲景治用桂枝去桂加茯苓白术汤,是利小便以解外之法。

清人唐容川对这两条(28条、71条)体会颇深,他说:"五苓散重在桂枝以发汗,发汗即所以利水也;此方(指桂枝去桂加茯苓白术汤)重在苓术以利水,利水即所以发汗也。实知水能化气,气能行水之故,所以左宜右有。"唐氏的话,如用太阳标本寒热以及中见少阴热化之理分析,既揭示了太阳标本之间的发病关系,又能道出"中气"在发病中的作用,故成为气化学说之理论。

二、阳明经病

古人认为:阳明气化不从标本,而从太阴中见之湿化。因为两阳合明,名曰阳明,则其经阳气之旺盛亦可见矣。故必以阴制之,以节其燥亢,方使气和而无病。为此,应从中见太阴之湿而使平。况且,阳明恶燥而喜湿,燥得湿则相济为美。若湿太盛,或燥太盛,则燥湿不得其平反而为病。例如:阳明之中气(湿)不及,则不从中化而反从本气之燥化;抑或从阳明标阳之热化,则阳明燥热亢盛,更可发生阳明病的"热证"或者"实证"。

阳明病的热证;在于上者,则心中懊恼,舌上有苔;在于中者,则渴欲饮水,口干舌燥;在于下者,则脉浮发热,渴欲饮水,小便不利。

阳明病的实证:潮热,腹满,大便燥不解,手足濈然汗出,谵语,脉沉紧,舌燥苔黄。

古人认为:阳明从中见之湿化,这在《阳明病篇》体现的非常突出,例如第187条:"伤寒脉浮而缓,手足自温者,是为系在太阴。太阴者,身当发黄,若小便自利者,不能发黄。至七八日大便坚者,为阳明病也。"陈修园注曰:"阳明与太阴,正气相为表里,邪气亦交相为系。伤寒阳明脉大,今浮而缓,阳明身热,今止手足自温,是为病不在阳明而系在太阴。太阴者,湿土地,湿热相并,身当发黄。若小便自利者,湿热得以下泄,故不能发黄。至七八日已过,为八日值阳明主气之期,遂移其所系,而系阳明,胃燥则肠干,其大便无有不硬者,以为阳明也。"陈修园又说:"此节合下节,明阳明与太阴相表里之义也。"殊不知阳明从中见太阴之湿化为正局,而不从标、本之化也。所以本节为中见太阴湿化之典范,陈氏反解为阳明与太阴相表里之病,勿乃千虑之一失欤?

由上所述可以看出:阳明病燥则从本,热则从标,湿则从中见也。读古人书,要理解其意义,所以古人指定从中见之义,是让我们从湿的对立之气,去认识燥热之病。何况阳明病开宗明义而以三阳阳明立论,首先提出"太阳阳明为脾约",把脾之津液为胃燥所竭约,结合阳明中见太阴湿化之理,能不令人玩味而无穷耶?

另外,也应看到,在阳明病中出现了大量寒湿证治,正如张隐庵所说:"阳明发热而渴,大便燥结,此阳明之病阳也。如胃中虚冷,水谷不别,食谷欲呕,脉迟恶寒,此阳明病中见阴湿之化也"。张氏虽然论寒湿,但湿热诸证自在言外。

三、少阳经病

少阳本火而标阳,中见厥阴风木。因少阳标本同气,故从本气之火以概其标。然少阳为始生之阳,其气向上向外,生生不已,最畏邪气抑郁其气机。另外,少阳之气初出于地上,虽然生机盎然,然稚而不强,必须藉赖中见厥阴之风阳温煦鼓动,以助少阳生升之气不已。

少阳病的口苦,咽干,心烦等热证,是邪从少阳之本火气之化也;其胸胁苦满,默默不欲饮食,乃是少阳受邪之后,气机郁勃不舒之象也;至于头目眩晕,又是中见风木之气的病机反映也。令人最感兴趣的是:少阳与厥阴两经在发病中的证候亦颇近似,如少阳病的咽干与厥阴病的消渴;少阳病的心烦与厥阴病的心中疼热;少阳病的默默不欲饮食与厥阴病的饥不欲食;少阳病的喜呕与厥阴病的吐蚘;少阳病的往来寒热与厥阴病的厥热胜复,两经在证候上都有貌似神合之处。由此观之,少阳为病不但从本,亦未尝不从中气之化也。

四、太阴经病

太阴本湿而标阴,中见阳明燥化。因其标本气同不悖,故太阴从本以概标。太阴既从本气之湿寒,则中焦清浊失判,正如第273条所说:"太阴之为病,腹满而吐,食不下,自利益甚,时腹自痛,若下之,必胸下结硬。"

按脾主腹,太阴为病,无论传经而成,或因湿寒直中,或误治损伤脾阳,而使脾阳不运,湿寒内阻,表现为腹胀满;湿寒凝于中州,所以在腹满的同时还常兼见腹痛,因属虚寒,故疼痛喜温喜按。脾与胃互为中见,寒湿困脾,清阳不升,水谷不化,故见下利;寒湿犯胃,浊阴不降,胃气上逆,故而作吐。脾运不健,胃气呆滞,所以饮食不下。下利本属虚寒,利则虚寒越甚,因而上述诸证也就愈重;病属虚寒,法当温补,若误以实证而用攻下,则脾气受创,寒湿更加凝结,则见胸下结鞕。

但是从辨证上看,太阴湿寒得以猖獗,必是阳明中气燥化之不及,阳不胜阴,故有脾家寒湿之变。

试观《太阴病篇》第278条所云:"伤寒脉浮而缓,手足自温者,系在太阴。太阴当发身黄,若小便自利者,不能发黄。至七八日,虽暴烦下利日十余行,必自止。以脾家实,腐秽当去故也"。钱璜注曰:"缓为脾之本脉。因邪入阴经,故无发热等证也。手足自温者,脾主四肢也。以手足而言自温,则知不发热矣。邪在太阴,所以手足自温,不至如少阴、厥阴之四肢厥冷,故曰系在太阴。然太阴湿土之邪郁蒸,当发身黄,若小便自利者,其湿热之气已从下泄,故不能发黄也。如此而至七八日,虽发暴烦,乃阳气流动,肠胃通行之征也。下利虽一日十余行,必下尽而自止。盖以湿气实于脾家,故肠胃中有形之秽腐当去,秽腐去,则脾家无形之湿热亦去故也。此条当与正阳阳明发黄篇第七十七条。"以上之文,证实了阳明与太阴的中气为病关系,燥湿转化的微妙之理,使人玩味无穷。

五、少 阴 经 病

少阴本热而标阴,中见太阳寒水之气化。因其标、本之气迥异,故少阴气化应本、标两从。所以,后世注家反映少阴为病,总不外寒化与热化两类。

1. 少阴寒证

第282条曰:"少阴病,欲吐不吐,心烦,但欲寐。五六日自利而渴者,属少阴也。虚故引水自救,若小便色白者,少阴病形悉具。小便白者,以下焦虚有寒,不能制水,故令色白也。"程应旄注曰:"治之不急,延至五六日,下寒甚而闭藏彻矣,故下利……虚故引水自救,非徒释'渴'字,指出一'虚'字来,明其别于三阳证之实邪作渴也。然则此证也,自利为本病。溺白正以征其寒,故不但烦与渴以寒断,即从烦渴,而悉及少阴之热证,非戴阳即格阳,无不可以寒断,而从温治……肾水欠温,则不能纳气,气不归元,逆于膈上,故欲吐不吐,肾气动膈,故心烦。"

2. 少阴热证

第303条曰:"少阴病,得之二三日以上,心中烦,不得卧,黄连阿胶汤主之。"少阴病,得之二三日以上,若属阳虚阴盛的,则以但欲寐、寤少寐多为主;若属阴虚阳亢的,必见心烦,不得卧寐。因为在正常的生理情况下,心火要不断下降以温肾水,肾水亦不断上承以济心火,少阴心肾水火能以交通既济,才能达到阴平阳秘、阴阳相对的平衡状态,从而维持人体正常的活动。而今少阴病肾水亏虚,心火无制而上炎,阳不入阴而躁扰,就会发生心烦特甚以致不能卧寐之证。其证既属阴虚火旺,必见舌质红绛,苔净而光,甚则鲜艳如草杨梅,脉数而细,小便色黄等症。

以上举寒化与热化两类证候,以反映少阴为病标、本两从之情况。

少阴病除从标、本之气化以外,也与中见太阳有关。例如第316条的"少阴病,小便不利……此为有水气,治用真武汤";第293条的"以热在膀胱,必便血也。"可见,少阴无论从寒从热,而与中见之太阳膀胱仍有互相沟通的内在联系。

六、厥 阴 经 病

厥阴本气为风,标气为阴,中见少阳相火。古人认为厥阴不从标本而从中见之少阳火气。这是因为两阴交尽,名曰厥阴,阴气到此已极尽,则阴极阳生,故从中见少阳之火化。此时由阴变阳,阴退阳进,则使生气相续而不致绝灭。

第326条曰:"厥阴之为病,消渴,气上撞心,心中疼热,饥而不欲食,食则吐蚘,下之利不止。"

厥阴病,是伤寒六经病证的最后阶段,为三阴经之末。病至厥阴,则阴寒极盛,但是物极必反,物穷则变,故阴寒盛极,则有阳热来复,也就是阴尽而阳生,寒极则生热。厥阴与少阳为表里,而又从中见少阳之火化,少阳为一阳之气,乃是阳气的初生,奠定了阴尽阳回的基本条件。所以,上述之厥阴提纲证阴中有阳,常以寒热错杂的证候为其特点。由于阴阳有消长,寒热有胜复,故厥阴病又可表现为寒证、热证以及阴盛亡阳的死证。

厥阴病从本气风化证者,如气上撞心,心中疼热是也;从标阴寒化证者,如干呕,吐涎沫,头痛是也;从中见少阳火化证者,如呕而发热是也。然而应该指出的是,厥阴病以寒热错杂之证为主,以尽阴阳对立统一、转化与变革的运动规律。

七、小　结

以上论述了六经为病的标本中见气化学说,以反映六经六气阴阳气化之理,充分体现了气化学说湛深的理论。但是临床医家只承认肝风上旋,脾湿不运,心火炎上之说,奉为圭臬,惟对伤寒之六经六气气化学说,则嗤之以鼻,不屑一顾,甚至百谤丛生,以致仲景之学、《内经》奥旨不得发扬,则何其偏也。

谈谈成无己对《伤寒论》的贡献

在中医古典著作中,若以注家之多来论,当首推张仲景的《伤寒论》。但是,《伤寒论》文简义深,真正做到注解其旨趣的,则亦寥寥可数。

许叔微曾说:"读仲景论,不能博通诸医书,以发明其隐奥,专守一书,吾未见能也。"由此可见,注释《伤寒论》亦非易事。为此,第一个注解《伤寒论》的大师成无己,则不能不引起我们的重视。

成无己,山东聊摄人,后来聊摄并于金,故又称金人。成氏的父祖皆习医,当时颇有声誉,是医学的世家,故其造诣极深。成氏不但精于医理,且又擅长于临床,据其友王鼎在《注解伤寒论·后序》里说:"目击公治病,百无一失",其言似属夸张,但却反映了他高超医术的事实。

由于成氏既有理论,又有实践,所以,他注解的《伤寒论》闪烁着绚丽夺目的光彩,而被后世医家所称道。例如:魏公衡评价他的注解有"言意简明,援引有据,直本仲景之旨,多所发明"之语。其对成氏的推崇,自非一般注家所可比。

应当指出的是,成氏取得的伤寒成就是与他的顽强意志分不开的。成氏活了九十多岁,而用于注书的时间竟长达四十余年,大约在他八十岁高龄时,其著作方脱稿。这种坚持不懈,老而弥坚的精神,为我们树立了榜样。

成氏的著作,有《伤寒明理论》三卷,《方论》一卷,《注解伤寒论》十卷(以下简称"成氏伤寒三种")。但是,《注解伤寒论》未及问世,成氏却溘然长逝。后来王鼎重获此书,亟为梓版印行,乃得以流传至今。"成氏伤寒三种"有其内在联系,是鼎足而立,相得益彰的完整之著。所以,学则皆学,而不偏废,方符成氏著书之旨。

为了介绍成氏对《伤寒论》的贡献,兹录以下诸文,并加以分析,为同道中人提供研究伤寒学的参考。

一、《伤寒明理论》

《伤寒明理论》共三卷,凡五十篇。从"发热"至"劳复"共论五十个证候。成氏论证方法,有定体、分形、明证、辨非等层次。因此,他明伤寒、辨证候、质难析疑,独树一帜,不愧为宋金时代伤寒学派的大师。现举成氏所论四证如下,藉以说明成氏研究《伤寒论》的辨证思想和注解方法。

(1)振证:"伤寒振者,何以明之? 振者,森然若寒,耸然振动者是也。伤寒振者,皆责其虚寒也。至于欲汗之时,其人必虚,必蒸蒸而振,却发热汗出而解。振,近战也,而轻者为振矣。战为正与邪争,争则为鼓栗而战;振,但虚而不至争,故至耸动而振也。"从这一段可见成氏以"森然若寒,耸然振动"而定振之体;以"伤寒振者,皆责其虚寒",是论振之机,以振近战而较轻,而分振与战之证形;以战有争而振无争,以明振与战之孰是孰非,层次清晰,说理透彻,为《伤寒论》有关"振"证做出了详细的说明,而有利于读者学习。

(2)战栗证:"伤寒战栗,何以明之? 战栗者,形相类而实非一也……战者,身为之战摇者是也;栗者,心战是也,战之与栗内外之诊也。"

上文论振战，此论战栗，乃相继发明，而恐发生混淆。成氏指出的"战栗者，形相类而实非一。"目的在于"辨非"。辨非，是一种分析相似而相异的证候，也是在辨证中不可缺少的方法。成氏说的"战者，身为之战摇"，其证在于外；"栗者，心战是也"，指其战在于内，故归纳为"战之与栗内外之诊也。"

观其以上之论证，虽只寥寥数语，却把振与战分析得清清楚楚，有一锤定音之效，使人读后眼明心亮，无复滋疑。

（3）四逆证："伤寒四逆，何以明之？四逆者，四肢逆而不温者是也……伤寒始者，邪在皮肤，当太阳阳明受邪之时，则一身手足尽热，当少阳太阴受邪之时，则手足自温，是表邪渐缓而欲传里也。经曰：伤寒四五日，手足温而渴者，小柴胡汤主之，是太阳之邪传之少阳也。伤寒脉浮，手足自温者，是为系在太阴，是少阳邪传于太阴也。是知邪气在半表半里，则手足不热而自温也。至于邪传少阴，为里证已深，虽未至厥而手足又加之不温，是四逆也；若至厥阴则手足厥冷矣。"

四逆与手足厥冷，注家很少分析，因之往往混为一谈，致使少阴与厥阴无法在手足冷上加以判断。成氏指出四逆在少阴而轻，厥冷在厥阴而重；他从手足热到手足温，从四逆到手足厥冷，采用了对比的写法，而又层层剖析，务使真情大白，写得淋漓尽致，使人读之有拍案叫绝、恍然大悟之感。

（4）咳证："伤寒咳者，何以明之？咳者，声咳之咳，俗谓之嗽者是也。肺主气，形寒饮冷则伤之，支气上而不下，逆而不收，冲击膈咽，令喉中淫淫如痒，习习如梗，是令咳也。甚者续续不已，连连不止，坐卧不安，语言不竟，动引百骸，声闻四近矣。"

由上可见，成氏辨证的功夫是如何的高超？大有如闻其声、如见其状的效果，使读者能更好地抓住临床辨证的要害。从以上选录四证来看，可见成氏辨证之微，分析之透，遇疑似者判之，晦涩者明之，其有功伤寒之学可云溥矣。故严器之说："无己撰述伤寒义，皆前人未经道者，指在定体、分形、析证，若因而异者明之，似是而非者辨之"，可谓恰如其分。

二、《方论》

伤寒《方论》凡一卷，从桂枝汤开始，至抵当汤止，共载方二十首。

对用方遣药之理,六经为病之治,都有深刻的见解。成氏在自序中说:"然自古诸方,历岁浸远,难可考评,惟张仲景方一部最为众方之祖……一百一十二方之内,择其医门常用者,方二十首,因以方制之法明之,庶几少发古人之用心焉。"以上就是成氏《方论》的基本宗旨,现选析其注解一例:

小青龙汤方:"寒邪在表,非甘辛不能散之,麻黄、桂枝、甘草之辛甘,以发散表邪;水停心下而不行,则肾气燥,《内经》曰:肾苦燥,急食辛以润之,干姜、细辛、半夏之辛,以行水气而润肾。咳逆而喘,则肺气逆,《内经》曰:肺欲收,急食酸以收之,芍药、五味子之酸,以收逆气而安肺。"成氏所引两则经文,俱出《素问·脏气法时论》,原文作:"肺欲收,急食酸以收之……";"肾苦燥,急食辛以润之,开腠理,致津液,通气也。"成氏以经解论,以论证经,彼此阐发,不但阐明仲景之学,而又发扬内难之义。成氏"以行水气而润肾"一语,不仅说明了辛药的作用,也说明了气行水散的机制,使人越读而越有趣。

三、《注解伤寒论》

成氏《注解伤寒论》的写作特点有以下四个方面,现扼要说明如下:

(1)忠实原著:成氏的注解以忠实原文见长,他能解者则解之,不能解者则存之,决不任意擅改原著,态度既客观而又谦谨。

(2)文朴少华:成氏为文,朴实而不浮华,言简意赅,切合实践而颠扑不破,使人咀嚼不尽,玩味无穷。

(3)重视脏腑和经络的整体功用:成氏论病,重视脏腑和经络的整体作用,以阴阳表里寒热虚实诸般证候的物质基础,作为辨证论治的客观依据,故能一脉相传,而不离轩岐之道。

(4)以经解论:成氏注《伤寒论》最大的特点是采用了"以经解论"的方法。究其原因,可能是从《伤寒论》原序"撰用素问、九卷、八十一难、阴阳大论……"得到的启示。这样做从某种意义上讲才能探本寻源,以穷伤寒之理。因此,"以经解论"就成为成氏伤寒学派的特色。

考《内》《难》似乎重于理而略于事,《伤寒论》则又重于事而略于理。为此,以经解论则互相渗透,不但解释了伤寒之理,同时又起到了"以论证经"的效果。为了证实经与论的辩证关系,兹选成注二则以资说明。

(1)释发汗遂漏不止:"太阳病,因发汗,遂汗漏不止而恶风者,为阳气不足。因发汗,阳气益虚而皮腠不固也。《内经》曰:膀胱者,州都之官,津液藏焉,气化则出。小便难者,汗出亡津液,阳气虚弱,不能施化。四肢者,诸阳之本也。四肢微急,难以屈伸者,亡阳而脱液也。《针经》曰:液脱者,骨属屈伸不利。"成氏所引之经文,一是《素问·灵兰秘典论》,一是《灵枢·决气》,不但引证确切,而且从理论上阐明了汗漏不止等问题。通过汗漏不止的病例,也证实了《内经》之言经得住实践的检验。由此可见,经与论结合,相得益彰,承先启后,是成氏对《伤寒论》的贡献,读成氏注解必须看到。

(2)释心下有水气:"伤寒表不解,心下有水饮,则水寒相搏,肺寒气逆,故干呕发热而咳。《针经》曰:形寒饮冷则伤肺,以其两寒相感,中外皆伤,故气逆而上行,此之谓也。"成氏说的《针经》即《灵枢·邪气脏腑病形》。原文作:"形寒寒饮则伤肺,以其两寒相感,中外皆伤,故气道而上行。"成氏将"寒饮"作"饮冷","气道"作"气逆",变通文字以解论义,则使人易读易懂,难能可贵。

综上所述可见:"成氏伤寒三种"对《伤寒论》的贡献是很大的。第一,他是《伤寒论》的第一个注家,是史无前例的,为后世注家开拓了先河。第二,他在辨证方面作出了光辉的典范,能与仲景息息相通,而能道出其本来的面目。第三,他以经解论,探本求源,又起到了以论证经,互相发明的作用。

对《伤寒论》的紧脉进行对比分析

考《伤寒论》有关紧脉辨证的问题大约有二十多处,虽然都以紧脉为主,然在辨证论治上却有不同,为了探求平脉辨证之理,实有综合归纳、对比分析之必要。现简述如下,以供同道们参考。

紧脉主病,概括来讲主要有三种,即:寒证、实证、痛证,并且往往同时出现。为了说明问题起见,在六经分证的前提下,试将紧脉主病的不同情况加以介绍。

一、太阳病,脉浮紧

太阳病为表证。如被寒邪所伤,则见"脉阴阳俱紧"。"脉阴阳俱紧",是指寸、尺脉位皆见紧脉。然寒邪束表,正气抵抗于表,故脉紧而浮,也自在言外。

(1)紧脉主寒:浮紧之际,是为表寒之诊。寒邪伤阳最为酷烈,其发热虽有早晏之分,但恶寒之证必定先见。伤寒恶寒,即使拥被向火,概不能缓减。自觉寒从背起,洒洒然、渐渐然,及于全身,而畏恶为甚。

(2)紧主疼痛:寒邪客表而使荣卫不利,气血凝涩,经脉拘急,脉来浮紧,故可出现头痛、身疼、腰痛、骨节疼痛等证。

(3)紧主邪实:太阳之寒邪束表,寒主收引,而使皮毛腠理为之闭敛,则荣卫皆实。所以,虽然一身灼热,但无半点汗意可言。以其无汗,故称为表实之证。皮毛者,肺之合也。今寒凝表闭,而使肺气不利,故可使人发生气喘。针对这一情况,仲景名为"无汗而喘"。他提示了"无汗"和"气喘"两个证候,又揭出"无汗"与"气喘"的因果关系。

二、若太阳病,浮紧不去

上述之太阳伤寒,如不用麻黄汤发汗解表,以致寒邪不去,而浮紧仍在。寒邪久羁,则阳郁不伸。此时寒邪欲出而无机,欲传而又难入;阳气既不能拒邪外出,又不能得汗而宣达。正邪势均力敌,相峙于表,把人憋得烦躁不安,仲景称之为"不汗出而烦躁者"。明确指出:烦躁的产生是由于不出汗之故,治用大青龙汤,峻发寒闭阳郁之汗,则表可解,脉紧去,烦躁自安。

三、若寒欲化热,则脉由紧变缓

夫寒客于表,阳气被郁,则随着人体的阳气而使寒邪渐趋化热。紧主寒，缓主热，尤怡云："脉缓者，变热是也。"则脉由浮紧一变而为浮缓。所以第39条才说："伤寒脉浮缓"。这是仲景继第38条的"脉浮紧"，又谈到"脉浮缓"，说明表寒化热的程序和脉证变化。伤寒邪在表则身疼，邪入里则身重、经脉不为拘急，故身不疼但重。"紧"与"缓"本是互相对比之文，而不是孤立地去谈脉缓。有的注家不从两条对比进行分析，不能从表证的发展以求其变化，必然离开仲景之意境，而在什么"缓者风之证"上求根本，难免就离题而越来越远，类似这样的问题尚不止此。如第27条的"太阳病，发热恶寒，热多寒少，脉微弱者，此无阳也，不可发汗，宜桂枝二越婢一汤"，其精神与"伤寒脉浮缓"有近似之处。有的注家竟不知"脉微弱"与"热多寒少"的寒邪化热关系，反而将"脉微弱"与"此无阳也"作为括弧句子加以处理，因而就犯了主观片面的错误，并且把人也引入了歧路。

四、阳明病的脉紧，又与太阳病不同

太阳病的脉浮紧，主伤寒无汗表实。而阳明病的脉浮紧，则主经中受邪，而腑已成实。何以见之？如第201条的"阳明病，脉浮而紧者，必潮热发作有时。"可以看出，紧在太阳则主表实，若在阳明则主里实；紧在太阳则无汗，在阳明则有汗；紧在太阳则恶寒，在阳明则必发潮热。如此种种，不一而足，必须互相对比，才能使人别开生面，而做到同中求异。

五、若少阴病脉阴阳俱紧，则主寒盛亡阳

脉紧主寒盛之证，若见于少阴，则有寒盛亡阳之变。第283条说："病人脉阴阳俱紧，反汗出者，亡阳也。此属少阴，法当咽痛而复吐利。"这是因为太阳与少阴经脉相连，互为表里。如少阴阳气充盈，则外助太阳而抗邪有力，可使在表之邪不能内传。如果少阴之阳气先虚，则资助太阳之力不足，致使太阳之邪由表入里飞渡少阴，形成寒盛于里，而使阳气失去固表摄阴作用，故脉紧而反汗出，则病不属太阳，而属于少阴。此证不但汗出，而且由于里寒也有吐泻与手足厥逆之证，治当扶阳祛寒为急

务。仲景未出方治,通脉四逆汤等则不啻三年之艾矣。然而此证若由脉阴阳俱紧变为"脉暴微",手足由厥转温,则反映了阳气自复,寒邪已有退却之势,主其病为欲愈。此时纵有心烦、下利之证,亦无碍大体,而终必自解。

六、脉若乍紧,其病为何

有的病是脉乍紧、乍不紧,而令人捉摸不定。此证乃痰实有形之邪,随气机上下而痹于胸中。痰上痹胸阳,不能外达四末,则有时手足发生厥冷而脉乍紧;若痰随气下而不上痹胸阳,则手足厥冷不发,脉亦不紧。紧主邪实,实则易聚,故除手足厥冷以外,必见心下痞满,饥不能食等证。治当因势利导,在脉乍紧时,用瓜蒂散涌出胸中痰浊实邪则瘳。

七、脉沉紧而证候又有不同

脉沉紧主里实与疼痛。如仲景所述"大结胸"三证,即:脉沉紧,心下痛,按之石鞕。夫大结胸证,为水热凝结的实证,故脉来沉紧而有力。然结胸证又有"从心下至少腹满鞕而痛不可近者"的剧烈疼痛特点,而应紧脉主痛,自是理所当然之事。

另外值得一提的是,《伤寒论》有时紧弦常互相借用,例如第67条之"脉沉紧",第108条之"寸口脉浮而紧",第266条之"脉沉紧者",其"紧"字皆应作"弦"字体会,方能使脉证相符而不发生矛盾。又因紧脉以力言,脉来紧张而有力;弦脉以形状言,如按琴瑟弦,端直以长。所以两脉可假借而用,但又不能混为一谈也。

由上述可见,太阳病的脉紧变缓,为寒邪化热;阳明病的脉紧则为里实已成;少阴病的脉紧变微,则为寒邪欲去;结胸脉紧主实、主痛;痰痹胸阳,则脉来乍紧;少阴脉紧,则主寒盛亡阳。可见紧脉为病,有不同场合,也有不同的辨证标准。古人云:"比为六义之一",通过紧脉相互对比以及紧脉的发展变化,使我们眼界大开,不仅加深了认识,还提高了水平,一隅三反,而为研究伤寒学者告。(条文号码依赵开美本)

试论"错简派"之非

张仲景以悲天悯人的思想感情与继承发扬的大无畏精神,"撰用《素问》《九卷》《八十一难》《阴阳大论》《胎胪药录》,并《平脉辨证》,为《伤寒杂病论》合十六卷。虽未能尽愈诸病,庶可以见病知源"。

然而《伤寒杂病论》问世不久即散失不全,幸赖晋太医令王叔和搜集遗失之论而撰次之,乃传于世。"张经王传",叔和功劳与日月同辉,若无叔和撰次整理,则旷世巨著早已湮没无闻矣。

经过叔和撰次的仲景之书,魏晋学者及医家皇甫谧亲见之。《针灸甲乙经·序》云:"近代太医令王叔和撰次仲景遗论甚精,皆事施用。"自皇甫谧至金成无己凡八百余年,其间医家学者,对王叔和整理撰次之《伤寒论》推崇有加,皆无异辞。北宋的高保衡和林亿精于医籍考证校雠之学,称"自仲景于今八百余年,惟王叔和能学之"。八百余年的历史不为不长,所经历的医家学者亦不为不多。从历史唯物主义观点来论,王叔和为发扬仲景之学立下了汗马之功。

到了明朝万历年间(公元1523年),安徽歙县医家方有执在他著的《伤寒论条辨》中说:"愚自受读以来,沉潜涵泳,反复绀绎,窃怪简篇条册,颠倒错乱殊甚。盖编始虽由于叔和,而源流已远,中间时异事殊,不无蠹残人弊,今非古是,物固然也。"在此思想指导下,他主张删去疑为王叔和所加的"伤寒例",并把"辨脉法""平脉法"移于篇后。方氏很有礼貌,也很委婉地评论了王叔和,犹不失大家风范。由于方氏作俑,开"错简"之先,继之而起的则有江西的喻嘉言先生。

喻嘉言(公元1585—公元1664年),明、清间江西新建(南昌)人。著《尚论张仲景伤寒论重编三百九十七法》(简称《尚论篇》),享名于世。喻嘉言指斥王叔和不遗余力,大大超过了方有执之上。他说:"林、成二家,过于尊信叔和,往往先传后经,将叔和纬翼仲景之辞,且混编为仲景之书,况其他乎?如一卷之'平脉法',二卷之'序例',其文原不雅驯,反首列之,以错乱圣言。"

又云："如始先'序例'一篇，蔓引赘辞，其后'可与'、'不可'诸篇，独遗精髓。'平脉'一篇，妄入己见。总之，剪碎美锦，缀以败絮，盲瞽后世，无繇复睹黼黻之华。"喻氏认为："仲景之书，叔和但言搜采，其非寤寐神游可知，所以不窥作者之原，漫无表章之实，孰谓叔和为仲景之徒耶？"

自方有执、喻嘉言力主叔和杂以己意以入圣经之说，继之而起的则有张路玉、吴仪洛、程应旄、周扬俊等医家，反复攻击，声势甚大。

王叔和为魏、晋时期著名的医学家。曾任太医令，性度沉靖，尤好著述，博通经方，洞识修养之道。精意脉法，尝以为脉理精微，其体难辨，在心易了，指下难明。其所著《脉经》诚为脉学之津梁，医家必读之书也。王氏又精于伤寒之学，而与仲景弟子卫汛过从甚密，实为私淑于仲景之门下。《外台秘要》将其列为唐以前论治伤寒八家学说之一。可见王叔和并非等闲之辈，他撰遗论，比迹先圣，如孔、孟之薪火相传，渊源有自，乃是一位名垂史册的伟大医家。

令人难解的是：大名鼎鼎的喻嘉言先生对待王叔和，闭口不言其功，非常蔑视"撰次"，出言不逊，傲慢已极！喻嘉言咬定"平脉法""伤寒例"为叔和所增，妄入叔和个人之见。比如"剪碎美锦，缀以败絮"，挖苦王叔和为甚。

余认为：方、喻之说，诋毁叔和之处，漏洞百出，不任推敲，今不揣浅陋，一驳"错简派"之非，为叔和一洗不白之冤。

《伤寒挈要》云："《伤寒论》这部书，文义并茂，其组文构思，极尽含虚吐纳，虚实反正，宾主假借，对比发挥之能事，是用二分法、两点论写成这部书，故在辨证中有其潜移默化的感染力，起到了文以载道的效果。"

清代医家认为：王叔和撰次的《伤寒论》宛然是一条巨龙，有头有尾，头尾相顾，鳞甲森然。

严器之说《伤寒论》："其言精而奥，其法简而详，非浅闻寡见所能及。"

《伤寒论十四讲》说："《伤寒论》有经有纬，发生着纵横的联系。或互相补充，或互相对比，或互相发明，做到了文以载道，以尽辨证论治之能事。为此，凡是学习《伤寒论》的，就必须弄清其条文的编排目的和意义，从而才能登堂入室以窥仲景著书的精神实质，而使学习《伤寒论》有更大的收获。"

由此可见，凡是研究《伤寒论》的专家学者，对叔和撰次之文，无不奉为圭臬而崇敬有加。但自从方、喻等人侈言"错简",批王重订,对原文恣意改动,颠倒条文顺序,增损文字内容,把一部伟大的《伤寒论》搞得焦头烂额,面目全非。

对待古人的经典著作,国家向有校勘整理之制。未闻以个人主观片面、大胆妄为而至于此极也。王叔和功高九鼎,以功受过而不洗,"错简派"流毒百世听之任之而不察。是可忍,则孰不可忍也!为了澄本清源,针对方、喻的学术观点必须进行认真的分析研究,并借此机会发动医坛仁人志士共同主持正义,彻底驳倒"错简派"之非,而使叔和不白之冤得以昭雪,然后仲景之学方能大行于天下也。

方、喻等人认为"辨脉法""平脉法"编排在卷一、二,是叔和犯了"以传僭经"的大错。因此,力主将两篇"脉法"挪移于篇末。

医通于儒,然又不同于儒,而有其本身的专业内容和排列层次的精心所在。作为一位医学家,应当站在医学的立场上去研究问题、解决问题,决不能舍医学于不顾,而引儒学"以传僭经"的陈词滥调,悍然对王叔和进行批评,粗暴地将"两脉"挪置于篇后。他们视"辨脉法""平脉法"为"传",价值为小,不屑一提。殊不知:"脉法"两篇乃是仲景学说的重要组成部分。仲景在"原序"中已提出"平脉辨证"一句,可见其重视"脉法"洵非一般。

魏荔彤说:"辨脉法一篇,的是医圣原文,其辞简括,其意深长,与《伤寒杂病论》心思笔致,皆足令人细绎不尽,推暨无方矣。盖辨脉为论证之先务,所以叔和叙次为第一,不可谓'以传僭经'也。暨非叔和所能拟议,原为医圣高文巨典,不妨置之诸论之首,以重珍视之事矣。于'平脉'分篇,是医圣本意。"

魏氏之言,有理有辩,持论公允,的是一篇讨喻檄文,令人拍手称快。张仲景的脉法有其独到的特点,对中医学贡献为大。而方、喻等人对此则不屑一顾,实足表现出夜郎自大和狂妄无知。

考《内经》而有《脉要精微》之论,《难经》乃有"独取寸口"之法,坟典之书,重视脉法,薪火相传。迨至仲景,继承发扬,又有创新。约而言之,贡献有三:

一曰"辨脉法",重点讲述了"脉分阴阳"。阴阳者,万物之纲纪,变化之父母。执简驭繁,而能统其大全,井然不紊。

二曰"平脉法",重点讲述了脉分五行,上应于天,内应五脏。用五行生克之理,参天合人,以分析疾病纵横顺逆、生死预后的诸种变化。

三曰"趺阳脉法",仲景在"原序"曾指出"按寸不及尺,握手不及足,人迎趺阳,三部不参"的一大缺陷,而谆谆告诫于后人。

据余考查,在"辨脉法"中,出现"趺阳脉法"3次;在"平脉法"中,出现"趺阳脉法"8次。凡"趺阳脉法"的出现必与"寸口脉法"同行,手、足两脉上下对比,以测正邪进退,疾病的发生、发展情况,反映了张仲景在脉法上的伟大贡献。

所以,仲景将"脉法"星列于前,实具发明创造之新义。而"错简派"之流大放厥词,危言耸听,用"以传僭经"将其悍然贬于篇末。从此圣人脉法失色,幽禁尘封失传,悲夫!

脉法之非,已如上述,再谈一谈"错简派"砍去"伤寒例"所犯下的大错。喻嘉言先生大声疾呼"序例"一篇,蔓引赘辞,文不雅驯,为叔和己见,以入圣经。"伤寒例"乃是仲景求古存真之作,不得冤枉为叔和所加。

为了痛驳"错简派"之非,必须从王叔和的"撰次仲景遗论"与"搜采仲景旧论"两种不同的提法开始。"遗论"是指兵火之余,残文断简,遗失之文而言。"旧论"则指仲景过去所引用的古典旧文而言。在"原序"中所提到的"撰用《素问》《九卷》《八十一难》《阴阳大论》"等书,皆属"旧论"的范围。"遗论"与"旧论"的提法不同,文义不同,代表了两种工作的性质,而不能混为一谈。

王叔和在"伤寒例"提到的"旧论"是在"阴阳大论"的文尾,《素问》等论的文前,并写出了一段"自白":"今搜采仲景'旧论',录其证候,诊脉声色,对病真方有神验者,拟防世急也。"这段"自白"向读者说明了以下几个问题:

其一,明确指出"伤寒例"乃是仲景书中的旧有之论,而不是王叔和撰次的"遗失之论"。

其二,说明伤寒是一个大病,涉及的问题很多,必须有一个应当遵循的程式与一定的准则作为指导,因此才有"例"的出现。

其三,在仲景之前就有了伤寒学的研究,华佗就是其中一位名家,他有"伤寒一日在皮,二日在肤,三日在肌"的论述,在治法上有"神丹丸"等出名的方药。基于这种情况,仲景的《伤寒论》在学术观点、继承发扬、有关伤寒学的核心问题上，必须向读者做一个交代，因此，先写出一个"例"，点出继承与发扬情况、学术上的观点、传统的方方面面，起到一锤定音、事半功倍的作用，有画龙点睛的神采。

喻嘉言等人不谙"遗论"与"旧论"不同，不识"伤寒例"的伟大意义所在，主观片面地用"蔓引赘辞"强加于叔和之身。因为"错简派"集团在医坛为一时之盛，影响为深，而难于速拔解决，其说一日不理肃清，则仲景之学一日不得发展也。

希望海内知己明辨是非，吸取教训，共擎一举，驳斥"错简派"之非，以捍卫仲景之学。余仗义执言，错误难免，敬请指教。

有关《伤寒论》烦躁证的分析

在《伤寒论》六经辨治的范畴中，涉及烦躁症状的占有相当比例。有的作为主要症状出现，有的作为附带症状出现，它关系到阴、阳、表、里、寒、热、虚、实、生、死等诊断，对于辨证论治起到重要作用。因此，将《伤寒论》烦躁症状的重点部分进行综合、归纳、分析，以便于临证治疗工作或科学研究的参考，这是很有必要的。

一、烦躁证的概念

烦躁，反映了两种不同的症状：烦，心内烦乱，精神不安，兼有发热症状；躁，是肢体躁动，卧起不宁，扰乱不静的病象。严格地来分，烦，反映了阳邪的活动，躁，反映了阴邪的增长，故阳证多烦，阴证多躁。但是烦躁往往共同出现，在病情上并不矛盾，其原因是热病的阳盛阴亏，以致心身不安，烦躁并见，为火动所致，三阳经的烦躁，大多如此。如果病情严重，正气衰弱，阳不胜阴，气血虚寒，则烦躁又是水火相射，阴阳交争的表现。所以阴证喜烦忌躁，有"不烦而躁者死"的亡阳症状，临证时见到的循衣摸床、撮空理线，都属躁的反映，也都属于危候。

《伤寒明理论》说:"伤寒烦躁,何以明之？烦为扰扰而烦,躁为愤躁之躁,合而言之,烦躁为热也,析而分之,烦也,躁也,有阴阳之别焉。烦,阳也,躁,阴也,烦为热之轻者,躁为热之甚者。经有:烦疼、烦满、烦渴、虚烦,皆以烦为热也。有不烦而躁者,为怫怫然便作躁闷,此为阴盛格阳也……所谓烦躁者,谓先烦渐至躁也;所谓躁烦者,谓先发躁而迤逦复烦者也。"

《伤寒辨证》说:"烦者,心不安而扰扰,心胸愠怒,如有所触,外不现象为热尚轻;躁者,身不安而愦乱,手足掉动,若无所措,内外不宁……"

由上可见,烦躁病变有相同的一面,也有相异的一面,以反映它们不同的病理特点。

二、烦躁的形成

《明理续论》说:"伤寒烦躁,则有阴、阳、虚、实之别。心热则烦,阳实阴虚;肾热则躁,阴实阳虚,烦则热之轻,躁则热之甚也。"

《伤寒辨证》说:"凡阴极发躁,欲坐井中,或投泥水中卧者,其脉沉微,足冷,但饮水不得入口,此阴盛格阳,气欲脱而争,譬如灯将灭而暴明矣……"

总的来说不外阴阳两大类型。阳证的烦躁,为热邪实而正不衰,正与邪争,处于亢奋阶段的病变。《素问·至真要大论》说:"诸躁狂越,皆属于火。"历观三阳经热证,皆有不同程度的烦躁证出现,故总属阳证范围以内。

阴证的烦躁,多见于热病末期,或经误治之后,正气虚弱,邪气深入,阴盛阳衰,则产生烦躁,病情较重,故属于阴证范围。

《伤寒论》的烦躁证概括为阴阳两类,作了精致的分析,并指出了治疗方法,其中阴阳进退、邪正机转,对于预后诊断意义颇大。

三、烦躁证的分类

1. 太阳病烦躁

（1）太阳表实的烦躁:

第38条说:"太阳中风,脉浮而紧,不汗出而烦躁者,大青龙汤主之。"

此风寒之邪客表，不汗出而烦躁，乃荣卫闭郁，阳气不得宣疏，郁极生热，则发为烦躁。

《伤寒辨证》说："凡表邪不得汗出而烦躁者，须汗之，凡热盛脉浮数，不得汗出而烦躁者，宜速汗之。"

烦躁，往往反映里热，今表热烦躁，为阳气郁不得发所致。大青龙汤为峻汗法，解表实以疏散阳气的怫郁，汗出则烦躁自解，所谓治病必求其本者是也。其方虽有石膏，本为助津致汗，清热解肌而设，如解为清解里热，属两解之法，则同原文的精神有所悖逆，且本证虽烦躁，但无烦渴，其不兼阳明里热更灼然可见。

吴绶说："大青龙，仲景治伤寒，发热恶寒，烦躁者，则用之。夫伤寒邪气在表，不得汗出，其人烦躁不安，身心无如之奈何？如脉浮紧，或浮数者，急用此汤发汗则愈，乃仲景之妙法。譬若亢热已极，一雨而凉，若不晓此理，见其躁热，投以寒凉之药，其害岂胜言哉？"

（2）太阳病停水的发烦：

第74条说："中风发热，六七日不解而烦，有表里证，渴欲饮水，水入则吐者，名曰水逆，五苓散主之。"

太阳中风，表证不解，里之停水已成，故外有发热恶风，内有小便不利、烦、渴、水入则吐的症状。表里皆病，则太阳气化不行，五苓散有温行阳气、解肌利水的作用，故能治之。

阳明病的烦渴，为胃燥津干，治以清热生津为主；太阳病的烦渴，为表邪未解，膀胱停水，水停津聚，故以通阳利水为主。

《医宗金鉴》说："经曰：膀胱者，津液之府，气化则能出矣。今邪热熏灼，燥其现有之津，饮水不化，绝其未生之液，津液告匮，求水自救，所以水入即消渴而不止也。"

（3）结胸的烦躁：

第134条说："太阳病，脉浮而动数，浮则为风，数则为热，动则为痛，数则为虚，头痛发热，微盗汗出，而反恶寒者，表未解也。医反下之，动数变迟，膈内拒痛，胃中空虚，客气动膈，短气躁烦，心中懊憹，阳气内陷，心下因鞭，则为结胸，大陷胸汤主之。"

太阳表邪未解，而反下之，表邪乘下内陷，结于胸膈。热与水结，阳气受阻,则有短气躁烦、心中懊憹、心下因鞕的症状。

张隐庵说:"下之则邪逆于内,故膈内拒痛,而胃中空虚,客邪乘虚动膈,故短气躁烦。盖膈之上心肺也;膈之下肝肾也。呼出心与肺,吸入肝与肾。邪结于中则呼吸不利,故气短,上下水火不交,故躁烦也。邪留于中,故心中懊憹,阳气内陷,故心下因鞕则为结胸。"

结胸证忌见烦躁,烦躁每成死证。因邪热顽结,正气散乱,正不胜邪,攻补无能为力。然结胸烦躁死证,其症状必严重,烦躁必转甚,经言:"结胸证悉具,烦躁者亦死,"其义可见。若以结胸的一般烦躁与死证混为一谈,则失仲景原义,而贻误病情。

(4)火逆的烦躁:

第110条:"太阳病,二日反躁,凡熨其背而大汗出,大热入胃,胃中水竭,躁烦必发谵语……"

太阳表邪,二日反躁,邪将传里,阳盛之象。医用烧瓦熨背,迫汗大出,则胃中津竭,招引火邪内入,则胃中燥热更甚,发生躁烦、谵语。

成无己说:"太阳病二日,则邪在表,不当发躁,而反躁者,热气行于里也。反熨其背而发汗,大汗出,则胃中干燥,火热入胃,胃中燥热,躁烦而谵语……"

第118条:"火逆下之,因烧针烦躁者桂枝甘草龙骨牡蛎汤主之。"

火逆下之,当系火逆汗之误简。从火逆诸条,皆以火逆迫汗为误,且汗、下两字极易错简,征其文义,则火逆汗之,较火逆下之通顺。应予改正。

火逆迫汗,因于烧针者,则能亡心阳,心阳浮动,精神不安,则产生烦躁。桂枝甘草龙骨牡蛎汤,扶心之阳,敛心之神,阳复神安,烦躁自愈。

火逆烦躁,不外伤阴伤阳两类。兹选以上两节,余可类推。

(5)汗吐下虚烦:

第76条:"发汗吐下后,虚烦不得眠,若剧者,必反复颠倒,心中懊憹,栀子豉汤主之。"

虚烦证,多为误治所致,正气乍虚,燥热蕴郁膈上,则出现虚烦的症状。轻则不得眠,剧则反复颠倒,心中懊憹烦郁特甚。

成无己说:"虚烦之状,心中温温然欲吐,愦愦无奈,欲呕不呕,扰扰乱乱,是名烦也。"

《伤寒直格》说:"懊侬者,烦心热躁,闷乱不宁也。甚者,似中巴豆、草乌头之类毒药之状也。"

(6)里虚发烦:

第102条说:"伤寒二三日,心中悸而烦者,小建中汤主之。"

伤寒未经汗下,即见心悸而烦,其中气不足,荣卫皆虚,灼然可见。此时虽有可汗表证,亦不能发散,因里已虚,发汗益虚其虚,则夺其生化之源,为智者所不取。用小建中汤温补中州,调和荣卫,以养正为主,祛邪为次,方不致发生治疗错误。

《医宗金鉴》说:"伤寒二三日,未经汗下,即心悸而烦,必其人中气素虚。虽有表证亦不可汗之,盖心悸阳已微,心烦阴已弱,故以小建中汤先建其中,兼调营卫也。"

(7)传经的烦躁:

第4条:"伤寒一日,太阳受之,脉若静者为不传;颇欲吐,若躁烦,脉数急者,为传也。"

风寒初犯于表,太阳开始受邪,其脉若静,指太阳表脉未生变化,则为不传经。若脉搏数急,主脉已不静;颇欲吐,若躁烦,主症状不静,皆主传经之证,于是可于少阳、阳明二经中求其病情。

第269条:"伤寒六七日无大热,其人躁烦者,此为阳去入阴也。"

伤寒六七日,无大热,言表证已去;其人躁烦者,里热已成,此为阳去入阴,即表邪入里之义,为传经之候。

成无己曰:"表为阳,里为阴,邪在表则外有热。六七日,邪气入里之时,外无大热,内有躁烦者,表邪传里也,故曰阳去入阴。"

2. 阳明病烦躁

(1)阳明热证:

第26条说:"服桂枝汤,大汗出后,大烦渴不解,脉洪大者,白虎加人参汤主之。"

第168条说:"伤寒若吐若下后,七八日不解,热结在里,表里俱热,时时恶风,大渴,舌上干燥而烦,欲饮水数升者,白虎加人参汤主之。"

以上的烦渴都属阳明热证,因汗、吐、下后,胃中津液干燥,热邪不解,充斥表里,散漫不实,故有烦热大渴之证。

成无己说："邪热结而为实者,则无大渴,邪热散漫则渴,今虽热结在里,表里俱热,未为结实,邪气散漫,熏蒸焦膈,故大渴,舌上干燥而烦,欲饮水数升。"

大青龙汤治太阳表热无汗的烦躁,其证不渴,为热在于表,故以开发皮腠、疏通阳郁为主;白虎加人参汤治阳明里热,表里俱热,其证大热、烦渴欲饮,为热势散漫,故以清热生津而为急务。表里界限井然不紊,其中汗法与清法两种不同的治疗,临证时不可不加详辨。

（2）阳明实证：

1）大便鞕发烦：

第203条说："阳明病,本自汗出,医更重发汗,病已瘥,尚微烦不了了者,此必大便鞕也……"

第250条说："太阳病,若吐、若下、若发汗后,微烦,小便数,大便因鞕者,与小承气汤和之愈。"

阳明结热未深,尚未达到满实程度,因热结不重,故其烦亦微。然此证于汗下之后,其烦同栀子豉证颇相似,所不同者,为微烦而不懊憹,且必小便数,大便因鞕,故与小承气汤,微和胃热,缓缓以下,其病自愈。

程郊倩说："吐利下后而见烦症,征之于大便鞕,因非虚烦者比。然烦既微而小便数,当由胃家失润,燥气客之使然,胃虽实,非大实也。如以小承气汤,取其滋液以润肠胃,和也,非攻也。"

2）阳明胃燥发烦：

第207条："阳明病,不吐,不下,心烦者,可与调胃承气汤。"

阳明病未经吐下,胃有燥热,续发心烦,可与调胃承气汤,咸寒润燥,苦寒泄热,甘寒缓中,达成调胃去烦的作用。此节亦有医家认为:胃家燥热,蕴郁不舒,上不能得吐,下不能得泻,唯心烦愤愤,扰乱不安,故以调胃承气汤治之。

汪琥说："不吐不下者,热邪上不得越,下不得泄,郁胃之中,其气上熏于膈则心烦……"

上述两种说法虽有不同,但治疗原则并不悖逆,故可互相发明,以丰富其内容。

3）阳明有燥屎发烦：

第 239 条："病人不大便五六日，绕脐痛，烦躁，发作有时者，此有燥屎，故使不大便也。"

第 241 条："大下后，六七日不大便，烦不解，腹满痛者，此有燥屎也。所以然者，本有宿食故也，宜大承气汤。"

阳明燥屎成实，蕴结不下，则秽热攻冲，发为烦躁。烦躁反映里热；绕脐痛，腹满痛反映里实，实热既盛，大便不下，势必结成燥屎，故可以大承气汤攻下。

舒驰远认为："此证虽经大下，而宿燥隐匿未去，是以大便复闭，热邪复集，则烦不解，而腹为满为痛也。所言有宿食者，即胃家实之互辞，乃正阳阳明之根因也，若其人本有宿食，下后隐匿不去者，固有此证……"

4）阳明病胃不和发烦：

第 251 条："得病二三日，脉弱，无太阳柴胡证，烦躁，心下鞕，至四五日，虽能食，以小承气汤少少与，微和之，令小安……"

胃家有热，烦躁而心下鞕，虽无太阳、少阳表证，似乎可攻；但其人脉弱，主里实未甚，正气尚弱，虽胃能纳食，亦不得浪投大承气汤。只有先用小承气汤，少少与服，以和胃热，令其烦躁小安，然后酌情施治，以去邪而不伤正为宗旨。

柯韵伯说："得病二三日，尚在三阳之界。其脉弱，恐为无阳之征；无太阳桂枝证，无少阳柴胡证，则病不在表；而烦躁心下鞕，是阳邪入阴，病在阳明之里矣。辨阳明之虚实，在能食不能食，若病至四五日尚能食，则胃中无寒，而便鞕可知，少与小承气微和其胃，令烦躁少安，不竟除之者，以其人脉弱，恐大便之易动故也。

5）阳明湿热发烦：

第 199 条："阳明病，无汗，小便不利，心中懊憹者，身必发黄。"

阳明病，外不得汗则热不得越，小便复不利则湿不得泻，热从湿化，湿热蕴于胃中，出现心中懊憹、烦躁无可名状的病况。这是将发黄疸的前驱症状，除懊憹外，其人小便必涩短，溺色如柏汁样便为确诊。尤在泾说："邪入阳明，寒已变热……且无汗则热不外越，小便不利则热不下泄，蕴蓄不解，集于心下而聚于脾间，必恶热为懊憹不安，脾以湿应，与热相合，势必蒸郁为黄矣。"

3. 少阳病烦躁

第264条："少阳中风，两耳无所闻，目赤，胸中满而烦者，不可吐下，吐下则悸而惊。"

少阳主火，为半表半里，介于太阳阳明之间，躯壳之里，脏腑之外，胸胁迤带。邪正相搏，结于胁下则少阳被郁，枢机不利，火气蕴郁，发生胸胁苦满，心中发烦的症状。

少阳经脉起于目锐眦，其支者，从耳后入耳中，以下胸中，少阳受邪，则经有热，故耳聋、目赤、胸中满而烦。病在表里夹界，只宜和解，汗下皆在所禁。

4. 太阴病烦躁

第278条："伤寒脉浮而缓，手足自温者，系在太阴。太阴当发身黄，若小便自利者，不能发黄；至七八日，虽暴烦，下利日十余行，必自止，以脾家实，腐秽当去故也。"

伤寒脉浮而缓，无太阳中风症状。其四肢复温，乃邪系属太阴脾家。脾之脉缓，浮缓手足自温，脾阳不虚之象。脾主湿，邪从其化，若小便不利，湿无去路则湿热相蒸，身必发黄。若小便利，其湿不结，亦不能发黄。然亦有湿热虽蕴，因其脾阳振奋，至七八日，正气恢复时期，暴发烦热，下利十余行，必自止，其病亦愈。故湿热腐秽，借脾气推动排于体外，故为欲愈之征。由此可见，邪在阳经，有烦热作汗得解者；邪在阴经，则有暴烦下利作解者，烦为正与邪争之兆，属于正气祛邪外出的反映。

钱璜说："此以邪在太阴，缓为脾之本脉，因邪入阴经，故无发热等证也。手足自温者，脾主四肢也。以手足而言自温，则知不发热矣。邪在太阴，所以手足自温，不至如少阴、厥阴之四肢厥冷，故曰系在太阴。然太阴湿土之邪郁蒸，当发身黄，若小便自利者，其湿热之气已从下泄，故不能发黄也。如此而至七八日，虽发暴烦，乃阳气流动，肠胃通行之征也。下利虽一日十余行，必下尽而自止。盖以湿气实于脾家，故肠胃中有形之秽腐当去。秽腐去，则脾家无形之湿热亦去故也。此条当与正阳阳明发黄篇第七十七条互看……"

5. 少阴病烦躁

（1）阴虚有热：

第303条："少阴病，得之二三日以上，心中烦，不得卧，黄连阿胶汤主之。"

少阴精血两虚，心肾之阴不足，心火独旺，则阳有余而不与阴交，是以心中烦而不得卧。黄连阿胶汤泻心火，补肾阴，火降则水自升，水升而火自降，达成阴平阳秘之旨。

喻嘉言说："心烦不得卧而无躁证，则与真阳发动迥别。盖真阳发动，必先阴气四布为呕，为下利，为四逆，乃至烦而且躁，魄汗不止耳。今但心烦不卧，而无呕利四逆等证，是其烦为阳烦，乃真阴为邪热煎熬，如日中纤云，顷刻消散，安能霾蔽青天也哉？故以解热生阴为主治，始可有济……"

第310条："少阴病，下利咽痛，胸满心烦，猪肤汤主之。"

少阴下利伤阴，虚热上炎，则有咽痛、胸满、心烦的虚阳扰动症状。每见下利后，阴伤于下，阳浮于上的唇干、口烂、烦、呕、头眩等症，皆可从此节体会其精神。

柯韵伯说："少阴脉循喉咙挟舌本，其支者出络心注胸中，凡肾精不足，肾火不藏，必循经上走于阳分也。咽痛、胸满、心烦者，因阴并于下而阳并于上承，不上承于心，火不下交于肾，此未济之象。猪为水畜，而津液在肤，取其肤以治上焦虚浮之火，和白蜜米粉之甘，泻心润肺而和脾，滋化源，培母气，水升火降，上热下行，虚阳得归其部，不治利而利自止矣。"

（2）阳虚有寒：

第282条："少阴病，欲吐不吐，心烦，但欲寐，五六日自利而渴者，属少阴也。虚故引水自救，若小便色白者，少阴病形悉具，小便白者，以下焦虚有寒，不能制水，故令色白也。"

下焦虚寒，阳浮于上，症见心烦，欲吐不吐，温温愦愦，为无根虚阳，扰动不安之象；但欲寐，自利而渴，少阴本寒已毕露无遗。唯口渴一证，犹恐疑惑不决，故特指出虚故引水自救及小便色白，方属下焦阳虚有寒，而不能蒸化津液，同"下利欲饮水者，知有热也"迥然不侔。其辨析之精，论证之审，应当很好地体会。

林澜说："欲吐不吐，心烦，阳虚格越于上，但欲寐，自利，小便白，里之真寒已深。要知此渴与口燥舌干之渴不同，若兼腹满、便闭、谵语诸证，自当作阳邪传里治之,既里虚自利、小便白,其为虚寒明甚,特曰下焦者,足见阴既盛于下,阳必格于上,岂可以烦渴而误攻其热哉?"

第61条:"下之后,复发汗,昼日烦躁不得眠,夜而安静,不呕不渴,无表证,脉沉微,身无大热者,干姜附子汤主之。"

先下后汗,治疗颠倒,徒虚其表里,而有阴虚寒盛之证。昼日烦躁不得眠,阳虚得阳助能与阴争,阴阳交争,则发生烦躁;夜而安静,阳不得助,不能与阴争,则不发生烦躁而反安静。其证不呕,少阳无热;不渴,阳明无热;身无大热,太阳无热,邪热不涉三阳,唯烦躁而脉沉微,知为少阴虚寒,水火相射,亦暗伏危机在内,干姜附子汤,即四逆汤去甘草之缓恋,迅用干姜附子直从阴中回阳,恐少缓则不及。

柯韵伯说:"此太阳坏病转属少阴者也。凡太阳病阳盛则入阳明,阳虚则入少阴。"

张璐玉说:"日多躁扰,夜间安静,则阴不病而阳病可知矣。无表证而脉微,则太阳之邪已尽矣。以下后复发汗,扰其虚阳,故用附子、干姜以温补其阳。"

第309条:"少阴病,吐利,手足逆冷,烦躁欲死者,吴茱萸汤主之。"

少阴寒胜于内,上吐下利,中气大虚,不温于四末,则手足逆冷。心肾阴阳交会于中,今土气虚寒,阴邪肆虐,心阳被迫则烦,肾阴凌火则躁,心肾不能相济,水火不相协调,则烦躁而欲死。

钱潢说:"吐利,阴证之本证也。或但吐,或但利者犹可。若寒邪伤胃,上逆而吐,下攻而利,乃至手足厥冷。盖四肢皆禀气于胃,而为诸阳之本,阴邪纵肆,胃阳衰败而不守,阴阳不相顺接而厥逆。阳受阴迫而烦,阴胜格阳而躁,且烦躁甚而至于欲死,故用吴茱萸之辛苦温热,以泄其厥气之逆,而温中散寒。吴茱萸气辛味辣,性热而臭臊,气味皆厚,为厥阴之专药,然温中解寒,又为三阴并用之药,更以甘和补气之人参,以补吐利虚损之胃气,又宣之以辛散止呕之生姜,和之以甘缓益脾之大枣,为阴经急救之方也。"

柯韵伯说:"少阴病,吐利,烦躁,四逆者,死。四肢厥冷,兼臂胫而言,此云手足,是指指掌而言,四肢之阳犹在……"

程知说:"躁烦,与烦躁亦有别,躁者阴躁,烦者阳烦;躁烦者,言自躁而烦,是阴邪已外逼也;烦躁者,言自烦而躁,是阳气犹内争也,其轻重浅深之别,学者宜详审之。"

（3）阴阳皆虚:

第69条:"发汗,若下之,病仍不解,烦躁者,茯苓四逆汤主之。"

发汗伤阳,若下则伤阴,阴阳俱虚,则发生烦躁。烦者,阳不得阴,躁者,阴不得阳。阴阳不交,水火未济,此烦躁所由来。茯苓四逆汤,草、姜、附以扶阳;参、苓以济阴,阴阳交会于中州,所以辛热与甘温并用,其义甚微。

成无己说:"四逆汤以补阳,加茯苓、人参以益阴。"

柯韵伯说:"先汗后下,于法为顺,而表仍不解,是妄下亡阴,阴阳俱虚而烦躁也。故制茯苓四逆,固阴以收阳……"

按:此证除烦躁外,似有发热症状,以"病不解"之文,自可体会。徐彬说:"此证惑人,在病仍不解四字。"其言甚是。

（4）阴盛格阳:

第315条:"少阴病,下利脉微者,与白通汤;利不止,厥逆无脉,干呕烦者,白通加猪胆汁汤主之。服汤脉暴出者死,微续者生。"

少阴病,下利脉微,主阳虚有寒,与白通汤破阴通阳,治为得法。然服汤后,利仍不止,且加厥逆、无脉,阳气大虚之候;干呕、心烦,格阳上浮之征,知为阴寒太盛,药力不被采纳,形成格拒现象。故于前方加猪胆汁、人尿等育阴之药,仿从治之法,引白通汤突破阴霾,招纳浮越之阳,而温其寒气,则病可望愈。

徐灵胎说:"无脉厥逆,呕而且烦,则上下俱不通,阴阳相格,故加猪胆、人尿,引阳药达于至阴而通之。《内经》云:反佐以取之,是也。服汤脉暴出者死,微续者生。暴出乃药力所迫,药力尽则气仍绝;微续乃正气自复,故可生也。"

（5）阴虚停水:

第319条:"少阴病,下利六七日,烦而呕渴,心烦不得眠者,猪苓汤主之。"

少阴为水火之脏,阴阳所由生,其病有阴虚化热,阳虚化寒的不同。少阴阴虚,兼存停水;阴虚则有热,水停则津凝,水饮上逆则作咳呕,津液不化则作烦渴;渗于肠则作泻,蓄于下则小便不利。津聚火浮,心肾不交,则心烦不得眠。猪苓汤能育阴、利水清热,故可治之。

《医宗金鉴》说:"今少阴病六七日,下利黏秽,咳而呕渴,烦不得眠,是少阴热饮为病也。饮热相搏,上攻则咳,中攻则呕,下攻则利,热耗津液故渴;热扰于心,故烦不得眠,宜猪苓汤利水滋燥,饮热之证,皆可愈矣。"

(6)少阴生死:

1)少阴生证:

第287条:"少阴病,脉紧,至七八日,自下利,脉暴微,手足反温,脉紧反去者,为欲解也,虽烦下利必自愈。"

少阴病脉紧,主寒邪在里,搏结不开。至七八日,正气恢复时期,始发生自下利,犹不能预知其顺逆;如其脉由紧而暴微,其症手足不寒而反温,则知下利为寒邪排出之象,手足温为阳气恢复之征,阳既恢复,便与邪争,虽有烦热,其下利必自愈。其中阳回阴转之机,灼然可见。

钱潢说:"脉紧见于太阳,则恶热恶寒而为寒邪在表,见于少阴,则无热恶寒而为寒邪在里,至七八日,则阴阳相持已久,而始下利,则阳气耐久,足以自守矣。虽至下利而以绞索之紧,忽变而为轻细软弱之微脉。微则恐又为上文不可发汗之亡阳脉矣,为之奈何?不知少阴病,其脉自微,方可谓之无阳,若以寒邪极盛之紧脉,忽见暴微,则紧峭化而为宽缓矣,乃寒邪弛解之兆也。曰手足反温,则知脉紧下利之时,手足已寒,若寒邪不解,则手足不当温,脉紧不当去。因脉本不微而忽见暴微,故手足得温,脉紧得去,是以谓之反也。反温、反去,寒气已弛,故为欲解也。虽其人心烦,然烦属阳,而为暖气已回,故阴寒之利必自愈也。"

第228条:"少阴病,恶寒而蜷,时自烦,欲去衣被者,可治。"

少阴病,恶寒而身蜷,为寒甚阳虚的恶候,如再见下利厥逆,死证者有之。若发现时有烦热而欲去衣被的,仍为可治之证,因阳气有恢复机转,能与阴争,生息之根犹在,急温即愈。

2)少阴死证:

第296条说:"少阴病,吐利躁烦,四逆者死。"

里寒太盛,则吐利。烦躁主阴寒迫阳,阴阳扰乱之状,其病为甚。复加四逆,主脾肾阳气已败,不能恢复,故为死证。

喻嘉言说:"上吐下利,因致烦躁,则阴阳扰乱,而竭绝可虞。更加四肢逆冷,是中州之土先败,上下交征,中气立断,故主死也。使早用温中之法,宁至此乎?"

第298条说："少阴病，四逆恶寒而身蜷，脉不至，不烦而燥者死。"

少阴病，恶寒而身蜷，四肢厥逆，乃阳气大虚，寒邪太甚，阴重阳微，极险之证。又加脉不至，生机已竭；不烦而躁，有阴无阳，不死何待？

黄元御说："四逆恶寒而身蜷，阴盛极矣，脉又不至则阳气已绝，如是则不烦而躁者亦死。盖阳升则烦，阳脱则逆。阳中之阳已亡，是以不烦，阴中之阳欲脱是以躁也。《素问》云：阴气者，静则神藏，躁则消亡，盖神发于阳而根藏于阴，精者神之宅也，水冷精寒，阳根欲脱，神魂失藏，是以反静而为躁也。"

第300条说："少阴病，脉微细沉，但欲卧，汗出，不烦，自欲吐，至五六日自利，复烦躁，不得卧寐者，死。"

少阴病，脉微细沉，阳气虚而里有寒；但欲卧，阴寒不主动；自欲吐，阴寒上逆；汗出，阳虚不能固表；不烦，阴寒虽盛尚不逼阳；此时当用急温法治之。如延迟至五六日，寒邪更逆，阳气更虚时，故出现自利，复加烦躁不得卧寐者，亟言烦躁特甚，乃少阴真阳扰乱，顷刻将散，阴气逼迫太甚，不容其潜藏于内之象，于此神机外脱，故为死证。

程郊倩说："少阴病，脉必沉而微细，论中首揭此，盖已示人以可温之脉矣；少阴病但欲卧，论中又已示人以可温之证矣；汗出，在阳经不可温，在少阴宜急温，论中又已示人以亡阳之故矣，况复有不烦自欲吐，阴邪上逆之证乎？则真武、四逆，诚不啻三年之艾矣，乃不知预绸缪，延缓至五六日，前欲吐，今且利矣，前不烦，今烦且躁矣，前欲卧，今不得卧矣。阳虚扰乱，阴盛转加，焉有不死者乎？"

6. 厥阴病烦躁

（1）厥阴蛔厥：

第338条："伤寒脉微而厥，至七八日肤冷，其人躁无暂安时者，此为脏厥，非蛔厥也。蛔厥者，其人当吐蛔。今病者静，而复时烦者，此为脏厥，蛔上入其膈，故烦，须臾复止，得食而呕，又烦者，蛔闻食臭出，其人当自吐蛔。蛔厥者，乌梅丸主之，又主久利。"

本节用宾主文法以阐述蛔厥的证治。脏厥，为厥阴阳虚阴盛重证，故脉来极微，四肢厥逆，通身皮肤发冷，躁动无暂安时，故每每构成亡阳死证。蛔厥，亦属厥阴病，其病理为寒热错杂，并有蛔虫骚扰所致。蛔厥，厥而吐蛔,在病情不发作时,亦很安静,与脏厥的躁无暂安时显然不同。纵然有时发烦,是因为肠胃虚寒,蛔不得安居,而蠕动上行的结果。蛔不扰动,则其烦须臾停止,然得食则又发作,此为蛔闻食臭出,形成新的烦,每每刺激胃肠发生呕吐,则蛔亦随之吐出。

《医宗金鉴》说:"伤寒脉微而厥,厥阴脉证也。至七八日不回,手足厥冷,而更通身肤冷,躁无暂安之时者,此为厥阴阳虚阴盛之脏厥,非阴阳错杂之蛔厥也。若蛔厥者,其人当吐蛔,今病者静而复时烦,不似脏厥之躁无暂安时,知非脏寒之躁,乃蛔上膈之上也。故其烦须臾复止也,得食而吐又烦者,是蛔闻食臭而出,故又烦也。得食蛔动而呕,蛔因呕吐而出,故曰:其人当自吐蛔也……"

(2)厥阴亡阳:

第343条:"伤寒六七日,脉微,手足厥冷,烦躁,灸厥阴,厥不还者,死。"

脉微,手足厥冷,阳虚寒盛;烦躁,阴邪逼阳,此时危急万分,治以急救法,恐拖延时间,不能等待。灸厥阴积极回阳,厥还者,阳气仍续其人治;不还者,阳气已亡其人死。

汪琥说:"烦躁者,阳虚而争,乃脏中之真阳欲脱,而神气为之浮越,故作烦躁。"

《补亡论》常器之说:"可灸太冲二穴。"

(3)邪结在胸:

第354条:"病人手足厥冷,脉乍紧者,邪结在胸中,心下满而烦,饥而不能食者,病在胸中,当须吐之,宜瓜蒂散。"

手足厥冷原因不一,不可不辨。如脉乍紧,心下满而烦,且饥不能食,乃寒实痰饮,结在胸中,阳气被郁,不达四肢所致,用瓜蒂散涌越而安。

《医宗金鉴》说:"寒饮实邪,壅塞胸中,则胸中阳气为邪所遏,不能外达四肢,是以手足厥冷,胸满而烦,饥不能食也,当吐之,宜瓜蒂散涌其在上之邪……"

结语

总之,烦躁是在临证中经常见到的一种症状,它能反映不同的病理变化,对临证的意义很大。《伤寒论》的烦躁证涉及整个六经范畴,作为辨证论治的主要部分。以上所说的：表证烦躁、里证烦躁、热证烦躁、寒证烦躁、正虚烦躁、邪实烦躁、阴证烦躁、阳证烦躁；还包括了停水、停饮、误治、传变、生死等，内容很是复杂。

中医学以辨证论治为主，以烦躁的分析和不同的理论根据来看，可以体会到辨证论治的实质精神，如能融会贯通，印证到思想认识当中，自然达到治病求本，法圆机活的目的。限于个人的水平，其中主观片面、挂一漏万的地方在所难免，希望同志们指教。

研究《伤寒论》的文法举例

《伤寒论》为辨证论治的巨著，其文以言简义深、寓意奥妙见称。严器之曰："其方精而奥，其法简而详。"学习、研究《伤寒论》的文法特点，乃是打开仲景宝藏秘密之钥匙，具有一定的现实意义。为此不揣肤浅，仅就《伤寒论》的"宾主假借""虚实反正""对比发明"三种文法，举例分析如下，使人由文达医，藉以提高辨证论治水平。

一、宾主假借

也有人称为"假宾定主"之文法。"假"，借助也，"定"，肯定也，即借助"宾文"所起的效果而促进"主文"使它卓然醒目，表现突出，而使辨证论治准确无误。

举例而言，第70条（赵本，下同）的前半段"发汗后恶寒者，虚故也。"叙证时方药皆略，则属于"宾文"之义。下半段的"不恶寒但热者，实也。当和胃气，与调胃承气汤。"所叙内容，辨证论治齐备，辨证思想突出，故属于"主文"之义。

本条文一共有27个字，"宾文"9个字，"主文"18个字。如果只写主文的18个字，则使人读之索然乏味，加了9个字的"宾文"则效果极佳，文简而义深。第一：借助了虚证以烘托出主文的实证，自有水到渠成，而使人肯定无疑；第二：可以从"实"以例"虚"，反主而为客，则使两个问题彼此印证，相得益彰，咀嚼不尽，玩味无穷。

再举一个例子，第71条前半段"太阳病，发汗后……"，至"胃气和则愈"，其文有证而略脉，则属于"宾文"。下半段则脉因证治齐备，而属于"主文无疑"。这一条的"假宾定主"文法，较第70条的义理为胜。第一、纠正了时医一见咽燥口渴，动手辄用滋濡之弊。第二、清晰地指出了下焦太阳蓄水，小便不利的口渴病变为气不化津。结合临床而论，蓄水而津液不化的口渴反用生津止渴之药治疗，临证所见为多，试举一例于后。

患者张某，口渴欲饮，饮后又渴，咽喉似痛非痛，如有物梗，小便不利，脉来沉弦，舌苔水滑。余辨为气寒津液不化之证，悉捆生津止渴之药。

为疏：茯苓30g，桂枝12g，泽泻15g，白术10g，猪苓15g。

此方仅服6剂，则小便畅利，其病全瘳。

由此可以证明，仲景对于"胃中干"的口渴，不落滋阴养液之窠臼，提示了消渴、小便不利的下焦蓄水五苓散证治。"宾文"写的恰如其分，"主文"则另辟蹊径而别具一格，又能针对俗见变津干为津聚之妙，烘托入微，使人叹为观止。

二、虚 实 反 正

"虚"非是空虚无物，乃是义藏于内的一种文体。"实"是对虚而言，是脉因证治一目了然，毫无隐晦的一种写法。

例如：第23条在"一日二、三度发"前提下，连举三种转归，仲景就用了虚实对写文法。第一个转归是："脉微缓者，为欲愈"；第二个转归是："脉微而恶寒者，此阴阳俱虚"；第三个转归是"面色反有热色者，身必痒。"在此仲景写证而"虚"脉，不与上两段等同。这并非仲景疏漏，乃是在"实写"之后，改用了"虚写"文笔，必然要引起人们的注意与猜想。

古人有"虽是无声胜有声"之说，从发热身痒太阳之小邪未解，则其脉必见浮，已呼之欲出，跃于纸上。所以不写浮而脉自见，似比实写更能引人联想翩翩。

现在谈一谈反、正的文法。"正"和"反"相对而生，仲景行文布局，有的从正面来,有的则从反面来写。凡是正、反两写之文,反面比正面所取得的效果更为精彩。

举例而言,第159条"伤寒服汤药,下利不止,心下痞鞕,服泻心汤已。"以上18个字证治俱全,属于正面的写法。

"复以它药下之,利不止,医以理中与之,利益甚。理中者,理中焦,此利在下焦,赤石脂禹余粮汤主之,复不止者,当利其小便。"

这47个字,则与"正写"相反,是仲景设法御变以引申"心下痞""下利"的各种病理变化和治疗方法。这种"反面"的写法,剥去一层,又有一层,能讲得详,论得透,又不受"正面"文法之拘束。同时,"正"与"反"在事实上也是不可分割的,所以仲景的"反面"文章也正是补充"正面"文章之不逮。因为辨证方法多样化,不能停留在一个模式之上。

三、对 比 发 明

"对比"文法,是对证候的两方或者三方,进行排列对比、分析研究、互相发明的一种方法。"比"为六义之一,严格地讲,上述的"宾主""虚实""反正"等法,也都属于"对比"范畴。所以,辨证学的基本功在于掌握"对比发明"之法。

例如第12条"太阳中风"的桂枝汤证,和第13条的"太阳病"的桂枝汤证,看来两条极相近似,然其重出之义安在? 经过对比之后,我们发现第12条冠以"太阳中风"四字,而第13条则只提"太阳病"而缺少"中风"两字。由于排列对比,看出第12条的桂枝汤局限于太阳中风,而第13条没有"中风"二字,则桂枝汤可以泛治太阳病汗出恶风的一切表证。于是桂枝汤治疗的狭义和广义之分灼然可见,达到了辨证论治的目的。

再如第93、94、95三条并列,分析三种不借药力而汗出的不同机制。第93条的"冒汗"可责其虚;94条的"战汗"为邪已外解;95条的"自汗"则为卫强荣弱而邪不去。三种汗出进行"对比发明",则引导辨证思维活力自在其中。

总的来说,仲景的文法,无论宾主、虚实、反正、对比等,都是从两个方面立论,具有一分为二的辩证法思想。所以,做到了文简义深,奥妙无穷。《伤寒论》的文法不止以上所述,还有"夹叙法""倒装句""首尾相顾""指物喻理"等法,限于篇幅,从略不述。

少阴病阴虚热化证治浅谈

在六经辨证中,我认为少阴病最能反映阴阳水火偏虚偏盛的问题。少阴的发病规律,一个叫寒化,一个叫热化。少阴阳虚则其阴寒必盛,故病从寒化;阴虚则其阳热必盛,故病从热化。可见少阴一经而有两种不同的病变,这与少阴为阴阳之根的生理特点分不开。

我今天只谈少阴病的热化证治,并结合临床举出案例以资说明。少阴病的热化证,有阴虚挟火,阴虚挟水,阴虚挟燥之分。阴虚则能生热,故可统称之为热化证。现分述如下。

一、阴虚挟火证

阴虚挟火证,是少阴阴虚于下,肾阴不能上济心阳,而使心火独炎于上,形成火上水下、不相交济的一种病理变化。此病的特点是"心中烦,不得卧"。张仲景用黄连阿胶汤治疗此病。我试用了几次,效果非常之好,兹录治案如下:

案一:有一个姓李的男性患者,长期以来患失眠之证,服了很多镇静安眠的药物,但是效果不明显。他的症状是:每到夜晚则心中烦乱,在床上辗转反侧,而不能成寐。严重时,必须马上跑到空阔的地方,心里才略觉畅快。切其脉弦细而数,视其舌则光红无苔,尤以舌尖赤突出,宛如草莓之状,而格外醒目。

细析此证,心烦不寐,反复转侧,则烦而且躁矣。跑至旷野,其烦稍定,神旷而火不聚也。由于病起心火,故其脉为数;阴虚于内,则脉来弦细,故知火动而阴亦伤也。舌光红无苔,主阴伤而有热;尖如草莓,则主心火独焚,而水不上升也。综合观之,此证实为火上水下,阴虚而挟火也。

治当泄火以下降，滋水以上升，务使水火既济，其病则愈。

药用：黄连 3g，黄芩 13g，阿胶 10g，白芍 10g，鸡子黄两枚。

此方名黄连阿胶汤。用黄连、黄芩之苦寒下降，以清心火之上炎；阿胶、鸡子黄之甘润滋阴，以补心肾之阴；白芍敛阴补血，以平阴虚之阳亢。阿胶、鸡子黄为血肉有情之品，峻补阴虚，实非草木所能及。

用此方时须注意煎服之法。如阿胶和鸡子黄这两味药，就不能同诸药一起合煎。阿胶是用热水烊化，变成液体以后，兑入药汤中服之。如因天寒气冷，阿胶不易化开，则可置瓷碗中放于锅内蒸化。至于鸡子黄这味药，也不要与其他药同煎，而是把它打碎之后，趁药汤滚开时，把黄打搅几下，然后投入药汤，用竹筷子再搅匀几下即可服矣。

李某服了三剂黄连阿胶汤，便能酣然熟睡，心烦不发。后又吃了三包朱砂安神丸，其病从此痊瘳。

另外，黄连阿胶汤不但能治心烦不寐，还能治妇科崩漏之证，效果甚佳，出人意料。

案二：唐某，女，30 岁，犹未婚配。患月经淋漓不断之崩漏证，已经有数月之久。余切其脉萦萦如丝，而脉流反薄疾，一息六至有余。视其舌则光红无苔，尤以舌尖红艳如莓。乃问之曰：曾服药治疗否？答：服参芪补药与涩血固经之药屡屡而弗效。又问曰：尚有何证而未言耶？答：除月经不止外，夜间心殊烦乱，难以成寐，偶尔伏枕入睡，则突然而醒，心愦愦无可奈也。

余细思此证，脉细而疾，为阴虚有热之象。夫肝藏血而心行之，今阴虚于下，火炎于上，阳亢不入于阴，阴虚不受阳纳，致火热迫血下行，则经行不止，淋漓为漏，势已必然也。心肾不交，阴阳反悖，则阳不得阴潜，一睡则突然而醒，而何怪之有？至于舌红而尖赤，无非阴虚有火之候。治应泻南补北，清火育阴，则任冲得谧，而血可自止也。

处方：黄连 10g，阿胶 10g，黄芩 3g，白芍 10g，鸡子黄两枚。

此方连服五剂，则夜间心不烦乱，酣然入睡，亦无惊悸之可言。由于心肾相交，火气下行，血脉安静，则漏血停止，月事恢复正常，其病从此竟愈。

由此可见，黄连阿胶汤不但能治少阴阴虚挟火之证，吴鞠通还曾用此方治疗"少阴温病真阴欲竭，壮火复炽"的心中烦杂无奈、不能卧眠等证，今余又用之治疗妇科崩漏而获效。可见仲景之方妙乎一心，大而化之，则功不尽收。

二、阴虚挟水证

少阴病阴虚有热，其热与水相结发生小便不利、心烦、咳呕、口渴与不眠等，则叫"阴虚挟水"证。张仲景用猪苓汤治疗此病，效果非凡。下举治例，加以证实。

案三：北京郊区一郭姓患者，男，52岁。患心下发满，头目时发眩晕，夜晚口中非常干渴，且心烦少寐。切其脉弦细，视其舌红，而舌苔水滑欲滴。

观其所服之方，有用滋阴潜阳、和胃疏肝者，也有用补心安神之药者，然皆无效。其脉弦而有水苔，此有水证之征。乃问其小便如何？答曰：色黄不畅，未及于尽，则不出矣。乃告之曰：此乃蓄水证，猪苓汤证也。夫猪苓汤的证机为阴虚生热，热与水凝而津液不化，是以证见口中干渴而且咳也；水泛于上则头目眩晕；留于中脘则心下发痞而欲呕也；水结于下是以小便不利而尿不多也。此证为阴虚有热，故舌红、脉细，心烦而少寐。

治疗应育阴、清热、利水。

药用：猪苓12g，茯苓12g，泽泻10g，滑石12g，阿胶10g。

此方共服五剂，则小便畅利，而口中干渴、心下痞满、头目眩晕、咳逆作呕、夜间不寐等证，也随之而去。

三、阴虚液燥证

少阴阳虚下利日久，必伤及阴。阴虚津少则咽痛；津少无以制阳，虚热内扰，故可出现胸满、心烦等阴虚液燥之证。张仲景对此病，别开生面地用猪肤汤治疗，效果极为理想。此方用猪肤（即猪皮去毛，并用刀刮净皮下肥脂），水煎取汤，然后去猪皮，加入白蜜，再用米粉炒出香味，同入汤中，和令相得。

案四：韩某，男，18岁。患濡泻之病，泻水甚多，连续数月之久。经用胃苓汤治疗，腹泻止，而咽痛作痒，不时咳嗽，心烦少力，不欲饮食。其脉细而数，舌光红而无苔。

细思此证发在泻后之余，津伤胃燥，虚火上升自不待言，如用麦冬、石斛、沙参等甘寒生津之法，非不中病，仍可有效。然恐草木之品不能使津液速生，又恐胃肠泻后已虚，运药无力，思仲景之猪肤汤润燥养阴、滋而不腻、补而不滑，洵为上品，故乃如法炮制一瓯。

时因天寒，药已成冻，割之成块，然病人食之爽口而效果殊佳，甫两剂而病痊瘳矣。

总之，《伤寒论》以阳虚寒证多见，至于阴虚生热之证，则所载为少，往往使人忽略。为此，余不揣肤浅，介绍了《少阴病篇》阴虚生热的三个不同病证，并附治案加以印证，以为研究伤寒学者之参考。错误恐多，敬希指正。

《伤寒论》三阳热结证辨析

《伤寒论》之三阳热结证，指的是太阳的热与水结，即大陷胸汤证；阳明的热与燥结，即大承气汤证；少阳的热与气结，即大柴胡汤证。以上三阳热结之证，虽都用泻下逐邪之法，但由于它们的热结有挟水、挟燥、挟气之分，所以，治疗的方药也就因而不同。为了对三阳热结之证进行辨认，使其不发生彼此混淆、张冠李戴的错误，实有进一步分析的必要。

一、大陷胸汤证与大承气汤证之辨

大陷胸汤证，是热与水结的实证，它的主症有三：即"脉沉而紧"，"心下痛"，"按之石硬"三个证候（我总结为"结胸三证"）。然而这个大陷胸汤证，有时却与大承气汤证有类似之处，容易发生误诊误治之弊。例如：《伤寒论》第137条所说的"太阳病，重发汗而复下之，不大便五六日，舌上燥而渴，日晡所小有潮热，从心下至少腹鞕满而痛不可近者，大陷胸汤主之。"考此证为邪热入里，津伤而胃肠燥，故五六日不解大便，舌上燥而口渴，至傍晚时则小发潮热。综观之，很似阳明之热与燥结之证，使人容易想到用大承气汤进行治疗。昔者曹颖甫先生曾有此例，在《经方实验录》中有案可稽。但细绎此证，除了上述症状之外，尚有热与水结的"从心下至少腹鞕满而痛，不可近"之征象。它一方面说明了此证疼痛的广泛性而与阳明病异，另一方面又说明了它的腹痛之证极为严峻，自比阳明病的"绕脐痛"有过之而无不及。再有本证之"小有潮热"，要与阳明病之日晡潮热对比，两者貌似实异，故彼此不能苟同。经过以上分析，可见本证是水热的结胸证占有主导地位，至于阳明之燥热证则居次要的从属地位。

所以仲景不用大承气汤，而用大陷胸汤以峻清水热之凝结以使病愈。如果误辨为阳明腑实之证，投用大承气汤攻泻燥热，而不知泻下水热之结，则虽能药后攻下大便，使腹部症状略有减轻，但停药未久，则证情复发如故，故其病不能愈也。

二、大陷胸汤证与大柴胡汤证之辨

大陷胸汤证，有时又与大柴胡汤证相混，例如《伤寒论》第136条的"伤寒十余日，热结在里，复往来寒热者，与大柴胡汤。但结胸无大热者，此为水结在胸胁也，但头微汗出者，大陷胸汤主之。""水结胸胁"为仲景自注，据理推测，结胸为热与水结，水中有热，虽亦有发热之征象，但既不同于少阳证的往来寒热，也不同于阳明病之蒸蒸发热。大柴胡汤证亦有心下急与胸胁疼痛之证，但其痛势为轻，不至于到不敢用手触近的程度。况且，结胸证由于水热凝结于上，热被水邪羁绊，不能向外透越，故仅见头部微有汗，而不似阳明病之濈濈汗出，与少阳病之合目则汗也。

总而言之，大陷胸汤的疼痛部位，在胸胁作痛时易与大柴胡汤证相混，在心下至少腹疼痛时，则易与大承气汤证相混。故仲景未雨绸缪，乃在第136、137两条分析了它们之间的互相鉴别之处，这种防微杜渐的精神寓义良深。由此推论，热与水结而在太阳者，因胸位邻近于表，隶属于太阳而为寒水之病变也。热与燥结而在阳明者，因阳明之气为燥，而燥病为"胃家实之本也"。热与气结而在少阳者，少阳之气为火，病则气郁，使木不达,而火反抑也。

总之,六经为病与"六气"理论有关,如是不揣肤浅,而作如上之言,错误恐多,敬希指正。

试论《伤寒论》之水火痰郁证治

中医所谓之治疗"八法",实肇始于《伤寒论》的113方。然"八法"之外,犹有其他治法,而非"八法"所能尽。例如张仲景的治郁之法,则别开生面,独树一帜。这是因为郁证的病机,含有气机蕴郁与阳气不伸的两大特点,故与一般的水、火、痰证有所区分。现将水、火、痰郁的证治分述如下,以供同道们参考。

一、水 郁 证 治

《伤寒论》第28条之桂枝去桂加茯苓白术汤,乃是仲景特为治疗"水郁"之证而设。

本病外证有"头项强痛,翕翕发热无汗"的太阳经气郁而不利之象,在内则有"心下满微痛,小便不利"的水郁气结之反映。从其外证与内证综合分析来看,产生气结阳郁的根源在于小便不利一症。因为小便不利,则水必郁而气必结,气结则阳必郁,阳郁气结,则以上诸症便可随之发生。所以,此证在治疗时,如果抓不住"小便不利"的根本问题,妄用汗、下之法施治,必徒劳而无功。然而,本条之翕翕发热与小便不利,与第71条之脉浮、发热、小便不利,两证似同而实异,故不能混为一谈。今分析如下:第71条五苓散证之脉浮发热,是由于表邪不解所致;而本证之发热无汗,却不标脉浮,是因水郁气结之故。另外,在服药要求上两证也不一样:第71条药后要求"多饮暖水,汗出愈",以解表为先;第28条药后则要求"小便利则愈",以利为主。可见一为有表邪,一为无表邪,对比分析,则第28条与第71条的不同之处,已昭然若揭。然本证令人可疑者,既然第28条无表可言，为何又出现了头项强痛与翕翕发热的表证？本条之所以有头项强痛与翕翕发热，关键在于"小便不利"一证。由于水郁气结以后，使太阳经气为之不利，所以证见头项强痛与翕翕发热。这与外受风寒之邪的头痛发热则迥然有别。

《伤寒论》类似这样的病证尚不止一处，如第131条的"结胸者，项亦强"，乃是水热凝结于上的"项强"，与太阳表邪丝毫无关。又如第152条的十枣汤证，也有头痛和漐漐汗出的类似太阳中风之证，其实是水邪结于胁下，阻碍了气机升降而使营卫运行不利的反映。以此类推，对本条"水郁"阳抑之各种见证，不作为表邪而论。但是本证的表现，也确能使人误认为是太阳表证或者是阳明里证，容易发生解表攻里的治疗错误。仲景似乎对此早有预料，故他在写法上颇具匠心。试观他的"服桂枝汤，或下之"，至"仍头项强痛，翕翕发热，无汗，心下满微痛"这段文字，难免使读者对以上的治疗无功而困惑不解，正当读者疑惑不定之时，仲景才笔锋一转，写出"小便不利者"五字，方将汗、下无效的底蕴与气郁阳抑的实质全盘托出。文章到此，才使读者豁然开窍。

桂枝去桂加茯苓白术汤是仲景治疗水郁阳抑的主方。它既然已不存在表邪不解，就应与五苓散证有所区别。如果不是这样分析本证，而像清人吴谦所主张的去芍而不去桂，认为留桂枝解表以治头项强痛与发热，则必然与五苓散的证情混为一谈。这样，非但不能符合本证的病情与证机，而且破坏了仲景一方一义和本方证的独立完整性。细审本方之义，因无表邪，故去桂枝。内有"水郁"，则用苓术芍药助疏泄以利小便，生姜散水结以开气郁，甘草、大枣健补中州以行津液。本方宗旨在于"通阳不在温，而在利小便"，正体现了仲景医理精奥而又深谙临床实践。关于本方去桂去芍之争，由来已久，而莫衷一是。问题在于脱离了实践检验，只从书本上论桂枝是、芍药非，不能解决实质性问题。所以，我在1981年发表于《山东中医学院报》上题为《名老中医之路》的文章中，援引了陈修园和陈慎吾的治验，证实了桂枝去桂加茯苓白术汤并无错误可言，对于吴谦的去芍留桂之误，在实践中进行了澄清。

最近余治刘某，女，53岁。患低热不退，37.5℃左右，已两月余。兼见胃脘痞满，项部拘急不适。切其脉弦，视其舌肥大，而苔则水滑欲滴。乃问其小便,自称短涩不利,而有不尽之感。

余结合第 28 条精神,辨为水郁阳抑之证。于是不治热而利其水,用桂枝去桂加茯苓白术汤。共服三剂,则小便畅通,低热等证随之而解。这充分说明事实胜于雄辩,如不通过实践的检验,而奢谈《伤寒论》的文字错误,鲜有不偾事者,则又岂止"去芍"之一说哉。

二、火 郁 证 治

火郁证治,见于《伤寒论》第 76、77、78、79 等条文。火郁的病理特点为火邪蕴郁,而使气机阻塞不利。本证的病位在于胸膈(个别情况,也有下延于胃之时),胸位于上而邻于表,故太阳病邪内蕴每成此证。阳明主胃,而以胸为表,所以胸中之邪,亦可下传阳明。以是之故,火郁之证,仲景列于太阳、阳明两篇,有一定的道理。

"火郁"的主证是心烦,但又非一般心烦可比,仲景称之为"心中懊侬",形容其心中烦乱,难以延捱,而又无可奈何的一种病状,可使人反复颠倒而坐卧不安。本证有火郁气结的特点,故可兼见"胸中窒""心中结痛""心烦腹满"等气血郁结,滞而不利的病症。由于它有"窒""结""痛"的特点,所以我们称之为"火郁"证。

治疗"火郁"的主方为栀子豉汤。方由栀子与豆豉两药组成。本方宗旨在于清火开郁,宣泄气机之结,它和芩、连苦寒直折有所不同。栀子气味苦寒,能清火下行,因其体轻上浮,清中有宣,故有透发火郁之功;豆豉味苦而气浮,能宣热透表,宣中有降,以开除火郁。两药配伍,既清胸膈之烦热,又透表邪而使之外出。此方降中有宣,宣中有降,善开豁火气之郁,使气顺津达而病可愈。然使人注目的是:"方后注"有"得吐者,止后服"六字,从临床观察并非虚语。因为药后得吐,乃"火郁"作解的一种形式,故得吐后,则病可立已。

回忆我在营口时治一男性患者,因外感风寒,发热不解,数日后出现心中懊侬,坐卧不安。查其脉数、苔黄,遂辨为"火郁"之证。乃予栀子豉汤一帖。患者服药后,约食顷而烦乱更甚,未几即吐。吐时气往上涌而头身汗出,病从此而愈。

据我观察，凡烦郁证情越严重，则得吐的机会也就越多。如果烦郁并不严重，则亦有不吐之时，故不能绝对而论。或问：栀子豉汤非瓜蒂、藜芦之可比，为何能使人吐耶？因本证为"火郁"而气抑不升，正被邪困，不能突围而出，而正气抵抗之力实未泯灭。今栀豉下咽，则直抵病所，开之宣之，能使邪气松动，引正气外出，则正气祛邪，直冲于口，故而得吐，则又何疑之有？

三、痰郁证治

有"火郁"，亦必有"痰郁"，因痰火之证往往相继而生，故当合而论之，方能尽其义也。"痰郁"的证治见于《伤寒论》第166条。它的病位在胸膈之中。本证的病变，是痰浊之邪上闭阳位，阻塞气机，而又郁遏阳气。仲景称此证为"胸中寒"。"寒"，不作寒热之"寒"解，成无己说："寒，以痰言"。喻嘉言亦认为："寒者，痰也"。如果从广义解释，"寒"亦可当作"邪"字，总之，是有形之邪而为患。痰郁之证，亦有内证、外证之分，与"水郁"的表现相似。它的外证，可见发热、汗出、恶寒，很像太阳中风之证，但头不痛、项不强，而与太阳中风之证又有所区别。它的内证，则见胸中痞硬，气上冲咽喉，导致呼吸不利。

由上述可见，"痰郁"的病证，从外、内之证来看，与"水郁"证的表现有相似之处，说明两者的病机具有共同规律。

因痰郁的病位在胸中，今胸气郁抑，而使荣卫之气不利，故可出现发热、汗出、恶风等症。然痰气上闭，胸中不利，故又见痞塞硬满。痰郁而正气拒之欲出，则又有气上冲咽喉不得呼吸之窘状。由于痰气交郁，故关尺之脉沉伏不起。又因正气有拒邪上出之机，所以，寸脉微浮。本证痰实之邪客于胸中，治应因势利导，祛邪外出，用瓜蒂散涌吐。

瓜蒂散，由瓜蒂、赤小豆等量研末而成。制方宗旨，取酸苦涌泄之义，以越出胸中实邪为目的。本方以味极苦而吐力最强的瓜蒂为君，以酸味的赤小豆行水利湿，配瓜蒂以达成酸苦涌泄而为臣；又以香豉煮稀糜取汁和药服，取其清轻宣郁，载药上浮，而为佐使也。

瓜蒂散是"八法"中的吐法，宣郁开结，涌吐上焦实邪，具有斩关夺将，立功建绩之功。据《名医类案》载:"信州老兵女,三岁,因食盐虾过多,得齁喘之疾。乳食不进,贫无可召医治。一道人,过门见病女喘不止,教使取甜瓜蒂七枚,研为粗末,用冷水半茶盏许,调澄取清汁呷一小呷。如其言,才饮竟,即吐痰涎若胶黏状,胸次即宽,齁喘亦定。少日再作,又服之,随手愈。凡三进药,病根如扫"。又如易苣蓣先生治某女,素无病,忽一日气上冲,痰塞喉中,不能语言,此饮邪横胸中,当吐之。投以瓜蒂散,得吐后,则愈。

由上述案例来看,瓜蒂散涌吐胸中痰实之邪是最理想的药物。然此方催吐甚猛,虽能去邪,亦能伤正,特别容易损伤胃气与津液,故对久病之人、年迈体弱者以及"诸亡血虚家",不可与瓜蒂散,应常须志此,勿令误也。

小结

以上所论之水、火、痰郁之证,都有气结、阳郁的特点而类似太阳表证(惟"火郁"证的身热,而与表证不解有关。因为胸近于表,每有在表之邪,未能尽传胸中之故)。在辨证时,必须分清病之标本以及表里关系,以求其气结阳郁之所向,方不致被病的标象所迷惑。如辨水郁在于抓住小便不利;辨痰郁则在于胸中痞之证。知内察外,找出"郁"证的原委,才能达到治疗目的。《伤寒论》的水、火、痰郁证治,惜其散见于全书之中,而使人难于掌握,今归纳分析,择出"郁"的证治特点及其发病规律,这对研究仲景之学,谅不无小补。

《伤寒论》"开郁泄热"法析要

"开郁泄热"是《伤寒论》治疗外感热证的一个重要法则,它是作者丰富实践经验的总结,也是对《内》《难》古训充实提高的结果,在外感热病的治疗中占据重要位置。因之,对其理论渊源、运用规律以及深远影响进行研讨,具有十分重要的意义。为此,笔者不揣疏陋,拟就此略陈管见,不当之处,祈请教正。

一、开郁泄热承继《素》《灵》微旨

"开郁泄热"法是指在外感热病的治疗之际,针对不同原因所致的郁塞不畅的病理机转,施以开通疏导,调畅气机之治,以利邪热外泄的方法。此法肇自《内经》,同时也与外感热病的特殊规律密切相关。

1. 阳气郁勃是风寒化热的根本原因

《内经》一书反复强调"人伤于寒则为病热""夫寒盛则生热""人伤于寒而传为热"。对"风寒化热"之理蕴,历代医家虽多有发明,但无不认为与阳气怫郁相关。王冰认为"寒气外凝,阳气内郁,中外相薄,寒盛热生";刘完素亦谓"寒主闭塞而腠理闭密,阳气怫郁不能通畅,怫然内作,故经曰伤于寒则为病热"。二氏之论,足资启悟我们对经文的理解:寒邪化热与阳气郁勃有着本质的、必然的联系,所谓"寒盛生热"的转化,实际上就是人身阳气渐次闭郁,由量变到质变的过程。

仲景深契《灵》《素》微旨,在《伤寒论》中以具体汤证的形式对这一理论进行了形象的描述。麻黄汤证至大青龙汤证,再至白虎汤证的传变,可以说是以"寒郁阳""惟寒郁热""寒化热"的三个环节再现了"寒邪化热"的典型演变过程。他如大论中桂麻各半汤证、桂枝二越婢一汤证,以及太阳病、二阳并病,最终转属阳明的有关论述,也充分反映了作者对阳为邪阻,怫郁化热的重视。在仲景看来,"发热属表者,即风寒客于皮肤,阳气怫郁所致";邪热入里者,也无非"营卫郁遏,不得外发,自当内传"。因而,他不仅在条文中多次使用了"阳气重故也""阳气怫郁不得越""阳气怫郁在表"等辨证术语,并且针对阳郁化热的不同阶段拟定了辛温发散、辛凉透泄、辛寒清解等不同治法。不惟使风寒化热的理论更为充实、具体,同时也为临床应用开拓了新的局面。

2. 郁热相兼是邪热为患的重要特点

邪热为患,有其宣发炎上的一面,但又每易阻碍阴阳气血之周流,而兼见怫郁不畅的机转。

《素问·生气通天论》首先道出了阳热怫郁的危害:"故病久则传化,上下不并,良医弗为。故阳蓄积病死,而阳气当隔,隔者当泄,不亟正治,粗乃败之。"病久传变，阳热蓄积于内，壅塞升降之机，上下不得转旋，内外不得交通，不惟粗工易败，即便良医也难免为之束手，是故《素问·热论》也强调指出，外感热证之死因，多由"荣卫不行，五脏不通"所致。

仲景勤求古训，刻意研精，对于阳热怫郁之机转也有着较为深刻的理解，这在他对无形热郁与有形热结的论治中得到了充分的体现。

"热郁者，邪热入里，不与物相得，郁著各位是也"。大青龙证、柴胡证、栀子豉证、大黄黄连泻心汤证可谓热郁之典型证候。此四者，以部位言之，热邪或蕴郁膈上，或痞塞心下，或在太阳之表，或入阳明之里，或居少阳之游部。以病理言之，或因于腠理敛闭，出入不利而积火成热；或因于热邪留扰，痞塞壅聚而上下不行；或因于邪结枢机，三焦不利而出入升降失调。虽病位有别，但其间却寓有相似的机转，即伴随着无形热邪的留着，尚有气机壅郁，运行不畅的一面。

邪热居留，除无形热郁之外，尚有与有形之物搏结成实而为患者，我们姑且以"热结"称之。考大论论结胸，云邪热与水"结在胸胁"；论蓄血，云"瘀热在里故也"；谓"热入血室，其血必结"；谓"阳明内结，谵语烦乱"……究其所凭藉之实邪，有水湿痰食瘀之异，审其所留居之部位，有上中下三焦之分。这些有形热结的留着，必然要阻滞气机升降之路径，闭塞血脉环周之通道而形成郁热相兼的局面。

由上可知，以正盛邪实为主要机转的外感热证，无论邪气在表在里，有形无形，常与怫郁不畅的病理现象密切相关。初起在表，有风寒之敛束，卫阳之郁勃，待其化热入里，则热郁热结皆能壅遏气机之出入升降。当此之际，郁因于邪却又闭其外泄之路，邪结于郁却又增其壅塞之势，郁热相兼，互为因果。如果这种恶性循环得不到解决，则难免"营卫不行，五脏不通"而出现神去机息的结局。

3. 开郁泄热是外感热证的基本治法

怫郁不畅之机，贯穿于外感实热证之始终，因之，治疗此证不仅要着眼于热，选用寒凉之药，而且要着眼于郁，佐以开通之品。

《素问·六元正纪大论》曰"火郁发之"，首倡开郁泄热之门径，道出了外感内伤诸郁热证治的纲领。《素问·热论》对外感热病的治则又进行了专门论述，即"治之各通其脏脉，病日衰已矣"。所谓"各通其脏脉"，即开

通诸般郁滞壅塞,令各脉通畅条达之意。此外,《灵枢·刺节真邪论》也云:
"凡刺热邪越而苍,出游不归乃无病,为开通辟门户,使邪得出而病乃已。"
将此两者比类而观,可知《内经》治外感热病确以"开通壅滞,辟其门户",
泄热外出为要则。

仲景对《内经》理论进行了全面的继承,他认为"经络府俞,阴阳会通,
玄冥幽微,变化难极",然而"若五脏元真通畅,人即安和"。因而"欲疗诸
病,当先以汤荡涤五脏六腑,开通诸脉,治导阴阳,破散邪气"。具体到外
感热病的治疗,更与《内经》一脉相承,以"开郁泄热"作为邪壅气阻所致实
热证候的首选治法。如邪在太阳以麻桂为君宣泄郁阳;邪在少阳以柴胡为
君转透郁热;邪入阳明,无形热邪以石膏为君辛寒清透,达热出表,有形之
热以大黄为君推陈致新,别开出路,都是这一治则的具体体现。他如大青
龙汤、桂枝二越婢一汤、栀子豉汤、大小陷胸汤、桃核承气汤、抵当汤丸等,
虽适应证候不同,治疗途径各异,但在"开郁泄热"这一点上则有共同性。

二、开郁泄热体现仲景心法

"开郁泄热"作为外感热病的治疗大法,在《内经》中虽业已阐明,但惜
其论之未详,离临床应用尚有距离。而仲景在集前人经验的基础上,创造
出了一套章法严而有则,运用灵而生巧的治法方药。

1. 寒邪束表,宣泄郁阳

伤寒初起在表,已蕴化热内传之机。麻黄汤为祛风寒,开表闭,泄郁
阳的代表方。君药麻黄开玄府之郁闭,祛寒邪之留着;臣药桂枝振奋气
血,流通经脉,疏透营卫,行里达表;再佐以杏仁泄肺利气;使以甘草安内
攘外,则泄汗有路,作汗有源,可使风寒自表而散,郁阳自表而宣,令外解
阳伸而无邪热传经之虞。

仲景对于伤寒初起重在逐邪气、泄郁阳的思想,在第48条有关二阳并
病的论治中也得到了充分体现。"太阳初得病时,汗先出不彻",转为二阳
并病之候。究其由来,"当汗不汗","但坐以汗出不彻故也";审其病机,"阳
气怫郁在表","阳气怫郁不得越"所致;若论治法,则惟"更发汗""解之熏
之",别无他途。由此可知,伤寒初起失于宣泄,的确可致阳郁化热,内迫

传经,而发汗之法又确可宣泄郁阳,防其传变。

2. 无形热郁,疏导透达

仲景治无形热郁,每用疏导透达之法,畅达表里。由于热郁之部位有别,具体治法也各具特色。

(1)郁热在表:热郁于表,以大青龙汤证最为典型。"表不得通,闭热于经",仲景主以大青龙汤。此方开表闭以通腠理,调荣卫以滋汗源。更妙在麻黄、石膏相伍,相藉以走表分,可使怫郁经中之热随汗出而发越于外。

(2)热郁半表半里:病至少阳,小柴胡汤为的对之方,七味药辛开苦降甘补,共备疏解少阳,达表散邪,调畅三焦,运转枢机之用。药后表里畅通,上下无碍,气郁得以疏达,邪热自然随之外透。

(3)郁热在里:以栀子豉汤证最具代表性。此证郁热并存,故不能一味清利以遏邪机,当须清宣并行着意透泄。栀子豉汤药虽两味,然一升一降,宣清并举,服药后郁热得以宣泄,正气得以调达。

仲景治热郁之证,邪在表分,则以麻桂开表达邪;热郁胸膈,则以栀豉宣泄上下;热郁少阳,则以柴胡运转枢机。总为求其凉而不凝,清而不滞,以期郁开热泄,事半功倍之效。

3. 有形热结,攻逐通利

有形热结,不惟有气机之怫郁,更兼以实邪之阻滞,必以攻逐通利之法,逐去有形之郁结,方可期泄热之机括。《金匮要略》云:"夫诸病在脏,欲攻之,当随其所得而攻之,如渴者与猪苓汤,余皆仿此。"尤在泾注云:"如渴者,水与热得而热结在水,故与猪苓汤利其水而热亦除,若有食者,食与热得而热结在食,宜承气汤下其食,而热亦去。"纵览《伤寒论》全书,仲景治有形热结确如其论。

(1)热结于水,逐水泄热:热与水结,以大结胸证为最。邪热内陷与水饮相搏,结滞胸胁,浑然一体,仲景主以开结逐水泄热并行之法。大陷胸汤用甘遂为君,首取其直达开泄之力。再伍以大黄推陈致新,泻热荡实;芒硝软坚散结,咸寒泄热,可使水热之结得以开通,痰水下趋,热亦随之外泄。

(2)痰热互结,涤痰泄热:小结胸证乃痰热相结而成,故亦不离开结泄热之法。小陷胸汤中黄连虽不若大黄推荡之力,半夏虽不比甘遂决渎之功,栝楼虽缓于芒硝开结之效,然"蠲除胸中结邪之意,又无不同也"。

（3）瘀热相搏,逐瘀泄热:热邪内陷血分,与宿血相搏,"热附血而愈觉缠绵,血得热而愈形胶固,治诸必导去其血,俾热邪随瘀而下,庶几病势可转危为安"。太阳蓄血之证,即由"太阳随经,瘀热在里"而成,虽因其证型不同而分桃核承气汤,抵当汤、丸之治,但三方之意,又均在"一峻攻斯血去而邪不留也"。

（4）湿热交蒸,利湿泄热:湿热交蒸,氤氲于中,湿因热蒸无以下走,热得湿恋无从透泄,每发黄疸之证。治法必须开其结滞,使邪有出路。《伤寒论》之治黄疸三方,茵陈蒿汤导瘀热湿浊随小便通利而外泄;麻黄连翘赤小豆汤开鬼门、洁净府兼而有之;栀子柏皮汤以清为主,兼以通利。不仅充分体现了"诸病黄家,但利其小便"的原则,而且又各自参有不同的开郁导滞之法,此正如《金鉴》所云:"小便不利者利之,里实者下之,表实者汗之,皆无非为病求去路也。"

（5）热结宿食,通便泄热:邪热入于阳明,与宿食相搏,壅而为实,是为阳明腑实证。此时邪热附丽于宿食,既不能由表发越,又失其下泄之路,必以承气诸方苦寒攻下,方可使邪热随宿垢而除。

综上所述,仲景对于外感热证的治疗,总是着眼于"郁"与"热"两方面的辩证联系,使"开郁"与"泄热"相得益彰。这种时时顾及通其郁闭,疏畅气机,使邪气外有泄路的治疗大法,不惟得《灵》《素》之真传,实已演为仲师之心法。

分析《伤寒论》几种"载药上浮"的方法

《伤寒论》中具有"载药上浮"作用的共有六方:三物白散、栀子豉汤、瓜蒂散、大陷胸丸、调胃承气汤、大柴胡汤。六方的治疗不尽相同,药物也有所差别,但从某种程度上讲都和"载药上浮"的方法紧密相连,反映了"经方"组方用药之巧和构思之严,自非一般方书所可及。令人可惜的是,一些研究"伤寒学"的医家,对"经方"的"载药上浮"之法,有的明暗参半,有的避而不谈，因而使仲景之学得不到发扬与光大。因此，本着共同研究的态度，谈谈上述六个方子"载药上浮"的作用，以就正于同道。

一、三 物 白 散

三物白散治疗"寒实结胸无热证"，由桔梗、贝母、巴豆三药成方。对于方义的解释，钱天来说："白散虽峻，盖因寒实结于胸中，水寒伤肺，必有喘咳气逆，故以苦梗开之；贝母入肺解结；又以巴豆之辛热有毒、斩关夺门之将，以破胸中之坚结"。他的解释代表了历代注家的共同观点。然而，柯韵伯则另具只眼，其见解出众，认定此方用"白饮"和服，是使巴豆留恋胸膈，而有甘以缓之的意义。柯氏注意到治上病用甘药的方法，确是难能可贵的。但是，他不从桔梗载巴豆上行去作解，反从"白饮"上作文章，似乎舍近求远，故也不能完全令人满意。

我认为"寒实结胸"的病变在于胸膈，如用巴豆，而不用引药上行之法，则巴豆性猛，必一掠而过，不能摧尽结胸之邪。因此，在白散中用了一味桔梗。这味药不但能协同贝母以开肺胸气结，更重要的是：它能引峻攻之品上入至高之分，使之达到攻下寒实的作用。

关于桔梗的治疗特点，张元素说："桔梗清肺气，利咽喉。其色白，故为肺部引药，与甘草同行，为舟楫之剂。如大黄苦泄峻下之药，欲引至胸中至高之分成功，须用辛甘之剂升之，譬如铁石入江，非舟楫不能载，所以诸药有此一味，不能下沉也。"

由此可见，三物白散中的桔梗有一药双关之用：既开胸肺之气，又载巴豆上行，丝丝入扣，密切病机，其构思之精，值得研究。

二、栀 子 豉 汤

栀子豉汤是治疗"虚烦"和懊𢙓不眠之方，由栀子与豆豉二药组成。张锡驹认为："栀子性寒，导心中之烦热以下行，豆豉熟而轻浮，引水液之上升也。"他讲的话，似乎只说对了一半，而另一半则说得欠考虑。如"豆豉熟而轻浮，"这句话说得就对，至于"引水液之上升"一语则就值得商榷。

何以见之呢？考《名医别录》认为豆豉治"伤寒头痛，寒热瘴气恶毒，烦躁满闷"。李时珍则说它"能升能散"。可见它没有什么"引水液上升"的功效。所以，豆豉在此方的作用，第一是清太阳浮游之热，第二是轻宣上行，载栀子以清心胸烦郁。所以仲景因证而制方，使栀豉相须以为用。它虽无舟楫之称，实有载药之实，这样去理解豆豉，也就庶几近之了。

三、瓜 蒂 散

瓜蒂散治疗胸有寒而痞鞭，与气上冲咽喉、不得息等证。方以瓜蒂、赤小豆两药组成。瓜蒂味苦，赤豆味酸，而成酸苦涌泄之义，使病从上越，吐而出之。服瓜蒂散，又必须以香豉煎浓汤送服，这是取香豉既能载瓜蒂以上行，又可促进涌吐的实现，务以祛尽胸中之邪为目的。后世的注家疏忽了豆豉有载药上行之实，对仲景治上之法多略而不谈，乃是千得之一失。

四、大 陷 胸 丸

大陷胸丸治疗结胸项强拘急，而如"柔痉"状。方用大黄、芒硝、葶苈、杏仁捣研和如弹大一丸，然后加入甘遂末。用白蜜和水煮煎，连渣带汤，一起服用。

此方极为猛峻，如不用则水热之结不解，然若攻下太猛，又虑胸上之邪不尽。针对这种病情，一些注家认为此方是"峻药缓用"之法，成无己也说它"峻治而用缓"。这些见解当然是对的。然细绎方义，似仍有可议之处，现补述如下：此方药虽峻，而用量则轻，又用白蜜煮服，即峻药缓用之意。但是也应看到，大陷胸丸治结胸"项亦强"，如果没有白蜜的缓恋硝、黄、甘遂之功，也就不能祛尽在上之邪。所以白蜜既能滋润项强，又能载药上浮，这一事实也须予以重视。

五、调胃承气汤

调胃承气汤治疗阳明燥热证。燥热初结在胃，而使胃气不和，发生谵语、心烦、便秘、蒸蒸发热等证。方由大黄、炙甘草、芒硝三药组成。此方属于泻下之剂，因其硝黄兼用，泻下的作用是很强的。但是，仲景又加了一味甘草，经蜜炙之后补中益气，以羁绊硝黄泻下之势，自是不言而喻。甘草缓恋硝黄，如船载铁石入江而不沉，起到了载药上浮的作用。所以《长沙方歌括》一言点明说"调和胃气炙甘功"。

《卫生宝鉴》认识到调胃承气汤有泻热于上的作用，故于本方另加黄连、犀角以治阳明胃热上熏于面的"燎面"证。余在临床治疗胃火牙痛、口臭、鼻衄、头痛等证，每用此方取效，也说明了调胃承气汤有泻热于上的作用。

六、大柴胡汤

大柴胡汤治疗少阳病邪未解，而阳明燥热又成。其证以口苦，便秘，呕不止，心下急，疼痛拒按，郁郁微烦为主。

此方由柴胡、黄芩、半夏、生姜、枳实、芍药、大黄、大枣等药组成。查其方义，用小柴胡汤减人参、甘草，以外解少阳之热；加大黄、枳实、芍药等酸苦寒凉之品，以泻阳明内结之热。必须指出，方中的生姜用到五两之多（几乎超过小柴胡汤的一半），这是有其深意的。因为少阳病位在于胁下，属于半表半里的病变。所以只能和解，而禁用汗、吐、下之法。那么，大柴胡汤为什么又用大黄呢？尤在泾认为：大柴胡汤是少阳病的权变之法，也是不得已之举，故在用大黄的同时，又倍用生姜的剂量，使之协半夏以治呕，又可赖其辛散之性，引大黄而上行；又能使少阳枢机不致内折，此所谓有制之师。若不用此，则大黄、枳实肆无忌惮，逞其泻下之能，则必先挫伤少阳，使少阳之邪非但不解，恐反随之而内陷。

由是观之，大柴胡汤用辛开以制其苦降，虽与甘草缓恋之法不同，然绾大黄于上，不令其速下，其义则一。何况生姜又能助柴胡以散在外之邪，也是一药两用之法。

小结

总的来说，"载药上浮"之法，首先创见于《伤寒论》，从以上六方的分析，即可以证明。后世医家专以桔梗为舟楫之使，因而提出了"载药上浮"

的方法。殊不知"载药上浮"有多种形式,似不拘于桔梗之一格。因为法以证立、方以法随,若不先解决证的所需和药的不同,而奢谈载浮之法,则不能得其要领。另一方面,也应看到,因为病机的差异,上浮之药也是彼此不能代替的,如不能建立这一思想认识,未有不动手便错的。例如,桔梗的舟楫作用若用于白散,则非常出色;若是调换一下,把它用在瓜蒂散或者调胃承气汤、栀子豉汤之中,都是格格不入的,无功效可言,甚则还给治疗带来严重的问题。譬如说,调胃承气汤去掉甘草,换上桔梗,就起不到调和胃气、以泻上邪的作用,并且势必引起硝、黄的峻下而使治疗走向反面。

又如大陷胸丸用白蜜非常对证,如改用甘草,则与甘遂相反而同室操戈;改用桔梗则泻下必速;若改用香豉则必走津助燥。莫道一药之差而关系全局之变,也是不能轻视的。再看大柴胡汤中生姜配大黄的作用,它能使大黄之泻下不至其极,又避开少阳之禁而使枢机畅利,此方如改用他药,不论桔梗、香豉无一能与生姜相比。由此可见,凡用"载药上浮"法的,不应先论药,而应先论证,务以契合病机,而又发挥多方面的作用,这才臻于上乘之境。

总之,研究《伤寒论》六个"载药上浮"方剂的不同使用,使人在组方用药上大开了眼界。《伤寒论》这种同中求异、殊途同归的方法,反映了经方丰富多彩,灿烂夺目,确有一药一珠之感受。

伤寒,中医与西医是一个病吗?

伤寒,中医与西医的病名虽同,但内容并不一样,不能混为一谈。

西医学所说的"伤寒"是指伤寒杆菌引起的急性传染病,主要病理变化是肠道淋巴组织增生与坏死。临床特点有持续性发热、相对缓脉、玫瑰疹、脾大、白细胞降低等。

中医的伤寒,有广义和狭义之分,两者的内容也不能混为一谈。

中医的广义伤寒,是泛指一切外感急性热病而言。《素问·热论》说:"令夫热病者,皆伤寒之类也。"意味着"伤寒"是外感病的总称,因而具有广义伤寒的意义。值得提出来的是,为什么古人用"伤寒"二字以概括外感病名呢?这里有一个道理说明如下:唐代王冰在解释《素问·热论》的伤寒时曾说:"寒者冬气也。冬时严寒,万类深藏,君子固密,不伤于寒,触冒之者,乃名伤寒。其伤于四时之气皆能为病,以伤寒为毒者,最乘杀厉之气,中而即病名曰伤寒,不即病者,寒毒藏于肌肤,至夏至前变为温病,夏至后变为热病,然其发起皆为伤寒致之,故曰热病者,皆伤寒之类也。"由上可见,风寒之邪伤人后,如即病者叫伤寒,也就是"狭义的伤寒";不即病者,则寒毒内藏,届时而发病,则属于"广义的伤寒"。王氏的寒毒内藏,伏气为病的学说,目前尚有争议,不能作为定论。但古人是这样解释的,故录之以供参考。

现在谈谈狭义的伤寒。晋·王叔和撰写的《伤寒例》说:"从霜降以后,至春分以前,凡有触冒霜露,体中寒即病者,谓之伤寒也"。故狭义的伤寒仅是一种寒邪伤人,不但有其发病季节和特定的气候,同时也有地区之所限。

寒邪乃六淫之一,气凛冽而性属阴,最能伤人阳气。若寒邪侵犯体表,则太阳经先受病,皮毛腠理闭塞,阳气被郁不得宣达,荣卫之行不利。正邪相持于表,则出现头痛项强,恶寒不减,发热无汗,皮肤干燥,气粗作喘,甚或呕逆,以及身疼、腰痛、骨节疼痛等证,其脉浮紧,舌苔薄白而润。因为寒邪客表,有"在表者汗而发之"的治则,以发汗解表,散寒止痛,宣肺平喘为法,方用《伤寒论》中的麻黄汤。

从上述来看,中西医的伤寒是不一样的,它们在病因病理、临床表现、治疗方法等方面各有特点。但是,也有一些医家认为中医"广义伤寒"中的"湿温病",与西医的肠伤寒病有近似之处。如湿温病的身热不扬和发高热而脉反徐缓等证,以及它的发病缓慢、病势缠绵、病程较久等特点,与肠伤寒病比较接近。《温病学》在"湿温"定义里指出:"伤寒、副伤寒,沙门菌属感染……的某些类型属于本病范围。"由此可见,我们还不能说西医学的肠伤寒和中医学的广义伤寒格格不入,绝不相同。西医学的肠伤寒是传染病,而中医学的伤寒实际上也包括了某些传染病。因此,中西医的伤寒从这个共同意义出发,则又有其相同的一面。

《伤寒论·辨太阳病脉证并治上》剖析（一）

　　《伤寒论·太阳病上篇》共有30条条文，如果我们认真、细致地进行分析与研究，从中可以看出作者对条文的组合排列是精心设计出来的，这种设计反映了原著的思想性和科学价值，使人咀嚼不尽，味深而义永。

　　《太阳病篇》的30条，如果归纳起来，可分成三个部分，兹不揣浅陋，试分述如下：

　　第一部分：包括第1条至第11条的内容。它是有论而无方，围绕太阳病的范围，论述了几个带有原则性和关键性的问题，起到指导整个《太阳病篇》的积极作用。举例而言：第1条辨太阳病表证的提纲证；第2、3条辨太阳病表证的分类；第4、5条辨太阳病表邪的传变；第7条辨病发阴阳；第9条辨太阳病的欲解之时；第11条则是辨真假寒热的具体情况。不难看出，这些内容都是非常重要的，所以作者必须开宗明义先行论述，然后才能对以下的篇幅起到指导作用。因此，这11条可以视为《太阳病篇》的总论。

　　第二部分：包括第12条至28条的内容，论桂枝汤证及其加减证、禁忌证。考《太阳病上篇》共载方剂（重复者不算）15首，其中属于桂枝汤证与桂枝汤加减证的共10个方子，即桂枝汤、桂枝加葛根汤、桂枝加厚朴杏子汤、桂枝加附子汤、桂枝去芍药汤、桂枝去芍药加附子汤、桂枝麻黄各半汤、桂枝二麻黄一汤、桂枝二越婢一汤、桂枝去桂加茯苓白术汤。此外，属于误治救逆的有5首，即白虎加人参汤、甘草干姜汤、芍药甘草汤、调胃承气汤、四逆汤。由此可见，桂枝汤类方多于救逆汤类方一倍，故《太阳病上篇》以桂枝汤类方为第一。

　　桂枝汤滋阴和阳，为群方之魁。它的治疗范围有三个方面：①解肌祛风，治疗太阳病中风证的发热、汗出、恶风而脉浮缓。服桂枝汤后要求啜粥温覆，它有发汗而止汗，发汗而不伤正，止汗而不留邪的优点。②因其有祛邪而又护正的作用，所以，它对太阳病伤寒发汗以后，或者用过下法以后，凡是外邪不除，而脉浮弱者，都可以用桂枝汤解肌以祛邪。③桂枝汤有双向调节的作用。在外，它能荣卫双调，用治脏无他病时的发热自汗出，荣卫不和之证；在内，则能调和气血。若倍芍药则治太阳病反下之，腹满时痛的脾家血脉不和之证，此方辛温芳香，悦脾和胃，故为调和中焦阴阳之佳方。成无己说："脾胃为荣卫之根，脾能上下（指升降），则水谷磨消，荣卫之气得以行。"桂枝汤所以能调和荣卫，在于它能调和脾胃，因其能调和后天之本，故又能调和荣卫气血阴阳。识乎此，则对治虚劳、心悸、腹痛之小建中汤；治男子失精、女子梦交的桂枝加龙骨牡蛎汤等皆以桂枝汤为基础的道理，自可触类旁通。

在桂枝汤的加减证中，有的条文反映了太阳与少阴为表里，少阴为太阳的底版关系问题，例如：第21条的"太阳病，下之后，脉促胸满者，桂枝去芍药汤主之"，反映出来误下之后，心阳被伤，反呈假性兴奋，故脉来促急，但按之则无力为辨。胸为心之宫城，心阳一虚，阴气乘之，则胸满气短自不待言。仲景针对这一病情，乃用桂枝、甘草之辛温以扶心阳之虚，以活泼胸中之阳气；又加生姜、大枣之辛甘以调和荣卫，以为佐使。庶心胸气暖，荣卫和畅，则脉促胸满之症自可解除。旧注不谙太阳与少阴之关系，认为此证为误下表邪内陷之证，如是则有天渊之别矣。然手少阴阳气一虚，更有累及足少阴肾阳之虚的危险，故第22条紧接而论："若微寒者，桂枝去芍药加附子汤主之"。"微寒"，是指在第21条证候基础上，又出现微恶风寒的证候（它带有全身症状的意义），反映了此时阳气不足的苗头已见。本着"见微知著"，防患于未然的原则，故仲景在前方中再加力大气雄的附子，以补少阴之阳，以杜厥逆与下利清谷之路，可见作者老成达练而用心良苦。我认为"胸满"一证，反映了险气已成、阳气已虚，但仍属于心胸的范围，所以只用桂枝汤去芍药便可以胜任其治。至于"微寒"一证，反映了周身的阳气已虚，其证虽微不足道，但已危机四伏，因为它冲破了太阳的藩篱，而露出了少阴的底面。这些条文极其紧要，要既读且思，悟出太阳病中有阴证机转的可能。如不识此，掉以轻心，或视桂附之方为蛇蝎，踌躇不前，不敢施用，则必使阳入阴，由腑入脏，而鲜有不败者。

余曾治一王姓男，46岁，多年来胸中憋闷，甚或疼痛，遇寒冷气候则发作为甚，并伴有咳嗽气喘等症。切其脉沉弦而缓，握其手发凉，问其小便清长，视其舌质淡嫩，苔见白滑。辨为手足少阴阳气两虚，阴霾用事之证。

乃疏桂枝去芍药加附子汤，温补心肾阳气。

连服六剂，证情逐渐减轻，其病全瘳。

《伤寒论·辨太阳病脉证并治上》剖析（二）

本篇第22条，有的注家如张隐庵和张令韶等人将"若微恶寒"，释为"脉微而恶寒"，显而易见，这是出于粗心。何以见之？因为本条的阳虚，如果到了"脉微恶寒"的程度，此时对四逆来讲，则不啻三年之艾，仲景岂有弃四逆汤而反用桂枝去芍药加附子汤之理。所以说，这种论点是站不住脚的。另外，对第20条的桂枝加附子汤证，它和第22条一样，也涉及少阴阳虚问题。由于少阴阳气一虚，则固表摄阴的作用自然不足，故见"漏汗"不止而又有恶风证候。然而汗出过多必伤阴液，故又出现"小便难，四肢微急，难以屈伸"的阴阳两伤之证。为使学习进一步深化起见，我们试把第22条和第301条两证进行对比分析，从中可以看出，张仲景对太阳伤寒无汗而有少阴阳虚证者，用麻黄、细辛加附子；若是太阳中风漏汗而见阳虚证者，则于桂枝汤中加附子。前者的治法为温经以解表，后者的治法则为温经以止汗。两条遥相呼应，相得益彰。

此方不但用于治疗伤寒，而且又能治疗杂病，效果非凡。余在附属医院治一患者，年65岁，体肥而面苍白，自称甚畏风寒，常自汗出，淋漓如洗，无法控制。某君曾为医治，辨为荣卫不和"常自汗出"证，投桂枝汤而汗出反增。

余语曰：此人舌淡面白，脉又沉缓，乃阳虚不能固表，是以畏寒而汗多。桂枝汤虽有调和荣卫之功，然对扶阳固表则非所能。今在桂枝汤中加一味力大气雄的附子，使在谐和荣卫之中，而温补少阴阳气之虚，庶汗可止，而病可愈。果三剂而病瘳。

由上所述，可见太阳病中内伏少阴阳虚的病机，揭示出"实则太阳，虚则少阴"的辩证关系。

在桂枝汤加减法中，能使人发生兴趣的是：第14条和第28条的头尾对比和相互衔接问题。桂枝汤的加减证顺序是先从第14条桂枝加葛根汤开始,至桂枝去桂加茯苓白术汤收尾。桂枝加葛根汤证是项背强而有汗;桂枝去桂加茯苓白术汤证则是头项强痛,翕翕发热而无汗。从临床表现来看,两证都有太阳经输不利的症状,以见太阳循经,自下而上的生理病理反映。应当指出的是,第14条的项背强几几,确是太阳经脉受邪不利所致。而第28条的"头项强痛"虽然形似外感,而实非太阳经证。因为除"头项强痛""翕翕发热"以外,还有"心下满微痛,小便不利"的证候。此证病机乃是水邪内犯,气机梗阻(小便不利,心下满微痛),而阳气受遏,不得宣通(头项强痛,翕翕发热无汗)。因此,对此证的治疗就不能发汗解表,而应以桂枝去桂加茯苓白术汤,利其小便,使水去邪散,阳气通畅,则内外之证可解。叶天士曰:"通阳不在温,而在利小便。"我认为,这句名言很有可能是从第28条中悟化出来的。但是《医宗金鉴》对此条提出了去芍留桂之说,这种"指鹿为马"的做法殊失仲景之旨,同时也混淆了它与五苓散的治疗界线,故为识者所不取。

在桂枝汤的加减法中,仲景还设有三个小汗之法,即第23条的桂枝麻黄各半汤、第25条的桂枝二麻黄一汤、第27条的桂枝二越婢一汤。我们称它们为"小汗"之法,是从"以其不能得小汗出"这一句话中得出来的。这三张方子皆以桂枝汤为主方,如加麻黄、杏仁,叫桂麻合方,用治面热身痒,或寒热如疟之太阳小邪不解等证;若加麻黄、石膏,则是桂、越合方,用治发热恶寒,热多寒少的表寒化热之证。所以,尤在泾认为:"凡正气不足,邪气亦微,而仍须得汗而解者,宜于此三方取则焉",此说甚当。在桂枝汤的禁忌证中,有脉浮紧,发热汗不出者,名为伤寒表实证,须禁用桂枝汤治疗。但是,"小汗法"三方都是桂枝汤加麻黄,并不受其限制,可见仲景用方既有正治之法,又有权变之处,并非一成而不变也。

《伤寒论·辨太阳病脉证并治上》剖析(三)

上文所述的三个"小汗法"中,桂枝二越婢一汤,是仲景治疗太阳伤寒之邪,而有侵积化热之势的辛凉解热法。这个方子即桂枝汤加麻黄、石膏而成，它与大青龙汤对比，只是剂量为小，两解之力较差而已。此证是从太阳病表邪不解发展演变而来，然邪犹在表，未传入里。本方（第27条）所说"脉微弱"，乃是由原来的浮紧之脉变为微弱，其表有寒则脉浮紧，"热多寒少"，则脉变微热，这是与浮紧互相对比之文，并非真正出现了微脉或弱脉。因此，《伤寒论本旨》的作者章虚谷把"脉微弱者，此无阳也，不可发汗"，用括弧句子加以处理，注成为阳虚正怯之脉象，则殊失"太阳病，发热恶寒，热多寒少"之义，故其说实不可从。

总的来说，三个"小汗法"，皆是针对太阳之小邪不解，寒热稽留，而使营卫不和之证。它们补充了桂枝汤、麻黄汤、大青龙汤的治疗之不逮，临证切不可忽视。

本篇最后一个内容，即有关"坏病"产生和救治的原则问题。什么是"坏病"？一般来说是被医生所治坏的病，何以见之？正如第16条所说："太阳病三日，已发汗，若吐、若下、若温针，仍不解者，此为坏病"。可见由于误治而造成"坏病"是无可非议的。然而，从仲景的全文来看，也并不都是如此。如第149条所载："伤寒五六日，呕而发热者，柴胡汤证具，而以它药下之，柴胡证仍在者，复与柴胡汤，此虽已下之，不为逆……"仲景认为：误下之后，柴胡证仍在的，并不为逆，可见医生的误治也不一定都与"坏病"有关，故不能用一刀切来对待。

我的意见认为："坏病"之含义，似有正证自败，而又发生新的症状为其标准，它与"变证"情况有共同之处。因此，"坏病"的出现，取决于自身的内在条件，至于误治问题，有的可以发生"坏病"，有的也不发生"坏病"，这样去理解"坏病"的产生，则庶几近之。

辨治"坏病"，应仔细审慎地观察其现有脉证，了解分析误治的各种原因，以及所造成的后果是轻是重，然后知犯何逆，随证治之。如因其吐逆烦躁，手足厥冷，先用甘草干姜汤以扶其阳，又因心烦脚挛急，后用芍药甘草汤以滋其阴；如因胃气不和而谵语者，又少与调胃承气汤以和其胃气则谵语即止；若重发汗，复加烧针而手足厥逆者，则用四逆汤回阳以救其厥逆。试观其中治法，或温或滋，或泻或补，皆是因证而施，妙乎一心。有斯证则用斯方，毫无偏见可言。此即仲景"随证治之"的妙谛。然余又细审其对阴阳两虚，先用甘草干姜汤扶阳，后用芍药甘草汤益阴之顺序，实乃遵《内经》"阳生阴长"之旨。此证扶阳虽为急务,然又处于肝血不荣,两脚挛急之时,因此仲景才重用炙甘草而少用干姜,庶扶阳之中而不劫阴。这种老成持重而心细如发,正所谓"行方而智圆"也。至于所用芍药甘草汤一方,乃取《内经》酸甘化阴之旨,而能补血平肝以解两脚拘急之苦,且此方药少力专,用于临床,效如桴鼓。兹录治案一例,以资说明其效:

李某,男,解放军战士。因患右腿鼠蹊沟肿起一包,疼痛不已,乃入昌乐县医院治疗。时余在该县办西学中班,得以会诊。症状:右腿鼠蹊沟中起一包块,如鸡卵大小,表面不红,用探针抽之无物,牵掣其右腿拘急伸之不开,若用力一蹬足,疼痛难忍。足跟不着地,行路必架拐,每夜晚两筋经常转筋而疼痛不堪。其脉弦细而数,舌质红而苔不显。辨证:此证乃肝血不足,不能养筋。因筋得血而始柔,今血不养肝,筋不得其养是以拘急不伸。筋挛而经脉绌急,则鼠蹊沟部出现筋疝,腿不能伸直。夫阳气夜行于阴,今阴虚血燥,是以夜间经常腿转筋。治法:甘酸化阴,缓解拘急。

白芍24g,炙甘草12g,令服三剂。

服第一剂而腿不转筋。三剂尽则鼠蹊沟部肿包全消。照方又服两剂,患腿伸直,其弃拐而步行出院。

《伤寒论·辨太阳病脉证并治中》剖析(一)

中篇之文共97条,有方35首,内容较多。本篇要点在于仲景将伤寒与杂病一线贯通而对比发挥,又在六经辨证的同时与五脏辨证互相发明。

本篇从第31条至第45条论太阳病伤寒的证治之法。其中包括了三个主要方证,即:葛根汤证,麻黄汤证及新的桂枝汤证等。兹撮其大要,分述如下:

首先是葛根汤证。

风寒外袭,太阳先受。若邪客其经,经输不利,除见无汗、恶风诸表证外,而引人注目的是患者"项背强几几"的拘急紧张症状。对于这个病证的辨认方法,我认为汤本求真氏的"指诊"之法大可借鉴。他说:"知项背强几几者,乃自腰部沿脊柱两侧向后头结节处上走之肌肉群强直性痉挛之意。故病者若自云肩凝或诉腰背挛痛,可照余说问诊。尚有疑义时,则于右肌肉群,以指头沿其横径强力按压,而触知有凝结挛急,同时病者诉疼痛,则断为项背强几几,百不一失矣。"汤本氏的"指诊"法来自于实践,参考意义较大,可不妨一试。那么,"几几"两字,在此又如何解释?《金匮直解》云:"按说文:几字无钩挑,有挑钩者乃几案之几字也。几,乃鸟之短羽,象小鸟毛羽未盛之形,飞几几也。"盖形容其头项强急之意。

葛根汤即桂枝汤加麻黄、葛根。与第14条的桂枝加葛根汤对比,只多了一味麻黄。如果按照一般的推理,太阳病,项背强几几,反汗出者,可以用桂枝汤加葛根,那么,项背强几几,无汗恶风者,为什么不可用麻黄汤加葛根?所以钱天来认为就是麻黄汤加葛根,而与桂枝汤加葛根意在"两方并峙,互相骈偶也"。

然而钱氏之言又殊失仲景之旨。何哉?其不知麻黄汤为发汗之峻剂,今又增加葛根之升腾,则发越之力为更胜矣。喻嘉言说:"设以麻黄本汤加葛根,大发其汗,将无项背强者,变为经脉振摇动惕乎?"故仲景选用了桂枝汤加麻、葛,取其发汗解表,而不至于损伤津液。因有芍药、大枣之滋血养液,以缓经脉拘急,其瞻前顾后之处,正仲景之精义入神也。

葛根气平而凉,味甘而辛,能解肌透表,升腾津液、疏通经脉而为其长。余在京西门头沟带学生实习时,曾治一崔姓女,年18岁。患口噤不能张口,勉强张之可至2.5厘米,如再强张则两颊疼痛难以忍耐。经北京各大医院确诊为"颞颌关节炎"。切其脉见弦,舌苔白黄相杂。细察患女所病之处,为大迎、颊车,乃足阳明胃经之所循行。今邪客其经,则使经脉不利而拘急,故其口不能张开。观其舌苔杂有黄白,则主经中有热而灼血脉;然脉弦内应于肝,非肝风袭络何耶?

乃书:葛根24g,生石膏24g,玉竹10g,牡丹皮10g,白芍10g,钩藤10g,甘草3g。

方义:重用葛根升津滋液,疏通阳明经脉之拘急;石膏清阳明气分之热;白芍、牡丹皮平肝凉血;玉竹、钩藤息风解痉;少佐甘草以调和诸药。此方初服无效。至第三剂,则口张能容两指。又服三剂,口张如常人,迄今亦未发病。

值得指出的是，服葛根汤后，如药力达于病所，往往出现后背发热，继之背汗遂出而遍及全身，则"项背强几几"可爽然而愈，其效如此，斯亦奇矣。

葛根汤不但能治疗经输不利之项背强急，同时还治"二阳合病"的必自下利之证。"二阳合病"，是指太阳与阳明合病，两经同时受邪而发病，方为"二阳合病"。然此证之发作，有的邪气偏重于太阳，有的邪气偏重于阳明，必须加以辨认。如第37条的二阳合病，证见"喘而胸满"，则为偏重于太阳，故治用麻黄汤；如二阳合病，证见下利或者呕吐的，则为邪气偏重于阳明。若只是下利者，治用葛根汤；不下利而只呕吐者，则治用葛根加半夏汤。或有人问曰："二阳合病"既为经表之邪，为何反见下利等里证？这是因为二阳受邪，邪盛于表，正气抗邪于表，不能顾及于肠胃；同时，表有邪亦可影响里气而使升降不和也。故陆渊雷说："是此证之下利，正由表证造成，非里证也。"

或问：二阳合病之下利、呕吐已闻之矣，那么，二阳合病而于表证的又为何也？曰：二阳经表证既见太阳病之发热、恶寒等证，又见阳明经之缘缘面赤，额头作痛，目疼鼻干等证，而葛根汤能两解二阳在经之邪，故可治二阳合病之下利，即所谓"逆流挽舟"之义矣。

《伤寒论·辨太阳病脉证并治中》剖析（二）

前述有关葛根汤之治，简称"葛根三证"（项背强几几，下利，呕吐）。然而作为辨证方法要求的话，还必须对证与证之间进行比较，于同中求异，方得以见仲景辨证之精神。例如第31条的项背强，应与第14条的项背强加以对比，比出一个是无汗，一个是有汗，其治法各异，不能混为一谈。又如第32条"二阳合病下利"，又应与第34条之"协热下利"进行对比，可以看出，下利一证而有表、里、寒、热之分，便觉越比越有味。比为六义之一，而辨证之法，"比"占其要，切勿轻视。

又应指出的是，二阳合病非尽属下利，其中还有气喘之证，亦不可不知。气喘不宜再用葛根汤,而应当用麻黄汤发汗以平喘。

一谈到麻黄汤,都会知道它是治疗伤寒表实证的主方。为了正确使用起见,后世医家总结出了"麻黄八证",即:头痛、发热、身疼、腰痛、骨节疼痛、恶风、无汗、气喘。在八证中,我认为掌握了其中的四个关键证候,对其他之症也就迎刃而解,为此,现将四证分析如下:

(1)恶风:恶风即恶寒之互词。伤寒恶寒,为寒邪客于荣卫之中,则洒洒然而恶寒,啬啬然而不欲舒。患者虽居密室,披被向火,亦不时而寒;虽身大热,而不欲去衣,去则恶寒更甚。寒为阴邪,最为肃杀毒疠之气,伤人最为残酷,故其恶寒之证最为突出。恶寒一定属表,虽里证悉具,但微恶寒者,亦是表未解也,犹当先解其外,俟不恶寒,为外已解,乃可攻里。

(2)疼痛:寒主痛。伤寒之邪使荣卫凝涩不利,因而疼痛,所谓痛则不通是也。麻黄八证,疼痛之症竟占其四,反映了寒邪为病而以疼痛为显著特点。

(3)无汗:寒客太阳,其性收敛,而使玄府不开,皮腠紧束,荣卫之邪皆实,所以周身灼热灸手,但无丝毫汗意可言。

(4)气喘:《素问·五脏生成》曰:"肺之合皮毛,其荣毛也。"今寒邪束表,皮毛闭敛,则使肺之宣降失常,故发生气喘之证。

麻黄汤由麻黄、桂枝、甘草(炙)、杏仁四药组成。其剂量为炙甘草一两(相当于现在之3g),桂枝二两(相当于现在之6g),麻黄三两(相当于现在之9g),杏仁为70枚。本方为辛温发汗之峻剂,但麻黄与甘草的剂量之比,以三比一为准,如此服之,方能奏发汗之效。如将甘草改为三两,麻黄改为一两,则失麻黄汤之意义,服后必不能发汗解表。人畏麻黄而不畏甘草,容易发生此错,故为之指出。

有的同志对我说:"目前在临床上还有几个人能用麻黄汤?"言下大有麻黄汤已过时之意。殊不知我国幅员广大,如西北、东北等地,用麻黄汤之机会颇多,如多感风寒之邪,非此方则不足以胜任,何况麻黄汤不仅能发汗解表,而且也是治喘的圣药。全世界的医生都知道麻黄汤治喘,但他们很少知道第一个提出麻黄汤治喘的是我国的张仲景,这也说明了中国医药学确是一个伟大宝库。麻黄汤除发汗平喘外,还能治寒痹诸证,所以,古今治寒痹之方大都含有麻黄一药,难道不也是由于麻黄汤的影响而流传到今天的吗?

《伤寒论·辨太阳病脉证并治中》剖析(三)

麻黄汤发汗解表,宣肺平喘,功效卓著,确是汗法中的代表方。然太阳伤寒每有夹杂之邪,故仲景之麻黄汤有加减之法。现将麻黄剂的大青龙汤证、小青龙汤证分析如下:

大青龙汤,是在麻黄汤的基础上重用麻黄,再加石膏、生姜、大枣,成为发汗之峻剂。

柯韵伯指出:"此即加味麻黄汤也。诸证全是麻黄,而有喘与烦躁不同。喘者是寒郁其气,升降不得自如,故多杏仁之苦以降气;烦躁是热伤其气,无津不能作汗,故特加石膏之甘以生津……"可见大青龙汤是麻黄汤加味之方,对无汗烦躁之证而有两解之意义。本证由于伤寒失汗,在表之邪郁遏阳气,阳与邪争,密集于表,则正邪相峙,而各逞其力,此时邪气虽不能传里,但正气亦不能透汗于外。然阳郁既深,而终必化热,故使人烦躁不安。

回忆1942年间,余在外地行医时曾治林姓男,17岁,冬月感寒,五日不得汗。至第六日,突发烦躁,坐卧不安,乃邀余诊。切其脉浮紧,视其苔薄黄润,而二便正常。余以手抚其肌肤则灼热如炙,皮肤反干燥无汗。由于病情较重,乃请老师王志远先生前来指示证治之法。

师诊视已毕,乃对余曰:《伤寒论》有白虎、青龙之方;白虎者,取义于金飙送爽,则暑热顿消;青龙者,取义于行云布雨,一雨则燠热立清。此证本为无汗表实之例,如早投麻黄汤,则一汗而愈。今因循至五六日,使阳郁化热,发为烦躁。此即仲景所谓"不汗出而烦躁"者是也。老师又语重心长地对我说:"不读《伤寒论》则不识病,不多临床则难于决断,子其勉之。"

乃书大青龙汤。果一帖汗出而病愈。

值得注意的是,大青龙汤证论中凡两见,然两证差距很大,而又互相矛盾。例如:一为脉浮紧,一为脉浮缓;一为身疼痛,一为身不疼但重,而乍有轻时。对其治疗,脉浮紧之伤寒使人易解,然又能治疗脉浮缓之伤寒，则令人费解。对这个问题，我参考了古人之注，有的解此证为风寒同病之互文者；亦有解为与上条无关，而论"溢饮"之证治者。这些说法并不从表证的发展情况以探索其变化，反从题外而另立名目。所以，他们离开仲景之意境，与原义也就背道而驰了。

在伤寒注家中，唯有《伤寒贯珠集》的作者尤在泾先生慧眼独具，见解超人，他认为第 39 条"伤寒脉浮缓，脉紧去而成缓，为寒欲变热之证……伤寒邪在表则身疼，邪入里则身重；寒已变热而脉缓，经脉不为拘急，故身不疼而但重。而其脉尤浮，则邪气在或进或退之时，故身体有乍重乍轻之候也。"尤氏把表邪化热的证情分析得淋漓尽致，明白无误。如果联系第 27 条"太阳病，发热恶寒，热多寒少，脉微弱者……宜桂枝二越婢一汤"，可以看出：两证大致相同，但有轻重之分耳。由此可知，仲景书互文见义，辨证之法前后呼应。

大青龙汤为发汗之峻剂，凡虚人、老人用时宜慎。如果服药后而汗出不止，可用炒米粉扑身，以粘住汗孔，有止汗之功。如果误用了大青龙汤，造成汗后肢冷，筋惕肉𥉲以及心悸头晕等证，可用真武汤加人参（附子、白术、茯苓、生姜、白芍、红人参）进行救治。其中附子和人参的剂量要大一点，效果才能理想。

至于大青龙汤治"溢饮"已见于《金匮要略方论》，即"饮水流行，归于四肢，当汗出而不汗出，身体疼重，谓之溢饮"。大青龙汤有发散水饮从汗而解的作用，故为正治之法。然如把 39 条解为"溢饮"证治，不但混淆了阳郁化热的病机，而且必然是伤寒与杂病两者证治不分，实为智者之所不取。

《伤寒论·辨太阳病脉证并治中》剖析（四）

小青龙汤是麻黄汤的变方，即麻黄汤去杏仁，加干姜、细辛、五味子、半夏、芍药而成。《医宗金鉴》释此方曰："表实无汗，故合麻、桂二方以解外。去大枣者，以其性滞也；去杏仁者，以其无喘也，有喘者仍加之；去生姜者,以有干姜也,若呕者仍用之;佐干姜、细辛,极温极散,使寒与水俱得从汗而解;佐半夏逐痰饮,以清不尽之饮;佐五味收肺气,以敛耗伤之气……"

此方虽为外解表寒,内散水气,表里两解之方,用治"伤寒表不解,心下有水气,干呕,发热而咳,或渴,或利,或噎,或小便不利、少腹满,或喘者"等证,亦能治无表证之"寒饮"内伏,出现或喘或咳等证。

由此言之,小青龙汤与大青龙汤虽皆擅表里两解,但服大青龙汤未有不发汗者,而小青龙汤则有发汗与不发汗之异。

此方治寒饮咳喘,无论有表证、无表证皆有特效,故用之得当,效如桴鼓。然事物皆是一分为二的,既要看到此方之长,亦要指出其弊。因本方辛烈走窜,具有伐阴动阳之偏,如果用之不慎,往往发生各种变证,反使病情加重,亦不可不知。为了正确使用小青龙汤起见,我认为必须注意以下几个问题:

1. 辨脉

小青龙汤证为寒饮之邪,故脉来以弦,按之有力,弦主饮病;抑或见脉浮紧,反映表寒里饮之象;如果寒饮内伏,浸循日久,其脉则沉,沉主水病,以按之有力为辨。然须注意的是:凡见关脉迟,或尺脉微,抑或寸口之脉濡弱无力者,是为正气不足,心肾先虚,反映荣气不足,血少之故。这样,就不要滥用小青龙汤伐其正气。

2. 辨色

(1)水色:小青龙汤证,为水寒射肺,或寒饮内伏。寒为阴邪,必羁阳气,而使心肺荣卫之气涩滞,不能上华于面,故患者面部呈现黧黑色,为水饮外候,古人将其叫作"水色"。

(2)水环:小青龙汤证,有的患者两目周围呈现黑圈,互相对称,我们称作"水环",主寒饮内伏,为患较深。

(3)水斑:小青龙汤证日久失治,水气滞而不行,在患者的额头、鼻柱、两颊、下颏等部位,皮里肉外显现黑斑(如同妊女妊娠斑),我们称其为"水斑",主寒饮之邪而更重一层。

3. 辨舌

小青龙汤证为水饮凝滞,肺寒津凝,故舌苔多见水滑之状;舌质偶见肥大,如见淡嫩之色,则麻黄、细辛等药慎用为佳。

4. 辨证候

(1) 辨痰涎形状:小青龙汤治肺寒金冷,津凝气滞之证,咳嗽必然多痰,咳痰较爽,因系寒性水饮,故痰涎清稀不稠,形如泡沫,落则顷刻化水。然亦有咳出之痰明亮晶彻,形如鸡子清状,亦属寒凝津聚所致,必冷如凉粉,口舌感凉为辨。

(2) 辨喘咳症状:小青龙汤证在咳喘方面有三种情况:一种是咳重而喘轻,如《伤寒论》第41条所说:"伤寒,心下有水气,咳而微喘……"指出咳嗽为重,而气喘反轻;另一种是喘重而咳轻,如《金匮要略·痰饮咳嗽病脉证并治》:"咳逆倚息,不得卧,小青龙汤主之",指出喘息为重,而咳嗽为轻的证情;第三种是咳喘皆重的证候,如《金匮要略》同篇所说:"膈上病痰,满喘咳吐,发则寒热,背痛腰疼,目泣自出,其人振振身瞤剧,必有伏饮",乃是咳与喘俱重的描述。尽管咳喘有重有轻,但是用小青龙汤温寒蠲饮则一。

(3) 辨兼见证:小青龙汤证为水饮之邪致病,除咳喘外多有兼见之证。如水寒上犯,阳气受阻,兼见"噎"证;水寒中阻,胃气不和,兼见"呕"证;水寒滞下,而使膀胱气化不利,兼见"少腹满而小便不利"之证;若外寒不解,太阳气郁,则兼见"发热""头痛"等证。

总之,以上四个辨证方法为正确使用小青龙汤提供了客观根据。但是,所述之证候也不一定必须悉具,如见到其中两三个主证认为无误时,便可使用小青龙汤治疗。

《伤寒论·辨太阳病脉证并治中》剖析(五)

为了说明小青龙汤的临床疗效,仅举病例两则如下:

张姓,年四十,患哮喘,常服"百喘朋"而不见效,切其脉弦,视其舌苔水滑,面色黧黑,辨为寒饮内伏,上射于肺的小青龙汤证,为疏小青龙汤原方两剂。

连服两剂后,咳喘竟衰大半。鉴于辛烈发散之剂有不可久服之诫,乃以苓桂杏甘汤加干姜、五味子善后,则喘不发作,其病获愈。

另一例也是寒饮作喘患者,余投小青龙汤两帖,药后咳喘颇为见效。患者持方服药不再来诊,接连不断地服了十二帖之多,此时喘咳虽止,但自觉头晕眩瞑,继之鼻衄如注,长流不止,乃到某医院急诊。经治疗鼻衄虽止,但因失血过多,而心悸气短,四肢倦怠无力,显见是由于过服小青龙汤导致伤阴动血的缘故。《伤寒论》对于大青龙汤的峻汗作用有所论述,并指出它的禁忌之证,如第38条"若脉微弱,汗出恶风者,不可服之,服之则厥逆,筋惕肉瞤,此为逆也。"又论述了服大青龙汤后防止汗出伤正的措施,如在38条"方后注"说:"汗出多者,温粉扑之,一服汗者停后服。汗多亡阳遂虚,恶风,烦躁不得眠也。"然对服小青龙汤的禁忌以及药后反应则只字未提,余颇疑其疏漏而引以为憾。后读《金匮要略·痰饮咳嗽病脉证并治》,始发现仲景对小青龙汤的治疗禁忌,以及误服后所发生的各种变证,均指出相应的治疗方法,使人读之一快。现引其文如下,以供参考:

"咳逆倚息,不得卧,小青龙汤主之,青龙汤下已,多唾口燥,寸脉沉,尺脉微,手足厥逆,气从小腹上冲胸咽,手足痹,其面翕热如醉状,因复下流阴股,小便难,时复冒者,与茯苓桂枝五味甘草汤,治其气冲。冲气即低,而反更咳,胸满者,用桂苓五味甘草汤,去桂加干姜、细辛以治其咳满……"以上记载指出了小青龙汤的禁忌证。尤在泾说得好:"服青龙汤已,设其人下实不虚,则邪解而病除。若虚则麻黄、细辛辛甘温散之品虽能发越外邪,亦易动人冲气。冲气,冲脉之气也。冲脉起于下焦,挟肾脉上行至喉咙,多唾口燥,气冲胸咽,面热如醉,皆冲气上入之候也。寸沉尺微,手足厥而痹者,厥气上行而阳气不治也。下流阴股,小便难,时复冒者,冲气不归,而仍上逆也。"这就不难看出,误用小青龙汤,有拔肾根、动冲气的种种后果。由此可见,小青龙汤对虚人是为禁忌之例。所以,老年人以及心肾虚衰患者,切不可滥用此方为治。

曾览《临证指南医案》喘门中,叶香岩有两张治喘的方子,一张是用麻黄而不用细辛,另一张是用细辛而不用麻黄,叶氏把麻黄、细辛分而用之,而不相并,也是为了避免发散太过的缘故吧。因此,余在临证使用小青龙汤只在喘急必需之时一用，一旦病情缓解，即改用苓桂剂类温化寒饮，则疗效理想亦无流弊可言。苓桂剂，是指以苓桂术甘汤为代表的加减诸方，这种治疗方法符合仲景治痰饮用温药之旨。所以，在苓桂剂中加上治寒饮惯用的干姜、细辛、五味子，在某种程度上讲，能治疗小青龙汤所不及的一些寒痰冷饮疾患，也是一种不可偏废之法。

曾治某学生之父，年六十余，冬日感寒挟饮，喘咳不能卧。其子投小青龙汤原方，一剂而喘咳良已。认为效不更方又服一剂，则觉心悸、头眩晕，周身时发瞤惕。不得已乃邀余诊。切其脉弦缓无力，视其舌淡而苔滑。

乃语曰：小青龙汤为寒饮之峻剂，然无驾驭之法，则弊端颇多，因麻黄与细辛同方，其力粗犷而不驯，虽能散饮，亦能耗正。令尊心肾阳气之本先拔，又何堪小青龙之发散耶？

为疏苓桂术甘汤另加人参、附子。服三剂而诸证皆安，咳喘遂瘳。

《伤寒论·辨太阳病脉证并治中》剖析（六）

小青龙汤复有加减之法，论中亦有明训，恕不重引。然值得一提的则是小青龙加石膏汤。此方见于《金匮要略·肺痿肺痈咳嗽上气病脉证并治》，用治肺胀，咳而上气，烦躁而喘，脉浮，心下有水等证。由于外感风寒，寒饮内发，内外合邪，郁而生热，故咳而上气，烦躁而喘。脉浮，指此证为风饮，与肺痈作喘不同。治用小青龙加石膏汤，外散寒饮，内清烦热，此方介于大青龙汤、越婢汤之间，寒温并进而两不相碍。

曾治一男性，喘咳上气，夜不能卧，烦躁不安，切其脉弦数有力，舌质红绛，苔则水滑，辨为寒饮羁其阳气，日久化热之证。

投小青龙汤加生石膏，服一剂后，即能安卧得睡，从此喘咳锐减，逐渐获痊。

本文从麻黄汤方开始，至小青龙汤方止，连续七条皆论伤寒表实无汗之治法。然从以下之第42条～45条仲景又论述了桂枝汤证，而且与《太阳病上篇》的太阳中风治法有别，考其用意可能与以下三点有关：

（1）在麻黄汤诸证后，又论述了桂枝汤，使人对表病脉证进行虚实对比，而有加深辨证论治的意义。

（2）指出桂枝汤有代替麻黄汤的作用。从这几条的记载中太阳病或因误下，或因发汗不解，或既有里而复有表，凡属于太阳病，而脉又见浮弱的，此时不论有汗无汗，均可用桂枝汤以解外，而不能再用麻黄汤峻发其汗。由此可见，在麻黄汤后再论桂枝汤的治疗，自比《太阳病上篇》的治疗而有所不同。它是在桂、麻分论之后，又揭示出桂枝汤以补麻黄汤之不逮，故仲景又赋予其新的作用，而并不是对桂枝汤的前后重复。

（3）指出表证之喘有虚实之分。论中第 43 条的桂枝加厚朴杏子汤列于第 41 条小青龙汤之后，这是作者的精心安排，让人对比互参，以识麻、桂两证之"微喘"而有无汗与有汗之分，切忌混为一谈。另外，小青龙汤散寒蠲饮以治咳喘，此人所易知之事，唯桂枝加厚朴杏子汤以治风邪袭肺之喘，则往往被人所忽略。

考本方治喘的依据，以脉浮缓而有发热汗出之证为前提。已故名医蒲辅周擅用此方治小儿肺炎之喘，有其医案可稽。清人叶香岩先生也擅用此方，但只用桂枝汤加杏仁，而不用厚朴为异。

笔者曾治我校家属刘某之子，秋月外感，鼻流清涕，涓涓不止，咳而微喘，有少量清稀白痰，体温 38.5℃，扪其皮肤潮润有汗。脉浮缓而舌苔薄白。

辨为桂枝加厚朴杏子汤证。连投两剂，微汗而瘥。

接连桂枝汤证之后，在第 49 条与 47 条，仲景又论衄解（以衄代汗）之机制。例如：太阳伤寒，脉见浮紧，无汗，发热，身疼痛等证。及时用麻黄汤，则一汗而安。若其证迁延至八九日不解，仍应再用麻黄汤发汗。如果药后不出汗，又添烦躁之证的，则属阳郁太甚的大青龙汤证。"服药已，微除"，即言略微发一点汗，其证候稍减，但又出的不彻底。这是因为卫闭荣实，又没得到及时的治疗，迁延至八九日，以致阳气郁遏太甚，即所论"阳气重故也"。此时即使用上了麻黄汤，也仅仅能稍稍出点汗，使卫分之邪稍减而荣中之邪却不能同去。虽然如此，它毕竟松动了邪气，而对正气抗邪则不无小补，所以构成了鼻衄作解的机会。鼻衄又称"红汗"，是邪不从汗解而从衄解的一种形式。因为"汗血同源"，衄可以代汗，而使邪气外出。

在衄解之前，因阳气祛邪，正邪相争，患者常可出现烦热，两目畏光而欲闭，或头目一时眩晕等先兆证候。这种服过麻黄汤之后仍作衄解的情况，在临床是比较少见的。而伤寒衄解大多数见于太阳病，脉浮紧，发热，身无汗。若不经发汗，则使阳郁为甚，邪迫荣分，对于身体壮实的患者来说，常因机体自然抗病能力而具有祛邪外出的转机，通过鼻衄途径而作解。基于这一理由，在临床上当外感高热的病人发生鼻衄时，不要轻用凉血止衄之法而反冰伏邪气。

仲景由发汗解表的桂、麻二方，又论及"红汗"作解的特殊情况，使太阳病的治疗构成了一个完整体系，使人读之咀嚼有味。

《伤寒论·辨太阳病脉证并治中》剖析（七）

太阳病表证用汗法，使其汗出则表解，此乃治皮毛者是也。然有发汗太过正气伤而外不解者；亦有发汗不彻，邪不外出而病不解者。因此，仲景于第48条中提出"汗先出不彻，因转属阳明"的问题。这一条的文字较多，使人费解，现从三个方面分析如下：

本文首先是论太阳初得病时，汗先出而不彻，以致太阳之邪转属阳明之里。证见续自微汗出，而不恶风寒。说明太阳在表之邪已罢，阳明在里之邪已成。邪入其腑，化热为速，迫津外渗，故见汗出。证不见恶寒，则非太阳、阳明并病之属，故治疗应以承气汤类下之无疑。

其次，本条论述了太阳阳明并病的治疗方法。"并病"，即一经之病未罢，而另一经之病复起。"二阳并病"，太阳病在先，而阳明病在后。若太阳之邪内并于阳明，应当分析出是并于腑，或是并于经。如果在里的阳明燥热已成，而在外的太阳表证犹在，治疗应当先解太阳之表，后议泻下阳明之法。但亦不得滥用大汗之方，恐怕阳明燥热增剧。所以仲景指出"如此可小发汗"，就是这个意思。

如果并病之邪传入阳明经，就会出现阳明经热邪佛郁的"面色缘缘正赤"证候。"赤"为红之甚，"正赤"乃深红之色。阳明病经证为什么"缘缘面赤"呢？这是因为阳明之经行于面，上至额，下至承浆。风寒之邪客于阳明经，经气怫郁使阳气不得发越之故，治当发散风寒，疏利在经之邪，后世医家认为当用葛根汤以解在经之邪，较为公允。

回忆1962年带同学实习时，曾治一何姓男，年29岁，因患感冒来诊。前额疼痛连于两目，发热恶寒，满面通红，缘缘而赤。切其脉浮长，舌苔薄白且润。问其二便皆调，唯夜间烦扰不宁。此证是阳明经受邪，乃风寒郁遏在外，尚未化热入里。治当发汗以疏解阳明在经之邪。

乃投葛根汤原方，命服后温覆以取汗。患者如法服药，果一汗而病瘳。

由此可见，六经辨证应分经腑，应有深浅层次，以及每经经腑为病的特殊证候，使人在临证处方时有规律可循，以达到辨证论治的目的。

本段的第三个问题是进一步论述"二阳并病"的成因和出现的证候。造成"二阳并病"的原因，是太阳病发汗不彻底。不仅表邪不能发散，邪无从出，而且阳气怫郁不得发越，使人躁烦。邪客于经则循经行，是以疼痛无有常处，或在腹中，或在四肢，按之不可得，而使人短气。这些病证的产生，皆是因为汗出不彻所致，更发其汗则愈。汗出不彻之证，除上述证候以外，还可切到病人脉来见涩，反映了邪气凝滞未散，则使营卫气血郁遏不畅，进而联想到汗出不彻的问题，依此辨治，便会迎刃而解。

《伤寒论·辨太阳病脉证并治中》剖析（八）

太阳与阳明合病，乃是太阳病的一种变局。太阳与阳明并病，则应看成是太阳病的发展。仲景在第48条中瞻前顾后，小心翼翼的辨证精神，是处理太阳与阳明两经之邪的一个范例，必须认真进行学习。

继第48条之后，又示人凭脉禁用发汗之法，以补充麻黄汤禁忌证的不逮。太阳病，伤寒表实，本宜发汗为上。然而，其人正气先虚，则不能祛邪外出，此时虽有表邪未解，亦不宜用麻黄汤发汗。然正气之虚，有来自误治之后者，亦有见于伤寒之先者。今其人尺脉微主阳气不足，尺脉迟则主阴气不完。这种"按寸必及尺"的切脉方法，诊出阴阳之气已虚，虽有表邪不解，但不耐攻伐，故忌用麻黄汤发汗。遇有此等问题，可考虑许叔微治丘生伤寒挟虚案，用小建中汤加当归、黄芪之法。若其人脉来浮或浮数，而尺脉不微不迟，反映了正气不虚，抗邪有力，可以用麻黄汤发汗。细审本文另有一层意思，即凡用麻黄汤发汗，其脉必浮或者浮数，若是脉沉而不浮的，则为表病阴脉，麻黄汤断然不可用。由此可见，第49、50两条是论尺脉以察里；第51、52两条，又论浮脉以察表。综合而论，以尽脉分表里虚实的辨证意义。

在麻黄汤可汗之后，复论桂枝汤的治疗新义，以体现麻、桂二方的互相对比与发明之处，然从"病常自汗出"（第53条）、"病人脏无他病"（第54条）之文，与汗出而无"恶风"之证体会，桂枝汤除治太阳中风外，又治非风所伤之荣卫不和病证，即由脾胃演化的荣卫二气不相谐和所发生的"时发热自汗出"等证。为了说明问题起见，现附医案一例如下加以说明。

李某，女，53岁。每日发热汗出两三次。有诊为"温疟"证者，也有诊为阴虚阳动证者，然屡治不效。切其脉缓软无力，视其舌淡而苔白，遂辨为荣卫不和之证。因为荣与卫乃气血之阴阳。荣卫和谐，则荣阴济卫阳，热则不发，卫阳外护荣阴，汗则不出。今其人荣卫不和，阴阳不相合作，故时发热而自汗出。治当调荣卫、和阴阳，使其相依不相离。

用桂枝汤，啜粥取汗而瘳。

此案病人本有汗，又用桂枝汤发汗，乃因发热汗出之证，为荣卫不和所致。用桂枝汤发汗，使其荣卫相依而相互调和，所以，桂枝汤具有发汗与止汗的双向调节作用。

在论述桂枝汤后，仲景在第55条又论述了麻黄汤证。这种麻黄汤后论桂枝，桂枝汤后又论麻黄，文气跌宕，使人读之，丝毫没有重复之感。伤寒脉浮紧，本为麻黄汤证。医者如不用麻黄汤发汗，则表邪抑郁而无出路。若其人正气不衰，能祛邪外出的，因汗血同源，而有作衄之机。衄则邪随血出，其病自愈。若其人衄血点点滴滴而不成流，则邪藏荣分，不从血出，犹如太阳病发汗不彻，而使太阳在经之邪不能解也。为此，则用"汗以代衄"之法，仍用麻黄汤发汗，透出荣中之邪，则衄可止，病可愈。

陶尚文治一人，伤寒四五日，吐血不止，医以犀角地黄汤等治而反剧。陶切其脉，浮紧而数。若不汗出，邪由何解？遂用麻黄汤，一服汗出而愈。

此案对理解本条之义颇有帮助。

仲景又于麻黄汤后(第56条),在不大便六七日,头痛有热的证候下,大胆地使用桂枝汤。这与衄血不止而用麻黄汤相同,此用法确能引人深思。因为不大便而头痛,若属于阳明里热上熏者,则其人小便必定黄赤而热;若是太阳病外感之头痛,不大便者,则其人必定小便清长而无疵可寻。由此看来,此证或用桂枝,或用承气的辨证眼目在于小便是否清白,所以,知病不在里而仍在表,是因其小便色清故也。这样用桂枝汤发汗,收出奇制胜之功。

昔李士材治伤寒六月病人,谵语狂言,头痛有汗,大便不通,小便自利,众议承气下之。脉之洪而大,因思仲景云:"伤寒不大便六七日,头痛有热,小便清,知不在里,仍在表也。"方今仲冬,宜与桂枝汤。众皆咋舌掩口,谤甚力,以谵语为阳盛,桂枝入口必毙矣。

李曰:汗多神昏,故发谵妄,虽不大便,腹无所苦,和其荣卫,必自愈矣。遂违众议用之。及应,笑语皆止,明日大便自通。

《伤寒论·辨太阳病脉证并治中》剖析(九)

桂枝汤方有正邪兼顾之美,而宜用于有汗,或发汗之后的表邪未解,斯为得当。大论第57条乃有"伤寒发汗已解,半日许复烦,脉浮数者,可更发汗,宜桂枝汤。"注家对"烦"的见解不一。有解为"烦热"者,也有解为"烦闷"者,然均不令人惬意。"已解"与"复烦"乃是互相对应之句。鄙意作"烦剧"体会似觉公允。此证为伤寒发汗不谨,旧邪得汗已解,而新邪更袭又来,故表证复有增剧。至于注家认为系"除邪未尽"卷土重来,则与桂枝代麻黄文重复,而难从矣。"可更发汗"从"脉浮数"来,乃举脉略证之笔。至于头痛、恶风、发热等证自在言外。本文主汗后新感风邪,故可一汗再汗,论述极为精要。

第58、59两条,论治病目的在于阴阳自和,其病必愈。这两条冠于"误治变证"之前,仲景示人"阴阳自和"乃治病之目的,汗、吐、下等乃治病之手段，必须遵循"阴阳自和"方为愈病之旨。因此，对以下的第60条至71条有其指导意义，同时也为救治坏证指出了原则。

夫汗、吐、下三法，是为治病祛邪之手段。用之得当，可以调和阴阳而达到治愈目的。如果使用不当，又可损伤正气，而使阴阳为之不和也。至于病至邪去正衰阶段，则不一定再用药物治疗，可以通过饮食调摄、休息疗养，以俟人体的阴阳得到新的调节而能相互平衡，即可自愈，此亦以不治为治之法也。

记得青年学医时，邻人张某患伤寒日久，先后经几位医生治疗。大病虽去，唯患呃逆不止，久治不效。后延某老医生诊治，问过病史后，嘱用粳米煮汤送服西洋参末二、三分。服六七日，呃逆竟止。众医奇而问之，老医答曰：仲景说过"凡病，若发汗，若吐，若下，若亡血，亡津液，阴阳自和者，必自愈。"此患者经治多日，邪气虽去，但胃中气阴已伤，胃气不和作呃。如果再用药物羁縻胃气，只能有害而无益。唯用米汤调养，借谷气以养人，实胜于药石，再加微量西洋参以扶胃家气阴，效果更为理想。

又如：有一次会诊一个肝癌患者，几经西医化疗，形销骨立，频上作呕而不能食，每日只能吞服酸牛奶半茶钟。某君气势汹汹，主张用山慈菇、白花蛇舌草、王不留行等峻猛之药。余止之曰：治病留人与治病伤人，两者必须抉择。察此证胃气已伤，津液已槁，仲景所谓"虚羸少气，气逆欲吐"者是也。必以竹叶石膏汤养胃滋液、和中降逆，以挽其万一，此乃留人之上策也。如专一治癌而不顾护正气，则癌未必即效而人即随之亡矣。

乃用竹叶石膏汤方。服后则体力有所恢复，少进饮食，呕吐未发，欣欣然而有起色，后因癌转移，缠绵至月余方殁。

以上说明了治疗疾病应有策略，要看得远一些，不能只顾眼前而不及其余。中医学讲求正邪两观法，而不能片面地去治一方，所以第58条提出阴阳自和的精神是难能可贵的。仲景唯恐人们不识此理，所以另设第59条之例加以说明。大下之后，复发其汗，为汗下失序，徒耗伤津液。此时出现小便不利的症状，则为津少液涸，非癃闭之比。"勿治之"，言不要用利小便之药，更虚其虚，须恢复其津液，津回则小便自利，而阴阳自和。然必津虽伤而阳未虚，其津方能自生。若其人阳气先虚，不能化生津液，则津液之复恐亦难乎为继，必须药物治疗。读古人书，切不要死于句下。

考书中有关大局方面提出以阴阳说理者有三处：一、辨病发阴阳而为辨证之纲；二、论阴阳自和为治病之法；三、论阴阳气不相顺接，为分析病机之要。这种用阴阳之理高度概括的方法，实为仲景发扬《阴阳大论》之先驱，故有指导全书的意义。

《伤寒论·辨太阳病脉证并治中》剖析（十）

《伤寒论》第60条至第70条经文，专论太阳病兼变证的治疗。那么，什么是"兼变证"？兼变证，是指太阳病或者少阳病由于医生没能按经定治，因而犯了治疗上的错误。如太阳经主表，邪客其经，治当发汗；少阳经主半表半里，邪客其经，治当和解。如果计不出此，或吐或下，或用火疗等法，治疗发生差错，使原来的症状不复存在，而新的"变证"也就从此而生。六经为病之主证是随六经方证出现的。它们的来龙去脉比较清楚，有规律性可循。惟"变证"则不然。一、它不受六经为病范围所约束，而以独特、灵活多变的形式出现；二、从发病角度来看，它实际上包括了伤寒以外的许多杂病在内。

"变证"在临床确有其事，对它的论述也是十分必要的。但我经过反复思考，体会到仲景记载的误治"变证"，有的（不是全部）是借用它来讲另一个病题，因而甩掉了六经的框框，另起炉灶，从而丰富了辨证论治。因此，以下所论之内容，不难看出是围绕五脏病的虚实寒热而进行辨证论治，是精心安排之作。所以，对误治的"变证"也要一分为二，不能拘泥于句下加以绝对化。学习这几条的着眼点要放在辨证的方法上，切不可拘泥于误治的形式和日期，这样才跳出了误治的圈子，才能海阔天空而不再盯着汗、吐、下条文，去做"守株待兔"的傻事了。抓辨证大局，体会仲景在伤寒中论杂病方法之妙用，也就并非夸大之辞了。

在辨误治"变证"中，有内外阳气俱虚的身振而寒，其脉微细者，"振寒"指身寒发抖，是阳气不足的反应。"脉微细"，微主阳虚，鼓动无力；细主血虚,而脉道不充,故主内外阴阳俱虚之候。考第94条的"太阳病未解"之"战汗"振寒,其脉为阴阳俱停;本条的振寒,其脉微细。一主郁极乃发,一主气血虚衰而不支,虚实对比,则其义自明。

如果因为阳气虚衰而阴寒独盛,阳气旺于昼,而阴气旺于夜。此证在白昼阳旺之时,阳气方能与阴邪一争,故"昼日烦躁不得眠";入夜则阴盛阳衰,阳气无力与阴邪相争,故"夜而安静"。病机既为阳虚阴盛,则病已离阳入阴,所以不见少阳证的"喜呕"、阳明证的"口渴"、太阳病的"头项强痛"等证。脉来沉微,沉主里,微主阳虚。虽身无大热,意在言外还有微热存在。反映了阳虚阴盛,有"格阳"之兆,证情自属危重,当急救回阳,用干姜附子汤治疗。

干姜附子汤用干姜、附子大辛大热之剂,以复脾肾阳气为急务。附子生用则力大气雄,扶阳消阴为猛,与四逆汤对比,减去甘草之缓,而使姜、附迅速发挥消阴回阳之功。此方要求一次顿服,使药力集中,取效更捷。

本方治疗寒盛之"阴躁"证甚效。阴躁证的特点是每见手足厥冷,脉沉而微,坐立不安,而四肢躁动。此证如不急温,则有亡阳之危。然烦为阳,躁为阴,如其人但躁不烦,则为有阴无阳的反映,病多主死。本为"昼日烦躁不得眠,夜而安静",说明烦、躁同时并在,阳气尚能与阴争,故病虽重而不主死。

干姜附子汤为纯阳刚剂,凡阳气大虚,阴寒内盛的各种急证皆可施用。《肘后方》用治卒心痛;《伤寒绪论》用治少阴下利;《千金要方》以生姜易干姜,用治呕吐涎沫,胸满短气,头痛,饮食不化等证。

第62条论"发汗后,身疼痛,脉反沉迟"之证治。汗法本为表证而设。表证常见身疼痛,为荣卫之气遏滞不畅所致。如汗出表解,荣卫畅通则疼痛自然消失。如果汗后仍有身疼痛,当须凭脉辨证而知其原。若其人脉来浮,则主表邪未尽,可再发汗;今者脉沉而迟,又不限于一部,沉主里病,迟有涩意,主荣血不滋,指出了此证之身疼痛非为表邪,乃发汗太过,损伤荣气,难于濡养肢体。治当调补荣卫,可用桂枝加芍药生姜各一两人参三两新加汤。所谓"新加汤",是指仲景在前人所创桂枝汤基础上,根据证情所需,重用芍药、生姜,又加人参而成。本方以桂枝汤调和荣卫,加重芍药以养荣血,加重生姜之量促使药力达表,专治荣卫不足之身疼痛;更加人参以补汗后之虚，亦以益气生津、养荣为主。

曾治一妇女，每次月经之后必见周身疼痛之证。服药无效，乃邀余诊。脉来迟，按之无力，舌质淡嫩，苔薄白而润，体力自觉痿弱，面色淡白。辨为荣卫两虚，血少不濡之疼痛。

为疏新加汤原方另加当归12g。连服五剂，竟获痊愈。

《伤寒论·辨太阳病脉证并治中》
剖析（十一）

上述新加汤治疗营血不足，身体失于濡养之"身疼痛"，功效非常显著。因为本方以桂枝汤为基础，又增加了生姜剂量，意在使生姜之辛散，载参、芍补荣之功而走体表，专治荣卫气血不足之身疼痛是本方的特点之一。

忆1942年春，余在大连开业，治一周姓妇，新产后下血较多，因而周身疼痛不止。某妇科医为疏八珍、养荣汤等而见效甚微。经人介绍转请余诊。

辨为新加汤证，投药三帖，竟霍然痊愈。医知其事，投刺来访，对余言曰：八珍、养荣汤等治气血虚之身疼痛，方证虽合拍，然不如桂枝汤加人参奏效之捷，果真经方有神奇之功耶？尚希不吝赐教。

答曰：八珍、人参养荣，名方也，治气血双虚非不善也。鄙意为：熟地黄、白术等药虽补而性呆，对身疼痛之证则板滞不灵，此其功效缓慢之因也。而新加汤以桂枝汤为基础，既有人参之补，又增生姜之行（生姜为四两）。此方补中有行，而使药力直达病所以发挥补荣止痛的作用。不独此也，仲景治疗血痹荣卫虚之黄芪桂枝五物汤，方中的生姜剂量超过黄芪一倍以上（黄芪三两，生姜六两）。这种重用生姜之理，乃是载黄芪补卫气于体表，为治本病的关键。考《说文》："姜，作薑"，《字说》云："薑能疆御百邪，故谓之'薑'。"所以，生姜运载药力达表以治身疼痛，这是八珍、养荣之所不及，先生以为如何？某医称善。

　　仲景论桂枝汤加人参以后，又论麻黄汤加石膏而减桂枝的麻黄杏仁甘草石膏汤证。太阳主表而与肺合，故太阳病中每见肺喘之证。其中，有太阳病无汗而喘的麻黄汤证，有汗而喘的桂枝加厚朴杏子汤证。本方则是邪热壅肺作喘，非寒非风而独具特点。

　　太阳病风寒在表，发汗可解。但当外邪闭郁，肺有蕴热之时，若用辛温药物发汗，常使肺热加重。邪热迫肺，肺气被灼，失其清肃之令，膹郁不宣，因而作喘。肺热蒸腾，外通于表，逼津外泄，故见汗出。因此，"汗出而喘"便成为肺热的明证。细审此证，汗出而喘，不见恶寒，则排除了中风之邪，所以"不可更行桂枝汤"。并且，汗出而喘，非为"无汗而喘"，当然也不可能再用麻黄汤。我们从"汗出而喘，身无大热"，更不兼见烦渴，则不能辨为阳明邪热之喘。根据"定形""辨非"的多方面分析，则知本证之喘纯系邪热迫肺，肺失肃降所致。然肺主卫而外合皮毛，肺热外蒸，不但汗出，而且往往出现高热，则不得囿于文中"无大热"之说。治用麻黄杏仁甘草石膏汤，清解肺热以治气喘。

　　麻黄药性温热，为治寒喘而设。今治肺热之喘，所以配用石膏半斤（超过麻黄剂量一倍以上），则药由热变寒而清其肺热。另加杏仁配合麻黄，一宣一降，以开肺气之郁，又加甘草之甘以缓肺气之急，以扶正气之虚。西医学亦知麻黄为治喘圣药，但对"肺炎"之喘绝不使用，可见辨证遣方之理，则中西各异。

　　麻杏甘膏汤的疗效甚佳。根据临床经验，喘甚者可加鲜枇杷叶、甜葶苈；痰浊涌盛者可加浙贝母、海蛤壳、鲜竹沥水；肺热喘甚，身热不退的，可加羚羊角粉、甜梨皮、瓜蒌皮、桑白皮；若气喘鼻煽，口唇绀紫，可加细茶叶、鱼腥草；若大便秘结不通，可酌加大黄、瓜蒌仁，俾下窍得通，则上窍利而喘可愈。总之，只要能随证加减化裁，多能获得良好的治疗效果。

　　仲景在用麻黄治喘以后，接着又论桂枝治心悸，这种桂枝后论麻黄，麻黄后又论桂枝的文法，显示了仲景把麻黄、桂枝从发汗解表治疗风寒进而推广到治疗内科杂病的思想。他对麻、桂越用越奇，有出神入化之妙。

　　汗为心之液，由阳气蒸化津液而生，古人谓"阳加于阴谓之汗"，就是这个意思。因此，发汗过多必然要耗伤心阳。心阳受伤以后，就失去了庇护心脏的作用，故可出现心中悸动不安，而又喜按，借以安定心悸。这就是仲景说的"其人叉手自冒心，心下悸，欲得按"是矣。据临床观察，此类患者往往伴有心前区憋闷不适，以及心慌无主而惴惴欲吐等证。治用桂枝甘草汤，温补心阳之虚则愈。

桂枝甘草汤仅桂枝、甘草二药。桂枝辛甘以补心阳之虚，炙甘草甘温以滋心液不足，二药配伍，深附《内经》辛甘化阳之旨，俾阳生阴化而使心脏由虚变强，则悸动自安而病愈矣。

考桂枝去芍药汤治太阳病下后之脉促、胸满，用生姜、大枣以佐桂枝、甘草，补阳中寓有调和荣卫之意。本方单用辛甘合化助心阳而摒去生姜、大枣，其用意可能有三：一为此方妙在药味单捷，直补心阳之虚而有药专力宏之义。二为要求一次服完，有集中药力，克敌制胜之义。三为心悸虽甚，不言脉结，故此方不加人参而有直补心阳之意。

《伤寒论·辨太阳病脉证并治中》剖析（十二）

第63条论述了肺热作喘的麻杏甘膏汤证治。提起麻杏甘膏汤，称得上家喻户晓。但是，一旦运用于临床，有时候得心应手而效如桴鼓，有时候却用之无效反而变证百出。此无它，关键在于辨证正确与否。

肺喘之证，从外邪而论有寒、热之分，从内因而言有虚实不同。所以，绝不能一见肺喘之证，不分寒、热、虚、实而滥用麻杏甘膏汤进行治疗，则鲜有不偾事者。已故名老中医蒲辅周先生在其医案中对此谆谆告诫而语重心长，可为吾人鉴也。但是，第63条文简证略，又不载脉舌特点，对掌握辨证论治的精神委实不易。为此，结合临床对本方的辨证要点加以分析与补充，以供临证用方之参考，谅不无小补也。

麻杏甘膏汤证的病机是肺热作喘，是肺气被邪热所伤之证。肺之合皮也，热则淖泽，迫津外渗则见汗出；热逆于上，肺之宣降失司则膹郁而喘，故第 63 条指出本证为"汗出而喘",而不可"更行桂枝汤",确是画龙点睛之笔。

以病理推论,肺有热则必见阳脉,如大、浮、数、动、滑是也。观其舌象亦必舌质红绛,舌苔显示薄黄,方为邪热之验也。如果对本证进一步分析,汗出而不恶风与表邪无关,汗出而不烦渴则与里证也无关。惟喘急一证为肺所专,故辨为肺热之证而无疑也。

本方用麻黄配石膏,石膏剂量大于麻黄一倍,则使麻黄宣肺止喘,石膏清热凉肺,相得益彰,自无助热与倒戈之弊。杏仁配麻黄宣中有降,甘草配石膏则清中有补而能顾护正气。总而言之,肺热作喘,肺急而气上矣。故以麻黄之宣、石膏之清、杏仁之降、甘草之缓,集中药力以治肺气之急而已矣。此方如不用石膏而用芩、连,则苦寒沉降反碍于宣;如不用麻黄入肺之先,即使石膏之清、杏仁之降,恐亦无济于肺家之喘也。麻黄治喘,寒热咸宜,与干姜、细辛配伍,则治寒喘;与石膏、桑白皮配伍,则治热喘。故麻黄治喘,除心、肾之虚喘外,无往而不利也。

余在临床用此方治疗肺热之喘疗效甚佳。如肺热盛者,可加羚羊角粉;痰热壅盛者,可加鲜枇杷叶、甜葶苈子;大便秘结,舌黄而燥者,可加大黄、瓜蒌皮,俾下窍通则上窍利,肺与大肠相表里也。如小儿麻疹续发肺炎,喘而鼻煽,唇甲发绀者,可用本方加细茶,并用三棱针点刺耳背紫脉放血,甚效。

新中国成立前有一孔某,患喘证甚急,请余诊治。询其病因为与同学数人游北海公园失足落水,经救上岸则一身衣服尽湿,不敢回家告母,乃洗衣挂树上晒之,时值深秋,金风凛冽,因而感寒。请医诊治,曾用发汗药,外感虽解,而变为喘息,撷肚耸肩,其势颇剧。其父请中医高手服生石膏、鲜枇杷叶、甜葶苈等药不效。经人介绍,专请余诊。切其脉滑数,舌苔黄而不干。余曰:肺热作喘,用石膏清热凉肺,本为正治之法,只是不用麻黄以宣肺郁,则肺气之急不可缓矣。

乃于前方加麻黄二钱嘱服一剂。药后不久,便觉气息顺利而喘止。于是又服一剂,则喘病不发而愈。

《伤寒论·辨太阳病脉证并治中》剖析（十三）

　　太阳病兼变证治中，既有上述肺热作喘的麻杏甘膏汤证，也有阳虚心悸的桂枝甘草汤证。阳气是心脏运动变化的主宰，《素问·六节藏象论》说："心者，生之本，神之变也……为阳中之太阳，通于夏气。"指出了心为生命之根本，有主宰神明变化的作用，关键在于心阳支配之权，方能发挥主血脉、司神明的生理功能。心如果一旦离开了阳气的鼓舞，就会停止活动，便会血脉不流，神明消灭，就失掉了生命之本。所以，《少阴病篇》的"脉微细，但欲寐"之证，充分反映了心阳一虚，既不主脉又不主神的具体表现。由此可见，心以阳气为本是辨证之第一要义。

　　导致心阳虚的原因，仲景在第 64 条指出："发汗过多"损伤心阳；或是各种心脏病诱发；或者老年人阳虚阴盛；以及误用寒凉药品内戕阳气，皆能发生心阳虚的心悸证。临床辨治心阳虚发生的心悸，须注意以下几个证候特点：

　　（1）心悸喜按，得按则心悸稍缓。根据喜按为虚，拒按为实，故辨为心虚无疑。

　　（2）阳虚心悸，有时伴发呕吐，体疲无力，少气懒言，与精神不振等证。

　　（3）脉来缓软，有时出现结象。舌质淡嫩，苔薄白而润。

　　心阳虚的心悸，不能用炙甘草汤治疗，应当用桂枝甘草汤治疗。桂枝甘草汤组方之义是辛甘为阳，力补心胸阳气，又贵在药味单捷（桂枝 12g，炙甘草 6g），药力专一，直达病所，发挥疗效。

　　《伤寒论》凡两味药组成的方剂，除本方外，尚有芍药甘草汤、甘草干姜汤、栀子豉汤、干姜附子汤等。这些药方，临床疗效惊人，切不可等闲视之。

　　《印机草》载马元仪治一妇，病经一月，而脉虚浮，自汗恶风，此卫虚而阳弱也。予黄芪建中汤一剂，汗遂止……越一月，病者叉手自冒心间，脉之虚濡特甚。此汗出过多而心阳受伤也。仲景云：发汗过多，病人叉手自冒心，心下悸欲得按者，桂枝甘草汤主之。与一剂良已。

但是,使用桂枝甘草汤往往也有不效之时,这是因为桂枝甘草汤的剂量比例与煎服方法的差错。今加说明如下:

(1)桂枝甘草汤的剂量比例是:桂枝剂量大于炙甘草一倍以上。

(2)煎服法:要求浓煎,一次顿服。

按以上要求服药,则未有不愈者。然根据临床观察,此类患者还可见到心前区憋闷不适等证。对比桂枝去芍药汤治太阳病下之后脉促、胸满之证,亦用桂枝、炙甘草,而另加生姜、大枣兼调荣卫。本方只用辛甘合化、温助心阳,减去姜、枣,使药力精锐,直抵心膛发挥药效,以免药杂反犯掣肘之弊。

桂枝甘草汤证下,便是茯苓桂枝甘草大枣汤证。治疗"发汗后,其人脐下悸者,欲作奔豚"病证。

桂枝甘草汤治疗"心下悸,欲得按",茯苓桂枝甘草大枣汤则治"脐下悸,欲作奔豚",可见两证均有"悸"证,但有上下之分。

我们从桂枝甘草汤可以悟出其兼有胸满之证,从茯苓桂枝甘草大枣汤则可以悟出本证当有小便不利之情。因为本方的茯苓用至半斤(汉代之"半斤"相当于现在的 125g),而又要求先煎,自然以利小便而祛逐水邪为主。意在言外,当于无字处求之。

本方所治"奔豚"是一个证候名。《金匮要略方论》指出:"奔豚气从少腹起,上冲咽喉,发作欲死,复还止",基本描述了本证的主要临床表现:病人自觉有气由下向上如豚之奔,其气之所至,则发生胃脘胀满,胸闷心悸,窒息如死,甚至伴见冷汗淋漓。如果气下则诸证尽消。其时发时止,呈阵发性发作,间歇期多无所苦。"奔豚"的病因多为中、上焦阳气不足,导致下焦水寒邪气乘机上犯,也就是阴来搏阳,水来克火。以豚命名,一则以喻气上冲如同小猪奔跑,一则因豚为水畜,借喻水气上冲为患之意。

本证之"脐下悸"是奔豚病的前驱症状,故叫"欲作奔豚",这是水与气相搏击于脐下,欲上冲而未发作之证。心为五脏六腑之大主,为阳中之太阳,坐镇于上,普照于下,安伏水气于下。脾为中土,运化水湿,有堤坝之义焉,保护心阳不受水寒之邪所犯。今发汗太过,损伤心脾阳气,则使心阳不能坐镇于上,脾土不能守护于中,下焦水寒之邪就要蠢蠢欲动,乘机欲上而与气搏阳表现为脐下悸动。治用茯苓桂枝甘草大枣汤,温阳气,培脾元,伐水邪,降冲逆,而有防治两用之美。

《伤寒论·辨太阳病脉证并治中》剖析（十四）

上述苓桂枣甘汤方的煎服方法别具一格，甚关重要，亦不可不知。

第一，此方必须用"甘澜水"煎，而不能用一般水煎。因为水寒邪气欲上冲心胸，如用常水煎药势必以资水寒之气上冲，故代之以甘澜水煎法，则无流弊。

"甘澜水"的做法："取水二斗，置大盆内，以杓扬之。水中有珠子五六千颗相逐，取用之。"邹澍注："急流水置大盆内，以杓扬之，水上有珠子相逐，取珠用之，名曰甘澜水。"

张锡驹认为"扬之无力，以其不助水气也"。李时珍则认为"水性本咸，劳之则甘而轻，取其不助肾气而益脾胃也"。总的来说，用甘澜水煎药有一定的科学意义，故不得加以蔑视。

第二，煎本方时应先煎茯苓，然后再入诸药。这是因为本方的茯苓剂量为八两，如不先煎，则药力不能尽出，达不到利水于下之目的。另外，仲景对专重之药味，法必先煎，方能任其治。例如：栀子豉汤之先煎栀子；桂枝去芍药加蜀漆牡蛎龙骨救逆汤之先煎蜀漆等，不可尽言。

茯苓桂枝大枣甘草汤既能预防脐下悸，欲作奔豚之证；又能治心阳上虚，小便不利而奔豚已发之证。观仲景治疗心下悸，欲得按，重用桂枝；其治脐下悸，欲作奔豚，则重用茯苓。因悸在上者以正虚为主，悸在下者则以邪盛为主。两条对比发挥，以加强读者印象，使人玩味无穷。

苓桂枣甘汤证后，在第66条，仲景揭出中焦脾虚气滞所造成的腹胀证治。

"发汗后，腹胀满者，厚朴生姜甘草半夏人参汤主之"。考腹胀满为临床常见症状。如从六经辨证角度衡量，其原因则有寒热虚实之不同。如果兼见大便燥结，腑气不畅，腹中痞满疼痛拒按，则为阳明胃家实之腹满；如果兼见便溏下利，腹满而喜温喜按等证，则为太阴脾家虚寒之腹满。然而,厚朴生姜甘草半夏人参汤证的"腹满"与以上两证均不相侔。

本证的成因:或因误治,或因饮食所伤,或因邪陷,而使脾气先伤。脾气既伤,则运输不利,水湿痰气梗阻中焦,因而出现"腹胀满"证。如果以本证脾伤为虚,则又有痰湿瘀结,气机不利的一面;如果以本证气阻为实,则又有脾气先伤的一面。故本证非虚非实,属于虚中挟实之证。据临床观察,本证脉多弦沉,舌苔则多为白而略厚。

本方药味:厚朴半斤,生姜半斤(切),半夏半升(洗),人参一两,甘草二两(炙)。

方用厚朴苦温下气燥湿,以消痰湿之邪,而为治胀满之主药;生姜辛散通气,健胃以化痰水;半夏降逆和胃,燥湿豁痰以去坚满;生姜、半夏两药辛开利气,为治胀满之佐药。人参与炙甘草健脾补中,以收复脾气之虚,因本证如单用消胀利气之药,恐使脾气愈虚,故配用参、草实为上策。然而虚中挟实,用甘补之品又恐发生中满之患,故补药之量不宜太大,大则滞,小则自无留滞之患也。

陈慎吾老师在临床带学生实习时,一青年教师治腹满症用本方无效,乃请陈老。观其方所用之人参、炙甘草皆与厚朴量相等,则失仲景制方之旨。

陈老乃于原方减人参、甘草之剂量,投之即效,腹胀顿消。

《伤寒论·辨太阳病脉证并治中》剖析(十五)

厚朴生姜甘草半夏人参汤之后,"大论"第67条的内容,则是论述"水心病"的辨证论治。"水心病"是我起的名称,原名叫"水气凌心",用意在于与现代医学的"风心病"相提并论,以引起人们的注意。

第67条曰:"伤寒若吐若下后,心下逆满,气上冲胸,起则头眩,脉沉紧,发汗则动经,身为振振摇者,茯苓桂枝白术甘草汤主之。"

本条开头的若吐若下后,先点出了证机是虚而非实。正是由于心阳先虚,然后才导致"水心病"的发生。

心脏属火,为阳中之太阳。上居于胸,秉火阳之威,以震慑水寒之邪于下。今因吐、下内伤心阳,心阳一虚,则坐镇阴寒无权,所以阴寒水气之邪得逞,上冲心胸发为"水心病"之变。本证虽然以心阳虚为主,同时也应该看到脾气虚于中、肾气虚于下,与制水之外围松弛亦大有关系。

"心下逆满","逆"之一字,义有双关:既指水气上逆之病机,而又概括心下之证候。"满",就是胀满,或者叫作痞满。指心下的上腹部有痞塞不通、胀满不舒感觉。腑气以下行为顺,上行则为逆。今者心下胃脘之满,乃为水气上逆,腑气不得下行所致。故用"逆满"两字刻画尽备,又对"气上冲胸"一语,引针穿线,妙成一体。

"心下逆满"之证,亦寓有"气上冲胸"之形势。水寒之气既上冲于胸,必有其相应之证候出现。今仲景略而不言者,是否即"无字中求之"之义矣?今试补其证如下:胸为心之城郭,阳气所会之地。高学山所谓"光芒四射中,但觉一团太和之元气相聚耳"是也。今心阳被水寒之邪所遏,则自觉胸中满闷,或兼见憋气、疼痛。肺居胸中,行使治节之令。水寒凌肺则金寒津凝,可出现咳嗽,气喘,痰涎较多,面部虚浮等证。

"起则头眩",是指病人头晕为重,只能静卧而不敢起动。造成眩晕的原因有二:一是心脾阳虚,清阳之气不足以上养清窍;二是水气上冲,阴来搏阳,清阳既虚且抑所致。

我们从水气上冲头目体会,本证当见视力下降,目见黑花,耳聋,鼻塞,不闻香臭等证。根据临床观察,水气上冲还往往出现咽喉"梅核气"症状:梗塞喉中,吐之不出,咽之不下。

一日余带学生在城子矿实习。某生治一白姓妇,患梅核气,经用《金匮要略》半夏厚朴汤,已三服而丝毫无效,乃转余诊。切其脉弦,视其苔则水滑欲滴。问呕恶否?无。仅头有微晕而已。余辨为水气上冲,咽喉弊痹之证。

乃用桂枝12g,茯苓30g,白术10g,炙甘草6g。

连服五剂,咽喉通利,病已愈矣。某生讶以为神,问余曰:半夏厚朴汤方无效乎?答曰:半夏厚朴汤治痰气上凝之喉痹;苓桂术甘汤则治水气上冲之喉痹。脉弦、舌水是其候,汝误认为痰气之证,所谓"差之毫厘,谬之千里"也,某生叹服。

"脉沉紧",寓有沉弦之意。沉主里,又主水病,弦主饮邪;沉弦正是水气为患的反映。

《伤寒论·辨太阳病脉证并治中》剖析(十六)

水气上冲的诊断

1. 望诊

水为阴邪,上凌于心。心之华在面,心阳不振,荣卫凝涩,则其面必见黧黑,名曰"水色";甚者,或在额、颊、鼻柱、唇围、下颏等处,皮里肉外,出现类似色素沉着之黑斑,名曰"水斑"。

心开窍于舌,心阳不足,则舌质必然淡嫩;火冷津凝,水气不化,故其苔水滑欲滴。

2. 脉诊

《辨脉法》云:"凡脉大、浮、数、动、滑,此名阳也;脉沉、涩、弱、弦、微,此名阴也。"

水气上冲为阴病,仲景指其脉为"沉紧",阴病见阴脉,似无可议。验之临床,水气上冲之证,多见脉来沉弦,或只弦、只沉;病重者,则心阳浇漓,自顾不暇,其脉则见"结",或沉伏无力,亦不可不知。

3. 辨证

(1)气上冲证:心阳上虚,水气上冲,其证有二。典型者,患者自觉心下有一股气向心胸上冲。不典型者,不见明显的气上冲,但从下往上依次出现或胀、或满、或悸等见证,十分明确,故也不难辨认为水气上冲证。

(2)胸满证:水气上冲,胸阳受敌,阴霾用事,则见胸满。此证以夜间为甚,气候温和则轻,冷冽则重,往往伴见气短、咽喉不利,如有物梗,呼吸受阻等证。

（3）心悸证：心悸证的出现有二：一是在气上冲胸咽时，心悸随之出现。另一种是自觉左侧颈部血管发生酸胀与疼痛之感时，则立即出现心悸证。心悸每发作于晨起、夜卧、饱食之后，呈阵发性，轻者可以自止。

（4）短气证：心阳虚衰，膻中之气不充，又加水饮凝滞，则出现"短气"之证。如身坐不动，或行路缓慢，则短气一般不会出现。如上楼、爬高坡时，则觉气短发憋，呼吸不畅，常伴有咽喉痰阻，而与气短同时出现，使人痛苦万分，不能忍耐。严重者则可令人出汗，小便失禁，心脏筑筑惕惕不能自已。

4. 治法

治法：通阳下气，利水消阴。

方剂：茯苓桂枝白术甘草汤。

组成：茯苓，桂枝，白术，炙甘草。

5. 方义

茯苓在方中的作用有四：一是甘淡利水以消阴；二是养心安神以定悸；三是行肺之制节之令而利三焦水道；四是补脾以固堤坝而防水邪上泛，故为本方之主药。桂枝在本方的作用有三：一是通阳以消阴；二是下气以降冲；三是温补心阳以制水寒之邪，亦为方中主要药物之一。此方如有茯苓而无桂枝，则不能通阳化气以行津液；如有桂枝而无茯苓，则不能渗利水邪以伐阴气。所以苓、桂二药相须相成，缺一不可。方中白术协助茯苓补脾以运化水湿；炙甘草助桂枝扶心阳以治心悸、短气。诸药配伍精当，疗效确实可靠，为古代"水剂"之代表方。

《伤寒论·辨太阳病脉证并治中》
剖析（十七）

一、苓桂术甘汤治验

山西大同干部王某，面黑如煤，胸满短气，不能登高爬坡，心悸而自觉

"早搏"(期前收缩),西医诊断为冠心病。余切其脉沉弦带结,舌苔水滑。

辨证:面黑为水,脉沉主水;胸闷短气,乃因水寒之气窃踞胸阳之位,已成凌心射肺之势。

治法:通阳下气,利水消阴。

方药:桂枝 12g,茯苓 30g,炙甘草 10g,白术 10g。

此方服至 5 剂,面之黑色渐退,胸满觉舒。又服 5 剂,揽镜自照,黑色变浅变薄,心悸转稳,气短大减。于是连服此方 50 余剂,未服他药,严重之冠心病竟霍然而愈。

由此可见,此方治疗水气上冲,凌心犯肺诸证,结合西医学而论,确为治疗心脏病的理想方药。经实验研究,苓桂术甘汤具有一定的抗心肌缺血、抗心律失常及正性肌力作用。所以,苓桂术甘汤能治疗"冠心病""风心病""心肌炎"等各种心脏病,绝非偶然之事。

二、苓桂术甘汤加减

1. 苓桂杏甘汤,即本方减白术加杏仁

此方治水气上冲,迫使肺气不利,肺气不能通调水道,则见小便困难,面目浮肿以及咳喘等证。

1980 年我带硕士研究生在门诊实习,治一老年妇女,患心脏病多年。最近咳嗽微喘,面目浮肿,小便较少。曾百般治疗而面肿迄未消退。切其脉弦,舌质略胖,苔水滑。

辨证:心阳虚,水气得逞,凌心则悸;乘肺则咳喘;肺受邪不能通调水道,则小便不利。"心之华面也",水气上壅,是以面肿。

治法:温心胸之阳气,兼利肺气以行制节而消肿。

处方:茯苓 30g,桂枝 12g,杏仁 10g,炙甘草 6g。

患媪见药仅 4 味,又皆普通药物,甚疑其效。然服 5 剂,则小溲畅利,面肿顿消,咳喘皆平。

2. 苓桂术泽汤,即本方减甘草加泽泻

此方治水气上冲,阴邪冒蔽清阳,除见心悸胸满等证外,尤以头目眩晕为甚。脉弦而沉,舌体肥大,苔则水滑是其应矣。

1978 年治一翟姓男，患心脏病，胸满，气短，不时发生心悸，头目眩晕特甚，而精神昏昏，不能支持。

余见其舌体胖大，苔水滑欲滴而脉弦小紧，辨为水气上冲，蒙蔽清阳。头为诸阳之会，故又见眩晕之证。

处方：茯苓 30g，桂枝 12g，白术 10g，泽泻 20g。

此方服至 6 剂，则眩晕不发，自觉精神油然而生，昏昏之状遂去。

3. 苓桂杏苡汤，即本方减甘草、白术，加杏仁、薏苡仁

此方治水气上冲，兼挟湿浊之邪。水湿不同性，但每易相因而生，多见心悸气短，咳嗽多痰，头重如裹，胸满似塞，周身酸楚，小便不利，不欲饮食等症。

曾治一李姓患者，为八旬老翁，然身体犹健，生活尚能自理。入冬以来，时觉胸满，气逆作咳，吐白色痰较多，周身酸懒，不欲行动。切其脉弦缓无力，视其舌质淡，苔白腻。

辨证：心胸阳虚，阴霾用事。水湿之邪填塞，是以胸满而气短；水湿皆盛，化而为痰，阻于肺则咳而吐痰；滞于胃则恶食荤腥。

治法：通阳化饮，渗利水湿。

方药：茯苓 30g，桂枝 12g，杏仁 10g，薏苡仁 12g。

此方服至 6 剂，诸证皆减，从此将养月余而安。

4. 苓桂茜红汤，即本方减去白术、甘草，加茜草、红花

此方治水气上冲诸证，而又兼见胸中刺痛，控及后背。证为阳气不宣，血脉瘀滞。因加茜草、红花行血活瘀，又能顺从血性濡润特点，发挥其治疗之长。

近来治疗"冠心病"之活血化瘀药，多用川芎、木香、香附、郁金等芳香药品，虽然止痛解懑颇为显著，然香药走窜，燥血耗气之弊，亦不可不知也。观仲景治"胸痹"之瓜蒌薤白半夏汤，重用瓜蒌以润下，颇足启发人思。

某教育界人，年届不惑，而患"水气上冲"之证，且右胸兼有针刺之疼痛。

余认为此证用苓桂术甘汤当无可疑之处。惟此方通阳利水有余，而活络通脉则未知其可也，然仲景加减之法又无例可援。于是乃新加茜草、红花各 10g，并减去白术、炙甘草等补脾药。

服至 5 剂，则胸痛快然而瘳。此方治"水气上冲"之胸痛而又血压高者,再加牛膝12g,效果殊能使人满意。

总的来说,苓桂术甘汤加减之法甚多,限于篇幅,不能一一列举。以上略记数例,以为隅反。临证时加减化裁以尽其用,则庶几近之。

《伤寒论·辨太阳病脉证并治中》剖析(十八)

继苓桂术甘汤后,仲景揭示了发汗以后虚实寒热的辨证方法。读者必须将第68条、第69条、第70条对比互参,才能体会辨证之义无穷,如果孤立地去看则索然乏味。"比",《诗经》认为是"六义之一",俗云:"不比不知道,一比吓一跳。"只有在对比中去了解仲景的大法微言,才能提高自己的辨证能力。

以上各条前都标"发汗",因为发汗而演绎出来不同的证治,我们应当体会发汗以后所出现的各种情况。一是仲景从临床角度出发,对汗后的变化加以总结。用我们的话讲,叫作"太阳病变证"。二是仲景利用"发汗"的措施,活生生从伤寒引到了杂病上,开辟了辨杂病的证候与治疗。所以,仲景文义有"一石二鸟"的意图,它左宜右宜,切不可"守株待兔",在临床傻等"发汗"以后的证候到来。

第68条的"发汗病不解,反恶寒者",如果是表不解的恶寒,其脉当浮;若是荣卫俱虚的恶寒,则脉不浮而必微细(可与第60条合参,其义自明)。治用芍药甘草附子汤。方中用芍药益荣而敛阴,附子固卫而补阳。一阴一阳虽立,必以甘草之甘,合芍药酸甘化阴,合附子辛甘化阳,使阴阳各守其乡,俾化源无穷,正气乃复。

医案:余曾治郭媪,花甲之年,经常左腿抽筋,每发于夜,疼痛难忍;又时常出汗,汗出多时则恶寒,腿抽筋反甚;切其脉沉弦,舌苔白滑。

余辨为荣卫俱虚,肝肾两伤之证。

于是以芍药甘草汤治其痉挛,加附子固表以治汗出恶寒。果然2剂大减，4剂即痊愈。

第69条："发汗，若下之，病仍不解，烦躁者，茯苓四逆汤主之。"和上条相比，上条突出"反恶寒"，本条则突出"烦躁"。恶寒为阳虚于表；烦躁则为阳虚于里。这种辨表里阳虚之法很有意义。人皆知烦躁为热，而不知烦躁为阳虚。我们在介绍第61条"昼日烦躁不得眠，夜而安静"的时候，把阳虚发生的烦躁作了交代。然而从文思义，必有下利清谷，或四肢厥冷，小便不利等证，自在不言之中。

茯苓四逆汤，即四逆汤加茯苓、人参而成。对于本方的理解，概括起来有以下几种意见：一、成无己认为此方的四逆汤以补肾阳，茯苓、人参以补心阴。二、吴谦认为："用茯苓四逆抑阴以回阳。茯苓感太和之气化，伐水邪而不伤阳，故以为君"。三、丹波元坚认为："茯苓，前辈称为益阴，愚谓渗利之品，恐无其功。盖脾胃喜燥而恶湿，其燥必暖，阳气以旺。其湿必冷，阳气以衰，水谷瘀留，津液不行。苓之渗利能去水湿，此所以佐姜附以逐内寒，与理中之术，其理相近矣。"似乎吴谦与丹波之说互为之援。

医案：腾某，男，58岁。患水气病，一身浮肿，手足发冷，精神烦躁不安，大便溏薄，小便短少，六脉皆沉，舌胖苔白滑。

辨为脾肾双虚，气化不行的"阴水"之证。

投茯苓四逆汤七帖。服至三帖则小便如涌，手足转温，病愈其半。又以真武汤善后而痊。

第70条总结前三条汗后虚证，又引出发汗后的实证。虚与实对立存在，使人一目了然，无复可疑。本条反映了外因是变化的条件，内因则是变化的根据，说明发汗虽一，而虚实各异之理。

"发汗后恶寒者，虚故也。不恶寒但热者，实也。当和胃气，与调胃承气汤。"

此条应与第68条相联系，言发汗后病不解，反见恶寒，乃芍药甘草附子汤证。若不恶寒，但有发热（包括恶热）如蒸蒸发热，则为阳明胃气燥实，表解而里未和所致。与调胃承气汤清燥热、和胃气则愈。

从第62条至第70条，共论九个发汗后的变证，其中寒热虚实、阴阳表里，应有尽有，其声势浩大，而有千军万马之势，余数其字不满二百五十，仲景非惟医圣，文章亦足闪耀千古。

《伤寒论·辨太阳病脉证并治中》
剖析（十九）

　　以上通过对汗后所发生的虚、实两种不同病症的对比，进而说明了邪气从化有寒热，人体病变分虚实的辨证方法。

　　既用发汗之法，可知原来必有表邪。但是发汗不得法而表邪不解，则可因病人素体阴阳盛衰的不同，因而从化也就各异。若汗出后症见恶寒，多为素体阳虚，汗后阳气更伤，温煦失职，证已转虚，似属芍药甘草附子汤证；若汗出不恶寒但热者，反映邪气已离开太阳之表，但又未入三阴之里，多为素体胃阴不足，汗后胃津更伤，邪从燥化，已转属阳明胃实之证。阳明气血充盈，抗邪有力，热由内向外发越，应见"蒸蒸发热"，以及谵语等症。但燥热初结阳明，在于胃而未下及于肠，故不见痞、满、腹痛拒按等症，治用调胃承气汤，和胃以泻燥热为妥。

　　以下第 71、72、73、74 诸条，论述太阳蓄水证治，伤寒家也有将其称之为"太阳腑证"。足太阳之腑为膀胱。膀胱在生理上为津液之腑，气化则能出。故膀胱之气化不及，每多水证之变。

　　第 71 条的前半段："太阳病，发汗后，大汗出，胃中干，烦躁不得眠，欲得饮水者，少少与饮之，令胃气和则愈。"叙述汗后伤津，胃中干而见口渴、烦躁不眠之症，此乃假宾定主之文法。重点在后半段："若脉浮，小便不利，微热消渴者，五苓散主之。"论述汗后气伤，气不化津，致使膀胱蓄水。水不生津，气化不行，上见消渴欲饮，下见小便不利。至于"微热""脉浮"，则反映了太阳经表之邪犹在。本证经、腑两证俱备，故用五苓散外疏内利，表里两解。

　　本条是仲景用"假宾定主"的文法写成。"假"，借助也；"定"，肯定也。借助"宾文"以使人对"主文"卓然醒目，突出两证差异之处，从而达到辨证论治的目的。使用这种文法：第一，纠正了时医一见咽燥口渴，动手辄用滋润之弊；第二，清晰地指出下焦蓄水口渴，必见"小便不利"的主症。

从临床来论，津液不化的口渴，反用生津止渴之药者，可云比比皆是。

1990年曾治一张姓男，患口渴，饮水不解，咽喉似痛非痛，如有物梗，问其小便则称甚少，而且尿出不爽，视其舌苔水滑，脉来沉弦。视其所服之方，率为生地黄、麦冬、沙参、天花粉等滋濡之药。余曰：此病为气寒津凝，阳不化阴之证。不用通阳行津之法，所以累治而不愈。

为疏：桂枝12g，茯苓30g，泽泻15g，猪苓15g，白术10g。

连服6剂，小便畅通，口渴咽塞等症，随之而愈。

五苓散以茯苓、猪苓、泽泻淡渗利水以利小便；白术助脾气转输，使水精得以四布；桂枝辛温芳香，通阳化气外解肌腠，内利玄府而表里两宜。"以白饮和服"，含有服桂枝汤啜粥之义。"多饮暖水"，可助药力以行津液而外散表邪。本方通阳化气以利水湿，外窍得通则下窍亦利，故曰"汗出愈"。

本方临床应用较广，除本文用治太阳膀胱蓄水外，《金匮要略方论》用本方加茵陈名茵陈五苓散，治疗湿邪内蕴之发黄证，神效。

《博闻类纂》记载："春夏与夏秋之交，淋雨天热，地气蒸郁，湿气太盛使人发病：头痛，壮热，呕逆，一家之病曰风湿温疫，用五苓散加生姜、大枣可治。"水、湿不同气，而五苓散兼能治之，古人云："治湿不利小便，非其治也"，五苓散淡渗利小便而使湿邪有出路可去，故能治疗水湿蕴郁的各种病症：

如湿郁兼热，症见小便不利，烦热而渴者，可用桂苓甘露饮，即五苓散原方加入寒水石、滑石、生石膏而成。高年体弱，正气不足，中气虚衰，心功能不全而小便不利者，可用本方去桂枝易肉桂，另加人参，名春泽煎，有强心利尿，补气运湿之妙。对素喜厚味酒醴，日久化湿，湿浊内蕴，以致胃脘胀满，气痞不畅，小便不利，舌苔厚腻，脉来缓大或弦滑者，可以本方与平胃散合用，名胃苓汤，有渗湿和胃，消导宽中之功。若素体阳虚，寒湿内生，症见腰眼发凉，两足发冷，腰腿酸重，小便不利，可用本方加苍术、附子，名苍附五苓散，有温阳祛湿逐水之功。随证化裁，每多收效。

余曾治一素嗜浓茶的患者，吐痰特多。先用二陈汤，虽有小效，但不能根治。考虑脾为生痰之源，肺为贮痰之器。

遂加用五苓散以健脾通阳，渗利水湿之邪，药后尿量增加而痰亦明显减少。可见痰饮、水湿互相衍化，应当全面理解。

临床经验

我对甘温除大热的体会

"温能除大热"或称"甘温除大热",是中医学经常引用的一句术语。就其学术本身来讲,它同"滋阴降火""引火归原"等法不相同。也就是"温能除大热"的"大热",如用"壮水之主"或"益火之源",都不能够解决,必须用甘温的药物补益脾胃元气,才能收到治疗效果。由此可见,"温能除大热"的治疗方法,别具一格,有一定的理论基础和临证实践意义。

一、"温能除大热"的来源

"温能除大热"这句话见于东垣的《脾胃论》:"内伤脾胃乃伤其气,外感风寒乃伤其形,伤其外为有余,有余者泻之;伤其内为不足,不足者补之。内伤不足之病,苟误认作外感有余之病而反泻之,则虚其虚也,实实虚虚,如此死者,医杀之耳。然则奈何?惟当以辛甘温之剂,补其中而升其阳,甘寒以泻其火则愈矣。经曰:劳者温之,损者温之。又云:温能除大热,大忌苦寒之药,损其脾胃……"

如上所论,"温能除大热"原为《内经》文,似无可疑之,然王履的《医经溯洄集》载有《内伤余议》一文,对"温能除大热"出于《内经》的说法,提出怀疑。它说:"今东垣乃以'温'为温凉之'温',谓宜温药以补元气而泻火邪;又易损者益之,为损者温之;又以温能除大热为《内经》所云,而遍考《内经》并无此语,此亦不能无疑者也。"

依照王履的说法,在《内经》上找不到"温能除大热"的根据。这样看来，东垣所引果为《内经》之文，抑或托名《内经》，冀取人信，这就是一个疑问了。但是"温能除大热"这一学术主张，由于东垣的发扬与实践，才逐渐被广大医家所采用，直至今日，在中医学中还仍然发生深刻的影响，这是不能忽视的。

二、"温能除大热"的范畴

"温能除大热"指的是内伤大热，不是外感发热。内伤与外感均有发热症状，但在辨证上各有其不同特点，不得混淆而论。东垣《内外伤辨惑论》正确地指出内伤与外感的发热不同，使人有所鉴别，无疑这是一个很大的贡献。兹录其文如下：

"外伤寒邪，发热恶寒，寒热并作，其热也翕翕发热，又为之拂拂发热，发于皮毛之上，如羽毛之拂，明其热在表也……其面赤，鼻气壅塞不通，心中烦闷，稍似袒裸，露其皮肤，已不能禁其寒矣……其内伤饮食不节，或劳役所伤，亦有头痛、项痛、腰痛，与太阳表征微有相似，余皆不同……是热也，非表伤寒邪皮毛间发热也，乃肾间受脾胃下流之湿气，闭塞其下，致阴火上冲，作蒸蒸而燥热……作须待袒衣露居，近寒凉处即已，或热极而汗出而亦解……"

基于以上的辨证，可见外感发热是寒热并作，热在皮肤之浅，且有恶寒鼻塞等证；内伤发热，寒热则不并见，其热为燥热，有时发作，乃下焦阴火上冲，必近寒凉，或热极汗出，方得减退。又外感发热，手背热，手心不热；内伤发热，手心热，而手背不热。且外感之脉，人迎大于气口；内伤之脉，气口大于人迎，更是内伤与外感凭脉辨证的主要根据。

三、内伤大热的病理机制

"温能除大热"为内伤病的治疗法则。因此，了解内伤大热的病理机制是有必要的，同时对研究东垣内伤学说亦是一个关键性的问题。

《脾胃论》说："若饮食失节，寒温不适，则脾胃乃伤；喜怒忧恐，损耗元气，既脾胃气衰，元气不足，而心火独盛，心火者，阴火也，起于下焦，其系系于心。心不主令，相火代之，相火、下焦包络之火，元气之贼也。火与元气不两立，一胜则一负，脾胃气虚，则下流于肾，阴火得以乘其土位；故脾证始得，则气高而喘，身热而烦，其脉洪大而头痛，或渴不止。"

从这段文字来看，东垣把内伤大热的成因及其病理机制，说得很是具体，可见他对《内经》的研究有很大的收获，并且还有发展之处。可惜的是，王履、张景岳等人，他们不是墨守成规，就是从自己的主观偏见，断章取义地对东垣加以指责（见王履的《内伤余议》和景岳的《论东垣脾胃论》）。当然在学术上有不同观点，可以提出商榷意见，这本是无足厚非的，然必须从学术本身出发，像陈修园竟对东垣采取人身攻击，这是没有意义的，他曾说过这样的话："最下者为李东垣，树论以脾胃为主，立方以补中为先，徇其名而忘其实，燥烈伤阴，毫无法度。尝考医论中载：其人富而好名，巧行其主，邪说流传，至今不息。"大家看看，这种说法显然不是学术上的争鸣态度，我认为这是意气用事，是不能同意的。

现在我们用实事求是的态度，把东垣的文章逐次加以分析，看看它对内伤大热的病理机制，是在什么基础上提出来的。

东垣指出：饮食失节，或喜怒忧恐，则内伤脾胃元气，正如《难经》所云："饮食劳倦而伤脾。"《素问·痹论》云："饮食自倍，肠胃乃伤。"《素问·调经论》云："其生于阴者，得之饮食居处，阴阳喜怒。"《灵枢·小针解》云："寒温不适，饮食不节，而病生于肠胃。"可见东垣内伤学说是本于内难学说，总结了前人经验，并非故意耸人听闻，与邪说惑世之可比。

脾胃中州，司仓廪之职，为后天之本，生化之源，荣卫气血所由出，具升清降浊，斡旋阴阳的作用。《素问·五常政大论》说："阴精所奉其人寿，阳精所降其人夭。"阴精所奉，指脾胃调和，谷气上升，行春夏之令，得阳气长养，故健康而多寿；阳精所降，指脾胃违和，谷气下流，反行秋冬之令，故体衰而易夭。因此，内伤脾胃，元气不足之病，则使清阳不能上升，反而下降；清阳下流，成为浊湿，则下壅少阴，少阴被郁，阴火乃动，水中之火名阴火，沿少阴经脉上冲于心；心为君主之官，不主令亦不受邪，有邪则心包相火代之。《灵枢·邪客》说："心者，五脏六腑之大主也……邪弗能容也，容之则伤心，心伤则神去，神去则死矣。故诸邪之在于心者，皆在于心之包络……"如此，包络代心君受阴火之袭，则相火旺，火有余便是邪，故有脉洪、烦渴、身热等症状出现。

由此观之，内伤大热，由于中气下流，由于阴火上冲，由于包络火旺，东垣乃有"包络之火，元气之贼""火与与元气不两立"等说法。

如果把内伤的致病根由概括起来讲，叫作"阴火上乘土位"。所谓"土位"，不单纯指脾胃言，而是涉及心肺部位。盖脾胃之气如行春夏升发之令，则上奉心肺，发为元气。如《灵枢·决气》说："上焦开发，宣五谷味，熏肤、充身、泽毛，若雾露之溉，是谓气。"此正指谷气假心肺化生元气而言。若脾胃之气下流，不能上奉心肺，则下焦阴火取而代之，心胸乃热，发为内伤病变。

"阴火上乘土位"为内伤病理机制的综合，有高度的概括意义在内。但其言过简，使后世医家往往不解其意而滋生疑窦。如张景岳先生就疑惑道："元气既损，多见生阳日缩，神气日消，何以反助心火？脾胃属土，得火则生，何谓火胜则乘其土位？"皆因不达清阳下流，而阴火方得上乘的病理机制，故有此语。古人云："智者千虑，必有一失"，可为景岳先生言之。

四、"甘温除大热"的治疗作用

如上所述，内伤大热原为"阴火上乘土位"所致。因此，在治疗上必须以甘温药味补益脾胃元气，使清阳上升，阴火下降，以解心包之围，则大热方除。

兹为说明其作用起见，援引东垣补中益气汤为例，其药味组成：黄芪、炙甘草、人参、白术、当归、升麻、柴胡、橘皮。方以黄芪、炙甘草、人参（名保元汤）为全方之主体，取其性味甘温，大补脾胃元气，及内外上下之气，使脾胃之气充足，而恢复升清降浊作用，为"甘温除大热"治疗的基本方针；加以白术健脾而除湿；当归补血而润燥；升麻、柴胡鼓动清阳以上升；橘皮理浊气以下降。如是，则脾胃之气上升以治心肺，而荣卫通达，气血以顺，阴火无援则自不上乘，包络大热不清而自愈。此补脾泻火之旨，为治内伤大热的基本方法，临证时，幸勿漠然视之，自有得心应手之妙。

关于"温能除大热"的治案，载于医籍者不胜枚举，兹举余最近医案一例，以为临证之参考。

平某，男性，干部。体弱，素有肝胃病，十月中旬突然咳血，午后发烧，兼有咳嗽（以上脉证从略）。余拟加味救肺饮，兼以理血育阴之品。

服两剂，血已止，但肠中作痛，泄泻，周身无力，心悸，胸中窒塞，打呃，不欲食，仅喝牛奶等流质食物，午后发烧较重，最高到 39℃，脉虚数，时有间歇，舌苔薄白而润。

诊为中气虚弱，荣卫双虚，"阴火上乘土位"，清浊失调之证，因其腹痛较重，先拟小建中汤补虚以缓里急，服后少安，烧仍不退。

改用补中益气汤，另加生甘草二钱，以泻心包之热。

服一剂，即觉减轻，略事加减，三剂而体温恢复正常，腹泻亦止，食欲逐渐增加。后以归脾汤进退，其脉之间歇亦有好转。因其体质弱，宜不时服以甘温之药，而为善后治疗。

五、结　　语

"温能除大热"这一学术主张，是在《内经》《难经》的基础上发展起来，在实践中确实是一种行之有效的治法。它大大丰富了中医学在治疗虚热中的不足之处，我们应当重视这一学术成就，很好地予以继承与发扬。

内伤学说的成立，是因为壬辰改元，京师戒严，由于饮食劳倦影响，病于内伤者为数甚伙；死于误治者，又比比皆是。故东垣说："往者不可追，来者犹可及，辑以平生已试之效，免后人之夭横耳。"此为从广大人民健康角度出发的由衷之谈。正因为东垣先生抱着救死扶伤的精神，关心人民病苦，其立论以实事求是的态度，密切结合实践，故其学说得以不朽，值得我们学习与尊敬。

以上漫谈仅为个人的点滴体会，其中主观片面之处，敬希大家指教。

阴火与阳火的证治

火的病证，为临床常见病证之一，其治疗方法与理论阐述，在中医学文献中有极为丰富的记载。

火病的种类虽多,简言之,不外虚实两类。实火属于邪实,一般用清解之法治之;虚火属于正气不足,一般用温补和滋补之法治之。然实火又名"阳火",虚火又名"阴火",故汪寅谷又有"阳火一清便退,阴火愈清愈起"之说。而赵养葵、李时珍等人,每以"阴火""阳火"立论,兹不多举。但"阴火"与"阳火"在症状上皆呈热象,极易混淆,稍有不慎,必犯"虚虚、实实"之诫,其中尤以"阴火"的辨证更为重要。为此,不揣肤浅,将"阴火"与"阳火"的证治分述如下,供临床研究参考。

一、阳火的形成与证治

"阳火"为实火,程钟龄喻之为"贼火",有贼害正气的意义。其来源,或由于"火运"太过;或因于六淫之邪;或由于饮食积滞与情志过激等。

古人虽有"阳火"来自外因,"阴火"成于内因的说法,但外因有从阳化热和从阴化寒的不同;内因亦有君火为实和相火为虚的区别。在临床时,必须根据火的性质与正气的虚实,综合分析,才能概括全面。

"阳火"不论在表在里,均呈现一派火热证候。然火能伤阴,亦能动风,其变证多见津枯、血燥、掉眩、僵直、疮痈、痛痒等病。

火热病的常见症状:烦躁,谵语,狂妄,喜饮冷,小便赤涩,大便燥结,腹痛痞满,蒸蒸发热,溅溅汗出,恶热不欲近衣;或体如燔炭,无汗气粗,面色红而光亮,唇红,口焦,舌绛苔黄燥裂,布满芒刺;精神亢奋,目喜开而多言,声音响亮,气力充实,脉象多见实、大、浮、数、滑,或沉滑有力。

综合以上脉证,不论其为内因、外因之邪,确审为正气不衰,邪气有余的,便可诊为"阳火"实证。

治疗"阳火"如救火焚,决不可因循拖延,然亦必须分清表里,掌握标本、先后的辨证论治准则,才能获得预期效果。

治疗"阳火",如火郁不伸,表闭火不能外达,则以升发之剂治之。《素问·六元正纪大论》云:"火郁发之",是本证的治则,应禁用寒凉之药。若火邪入里,阴气未伤者,宜以苦寒之剂清之;阴气已伤,则用甘寒之剂滋之;邪热燥结在里,具有痞、满、燥、坚、实诸证者,则以苦咸寒之剂下之;若五志之火内发,猝然昏倒,筋骨不用,宜以苦寒急折其上炎之火,继用甘寒以滋其阴水。

总之,治"阳火"如荡寇剿贼,必须攻其坚垒,亦必须重视因势利导,务使邪去而正不伤。

二、阴火的形成与证治

"阴火"的形成,多由于七情、色欲、劳伤等。然亦有外邪内入,或误治伤阳者,亦颇不乏例。"阴火"的范围,综合历代医家的著述和临床常见症状,约可分为下列四类:

1. 内伤脾胃

脾胃为后天之本,气血津液所从生,故宜养而不宜伤。若饮食、劳倦、内伤脾胃,导致谷气下流而蕴为湿热。此时非独少阴肾水受困,亦必促成少阴的"阴火上冲"。少阴之经,上系于心,但心尊不受邪,有邪则心包代受。《灵枢·邪客》云:"故诸邪之在于心者,皆在心之包络。"如是,包络相火受"阴火"之扰,乃有大热、烦渴、脉洪大等热证出现。针对这种病理,李东垣制订了以补中益气汤为代表的"甘温除热"治法,药用:黄芪、人参、炙甘草以补脾气而实表里,升麻、柴胡以升举清阳,橘皮理胸中之浊,当归滋心包之血,更以白术健脾以去湿。庶脾气健运,清阳上升,阴火下降,心包之热解,则周身大热自除。

2. 阴虚火盛

肾为阴阳水火之根。然人体阴阳水火,必须保持平衡协调,若水火偏盛,则生寒热之病。

阴虚则火盛,非火之真盛,实由水之不足。张景岳云:"盖火性本热,使火中无水,其热必极,热极则亡阴,而万物焦枯矣。"人或欲念过极,房室耗伤,必动相火,亦涸其水;或汗下之后,失血之余,均能导致水虚不能制火之证。例如:心烦,少寐,头晕,口干,咳嗽,盗汗,夜热及亡血、失精等。

治疗之法,不必去火,惟有补水以配火,则火自敛。赵养葵云:"命门君主之火,乃水中之火,相依而永不相离也。火之有余,缘真水之不足也。毫不敢去火,只补水以配火,壮水之主以镇阳光……"此深得水虚火盛之治法。临证时,每以六味地黄汤、一阴煎,兼服归脾丸,功效殊佳。至于苦寒损阳之剂，慎不可轻投。但治疗"阴火"，取效较迟，服药须坚持一定时期，方能取效，并须同时注意养生，殊为重要。

3. 阴盛逼阳

吾人之真水真火藏之于肾，惟水中之火，宜藏不宜露，藏则能生气，露则为病。火之不藏，源于火气极虚，水寒极盛，逼其火而外越。正如赵养葵所云："平日不能节欲，以致命门火衰，肾中阴盛，龙火无藏身之位，故游于上而不归……"赵氏的论述值得我们参考，但龙火不藏的原因尚不止此，其中亦有外邪内传，从阴化寒而成者，例如《伤寒论》少阴篇："少阴病，下利清谷，里寒外热，手足厥逆，身反不恶寒，其人面色赤……""里寒外热"即是阴盛逼阳，龙火不潜的反映。昔喻嘉言治徐国桢案：

伤寒病已有六七天，症见身热，目赤，口渴索水，但又不能饮，燥热特甚，身卧地上，欲求入井以解除烦热，切其脉洪大无伦，重按无力，察其得水不欲咽，诊为龙火不潜，外显假热之象。

予以附子、干姜各五钱，人参三钱，甘草二钱，煎成冷服。

服后寒战，嘎齿有声，恶寒特盛，以重棉和头覆之，尚缩手不肯与诊，阴寒之证始显，再与前药一剂，微汗热退而愈。

按此案以索水不欲咽，脉大无伦、重按无力等证，诊为真寒假热的重证，故用通脉四逆汤加人参，以急救亡失之阳而取得立竿见影之效。

此外，亦有因于误治，损伤阳气而成者。例如：误汗之后，身热，面赤，筋惕肉瞤，振振欲擗地；误下之后，身热不宁，躁烦特甚；亦有汗下之后，额上汗出，气高作喘，面赤如朱……例如，《伤寒论》太阳篇的真武汤证、干姜附子汤证、茯苓四逆汤证等。

龙火不藏的常见证候：有上身大热，下身冰冷，人事昏沉者；有咽喉肿痛，咳嗽喘促者；有自汗，心烦，大便欲出，小便不禁者；有面赤如朱，不思茶水，而胸腹痛甚欲按者；有口舌生疮，牙缝流血者；有吐血而心烦不安者；有消渴而饮一溲二者……阴盛逼阳之脉，每见洪大无伦，或两尺虚软，或见细数，但都按之无力为其特点。

以上证候，轻者以辛热之药杂于壮水剂中，导之下行，所谓"导龙入海，引火归原"，如右归饮、八味地黄汤之类；重者，则不掺阴柔之品，采用"四逆汤类"以急救亡失之阳。

虚阳上窜，吐红特甚的，镇阴煎加童便，效果很是理想。痰涎涌逆、喘鸣气急、下虚上实的，独参汤调服黑锡丹奇效。若阳虚已极，姜附无功时，宋人的金液丹，间灸气海、关元、太溪等穴，壮数愈多，效力方显，以匡四逆辈之不逮。

经治疗后，阳气恢复，龙火潜藏，仍继服甘温之药，以促进生化之源。并须远房帏，养心宁神，或运用气功疗法以巩固疗效，颇属重要。

4. 肝气抑郁

肝郁之火，多为情志之病。因肝属木，性喜条达，肝气喜舒畅，若人情志抑郁，神气不畅，则气郁为火，相火乃发，妇女患此者尤属多见。赵羽皇云："盖肝性急善怒，其气上行则顺，下行则郁。郁极则火动而诸病生矣。故发于上则头眩耳鸣，而或为目赤；发于中则胸满、胁痛，而或作吞酸；发于下则少腹疼疝，而或溲溺不利；发于外则寒热往来，似疟非疟。凡此诸证，何莫非肝郁之象乎？"

另外，肝郁之病，复有脾虚不能培木，肾虚不能涵木而成者；因肝木端赖水土之滋培，失之则违其疏泄之性，郁屈而不伸，于是则有克脾伤阴之不同。肝病及脾，人多易识，而肝病伤阴，人多忽略，因肝肾为乙癸同源，皆内藏相火，今气郁于肝，必火动于肾，相火封藏不固，使精血暗耗，则火动益甚。常见骨蒸夜热，头目眩晕，心烦不寐，食少痰多，咳红呕血等证。

治疗肝郁之火，断乎不能用苦寒之药，惟在调达肝气，顺其性而治之，方为得体。《素问·六元正纪大论》云："木郁达之。"达者，条达舒畅之义，如逍遥散。方中白术、茯苓助土以培木；芍药、当归补血以滋木；薄荷、煨姜均能透达木郁，尤以柴胡善能条达肝胆，升发火郁，相合成剂，颇符合"木郁达之"的治则。除用逍遥散外，如兼有脾虚证候，间服补中益气汤；肾虚火动者，兼用地黄丸，均可随证施治。

兹附"阴火"证的医案四例如下：

1. 内伤脾胃例

平某，男，37岁。体弱，素有肝胃不和，十月中旬突然咳血，咳嗽，午后发热，饮食衰减，周身倦怠无力，二便尚调，其脉虚数，舌质色淡、苔薄白不燥。

余以其咳血证而身热脉数，恐伤其阴，乃拟加味救肺饮，加阿胶四钱。

服两剂后血虽止,转增腹痛,泄泻,烦悸,脘闷,不欲食,午后发热达39℃,脉仍虚数,时见一止。诊为虚劳腹痛,荣卫双虚之证,乃拟小建中汤建立中气,暂缓里急。

服药后,腹痛果愈,但热仍不退,周身无力,头晕,少气,饮食不思,腹泻未已,脉象同前。

乃仿东垣补中益气汤,另加生甘草二钱以泻心包之热。三剂后体温正常,腹泻亦止,饮食逐增,后以归脾汤进退收功。

2. 阴虚火盛例

姜某,男,46岁。素有便血之症,经常头目眩晕,面赤,耳鸣,时觉一团火气上冲,午后更觉显著,一日便后,突然头晕仆地,经家人发觉,急邀余诊。此时患者已苏醒,但记忆力顿失,环顾其子女,不能一一呼其名。自云恍如梦中,头晕,烦热,言语迟缓而有力,面色发赤,舌质红干无苔,脉大、两尺更显。

余辨此证为下虚,由于阴亏阳亢,已非一日,水不制火,不能涵木,所以头目眩晕而仆倒。今乘更衣之劳,津注于下,火炎于上,故有此变。神明失其主宰,故神智不慧,情境俱忘。法当补水配火,以制阳光。

乃拟大剂六味地黄汤,加玳瑁、阿胶、生龙牡、麦冬、人参、五味,文火慢煎取浓汁,时时呷服。

三剂后,头晕与烦热显著减轻,但精神仍恍惚,记忆时好时坏。乃制专翁大生膏与归脾丸两方,嘱其交替服用,三月后诸证霍然而愈。

3. 阴盛逼阳例

吴某,男,48岁。一日因大声喊唱,突然吐血,逐渐增多。心内发烧,躁烦异常。曾服百合固金汤与荷叶丸,病反加剧。切其脉洪大而软,沉取无力,视其舌质淡而胖大,苔湿白滑,头上出虚汗。自称:"心内烦乱,气不够用,嗓子觉痛,渴不欲饮。"余诊为阴盛逼阳,龙火浮越之重证。

乃拟镇阴煎,童便一碗为引,急煎服之。

服第一煎后,血即见少,精神稳定,第二煎即不吐。复诊改用桂附地黄汤合生脉饮。又两剂诸证向愈,惟觉疲乏无力,动则气短心悸。乃以归脾汤送金匮肾气丸,约月余始恢复正常。

4. 肝郁生火例

陈某，女，32岁。因母病重抑郁而生病。其证：心烦，头晕，失眠，胸胁满闷，午后发烧，贴近砖墙始爽。饮食乏味，口苦，时时太息。经期不准，前后参差，量少色紫，腰腹痛胀。曾服芩连四物加理气之药无效。切其脉弦细而直，望之面容消瘦，两颊带赤，唇舌俱红，少苔。

诊为气郁生火，血虚不能柔肝之证。因屡服苦寒，脾阳被抑，清阳之气不得升达所致，乃处一方：

粉葛一钱，升麻五分，羌活五分，独活五分，防风一钱，芍药三钱，生、炙甘草各二钱，人参一钱，姜枣为引。

连服两剂，发热渐退。心烦少安，余证依然。

改用：柴胡、芍药、当归各四钱，茯苓、白术、炙甘草各三钱，牡丹皮二钱，黑栀子一钱，煨姜、薄荷各五分，香附、郁金各一钱，鳖甲、牡蛎各三钱。

服药后，一夜酣睡，心胸豁然，渐能饮食，但觉精神疲乏，周身无力。乃以归脾汤间服逍遥丸，六七日后，午后之热全退，体力逐渐增加。后以参苓白术散与逍遥丸交替服用，月经亦渐准。

再 论 阴 火

《中医杂志》1962年第七期所载颜文明先生的"从阴火谈到甘温除热"和夏桂成先生的"也谈阴火并论甘温除热"两篇文章，对拙著"阴火与阳火的证治"一文提出商榷意见，对我颇多启发，获益不小。抱着探讨学术的精神，作以下几点说明：

1. 阴火不同于阴虚火亢

东垣说的阴火上冲和丹溪的阴虚火亢，两者的发病性质不同，治疗有其差别。丹溪所说的阴虚火亢，是肾本身水火不相协调的问题，在治疗上，可以采用滋阴壮水之法。东垣的阴火上冲，是由于脾气下流，由脾及肾，病之本在脾，病之标在肾，所以在治疗上必先治脾，因此用补中益气汤是合理的。

如果忽视脾在发病中的主要地位,则是以标为本,本末倒置,当然不能符合东垣学说的精神。所以脾湿郁遏下焦,虽能激发阴火上冲,但同燥热伤阴,房劳耗精,肾水亏损所发生的"阴火"证,是有所不同的。

如前所述,东垣所指的是脾病导致的"阴火上冲",所以必先治脾,若兼见肾水不滋时,东垣于补中方内少加生地黄、黄柏,以泻阴中伏火而滋其水。可见这位前辈懂得滋阴降火的方法,并且对湿热伤阴亦有充分的认识。东垣曾说:"脾胃虚,则湿土之气溜于脐下,肾与膀胱受邪……二者俱弱,润泽之气不行……津液不濡,睡觉口燥、咽干而皮毛不泽也。"在治疗中,东垣为了解肾水之困,必须补脾升阳,使湿不下陷,以复其位,则"阴火"自降,大热可去。此证若不从脾胃入手,专事滋补,必更腻脾助湿,激发阴火上冲。

2. 湿流于下是否宜用补中益气汤

古人虽有中满忌甘,呕家忌甘,酒客忌甘的说法,但此系指中焦湿热的实证而言。今脾虚下陷,湿流于下,则补中益气汤恰恰不在禁例,正好利用它的补土以运湿,升阳以胜湿,使脾气上升,湿邪自解。湿有虚实之分,治有补泻之别,岂能一概而论。

昔东垣先生病体重肢节疼痛,大便泄泻,小便闭塞,考虑到淡渗之品虽能利小便,但必致阳气愈削而精神愈短。如是改用升阳风药以胜湿。药用:羌活、独活、柴胡、升麻各一钱,防风、炙甘草各五分,服之而愈。从这一病例,我们不但更好地体会东垣的升阳去湿学说,对于补中益气汤治疗脾虚下陷之湿,亦有了充分的认识。

3. 阴火与阳越于外的鉴别

东垣所指的"阴火"之热与"阳越于外"之热,有本质的区别。东垣对"阴火"之热的描写如下:"是热也,非表伤寒邪,皮毛间发热也。乃肾间受脾胃下流之湿气,闭塞其下,致阴火上冲,作蒸蒸而躁热,上彻头项,傍彻皮毛,浑身躁热作,须待袒衣露居,近寒凉处即已,或热极而汗出而亦解。"从东垣描写热的症状来看,显然不是"阳越于外"之热。如是"阳越"之热,岂能蒸蒸乎?袒衣露居乎?能近寒凉乎?能汗出则解乎?正恐一身汗出,阳气外亡,命亦随减矣。我认为"脾阳外越"诚有其证,但不能与东垣的阴火学说混为一谈。

另外，补中益气汤在临床上能治好许多疾病，无疑是继东垣之后有了更多的发展，但不能因为有了发展，就否定它不能治疗"阴火上冲"，产生对东垣学说的若干怀疑，这对于继承中医学遗产来讲是值得考虑的一个问题。

清阳下陷的病机和证治

人体的清阳与浊阴既对立又统一，它们是互相维系的关系。古人认为：脾气上升为阳，胃气下降为阴，阳升阴降是脾胃学说的理论核心。对这一学说的研究与发展，以金元时期的李东垣为代表。

李氏的脾胃升降学说认为："胃为水谷之海，饮食入胃，而精气先输脾归肺，上行春夏之令，以滋养周身，乃清气为天者也；升已而下输膀胱，行秋冬之令，为传化糟粕，转味而出，乃浊阴为地者也"。说明水谷之精气上行为阳，其糟粕下降则为阴，指出了人体水谷代谢的升与降有其重要意义。据李氏所论，"清阳"乃是水谷之精气，必须上升于肺，藉赖肺的呼吸，吸清排浊，吐故纳新，使气体交换，产生"热能"方为人用。《灵枢·决气》说："上焦开发，宣五谷味。"这里古人有意识地把上焦开发和中焦宣五谷味的生化作用，联系一起来谈，反映出我国的医学家早在两千年前，就已经掌握了呼吸的吐故纳新和水谷精微运化的生理知识，真是难能可贵。

那么，谷气上升于肺，古人是如何认识的呢？考《素问·经脉别论》有这样的记载："食气入胃，浊气归心，淫精于脉。脉气流经，经气归于肺。肺朝百脉，输精于皮毛……"说明古人确实知道了水谷精气由心入脉，由脉而上归于肺，在肺内进行气体交换，然后才能发挥水谷的滋养功能。问题尚不止于此，古人还远取诸物，近取诸身，又认识到升降非限于人，推及天地万物莫不皆然。所以，又有"升降出入，无器不有"的科学论断。另外，古人认为升降是相反相成，既对立又统一的关系。故《素问·阴阳应象大论》说："清阳出上窍，浊阴出下窍；清阳发腠理，浊阴走五脏；清阳实四肢，浊阴归六腑。"它对阴阳升降出入相得益彰的论述，说明了并行而不悖的道理。

但是,若破坏了升与降的相互关系,则阴阳失判,导致疾病丛生。故《素问·阴阳应象大论》说:"清气在下,则生飧泄;浊气在上,则生䐜胀。"这种升降失常的病变理论,对指导临床很有现实意义。怎样会造成清阳不升的病变呢?约而言之,有以下几种原因:

(1)劳倦所伤:《素问·调经论》说:"有所劳倦,形气衰少,谷气不盛,上焦不行,下脘不通,胃气热,热气熏胸中,故内热。"指出由于劳倦伤脾,导致清阳不升,上焦不行,下脘不通,产生内伤发热证候。

(2)饮食不节和七情所伤:《素问·调经论》说:"其生于阴者,得之饮食居处,阴阳喜怒。"指出由于饮食不节,或喜怒七情太过,均可内伤脾气,而使清阳不升,则病发于阴,以区别于风寒外感的病发于阳证。

由此看来,清升浊降之机关键在于脾胃,脾胃一有损伤,清阳不仅不能上升,更一变而为下陷,浊阴不但不能下降,更一变而为上逆。对于升降逆乱的机制,李东垣在《脾胃论》中说之甚详:"脾胃既虚不能升浮为阴火,伤其生发之气",又说:"既脾胃气衰,元气不足,而心火独盛。心火者,阴火也,起于下焦,其系系于心。心不主令,相火代之,相火、下焦包络之火,元气之贼也。火与元气不两立,一胜则一负。脾胃气虚,则下流于肾,阴火得以乘其土位。"

以上是李氏对脾胃气衰,清阳下陷,阴火上乘土位的系统论述。但是东垣此说常被读者误解,妨害了对这一病机的正确认识。例如他说"心火者,阴火也"。乍一看,好像把心火叫阴火,实际上,他是指心火的发生来于下焦阴火,而不是把心火叫阴火。这样进行体会,与下文"起于下焦,其系系于心"才能完整地联系起来,井然不乱。李氏认为,由下焦上燃之阴火,不是心君之火。因为心不主令,亦不受邪,所以,这个火应由心包代之,显然是受《灵枢·邪客》"故诸邪之在于心者,皆在心之包络"的影响。所以东垣又说:"相火、下焦包络之火。"指出阴火和包络都是相火,而与君火有所区别。当然火之动,与清阳下陷分不开,因为清阳下陷,才导致了阴火上升,故又说:"火与元气不两立,一胜则一负。"可见这种脾虚导致的相火发动,不能单纯用水制,也不能单纯用寒伏,惟以甘温保元之剂,采用以补为泻,以升为降的方法,才能使阴火下降而复其位。

清阳下陷以后,不但引发阴火上乘,还可发生湿邪蕴遏下焦的各种病变。所以,凡脾气虚衰,清阳下陷之证,往往挟有阴火和湿邪的两方面问题。故在内伤分类上，而有湿多热少、热多湿少、或湿热参半三种类型。这些分证方法在《脾胃论》论述得很清楚，这里就略而不谈了。

现在专门说"下陷"证候，谈一谈它的特点，作为临床治疗参考。凡脾气虚而清阳下陷者，可出现流产、滑精、带下、脱肛、子宫脱垂、泄泻、湿滞等证。现结合临床病例分述如下：

1. 习惯性流产

酒某，女，32岁，徐水县（现徐水区）人。每孕至三个月左右，即自行流产，已三次矣。虽千方百计治疗皆无效可言。今怀孕不到三月，又见腰酸腹坠，继之见红，白带犹多，自认为流产之兆，浼人请余诊视。切其脉滑而无力，视其舌质淡苔白；问其饮食，则称甚少；且四肢疲倦，懒于行动，自恐胎无法可保。

余曰：证属脾虚湿盛，清阳不升。中气不足，则胎元不固；湿渗于下，则带下淋漓。治疗必须补脾升清，去湿固本，则胎气自安。

处方：白术30g，黄芪12g，党参12g，炙甘草9g，当归9g，炒杜仲9g，续断9g，柴胡3g，升麻3g。

服三剂后白带减少，腰腹下坠明显减轻。转方加阿胶珠10g、艾炭10g，又服三剂，则血止胎安，终于按时分娩。

2. 脾虚气不摄精

刘某，男，56岁，北京人。素有心脏疾患，经常出现心悸、气短等证，最近因打制家具，操劳有增，因而大便溏泻，每日三、四次，饮食减少，身体疲惫。并且自觉两腿阴股时有麻籁籁之感，麻甚则上连于阴，精关不固，自行走泄，不能自制。每滑之后，则头晕腿软，无力支持，不能工作。切其脉软，按之无力；视其舌胖嫩而苔滑。

此证为脾气虚衰，清阳不升，而反下陷，故大便溏泻，疲乏无力；中气虚衰，则不能摄精于下，亦不能斡旋心肾而使阴阳相交。所以，阴股发麻而精关自启。古人云："无梦而遗心肾弱，有梦而遗火之强"，此乃脾虚气弱所致，而与相火逼精走泄者，自不能同日而语。治当补脾升阳，摄固真元，则庶几进之。

处方：黄芪30g，人参9g，升麻3g，柴胡3g，山萸肉10g，桔梗3g，知母3g。

此方服三剂，气力有增。再服三剂，阴股发麻与走泄不发。又服三剂，则心悸气短等证随之而减。

按：此方为盐山张锡纯先生所制，治大气下陷，每投辄效。余师其法，用之果验。

清阳下陷及其临床治例

人体的水谷精微之气叫作清阳，水谷代谢的糟粕则叫浊阴。清阳以上升为顺，浊阴以下降为良，两者并行不悖，用以维持人体的正常活动。清阳上升，是靠脾气的上行；浊阴下降，则赖胃气的下行。所以，脾胃的生理功能与脾胃的升降枢机有关。

脾胃升降理论，虽然出自《内经》，但其发扬光大应归功于金元四大家之一的李东垣，他著有《脾胃论》《内外伤辨惑论》《兰室秘藏》等书。李氏认为"胃为水谷之海，饮食入胃，而精气先输脾归肺，上行春夏之令，以滋养周身，乃清阳为天者也，升已而下输膀胱，行秋冬之令，为传化糟粕，转味而出，乃浊阴为地者也"。明确指出脾胃的生理与升降运动分不开。

清阳与浊阴既是对立的，然而又是统一的，它们相互依赖而存在。例如：人体的水谷精微化为清阳而上升，必然是水谷的糟粕形成浊阴而下降。因此，清阳出于上窍，浊阴走于下窍，清阳实四肢，浊阴归六腑。可见谷味虽一，变化为二，清升浊降乃人体生理之常。

倘若由于饮食劳倦，或七情所伤，使脾胃气衰，升降失常，清阳不升反下流，浊阴不降反上干，则可引发"阴火"和"湿浊"病变。若发生阴火的，东垣称之为"阴火上乘土位"，可见胸中热、心烦、口渴、身热、气衰等症；若发生湿浊内干的，则出现头重、骨节酸楚，大便溏薄，小便不利，女子带下淋漓等症。

总的来说，内伤清阳下陷之病，除食少、气衰、疲倦等症以外，还要见到热与湿的反映。有热象者，则用"保元甘温除大热"的方法，即用补中益气汤以补之。若是清浊相干而又挟湿者，则见二便不调、飧泻脓血、身体重倦等症,有的上午面青白而恶寒,午后则面赤而发热,以及胸膈不快、耳鸣等症,东垣对此则用调中益气汤治疗。也有清阳下陷,形成湿多热少之变,则见倦怠少食,身重而痛,口苦舌干,大便不调,小便短数,洒洒恶寒,凄凄不乐等症,东垣对此则用升阳益胃汤治疗。若与上证相反,清阳下陷以后导致湿少热多的病变,其证无大便不调及小便数短的湿邪之象,烦渴、身热等热象反而突出,李东垣则用补脾胃泻阴火升阳汤治疗。

上述东垣治疗内伤清阳不升的四大方证,属于脾胃学说的核心问题,它反映了内伤病的一般规律。为使理论结合实践,兹将有关治例分述如下,以供临床参考。

1. 清阳下陷,腹泻脱肛

郎某,男,56岁,山西人。患病为大便溏泻,每日行三、四次,此后续发脱肛,饮食减少,体疲无力,屡治少效。时余带1978届学生在山西实习,故慕名来诊,道其所苦。切其脉缓软无力,面色黄而舌质淡。一派脾虚之象昭然若揭。夫清阳失序,不升则陷,轻则发为溏泻,重则为脱肛,亦势所必然矣。

处方:黄芪12g,人参9g,白术9g,炙甘草9g,土炒当归6g,柴胡3g,升麻3g,千岁头(荷叶包、煅透)1个,红枣3枚,生姜3片。

此方服六剂,脱肛与腹泻不发,又将方中人参改为党参12g,再服六剂,其病痊愈。

2. 清阳下陷,带下淋漓

魏某,女,30岁,正定县人。小产之后,继而带下淋漓,色白而稀,多时则小腹下坠。曾至妇科诊治,因带多拭之不净,医生无法判断原因,切其脉弦缓无力。面黄,舌淡苔白。

余辨为脾气虚衰,清阳下陷,湿邪不运,注入任冲,化而为带之证。

处方:党参12g,黄芪12g,白术30g,炙甘草6g,升麻3g,柴胡3g,防风3g,羌活3g,独活3g,黄连3g,半夏9g,陈皮6g,茯苓10g,泽泻10g,白芍6g。

此方服至六剂,带下减至三分之二,体力有所恢复。又服六剂,其病全瘳。

按:妇女脾虚湿盛之带下,用上方(即升阳益胃汤)比傅氏的完带汤见效为捷。若带下而又兼腹痛的,则可考虑当归芍药散治法。

3. 清阳下陷，湿凝会阴

郝某，男，38岁，徐水县（现徐水区）人。患病数载，其证颇奇，自诉在前后阴之交（会阴部位）有酸胀之感，如有物嵌顿其中，久立则更甚。伴有小腹下坠，而欲大便，既登厕所又无便可解。周身疲倦，饮食乏味。其脉软大，按之无力，舌苔白而略腻。余语之曰：君之疾为脾气虚，清阳下陷。湿邪从之，下结于会阴，升不能升，降不能降，所以重着难拔。治当补脾运湿，升阳举陷，方可有济。

处方：苍、白术各9g，党参12g，黄芪12g，黄柏3g，炙甘草6g，陈皮3g，泽泻6g，茯苓6g，升麻3g，柴胡3g。

以此方为准加减化裁，共服三十余剂，其病渐愈。

4. 清阳下陷，阴火发动

李某，女，34岁，旅大金县人。病有数月之久，心烦口干，周身发烧，如同火灼，家中之墙砌以方石，每以后背贴之，方觉清爽。月经较准，惟每来必多。下肢浮肿，心烦气短，动作乏力，饮食不佳。切其脉大而无力，舌淡而苔白。问其二便，则小便微黄，大便有时溏泻。视其所服之方，多为滋阴凉血之品，非但无效，反增夯闷而胃呆不食。

余辨为内伤脾虚，清阳下陷，阴火乘于心胸之证。东垣曰："心火者，阴火也。"指出心包之火来源于下焦的阴火。这是清阳不升，谷气下流于肾之过。治当升阳益脾，甘温除热，以升为降，以补为泻，方能收效。

处方：人参6g，炙甘草6g，生甘草6g，升麻3g，柴胡3g，葛根3g，黄芪9g，当归6g，陈皮3g，大枣3枚，生姜3片。

此方服至三剂，心烦、口干等症均解，发烧亦有改善。上方加知母3g、黄柏3g，又服六剂而发热不见。

改用参苓白术散120g，炼蜜为丸以资巩固，从此获愈。

阴虚性的肝胃不和证治

在临床一提到"肝胃不和"，可以说家喻户晓，人人皆知，似乎没有什么可以议论之处。但是，另有一种"阴虚性的肝胃不和"，则恰恰相反，对于它的认识还不够广泛。这个病的症状，与一般的"肝胃不和"看来相似，所以容易混淆诊断，在治疗上往往犯燥药劫阴之误，因而越治越重。

首先说明，本文"阴虚"指的是肝血和胃液，而不是肾阴。因为血是肝之阴，津液是胃之阴，都有节制气阳的作用；如果肝胃之阴一虚，则不能颉颃气阳，可导致肝气横逆而胃气不和。另外，肝胃之气本又相通，一脏不和，则两脏皆病。叶天士说："厥阴之气上干，阳明之气失降。"可见肝胃阴虚不和互相影响，是不可分的。所以，阴虚的肝胃不和有其特殊性，不能与一般的"肝胃不和"同日而语。

一、病　　因

"阴虚性的肝胃不和"病因较广，举其常见者，有以下几种：

1. 肝阴虚的原因

①肝气：肝气以条达为顺，如果因为情志因素而使肝气抑郁不舒；或暴怒激发肝阳，皆能化火而伤肝阴。②饮食：偏嗜辛辣，过服燥药，日久增气，则助阳劫阴。③劳役：久视伤肝血，房劳伤肾阴，产乳过多耗血，皆能累及肝阴。④外感：六淫六邪皆能化火，火邪伤人，则使精血内耗。

2. 胃阴虚的原因

①情志：五志之火内发，胃阴首当其冲。②饮食：同上。③外感：传经之邪，化燥伤胃阴。④误治：汗、吐、下不当，则使胃液内耗。⑤病后：大病愈后，胃阴随之而虚。

二、病　　机

1. 肝

《素问·阴阳应象大论》曰："东方生风，风生木，木生酸，酸生肝……"说明肝脏有风木特性，故称"风木之脏"。肝木禀春气，而有生、升之能，故与少阳为表里，中寄相火，阴中有阳。朱丹溪有"阳常有余，阴常不足"的见解，质之肝脏，亦莫能例外。故肝之阳用，在某种情况下容易过极；肝之体阴，在某种情况下又容易不足。但是，人体的脏腑、阴阳气血是互相制约的，所以，肝的气阳不能使其太过。因而，在上有肺气清肃，在中有胃液滋溉，在下有肾阴潜涵，故肝阳不得不潜，肝气亦不得不柔。

血液节制肝阳、肝气，比上述各脏为尤甚。《内经》说："故人卧血归于肝，肝受血而能视"，若肝不受血，则目不能视，可见血对肝的重要作用。以此推论，肝受血不但荣于目，而且能制肝气之横，制阳气之亢，制肝风之动。如此种种，自可连类发明。据此，为肝血虚的肝气不和以及在治疗时用血药而不用气药，制定了相应的理论和方法。如魏柳洲的"一贯煎"，就是代表方剂之一。

2. 胃

胃称阳明，"两阳合明"，标志着阳气隆盛，所以胃气有腐熟水谷的作用。阳明之气为燥，然又恶燥喜湿，故与太阴为表里。胃阳虽盛而不致亢，赖有津液之阴以济其刚，故胃气得以下行为顺。若胃液不足，盛阳无制，则燥气得逞，胃失和降则病。

清人叶天士提出胃阴虚理论。他说："胃汁竭，肝风动"，不但重视胃阴，而且认为胃阴虚可发动肝风。关于胃阴虚引动肝风的机制，叶氏解释为："以厥阴为风脏，而阳明为盛阳"，意思是：在发病中，肝的"风脏"去就胃的"盛阳"，两者又都缺乏阴液的滋润，故一拍即合，不得不然。据此，他为胃阴虚的肝胃不和奠定了理论基础，在治疗中提倡用滋润之药，如益胃汤就是其中的代表方剂。

但是，叶天士和魏柳洲对阴虚的肝气和胃气不和虽然起了指导作用，然而在临床上还有可议之处。例如：益胃汤治肝则欠不足，一贯煎虽有肝胃合治之用，但枸杞子、熟地黄的药性偏温，临床施用仍有不足之感。

三、辨 证 论 治

1. 肝阴虚的肝胃不和证治

症状：胸胁满闷，胃脘痞胀，噫气或呃逆，不欲饮食，心烦，口咽发干，失眠或多梦，或兼低烧，小便黄赤，大便不爽，舌红绛无苔，脉弦细数。

证候分析：血虚则不养肝，肝失血养，则变柔为刚，而气不驯，气横所指，胃当其冲，所以见证与一般的肝胃不和颇为近似。然细心观察，又发现心烦、口咽发干，以及低烧、舌绛无苔、脉来弦细等一派阴虚见证，则知这种肝胃不和，乃是肝阴虚所导致的肝胃不和，于同中求异，辨证自可无误。

治法：柔肝，滋胃，调气。

方药：柔肝滋胃饮（自制方）。

组成：川楝、佛手、橘叶、牡丹皮、白芍、沙参、麦冬、玉竹、生地黄。

方义：川楝、橘叶、佛手，疏肝理气而不伤阴；牡丹皮、白芍，平肝凉血以制肝横；沙参、麦冬、玉竹、生地黄，大能滋胃柔肝以养阴血。

加减法：胸咽堵塞不堪者，加贝母、郁金、枇杷叶、射干；头目眩晕，加菊花炭、珍珠母、石决明；胃气作呕，加枇杷叶、竹茹、荷蒂、生牡蛎；胃不开而食不振，加生扁豆、生谷芽、川石斛；肝阳迫肠作泻，本方减生地黄，加生牡蛎、生山药。

附医案：李某，男，35岁。患慢性肝炎已有两载，肝脾大且疼，胃脘发胀，嗳气少舒，口咽发干，饮食日减，自述服中药二百余剂，迄无功效。索视其方，皆香燥理气之品。其左脉弦细，右脉弦滑，舌光红无苔。

证候分析：服药二百余剂不为不多，然无效者，此乃阴虚肝胃不和，而非一般的肝胃不和。何以知之？舌红而光，脉又弦细，口咽又干，阴虚乏液，昭然若揭。且新病在经，久病在络，宜乎肝脾肿胀而疼。

治法：软坚活络，柔肝滋胃。

方药：川楝、鳖甲、生牡蛎、红花、茜草、沙参、麦冬、玉竹、生地黄、牡丹皮、赤芍。

以此方加减进退，服至三十余剂，胃开能食，胁胀与疼皆除，面红润，逐渐康复。

据个人经验，此方治慢性肝炎晚期出现蛋白倒置；或乙型肝炎"澳抗"阳性；或亚急性重型肝炎出现上述脉证时，不妨加以使用，有较好的功效。

2. 胃阴虚的肝胃不和证治

症状：口舌干燥，胃热如烙，但饮水不甚，心烦，食减，甚厌荤腥，对清淡食品犹可下咽。胁脘皆满,噫气不除,脉弦细,舌红绛少苔。

证候分析:此证从口咽发干,胃热如烁,舌红脉细,厌荤喜素来辨,则知胃中阴液已虚,因而胃气失于和降,肝阳之邪得以上犯,故又见胁脘发胀等证。它与一般的肝胃不和自然有别。

治法:滋胃阴,和肝气。

方药:益胃和肝汤(自制方)。

组成:沙参、麦冬、玉竹、生地黄、枇杷叶、荷蒂、川楝、郁金、白芍。

方义:本方用叶氏益胃汤以滋胃阴,以柔亢逆之气;川楝、白芍疏肝理气,郁金解郁散结;荷蒂、枇杷叶则治噫气与满。

附医案:吴某,男,32岁。患胃病一年之久。不能食,虽食则胃脘发胀,打嗝而胃中泊泊有声。两胁发满,大便反溏,每日两三行,但无脓血黏液。口咽发干,以睡醒后为显。医因其食减腹泻,认为脾虚,投以人参健脾丸则口咽干涸,而腹泻未止,夜睡而梦遗。脉弦细,舌光红如锦。

证候分析:脉细病主肝胆,细脉又主阴虚,舌红如锦,则阴虚之象不难辨认;更有口咽发干,津液不滋;胃脘作胀,肝胃失和;风阳内薄肠胃,则大便作泻,故又不能饮食。此证以甘寒生津柔肝,戢其阳用之过则愈。今误用辛燥,助阳灼阴,甚则伤阴动火,而精关为之不固。

治法:柔肝滋胃。

处方:川楝、白芍、木瓜、生牡蛎、沙参、石斛、玉竹、麦冬、甘草、生地黄。

用此方进退,不下二十余剂,其病始愈。

综上所述,肝胃阴虚的肝胃不和证,有其病理,有其症状,有其治法,有其方剂与案例。所以,这个病有其发病规律和治疗体系。目前,对这个病的认识还不够广泛,对于它的研究还不够深入,所以,对其临床治疗还存在着一定的问题。为此不揣肤浅,抛砖引玉,提出个人的看法,其中错误之处,希指正。

下肢厥冷治验

一、病例介绍

李某,男,43岁,北京人,某厂干部。

主诉:1978年10月,无明显诱因自觉双下肢发凉。厂医诊为肾阳虚证,用了金匮肾气丸、虎骨酒、青娥丸等大量温补之药,而病情未能控制,仍逐渐发展。冷感向上至腰部,向下则冷至足心,如赤脚立冰上,寒冷彻骨。同时伴有下肢麻木,痒如虫行,小便余沥与阳痿等证。曾先后在北京医院、首都医院、友谊医院检查,均未见异常,遂建议中医治疗。虽服补肾壮阳、益气和血等中药二百余剂,未能见效。于1980年1月11日转请刘渡舟教授诊治。

患者素体健康,面部丰腴,两目有神,舌质色绛、少苔,脉弦而略数。问其饮食如故,大便不爽,小便短少而发黄。

初投四逆散,按阳厥之证治之,药进三剂,厥冷依然。乃又反复追询其病情,患者才说出睡眠不佳,且多乱梦,而时心烦,容易汗出。视其舌尖红如杨梅,脉来又数,反映了阴虚于下而心火独旺于上。其证与黄连阿胶汤颇为合拍。

《伤寒论》第303条云:"少阴病,得之二三日以上,心中烦,不得卧,黄连阿胶汤主之。"说明水火阴阳不相交通的治则。此证因心火上炎,无水以承,是以心烦少寐、多梦汗出;火盛于上,阳气不能下达,使下肢不得阳气之温,上下阴阳不相顺接,是以为厥。四逆散疏气通阳而不能泻上盛之火,是以服药无效。乃疏下方治疗。

黄连9g,黄芩3g,白芍6g,阿胶9g(烊化),鸡子黄两枚(自加)。

上五味,以水三碗,先煮三物,取一碗,去滓,纳胶烊尽,小冷,纳鸡子黄,搅令相得,分两次服下。

服药三剂后,患者即觉下肢寒冷麻木之感逐渐消退,心烦、汗出、失眠多梦等证均有明显好转,小便余沥和阳痿亦有所改善。察其舌仍红赤少苔,脉弦而微数,继宗原法治之。

处方:黄连9g,阿胶10g(烊化),黄芩3g,白芍9g,鸡子黄两枚(自加),牡丹皮6g。六剂,煎服法同前。

1980年1月30日,适值降雪,寒风凛冽,但患者并无异常寒冷之痛苦,腰以下厥冷证基本告愈。一个月后,据患者言,未再复发。

二、病 例 分 析

肾为水脏,心为火脏。在正常情况下,水与火相互制约,相互为用。如《素问·六微旨大论》云:"君火之下,阴精承之。"即君火位于上,必下济于肾水,方可阳施阴化,而不形成水寒之证;肾水在下,必上滋于心火,方使心火不至于独亢。因而使水火阴阳保持着相对平衡的状态,即所谓"阴平阳秘,精神乃治"。

此例患者属于阴阳上下阻绝不通,水火不相既济之证。因此,表现在上则见有心火亢盛的心烦、汗出、失眠多梦、舌红少苔、脉数等证;在下则见有腰以下厥冷、小便余沥、阳痿等证。故投黄连阿胶汤以泻南补北,交通心肾,达到水火既济的效果。

方中以黄连、黄芩直折心火,导火下行而交于肾水;鸡子黄甘寒以润胃,芍药酸收以交阴阳,阿胶甘温以滋血,合黄连则滋补而不腻,芩连得阿胶、鸡子黄清热而不燥。另以牡丹皮清热凉血,治血中伏火而除烦热。如是则心火得以下行,肾水得以上滋,心肾得交,水火既济,阴阳调和,则诸证自愈。

据此我们认为:学习《伤寒论》的关键,应掌握其辨证论治的精神实质,决不能生搬硬套。此例患者的病证虽异于经文,但病机相同,故用黄连阿胶汤治疗取得较好疗效。

试论心悸的证治

心悸,是指心律失常发生的心跳、心慌病症。悸,《说文》训为"内动",

心悸，也就是心内动。有的医书也叫"心筑惕"，筑，形容心悸犹如物捣之状，惕，则指悸动而心神不安。

心脏是一个有节律搏动的脏器，而在人的不知不觉中进行，属于正常生理范围，而不以病论。"心悸"的搏动乃是失常，没有节律可言，它使人有明显的心跳、心慌感觉，往往伴有胸满、气短等证，所以属于病态反应。心悸的原因，西医说法很多，从中医角度来讲，主要分为心虚失养与心被邪干两类。今不揣肤浅，分述如下，敬请同道们批评指正。

一、心虚失养心悸

1. 心阳虚类

（1）阳虚作悸：《素问·六节藏象论》曰："心者，生之本，神之变也……为阳中之太阳，通于夏气。"是说心为生命的根本，主宰神明变化，心有这种功能并非偶然，乃是由它的阳气功能决定。大家知道，心属火脏，而又上居于胸；胸为阳，火亦阳，两阳相合，故获"阳中之太阳"的称号。由于阳气主动，阴气主静，故心脏能不息的搏动，从生到死，莫不以阳气为先决条件。基于此，则心主血脉与神志，无不与阳气的主导作用有关。如果离开了阳气，心就停止了搏动，而血脉不流、神志消灭，也是不言而喻。

因此，凡是由于各种原因伤了心的阳气，例如：治疗上的发汗过多；或者过服苦寒之品，内戕阳气；或因年老阳虚，以及禀赋素弱等，皆可发生心阳虚的心悸证。

心阳虚的心悸特点是患者两手交叉按其心上，就是仲景说的"心下悸，欲得按者"，根据中医理论："喜按为虚，拒按为实"，今望其喜按之象，则心虚之证一目了然，而无复可疑。同时，此证往往伴有呕吐，体疲无力，少气懒言等现象。其脉缓软无力，有时也呈结象，舌苔薄白，舌质淡嫩，则与其证相应。治当甘温扶虚，以补心胸阳气，方用桂枝甘草汤。

桂枝甘草汤方：桂枝12g，炙甘草6g。

本方桂枝色赤气味辛温，故能上补心阳之虚，温养血脉之寒；佐用甘草，意在桂甘相合，使其辛甘化阳，益气暖胸，温畅血脉，俾心肌得养，则心悸自安。此方妙在药味单捷，又要一次服完，则药力专一，直达病所，发挥疗效。

医案一:《印机草》载马元仪治一妇,病经一月而脉虚浮,自汗恶风,此卫虚而阳弱也。与黄芪建中汤一剂,汗遂止……越一月,病者叉手自冒心间,脉之虚濡特甚。此汗出过多而心阳受伤也。仲景云:"发汗过多,病人叉手自冒心,心下悸欲得按者,桂枝甘草汤主之。"与一剂良已。

(2)阳虚心悸烦躁:若以上阳虚心悸,兼见烦躁不安等证,乃是阳虚而心神不潜敛的反映。治应补心敛阳,镇静神气,方用桂枝甘草龙骨牡蛎汤。

组成:桂枝6g,炙甘草6g,龙骨12g,牡蛎12g。

本方用桂枝、甘草温补心阳之虚;龙骨、牡蛎潜敛神气而镇静安心。

医案二:宋君与余同居一院,时相切磋医学。一日宋忽病心悸,悸甚而神不宁,坐立不安,乃邀余诊。其脉弦缓无力,舌淡苔白。余曰:君深夜写作不辍而不知休息,日月相继,内耗其心,心阳虚浮,则神气不敛,故病心悸、烦躁。应摒弃笔砚之劳,而服甘温之药方保无虑。

乃书:桂枝9g,炙甘草6g,龙骨12g,牡蛎12g。

仅服三剂而病愈。

(3)心悸烦躁,手足厥冷:夫阳虚心悸,若下使肾阳亦虚,兼见烦躁而手足厥冷,脉沉而舌淡者,则少阴上下皆虚,治当心肾同温,上下兼顾,方用茯苓四逆汤。

组成:茯苓12g,人参6g,炙甘草6g,附子12g,干姜6g。

本方用茯苓、人参以补心气;附子、干姜、炙甘草(即四逆汤)以温肾阳。务使心肾之气内充,水火既济,则心悸烦躁、手足厥冷等证自已。

余在临床治心阳虚而阴邪滋盛,症见手足发冷,胸满气短,尤以入夜为甚而窘急万分,非氧气不能解者,每于上方加桂枝9g、生姜9g、大枣7枚,减去干姜,服之多效。

(4)心悸气冲胸咽:上述之阳虚心悸,亦可兼见气从少腹上冲胸咽,面翕热如酒醉状,头目为之眩晕,则为阳虚于上,阴乘于下所致。其脉弦而带结、按之无力,舌则淡嫩苔白。

治当温补心阳,纳气归根,方用苓桂味甘汤。

组成:茯苓12g,桂枝10g,五味子10g,炙甘草6g。

本方桂枝配甘草温补心阳;桂枝配茯苓下气消阴;桂枝配五味子则潜

阳于下,而使龙归大海,其气自敛。

医案三:余在昌黎县曾治一例风湿性心脏病患者,住某医院,男性,年已六十余。其证为心悸头晕,面红如醉,自觉少腹有气上冲胸咽,冲时心悸与头目眩晕为甚,并且手足发冷,治疗无效。时届年末,腊鼓频催,思乡之情油然而生。患者欲出院回家过年,然病情不减,心殊焦急。友人严君浼余诊治,其脉弦而结,舌质淡嫩,苔则薄白。

此证为心阳上虚,导致气冲于上,反映了心肾阳虚而气不得潜藏。然脉弦为阴,易动水饮;传为阳虚,反使阴上,此亦病情之常而势所必然。

治法必以扶阳消阴,而后气方可平。

方药:桂枝10g,肉桂3g,茯苓12g,炙甘草6g,五味子10g,紫石英10g,人参6g。

此方共服八剂,所患诸证有明显好转,乃出院返家。

(5)心悸呃逆:阳虚心悸,亦可伴发呃逆之证。这种呃逆为心肾两虚,肾气不潜所致。然呃逆之发,有的气从下来,冲口作声而出;亦有气呃至半及胸而还,不能冲口而出,则使人憋闷殊甚,痛苦莫可言喻。

治应心肾两温,纳气归根,方用都气汤。

组成:熟地黄30g,山萸肉10g,山药10g,牡丹皮6g,泽泻6g,茯苓6g,肉桂6g,五味子6g。

本方用六味地黄汤以滋肾水;加肉桂于水中补火,以温阳气之虚;加五味子酸收,则敛气归根,以摄气冲。

医案四:刘某,女,23岁。证为心悸而脉结,不时作呃。如气能呃出,则心胸为快,如不呃出,或及半而罢,则憋闷难忍。

辨为心阳虚作悸之证,初投苓桂剂类,有效但不巩固。

乃改用都气汤(《医宗金鉴》方),另加人参扶虚养气,定悸安心。

服至第三剂则呃止,六剂而悸平,后以苓桂味甘汤巩固。

2. 心阴虚类

(1)阴虚作悸:患此证者,每因青灯愤读,劳神少寐;或用心不息,而阳用过极;或因情志之火内伤其阴,则心失阴血之养。阴不制阳,阳气浮动,血脉不调,心律不齐,而发生心悸。症状表现:心悸而烦,失眠少寐,口舌生疮,脉来细数,舌红少苔。

治当滋补心阴,凉血清热,方用补心汤。

组成:生地黄 12g,玄参 10g,丹参 10g,天冬 6g,麦冬 10g,柏子仁 10g,当归 10g,酸枣仁 10g,远志 6g,茯神 10g,党参 10g,桔梗 3g,朱砂粉 1g(另包分冲),五味子 3g。

本方用生地黄、玄参、天冬、麦冬以滋心阴之虚;丹参凉血清心;柏子仁润心定志;茯神、远志安神养心;酸枣仁、五味子敛阴潜阳;当归补血;党参益气;朱砂镇心而有灵;桔梗载药以滋心阴。

医案五:李某,女 21 岁,因考大学,温习功课,日夜相继,孜孜不息。一日心悸殊甚,而心烦意乱,夜不能寐,未几则口舌烂赤,乃求余诊。其脉细数,舌光红无苔,问其月事,称先期而至。余辨为心阴虚而火动。

先以黄连阿胶鸡子黄汤泻南补北,以杀心火之炎。续用补心汤滋养心阴,十余剂而获愈。

(2)阴虚阳亢:若阴虚心悸,续发厥阴心包风阳发动,症见心中憺憺大动,头目眩晕,行路不稳,耳鸣如蝉,肢颤手麻,心烦少寐,脉细而弦,或带结象,舌则光红似锦,无苔可言。治当滋阴补血,平息风阳,方用三甲复脉汤。

组成:龟甲 15g,牡蛎 15g,鳖甲 15g,麦冬 30g,生地黄 30g,阿胶 10g,白芍 12g,炙甘草 12g,麻子仁 10g。

本方用了大队有情之品,滋阴息风,功大力专。其中如阿胶之甘;龟甲、鳖甲、牡蛎之咸,直走肝肾峻补其阴;又配以麦冬、生地黄、白芍大滋心肝之阴;麻子仁润燥以通幽,甘草扶虚而化赤。诸药配合,相须相成,共奏息风定悸,抽坎填离之功。

医案六:湖北郑某,男,58 岁,素有高血压病史,一日因搓干辣椒,辣气透鼻,即觉头甚晕,继而心悸不休,从此不敢在田埂上行,不敢靠近床边睡,违之则有跌倒之虞。切其脉弦细而结,视其舌红绛无苔。

从其脉证分析,辨为心阴虚,阳动化风之证,已非补心汤所能已。

为疏三甲复脉汤加芍药、益母草、牛膝等血分药,服至廿余剂,其病方瘳。

3. 心之气血阴阳两虚类

(1)心脾气血两虚:此病由于思虑过度,或在亡血之余,心脾气血两虚,不能奉养心主,则发为心悸,伴有周身无力,饮食不馨,精神恍惚,甚或健忘等症。其脉濡弱无力，面、舌色白，夭然不泽。治当温补心脾，气血两顾，方用归脾汤。

组成：白术 10g，人参 10g，黄芪 10g，炙甘草 10g，当归 10g，茯神 10g，远志 6g，酸枣仁 12g，龙眼肉 12g，木香 3g，生姜 6g，大枣 3 枚。

本方用白术、人参、黄芪、甘草补心脾之气；当归、龙眼肉补心脾之血；茯神、远志而有宁心之妙；炒枣仁则补肝安魂，有治失眠之功；所奇者用一味木香，既可补而不滞，又通脾奉心，以发挥诸药之疗效。

医案七：许某，女，32 岁。其父因病逝世，悲恸之余，又虑家庭生活，心绪万千，因而患心悸。终日痴坐，两目直视，夜不成寐，饮食俱废，延迟一月有余，形销骨立，卧床不起。切其脉弦出寸口，舌苔薄白而默默不言。

辨为肝气抑郁，脾气不和之证，乃书逍遥散原方加香附、郁金与服。

药后精神转佳，饮食有进，唯苦不成寐，心悸不安。遂改用归脾汤加白芍、蒺藜于土中伐木。服至十数剂，心悸不发，夜已能睡，逐渐康复。

（2）心之阴阳两虚：心阴阳两虚证，每续发于各种心脏病中，亦可发于虚人受邪，内震心宫，而脉来结代，心脏动悸不安，或见少气而咳，大便秘结，心神慌乱，不能自主等象。考心悸之病，其脉未必皆结，惟心阴阳两虚证，脉必见结代为验，如脉不结代，则又另当别论。

治当益气养血，阴阳双补，方用炙甘草汤。

组成：炙甘草 15g，人参 10g，麦冬 30g，生地黄 30g，桂枝 10g，生姜 10g，大枣 15 枚，阿胶 10g（烊化），麻子仁 10g。

用清酒与水各半，浓煎分三次服，令一日尽。

本方炙甘草、桂枝以补心阳；麦冬、生地黄以滋心阴；人参补脏以复脉；阿胶育阴而滋血；麻仁润燥以缓胃肠；姜、枣和中而调荣卫。从其药物组成分析，虽云阴阳两补，但补阴大于补阳，不可不知。

医案八：余曾在徐水县（现徐水区）门诊，治一张姓农民，患风湿性心脏病已数年之久，最近心慌、心跳，悸动不安。切其脉结，视其舌苔薄白。

辨为阴阳两虚证，书炙甘草汤原方与服。

未几余由河北返京，此事忘于脑后。值春节前，该患者来北京，觅余住处，叩门求见，始知患者服炙甘草汤一百余剂，不但心慌、心跳得解，风湿性心脏病也大有改进云云。

二、心被邪扰作悸

心被邪扰作悸，大致有以下四种情况导致发病：

1. 因惊作悸

《素问·灵兰秘典论》说："心者，君主之官也，神明出焉。"据王冰注："任治于物故为君主之官，清净栖灵故曰神明出焉。"若突然受惊，则神浮气乱，心主不能自持，因而产生心悸之证。此证的特点是：心悸不安，胆小善畏，睡则做噩梦，惊叫而醒，身出虚汗，六脉弦而小数，或见动脉之候，舌苔薄白而润。

治当安神定惊悸，补心养正为允，方用朱砂安神汤。

组成：人参9g，龙齿12g，珍珠母30g，茯神10g，远志6g，炙甘草6g，当归10g，另朱砂粉1g（分冲）。

本方用人参、当归以补正安魂；龙齿、珍珠母潜敛心神内返；茯神、远志有宁心安神之功；炙甘草补心脾而和血脉；朱砂镇惊定悸，而使神清梦稳。

医案九：陈某，学生，年11岁，读书不认真，玩耍而又淘气。一日触动父怒，呵责又加打骂，因而受惊，心慌神乱，每睡不久便从梦中惊叫而醒，见人则两手抱持不语，两眼发直，观其症状使人为之焦急。切其脉弦而数，印堂呈青色，肌肉时颤，余知此为惊而伤神之证。

乃用小剂朱砂安神汤，又吞服牛黄镇惊丸而愈。

2. 痰热扰心作悸

此证每因气郁不畅，积久化热生痰，痰热相因，则犯胆扰心，发为心悸之变。

症状：口苦，呕吐，心悸且烦，胆小善畏；或兼见"三幻症状（即幻见、幻闻、幻觉），脉弦而舌苔白腻为验。

治当清热化痰，以定惊悸，方用温胆汤。

组成：半夏12g，茯苓12g，竹茹12g，生姜12g，枳实9g，橘皮9g，甘草6g。

方中半夏、竹茹清化痰热之邪；橘皮、枳实利气行津，以散痞结；茯苓宁心利水以消生痰之源；生姜健胃止呕，以散水饮之结；甘草扶正而和诸药。

医案十：李某，女，36岁，患心悸易悲，失眠而多惊，口苦，时欲呕吐，头目眩晕，心胸发闷，问其月经则先后不定期，切其脉弦而滑，视其舌红苔腻。

综合以上诸证，辨为气郁生痰，痰热扰心之证。

为疏柴苓温胆汤。凡廿余剂始安。

3. 膈饮犯心作悸

此证因膈间停饮，饮为阴邪，必来搏阳，故有心悸不安，与心下痞满、呕吐、头目眩晕等证。其脉弦、舌水，亦势必然矣。

治当渗饮于下，涤痰于中，方用小半夏加茯苓汤。

小半夏加茯苓汤方：半夏15g，生姜20g，茯苓30g。

本方以小半夏汤温涤痰饮治呕吐；茯苓淡渗利水，以消膈间之饮，使邪从小便而去。

医案十一：王某，男，26岁。心悸头眩，重则呕吐，曾服中药数十剂不效。余见其舌水滑欲滴，脉又弦长以直。乃辨为膈间水饮作悸之证。

与小半夏加茯苓汤，而不增减一味。

服药后小便畅通，形如肥皂沫高出尿液面，亦云奇矣，然其病竟愈。

4. 水气凌心作悸

水气凌心的悸证，是水阴之邪上犯心阳的一种病变。其证特点是：气从心下，上冲心胸，心悸胸满，短气作咳，头目眩晕。脉沉弦，舌苔水白，质淡嫩。

治当温养阳气之虚，以下阴寒之邪气，方用苓桂术甘汤。

苓桂术甘汤方：茯苓15g，桂枝10g，白术6g，炙甘草6g。

本方桂枝配甘草以补心阳；桂枝配茯苓，利水、通阳、下气；茯苓配白术，利水消饮；茯苓配甘草，扶虚宁心；甘草配白术则有崇土制水，扶正去邪之美。药只四味，变化万端，相须相使，以尽治疗之长。

医案十二：陆某，男，42岁。因患冠心病心肌梗死住院，经治两月，病情未减。症状：心前区疼痛，心悸、憋气，自觉有气上冲咽喉，则气窒殊甚，周身出冷汗。脉弦而结，舌淡苔白。

证为水气凌心，则心悸而动，故脉弦而结；阴霾上布，阳气受病，故头晕，胸满憋气也。

乃用苓桂术甘汤，并间服真武汤，使降冲利水与祛寒消阴相互为用。

仅服十余剂，其病转安，因而出院。

论发汗解表法中的片面性

发汗为邪气在表而设的一种治法。《黄帝内经》说："善治者，治皮毛。"又说："其在皮者，汗而发之。"然而，"发汗解表"要先辨出风、寒、暑、湿、温等的具体情况，然后选用辛温发汗或辛凉解热的相应方剂，这样叫作"辨证论治"，乃是克服主观片面的一个关键措施。如果医者不从客观的辨证出发，而是从自己的主观愿望以及思想感情的喜恶出发，把发汗大法不能一分为二，而是局限于或温或凉的一个方面，这就深深陷入"片面性"的泥潭。

以上这种情况古时有，现在也有。因为它们是搞主观主义，偏离了辨证论治的要求，在临床上给病人带来了无穷无尽的危害，同时也限制了《伤寒论》的健康发展，所以，才有讨论研究之必要。那么，为什么产生"片面性"的问题？为什么犯了"片面性"的人又很固执地难于改正？提起此话，一言难尽，今天不揣肤浅，做以下的讨论与分析，希望同道们不吝赐教。

1. 学术上的先入为主

人的知识来于学问，学问能使人眼界扩大，也能使人心胸狭小而产生自我与主观。一般来讲，凡学伤寒者惯用辛温发汗，而习温病之学，则动手便用辛凉发汗。他们师徒授受，先入为主，门户之见积习日深，成其自然，而自以为是。天长日久，于不知不觉中产生了"片面性"的思想，并且还用"片面性"攻击对方，企图让他们俯首称臣，纳入自己的一派。

2. "矫枉"与"过正"

崇寒与崇温两派，意见相左，各是其说，互相争鸣。论战之下，"不是东风压倒西风，就是西风压倒东风"。况且，学术之争必有"矫枉"之论，由于意气用事，在真理面前多迈了一步，从一个极端走到另一个极端，就会出现"矫枉过正"的情况。

我认为"矫枉"是对的，因为它把主观片面的思想，纠正到恰如其分的程度，所以属于"实事求是"的一种客观态度。至于"过正"，则就离了谱，也就发生了错误，因为它从客观上"开倒车"，用偏激过分的思想，把问题拉到主观片面的上头。儒家讲："致中和，天地位焉，万物育然。"凡属搞过了头的思想，就必然没有生机，也就不能欣欣向荣地向前发展。

3. 要从历史上找原因

自从《伤寒论》问世以来，被誉为"方书之祖"，影响极为深广，随之而来的就产生了辛温发汗的片面性。辛温发汗的习惯与思潮一直延续到金、元时期，刘完素遵《内经》之旨阐发火热病机，才开始扭转这种情况。刘完素说："余自制'双解''通圣'辛凉之剂，不遵仲景法桂枝、麻黄发表之药，非余自炫，理在其中矣。故此一时，彼一时。奈五运六气有所更，世态居民有所变。天以常火，人亦常动，动则属阳，静则属阴，内外皆忧，故不可峻用辛温大热之剂。"刘完素本着"五运六气有所更，世态居民有所变"的天人相应之理，以及阳运过极，表里内外皆扰的理由，成为公开反对张仲景用辛温发汗的翘楚。"火热论"学说，经其门人穆大黄、马宗素、荆山浮屠等人的大肆宣扬，其声势所及，也就在所难免地产生了"矫枉过正"的片面性思想。

把辛温发汗压下去，把辛凉解表提上来。到了明末清初之际，叶香岩、王孟英、吴鞠通等温病大师相继出现。他们著书立说，多所创新，至此，才有系统的温病学派产生。叶香岩擅用古方，创立卫气营血辨治温病，且没有烟火之气，一经指点，便别有洞天，而光彩射人。王孟英才气横溢，对湿、温、疟、痢，织出古"经"今"纬"而灿烂夺目。吴鞠通虽服膺叶氏之学，但创用三焦分证，别开生面，又有所前进。以上几位医家，他们不仅跳出了刘完素热药与凉药的搭配模式，而且能改进创新，另辟蹊径，形成了自己的风格，同时也批判地纠正了动手不离麻桂的思潮。对比之下，犯了辛温与辛凉的片面性而各有其徒，但其中的辛凉派却占了上风，大有包打天下之势。这是因为温病学在历史长河中，经历了金、元、明、清四个朝代，时间跨越为长，故其影响为深。况且，温病学说多出自南方，具有清新蕴藉的才气，很能吸引广大医务人员的钟爱，在思想上逐渐形成了统治地位。

古人说"冰冻三尺，而非一日之寒"，普天之下的中医罢黜辛温麻桂，独崇辛凉银翘，习而不察，蔚然成风，长此以往，伊于胡底？故不能坐视而不加评论。

4. 伤寒的"寒"是什么

温病学滥用辛凉以治风寒邪气，它们认为"寒"就是"温"，寒与温的界线往往混为一谈。其实，寒是寒、温是温，两气各异，岂得混为一谈。

为了说明问题，请看张仲景所引的《阴阳大论》所云："春气温和，夏气暑热，秋气清凉，冬气冰冽，此则四时正气之序也。冬时严寒，万类深藏，君子固密，则不伤于寒，触冒之者，乃名伤寒耳。"又说："中而即病者，名曰伤寒，不即病者，寒毒藏于肌肤，至春变为温病，至夏变为暑病。"由此可见，《伤寒论》所说的正局，乃是寒邪所伤，而居于六淫之先；至于温病、暑热等病，乃是《伤寒论》的变局，为继发之病，是伏邪所生，而居于伤寒之末。

我认为学习伤寒，首先要抓住正局，要确切地承认伤寒的"寒"，就是寒冷之"寒"，不要把它当作温病来对待。《伤寒论》的文章有其独特的内涵，它能用"误治"造成的"变证"，在论伤寒的同时又论"杂病"，它将"不即病"的伤寒统论各种温病的发生，这种借舟抵岸的过渡文法，从文字上看，真真假假，虚虚实实，皆有可能，我们不要死抠字眼，斤斤计较，而难于自拔，而是要从中吸收它的辨证论治内核，才能得到海阔天空的大自在。《阴阳大论》又说："其伤于四时之气，皆能为病，以伤寒为毒者，以其最成杀厉之气也。"指出六淫之中，惟有"寒"邪伤人为最重，所以称之为"寒毒"。故其为病也超出其他邪气之上。所以从历史唯物主义的眼光来看，伤寒在我国确曾有过大流行。

我们再观《原序》所说："其死亡者三分有二，伤寒十居其七"，便能心领神会地对这个寒毒肃杀之邪在我国发生发展的具体情况，"一锤定音"地确知病因是"寒"非"温"。

古往今来，许多医家对寒邪伤人的重要性心无定见，忽而指为温，忽而指为疫，缺少"画龙点睛"之举。虽笔下千言，总不知"寒"为何物也。也有人能够认识到"寒"，但不知寒邪为病的严重程度与它的历史存在，轻描淡写而不及仲景之心法，亦良可憾也。

伤寒既然是"寒"，而不是温，就应当用辛温之法，而不能用辛凉之法，可是在片面性的支配下，反用凉药治伤寒，这岂不是咄咄怪事。孙思邈曾说过："尝见太医疗伤寒，惟大青、知母诸冷物投之，极与仲景本意相反。汤药虽行，百无一效。"反映了在唐代就发生过"以凉治寒"的这一活生生的事实。现在还有人对我说："你还给学生讲麻黄汤么？你用过麻黄汤吗？"其言外之意，真让人啼笑皆非。

5. 夏天也有伤寒

友人赵君对余曰：古人说的冬令肃杀之寒邪，到了今天，气候变暖，地气北移，水冰地坼之严寒已不复存在，君何苦执古人书不放，而大讲伤寒与麻、桂辛温发汗之法也？我说：看问题不能只看一面，要看两面，《伤寒例》叫作"临病之工，宜须两审也"。因为北京的暑热难捱，君不见"制冷设备"应运而生吗？最时髦的则属其中的空调机了。空调机一开，则飒飒冷气扑面而来，沁人肌肤，一身暑汗顿消。在贪凉取冷之时，则就不免造成"非其时而有其气"。虽在夏天却得了"空调病"，也可以称之为"伤寒"吧？老子云："福兮祸所伏"，你能说北京的夏天没有伤寒病吗？

据我临床观察，"空调病"有恶寒、发热、身痛、气喘、无汗等证。其脉则见浮弦或者浮紧，舌苔白润不干。所以，它与伤寒表实的"麻黄八证"极为相似，我称其为"空调伤寒"，以资与正令伤寒相互区别。对于这个病，西医见有高热气喘，痰声辘辘，湿啰音，多按"肺炎"治疗。然而打针输液等治法，临床收效甚微。转请中医会诊，因有畏惧麻、桂之片面性，患者在体表束缚的一层寒邪得不到及时的温散。其惯用辛凉之银翘、桑菊等方，则必然郁遏阳气，冰伏寒邪，使其始终得不到外出的机会。张仲景说"不汗出而烦躁"，仅是其中的一例。推广其义，则有不汗出而喘、不汗出而发热不退、不汗出而头痛不解等。

江西的万友生教授说过："不少人以为流感是热性病，所以要用凉药治疗。初时还以辛凉为主，银翘、桑菊广为运用，后来渐至苦咸大寒（板蓝根等），理由是它们可以抑制病毒生长。至今国内感冒药市场为寒凉药占领。结果是，大量的可用辛温解表的麻黄汤一二剂治愈的风寒感冒患者，却随意用寒凉药，令表寒闭郁，久久不解，酿成久咳不已，或低烧不退，或咽喉不利等后果。临床屡见不鲜，而医者、患者竟不知反省。"以上万老之言是由衷而发，反映了他对只知用辛凉、而不知用辛温的片面性，有一种焦急不安的心绪。

如果老年人患了"空调病"，因其抵抗力下降，"老怕伤寒"，虽然出现发热，但脉来不浮反沉，浮为阳，沉为阴，阳证见阴脉者为逆，此证危机四伏,死人最速。此证往往伴见痰鸣气喘,指凉不温,精神不振,侧头欲睡,这些证候叫作"少阴伤寒"。必须当机立断,急用温经补阳之法:附子12g,炙甘草10g,麻黄3g,急煎与服。方名叫麻黄附子甘草汤,使其外散太阳之寒,内温少阴之阳。附子力大气雄,助正匡邪,两治表里,既监麻黄之迅,又增甘草之补。服后多可转危为安。

如果出现心悸,头眩,气喘,背寒,小便不利,身肿腿沉,脉来沉弦,舌胖苔水滑等证,这是寒伤少阴,心肾阳虚,不能化气行水之过。可用苓桂术甘汤与真武汤合方(附子、桂枝、白芍、茯苓、生姜、白术、炙甘草),温补心肾阳气,以化水寒之阴邪。

总之,发汗解表,医之大事也。《伤寒论》辛温发汗,仲景之大法也。由于以寒训温,以温统寒,造成辛凉解表的片面性,而使仲景辨证论治之学受挫。读斯文,如能鉴吾用心之苦,则幸甚矣。

"汗法"小议

"汗法"为治疗"八法"之一,应当包括两层意思在内:

一、指治疗方法

当人感受了风寒邪气,邪正相持于表犹未入里,则见脉浮,头痛,发热,恶寒等证。这时应使用发汗之法,以解除在表之邪气。正如《素问·阴阳应象大论》所说的"其在皮者,汗而发之"之义是也。发汗能把在表之邪祛除体外,而使阳气不郁,营卫谐调无阻,这种"因势利导"之治实有事半功倍的优点。

《素问·阴阳应象大论》又说:"故善治者,治皮毛",因为皮毛之邪虽浅,然治不及时,从其发展来讲,则有入传脏腑之险。所以,汗法居于治先,而具有寓防于治的积极意义。

二、"汗法"之"法"字,还具有指导和监督
发汗的一定原则

因为在发汗之时,如果没有"法"的指导,也就没有正确的发汗方法。为了说明这个问题,我们试举《伤寒论》桂枝、大青龙二方的汗法加以证实。

1. 桂枝汤的汗法

试观桂枝汤的"方后注",仲景在其汗法中规定了五项原则:①服桂枝汤后,必须啜热稀粥以助药力。②服汤后还必须温覆以取汗。③对发汗的要求,以遍身微似有汗者益佳,不可令如水流漓,病必不除。④如果服汤后汗不出者,则应更服桂枝汤取汗,以及"后服小促其间"催其汗出。⑤如果汗仍不出的,也不要更弦易辙,可服汤至二、三剂,连续服药以求汗出。

2. 大青龙汤的汗法

大青龙汤是治疗表寒不解,阳郁生热,"不汗出而烦躁"的方子。此方麻黄剂量为六两,不为不多矣,所以为峻汗而设。然又恐发汗太多先伤阳气,乃在"方后注"云:"温服一升,取微似汗。汗出多者,温粉扑之"。这种控制汗多之法,和上述桂枝汤各种发汗之招数,一为恐其不汗而风邪不除,一为又恐汗多而阳气先亡。仲景善用巧妙之法而使其各得其所,都达到了治疗目的,充分显示出来发汗应属第二义,指导发汗的"汗法"则是第一义。中医学的"治疗八法",每一法都具有这样的两层意思而不可不知。

风寒客表,使用麻、桂等方,则叫辛温解表之法。后世医家发展出来的羌活、防风、姜豉、葱白等方药,虽无麻、桂,亦属于辛温发汗的范畴。辛温发汗是针对风寒之邪的一种治法,对于温病以及热邪伤阴等证则是绝对不能使用的。

温热病,古人认为是"中而即病者,名曰伤寒,不即病者,寒毒藏于肌肤,至春变为温病,至夏变为暑病",由此可见,温病化热而有伤阴耗津的特点,所以只能用辛凉、甘寒之药,如误用辛温发汗,必然要助热伤阴而变证百出。

至于湿邪为病,属于即病之例,所以可用辛温发汗,然而又有"治湿不利小便非其治也"的说法。因此,发汗在湿证中,并不是唯一的方法。湿邪即使涉及汗法,也应在"法"的指导之下进行。如仲景云:"若治风湿者,

发其汗，但微微似欲汗出者，风湿俱去也。"又说："风湿相搏，一身尽痛，法当汗出而解。值天阴雨不止，医云此可发汗。汗之病不愈者何也？答曰：发其汗，汗大出者，但风气去，湿气在，是故不愈也。"以上规定了湿病发汗的时间与条件，指导临床使人有所遵循，也突出了"法"的指导意义。

总的来说，发汗为治表病之法，对风寒湿三气为病是一种先决的条件。然而，汗法对暑、燥、火所致之病则多不能使用，如不得已而使用汗法，亦应格外谨慎，不可掉以轻心。

《伤寒论》有"辨可发汗病脉证治"一文，其中可汗之证列举40余条，然必以脉浮、恶寒、发热、无汗、身疼、头痛、项背等证为依据。其文为汗法之大纲，有提纲挈领之要，学伤寒者往往不屑一顾，则亦未知其可。

夫天有六气而风寒为首，岁分四季而寒热以分。然有的医家只知有春夏而无秋冬，畏麻桂如蝎虎，并诋毁仲景之书为过时之作。于是，临床不分寒热而概用辛凉，以致银翘、桑菊等方大为流行。余每见风寒外感不用辛温而反用辛寒，使病情迁延不愈或导致各种坏证。今举数例，以资说明。

1. 风寒客表误用辛凉之变

回忆我过去看过一个头痛发热的病人，切其脉浮而弦。这本是风寒外束阳气所致，用辛温之药轻轻一汗则解。然而由于我惧麻桂而喜辛凉，所以开了三剂银翘散。服后发热不退，又于方中增加生石膏，结果造成了误治。病家为富贾，乃转请山东某名医远道来诊，视余方笑曰：病为风寒而按温热治疗，致使阳气郁遏而不得宣泄，邪不外解而无出路，是以高烧不退，烦躁不安。

医为疏方：热黄酒一大盅，雄鸡冠血四五滴，少调蜂蜜于酒中和匀。

一次服迄，复被取汗。全身出"白痦"颇多，从此热退病愈。

2. 表寒误服寒凉成为无汗症

内蒙古某妇，三年前患风寒外感，自为知医，屡服羚翘解毒丸与牛黄解毒片，因此续发"无汗症"。虽值盛夏，人皆汗流浃背，而伊之皮肤却干燥无汗。因其玄府外闭，太阳经气不利，兼见头痛发闷，周身酸楚而莫可名状。由北之南，觅医求治，所费不赀，然从未有人为其发汗者。切其脉"举之有余，按之不足"，则太阳病之提纲脉及表实无汗之证皆昭然若揭。

毅然为疏：麻黄9g，桂枝9g，杏仁10g，炙甘草3g。

服后令其温覆衣被,发汗避风。一剂汗出,表解而太阳之气开阖正常,无汗之证竟愈。

3. 温病初起恶寒证治

吴鞠通治太阴温热,初起恶风寒者,桂枝汤主之。医家视此皆竭力反对,然温热初起恶寒之证为突出的,究以何方法为良?乃有人云:用辛凉之药如银翘散即可取效。

余之亲戚李某,患温热病而恶寒,余用银翘散与之,然热不退而寒反增,促余更方。不得已,乃在银翘散原方中加紫苏叶 10g,服一剂,便恶寒止而热退身安。嗣后每遇温病初起而恶寒者,或温病与风寒疑似难决之时,每用此法取效,以补吴氏桂枝汤法而愿供于识者。

最后需要指出的是:发汗之法并非只治表证,也能治疗脏腑病等。如桂枝汤能治"时发热,自汗出"的营卫不和证,麻黄汤能治肺气膹郁的咳喘证等。而且发汗也能解除在外之疮疡毒气,又能升发阳气透邪外出,发散火郁而和阴阳。本着异病同治的道理,对汗法来讲确有广泛的意义。然而用辛温发汗之法以解在表的风寒之邪,则是其首要的治疗任务,这也是不容置疑的。

我对战汗证的一点体会

战汗证,多见于急性外感热病。因其突然发作,寒战颇剧,不但病者惶恐不安,缺乏经验的医者亦往往无从措手,甚至误认为发疟,或疑治疗不当,药石杂投,阻碍病机。兹不揣肤浅,爰就管见,将有关战汗的辨治方法概述如下,抛砖引玉,借以就正同道。

1. 战汗的病名与发生机制

战汗在发作时先有寒战,战止发热,然后汗出。此系正邪互相交争的过程,值交争时则先有寒战,正胜邪退时则汗出。因其正邪交战然后汗出,故称战汗。

战汗的发生,多因外感热病失治,邪热稽留,日久不去,其人抵抗力强不为邪衰，俟伏郁之邪渐溃，则作战汗而解。《温疫论》云："必俟其伏邪已溃，表气潜行于内，乃作大战。精气自内由膜原以达表，振战止而复热，此时表里相通，故大汗淋漓，衣被湿透，邪从外解，此名战汗。当即脉静身凉，神清气爽，划然而愈。"《伤寒论》太阳篇云："太阳病未解，脉阴阳俱停，必先振慄，汗出而解。"恽铁樵先生释曰："振慄，即战汗也。"此为伤寒热病，邪留不解，阳气被郁，使脉道闭塞，故寸尺之脉暂时停滞不见，阳气郁遏太甚，则必与邪相争，正邪相争，故寒战振慄，最后正胜邪却，则汗出而解。

亦有其人正气怯弱，但尚有拒邪能力，而构成战汗之机者，例如《伤寒论》太阳篇云："凡柴胡汤病证而下之，若柴胡证不罢者，复与柴胡汤，必蒸蒸而振，却发热汗出而解。"钱天来解曰："蒸蒸，身热汗欲出之状也；振者，振振然摇动之貌，即寒战也……以下后正气已虚，难于胜邪，故必战而后汗也。"《伤寒明理论》云："伤寒欲解将汗之时，正气内实，邪不能与之争，则便汗出而不发战也；邪气欲出，其人本虚，邪与正争，微者为振，甚者则战，战退正胜而解矣。"以上指出在正虚的条件下与邪相争，必出现战振症状，亦能达到汗解目的，但与前面所述郁极乃发之战汗有所不同。盖前者属实，后者属虚，应当加以区别。

《伤寒寻源》曰："战汗者，由里出表也，故往往有清凉攻下之剂，绝不掺一毫表药，自得战汗而解者，此表里阴阳通达，阴阳交和，自然而然而非可逼之使汗也。"说明在一定条件下，可以促使战汗的发生，故临证时，往往于无意中出现。以过去经治病例为例，说明如下：

患者男性，年卅许，发热已六七日，时值初夏，其家属泥于感冒避风之说，竟关门闭户，复以衣被，患者弥增烦热，烦渴而欲饮冷，家人又以忌生冷不敢与。诊其脉大而有力，舌苔黄燥，面赤气粗，其人体颇壮，审为阳证无疑。

当即命人打开门窗、撤去衣被，并饮以新汲井水，以滋其燥；一碗甘甚，意犹未足，又与一碗，至三碗时，俄顷，突然发生寒战，牙齿相击，得得可闻，周身耸动，把持不住。其家人甚惶惧，对余有责难，认饮冷水有误，强余为之解救。余慰之曰："此病为阳热实证，热势弥漫，形同火焚，即白虎汤犹未为过，饮以冷水，决无差错。今所发之寒战，得非室内清凉，水津内滋其燥，其伏郁之邪热，将从战汗而解与？况脉象趋浮，谅不致发生危险。"

约廿分钟后，则寒战渐止，果然通身大汗，如同水洗，病人烦热顿释，身心清凉，惟觉困倦思睡，乃嘱其家人谨慎护理。并疏小剂竹叶石膏汤加减，调理数日痊愈。

从这一病例来看，原意饮以冷水为润燥救涸而设，初未料及其能发生寒战。亦有见于药后者义同，不多繁引。

战汗的寒战症状，属热而不属寒，主热郁之甚，阴阳相争，火极反呈水化的反映。《素问·至真要大论》云："诸禁鼓慄，如丧神守，皆属于火。"然必须以正气充沛，形成郁极乃发，故能战、能汗，因而病解。亦有正气浇漓，徒战无汗，徒寒无热，又为阳气不足，阴寒之变矣。《伤寒六书》云："战慄者，阴阳相争，故身为之战摇也，邪与正气外争为战，内与正争为慄，正胜邪得汗而解，邪胜正，遂成寒证矣。"《伤寒辨证》云："凡正气怯弱，寒邪在内，但心慄鼓额而身不战者，已而遂成寒逆，似此证多不得解，以阴气内盛，正气大虚，不能胜邪，反为邪所胜，非姜附四逆汤、大建中汤与艾灸，何以御之？"

由此可见，能战而汗出者为阳，战而不汗与心慄内寒者，则又为阴盛之征，故不能一概而论。

总之，战汗的产生为正邪相互斗争的反映，亦是邪热郁伏日久，出表作汗的一种形式，应该说这是一种病趋好转的可喜现象。

2. 战汗的辨证

凡外感急性热病，由于因循失治，或治不如法，致使邪热不解，而阳气被郁，其人发热不退，或生烦躁，郁遏太甚，间有脉伏肢厥的症状，此为战汗前的一般病情。阳气被郁既久，则出现郁极乃发，与邪相争的局面，故有战汗的症状产生。

战汗的寒慄症状，极为严重，如《格致余论》所云："恶寒者，虽当炎月，若遇风霜，重棉在身，自觉凛凛战慄，禁慄动摇之貌，如丧神守，恶寒之甚。"这种寒战症状大约持续廿分钟左右，则逐渐停止，然后发热，继之以通身大汗。

战汗之脉，以浮缓者为佳，因浮主邪还于表、缓主胃气调和之象。若战汗期间其脉闭伏而不见，不得认为脉气已绝，当仔细观察患者神气，如精神不败，气息调匀，乃正邪交争暂时的脉闭，俟战汗透出之后，气血通畅,其脉自现。倘如战汗时,其人脉促而气粗,肢体不仁,水浆不下,或突然发痉,两目直视,不能语言,则主正气涣散,邪气嚣张,多成死候。

战汗,以先战后汗,先寒后热者为顺。若单纯寒战,或心悸不止,而绝不见汗者,则为阳虚阴盛,正气不能拒邪外出,颇不易治。如同时出现神昏不省人事,眼前发黑,时时眩冒,亦属垂危挣扎之象。

3. 战汗的转归

战汗为正胜邪退,大气周流之候,应以脉静身凉,神清气和,胸腹舒畅,渐思饮食,方为病愈之征。若战汗后,身热不退,脉仍急数,精神烦躁,胸腹满闷,不思饮食,则主余邪未尽,仍有再作战汗的可能。例如温疫病,每见战汗一作再作,其病始解。

战汗后,若其人沉沉大睡,虽推唤亦不知醒,诊其脉和缓而有胃气,即稍嫌柔弱,亦属汗后正常之象,主大邪虽解,正气已疲,阴阳相合,故尔沉睡。当嘱其家人,勿令呼唤,恣其酣睡,以复神气,睡足则自然清醒,故勿需治疗。

4. 战汗的治疗

正值战汗期间,不主张急与药,因正邪交争之时,阴阳错杂,病理变化尚不一定,如用温补过早,往往壅遏邪气,使汗出不彻;如用寒凉清下过早,则影响阳气的振奋,造成邪气不得外出。此时惟宜频与热米饮,以壮谷气,以资津液,使正气充足,达到战汗作解的目的。若其人六脉俱浮,纵使有昏冒现象,亦为欲作战汗而解之兆,当与热姜汤助其作汗,慎勿妄投其他药物。

如患者始终战慄而汗竟不出者,则必凭脉辨证,找出不汗的病理原因及时治疗,以免发生他变。例如陈尧道云:"温病发战,凉膈、承气加生姜下之,必汗出而解;热病发战宜白虎合解毒汤;有里证者,凉膈、双解散下之。"因热邪郁伏于内,不用清凉之剂,则不能迅速出表而为汗,盖内清则外透,去邪即是助正,然必确为阳证者方宜。若其人阳气素虚不能蒸汗外出,可用温补之剂助阳以透汗,如大建中汤、人参养荣汤皆可选用。亦有精血亏损,缺乏作汗之资,则以滋阴生液之剂以资其汗,如六味地黄汤合生脉饮,大剂多服,每获良效。

总之,表气闭郁者,则助以微汗;里热凝滞者,济以微下;阳虚者宜温,阴虚者宜滋。务使表里通畅,荣卫调达,邪气出表,正气恢复,此为治疗战汗的一般治则。为了说明阳虚不能蒸汗与精血虚不能化汗的症状与治疗，选择先贤治案两例，以为临证参考之助。

（1）阳虚不能蒸汗外出的治例："张景岳先生治一年老衰翁患伤寒，初起即用温补之药调理，至十数日，正气将复之时，突然寒战，持续两个时辰左右，终不得汗，寒慄不止，其势颇急。景岳用六味回阳饮加人参一两，姜、附各三钱，使之煎服，下咽后时间不久，即大汗如浴……"

（2）精血虚不能作汗的治例：《王止仲文集》载："一人病伤寒期月，体兢兢而振，齿相击不能成语。仲宾以羊肉斤许熟之，取中大脔，别用水煮，良久，取汁一升，与病人服。须臾战止，汗出而愈。"

以上或扶阳"温之以气"，或滋阴"补之以味"，然皆为扶正而设，故能引邪外出，快汗而愈。若彷徨观望，坐失机宜，其病将何堪设想邪？

5. 战汗的护理

战汗发作期间，嘱其家人保持安静，安慰病人，精神勿令紧张，禁止家属恐慌喊叫，因战汗为正邪交战的过程，端赖心君坐镇进行抵抗，若精神遭受刺激，则心君被扰，势必降低正气的斗争力量，反使病邪得逞，趋于恶化，不可不慎。

战汗时，除饮以米饮或姜汤以助其正气，并根据季节调整室温，即夏勿太热，冬勿太寒。在汗出期间更应避风寒侵袭，使其腠理不致闭拒，以免汗出不畅；汗后扑以温粉，固密玄府，以防汗出受感。又以体弱或年老患者，在战汗时，应观察色脉，预防虚脱，以备不测。战汗后，大邪解散，正气亦虚，应避风寒、慎起居、节饮食，渐渐恢复体力。若劳动过早，或饮食不加节制，每有劳复、食复等情况产生，临证时切须注意。

谈谈人体的"津液链"

中医学认为：人体内有一种比较重要的物质叫津液。实际上它包括了血液、精液、髓液、汗液、唾液……它们皆可统称之为津液。津液是一个相互联结又能相互转化的有机体，好像一条链子联在一起，所以，我把它叫作"津液链"。

津液的来源,是从饮食分解出来的,例如:《灵枢·邪气》说:"五谷入于胃,其糟粕、津液、宗气分为三隧。"可见饮食变成津液而带有原始物质的含义。严格地讲,津与液还有分别,《灵枢·决气》说:"何谓津……腠理发泄,汗出溱溱是谓津;何为液……谷入气满,淖泽注于骨,骨属屈伸,泄泽,补益脑髓,皮肤润泽是谓液。"

古人认为津液中体轻的可外走腠理以为汗;津液中体浊的可内渗入骨空而为髓,所以津在外而为阳,液在内而为阴,用以区分它们的不同功用。

津液虽属阴液之类,但不能离开阳气的蒸化,具体地说,它必藉脾气的运化、肾气的主宰、肺气的敷布和三焦阳气的温煦和流通。

《存存斋医话稿》说:"窃谓津液虽属阴类,而犹未离乎阳气者也,何以言之?《内经》云:三焦出气,以温肌肉,充皮肤为其津,其流而不行者为液,岂非液则流而行,津则随气而行者乎……验之于口气呵水,愈足征气津不相离矣。"它说明了阳能化阴,气能化津,以体现气津并行,相得益彰的机制。

津液是从饮食分解出来的一种物质。至于饮食消化的过程和形成津液的具体形态,考《存存斋医话稿》说得比较详尽。它说:"凡人饮食盖有三化:一曰火化,烹煮熟烂;二曰口化,细嚼缓咽;三曰胃化,蒸变传化。二化得力(指火化与口化),不劳于胃……胃化及毕,乃传于脾,传脾之物,悉成乳糜。"

以上具体分析了饮食消化所具备的各种条件和进行的各个程序,说得比较确切,并且明确地指出由胃传脾的津液是呈乳糜之状,其色白而质稠。它补充了《黄帝内经》的不足,是津液学说的一个新发展。正是由于"乳糜"状津液这个原始材料,才能进一步变生血液、精液和髓液,从而形成一条津液链以反映它们的衍进和生化。

先说血液:血,是人体赖以生存的重要物质。《素问·五脏生成》说:"肝受血而能视,足受血而能步。"可见人体的组织器官离不开血液滋养。但是,血是由津液所变生,而系于津液链中的一个环节。

津液变生血液,见于《灵枢·痈疽》:"肠胃受谷,津液和调,变化而赤为血。"《灵枢·营卫生会》曰:"中焦亦并胃中,出上焦之后,此所受气者,泌糟粕,蒸津液,化其精微,上注于肺脉,乃化而为血。"清朝人尤怡在所著的《金匮翼》里也说:"盖三焦者,水谷之道路,气脉之所终始也。若三焦调适,气脉平均,则能宣通水液,行入于经,化而为血,灌溉周身。"

由此可见,血液是由津液中的精微分子所化生。因此,可以肯定地说津液为血液之母,而为临床滋液以生血的治法奠定了理论基础。

津液不但能生血,又能化生精和髓。大家知道,精分先天和后天。先天之精禀自父母,是与生俱来的一种物质。后天之精,指离开母体以后,藉助饮食的荣养而从"乳糜"的液体中不断补充和合而成。《灵枢·五癃津液别》说:"五谷之津液,和合而为膏者,内渗于骨空,补益脑髓。"文中"和合而为膏"的"膏",可以体会它比"乳糜"的液体更为稠厚。我认为实际上指的是精液,也就是从"乳糜"状的津液进一步变成精液,然后渗入骨空,或者补益,或者去滋生髓液,形成精又生髓的链式反应。

如果反过来从病症上去证明上述的道理,《灵枢·五癃津液别》说:"阴阳不和,则使液溢而下流于阴,髓液皆减而下,下过度则虚,虚故腰背痛而胫酸。"它说明了男女房室过度,伤了肾精,精液流溢过度,势必导致髓液减少(因为精生髓),乃发生腰痛和膝胫酸楚。这与肾精亏损的见证很相似。

津液除化生血液、精液、髓液外,又能内滋脏腑,变成脏腑之液。它能节制阳气、灌溉脏腑,以维持阴平阳秘的生理常态。

至于五脏之气所化生的五脏之液,如心汗、肺涕、脾涎、肝泪、肾唾,也都属于津液的化生,亦由饮食分解而成,只不过它们的表现、形式稍有不同,但它们之间的"血缘"关系则是一致的。例如:肝血可以化生眼泪,若泪流过多则伤肝血;肾精可以化生口涎,若唾吐过多则伤肾精。所以,不但"五液"如此相联,而且精血之间、髓精之间、血髓之间都具有内在的相互转化关系,形成一条"津液链"而维系在一起。

根据"津液链"的结构与联系,精血之间、髓血之间、髓精之间就有一荣同荣、一枯同枯的关系。例如:血虚则精必减,精虚则血必亏,精虚而髓必干,髓干则血不荣,因为它们有"同源"的内在联系,才有相互"转化"的物质条件。因此,"津液链"学说不但突出了津液之间的联系性,同时也反映了津液的整体观,而有助于中医理论的发展。

明朝人李中梓所著的《医宗必读》中载有"乙癸同源论"一文。他认为肝肾所以同治,是由于它们有"同源"关系。肝藏雷火,肾藏龙火,皆赖于水的潜涵方能安居于下。

根据这个道理，李氏把下焦的水作为"肝肾同源"的物质基础看待，因而在临床上提出肝肾可以同治的理论观点。先辈之言，我们未可非议，但他确未提到津液之间的链式关系，对精、血、髓、液实来源于津液的理论和它们之间相互转化的内核，说得似明似暗而不够确切，令人读之不免有美中不足之感。

下边我想从临床治疗角度再证实一下"津液链"的因果关系，有助于对问题的进一步理解。

例一：杨某，女，28岁，1971年患病，屡经治疗而效果不大。患者四肢与后背有时出现游走性疼痛，按之又不可得，两手掌鱼际肌肉已见萎缩和麻木感。饮食日有所减，更厌荤腥，并且口咽发干而不愿多饮，惟大小便犹自可。月经提前三天，经量较少，每来则心中发烦不安。患者两颊绯红，舌红苔薄黄，其脉大而软不任按。

辨证：此证由于胃液不足而使胃气失调，故饮食日减、口咽发干。由于饮食少、津液亏，则不能化生营血。营血一虚则不能养肝以息风，而使风阳为之发动。风阳走于肢体，消灼血液，则肌肉萎缩而游走作痛。经期则使血更虚，无以节制阳气，故心烦不安。

治法：滋养胃液，以生营血，则肝风不治而自戢。

方药：玉竹30g，石斛30g，白芍12g，生地黄12g，麦冬12g，胡麻仁10g，甘草6g，钩藤10g，石决明30g，何首乌10g。

此方前后共服30余剂，而胃开能食，疼痛减轻，手掌鱼际肉逐渐长起，其病也随之而愈。

例二：李某，女，25岁。其病饮食减少，口咽发干，周身疲倦，时发烦热，夜寐不安。月经每二十天即潮，量少色淡，使人更加疲倦，每致卧床不起。舌红苔净，脉细数无力，大便自调，惟小便色黄。

辨证：其人饮食减少，口咽发干，舌红苔净，反映了胃液不足，胃气失和；夜寐不安，时发烦热，脉细数，则为阴血不足而有热象。夫血源于津液，而津液又化生于饮食。今食少无以化液，则营血无从而生，故周身疲倦而经期卧床不起。

治法：滋胃液以进食，则不补营血，而血亦自复。

方药：沙参15g，麦冬30g，玉竹30g，生地黄12g，茯苓6g，石斛15g，生扁豆 6g。

此方服至六剂，则胃开能食，诸证均减。

转方用固本汤，即生地黄 10g，熟地黄 10g，麦冬 10g，天冬 10g，炙甘草 6g。服十余剂，身体从此逐渐康复。

由上述两则病例可以看出：凡胃液先虚而使饮食减少，则营血无从化生而变虚。治法不急于补血，而以甘寒之品先滋津液，使其胃和能食，诸证不治而自已。这种补津液以生营血的方法，亦可用于精虚之人，疗效也相同。由此可见，"津液链"理论确有其临床意义，是不能忽视的一个新发现。

《灵枢·天年》说："呼吸微徐，气以度行，六腑化谷，津液布扬，各如其常，故能长久。"说明古人不但为我们指出了津液的可贵，同时又提出了调息生津的方法，示人以防病保健的要旨。此法的有关知识已被"气功"疗法所包括，因此，希望乐斯道者去专门研求。

漫谈水气上冲及苓桂剂的证治

在《伤寒论》和《金匮要略》中，"水气"有两个含义：一是指水肿，二是指水饮。此水饮与"四饮"的含义不同，它具有上冲的特性。继仲景之后，历代医家对"水气"概念的认识颇不一致。有认为"水气"是指水之寒气，如成无己注"水气上冲"曰："水寒相搏，肺寒气逆"。有认为"水气"即水饮，如钱天来云："水气，水饮之属也。"我认为成氏、钱氏的见解，似各自说对了一半。因为水与寒、水与饮，往往协同为病，"水"乃言其形，"寒"乃喻其气，"饮"则指其邪。所以，"水气"，应既指水饮，又包括水寒之气，这样理解似较为恰当。

现在着重谈谈"水气上冲"证。"水气上冲"的病机与心、脾、肾的阳气虚衰有关。心、脾、肾三脏之阳气健旺，则不致产生多余的水寒之气上冲。心属火，上居于胸，能行阳令而制阴于下。若心阳不足，坐镇无权，不能降伏下阴，则使寒水上泛，发为水气上冲。脾气虚，不能制水于下，水无所制，也易上冲为患。肾主水而有主宰水气的作用，如肾阳不足，气化无权，不能主水于下,亦可导致水气上冲。

关于水气上冲的起点和终点,观《伤寒论》和《金匮要略》,可知有两处:一起于心下,上冲至头;一起于脐下(少腹),上冲至咽喉。

"水气上冲"可表现为"奔豚"证,即患者自觉有气从少腹上冲至咽喉,伴有腹胀、胸闷、心慌、咽喉憋闷感、短气、濒死感等,气下行则诸症皆除。亦可表现为心下逆满、气上冲胸、头目眩晕等。"逆"即水寒之气上逆,"满"即心下(胃脘)痞满,水气上冲,邪干心肺,出现胸闷、咳嗽、喘息、心悸;上冲至咽喉,则咽喉不利、憋闷异常;上干清窍,则头痛、眩晕、耳鸣耳聋、鼻不闻香臭等。

"水气上冲"证的诊断离不开四诊。例如望诊,主要望病人的气色、舌象。水为阴邪,阴来搏阳,水来克火,故面色黧黑,甚至可出现"水斑",类似孕妇的妊娠斑。舌象可表现为舌质淡嫩,舌苔水滑。切诊多为脉沉紧或沉弦,沉弦脉主水与饮,紧脉主寒。

"水气上冲"证的治疗,当以温阳降冲,化饮利水为法,选用茯苓、桂枝组成的方剂(简称"苓桂剂"),随证化裁。下面以苓桂术甘汤为重点,结合自己的经验,谈谈苓桂剂的证治:苓桂术甘汤以苓、桂为君,白术、炙甘草为臣,茯苓在方中有四个方面的作用:即甘淡利水消饮;宁心安神定惊;行治节之令,利肺气以通调水道;健脾助白术以利水湿。桂枝在方中有三个作用:即通胸阳消饮,下气降冲,补心阳以制水饮。若无桂则茯苓不能通心阳而降冲逆,无苓则桂枝不能化饮利水。因此,苓、桂配伍,相辅相成,实为通阳降冲,化饮利水的主药。方中更以白术健脾制水,炙甘草助桂以通心阳。苓桂术甘汤实为苓桂剂的代表,通过加减,从苓桂术甘汤又演变出许多方剂,例如:

(1)苓桂芥甘汤(茯苓、桂枝、甘草、白芥子):用治水气挟肝气上逆,咳吐痰涎之证。

(2)茯苓甘草汤(茯苓、桂枝、甘草、生姜):治胃虚水停证,小便利或不利。

(3)五苓散:治"水逆"证,又治"瘦人脐下有悸,吐涎沫而巅眩"。

(4)苓桂甘枣汤:治心阳虚之"脐下悸,欲作奔豚"证,用甘澜水煎,意在不助水邪。

（5）苓桂茜红汤（苓桂术甘汤加红花、茜草）：治疗冠心病属心阳虚瘀血者，疗效颇满意。本方加牛膝治疗高血压病（心阳虚型），效果较好。

（6）苓桂杏苡汤（茯苓、桂枝、杏仁、薏苡仁）：治水气挟湿，头晕，咳嗽，痰多，胸闷，小便不利，舌苔腻等证。

总之，以上谈了"水气上冲"证及苓桂剂的证治。"水气上冲"证常见于临床各种心脏病，如冠心病、风湿性心脏病、心肌炎等。苓桂剂的运用不止这些，如茯苓桂枝五味甘草汤治疗服小青龙汤后产生的坏病，茵陈五苓散治湿重于热之黄疸等，这里不再一一详述。

试论水气上冲证治

水气上冲证为临床常见病和多发病。历代医家比较重视，在治疗方面也有所发展。此证源出《伤寒论》和《金匮要略》，仲景提出以苓桂为主方的相应治法，为后世治疗水气上冲奠定了理论基础。但原文中的苓桂诸方证分列于不同的疾病篇章，缺乏系统归纳和方证之间的有机联系，使人难以掌握全面。为此，综合各条有关方证，结合个人临床体会，试论水气上冲证治，如有错误之处，请指正。

1. 水气的概念

古人对水气的概念，有认为水气，即水之寒气，如成无己注水气上冲："水寒相搏，肺寒气逆"，也有认为水气即水饮，如钱天来注："水气，水饮之属也。"我认为上述不同见解似乎各自说对了一半，因水与寒往往统一发病，水指其形，寒则指其气，正如影之随形，不可分离。水气的概念，既有水饮，也有寒气，这样理解比较恰当。

2. 水气上冲的证机

水气上冲的证机，与心、脾、肾的阳气虚衰有关，心阳虚衰则为发病关键。心属火，为阳中之太阳，上居于胸，行阳令而制阴于下。若心阳不足，坐镇无权，不能降伏下阴，寒水泛滥，则发为水气上冲。辨此证有明显的"上冲"症状，如水邪先犯心下的胃脘部位而气上逆，则胃中胀满；若再上于胸,胸为心之城郭,阳气之所会,今被水寒所抑,则发生憋闷;心阳同时受伤,又可出现心悸与短气;若再上抵咽喉,则气结成痹,如"梅核气"状,梗塞喉间,吐之不出,咽之不下;再往上冲,必致清阳蒙蔽,头目眩晕等证。水气上冲的色脉变化,在临床更有辨证意义:

脉诊:仲景认为水气上冲,脉当沉紧,质诸临床,实为沉弦。盖弦与紧,古人有时借用,故以脉沉弦为确。沉脉主水,弦脉主饮,两脉皆为阴,故可反映水寒之邪为病。

舌诊:因心阳先虚,舌质必见淡嫩;水从下而上,苔则水滑而津液不化。

色诊:水为阴邪,上凌于心,心之华在面,今阴来搏阳,营卫凝涩,心血不荣,其人面带虚浮,面色黧黑,或出现水斑(额、颊、鼻、口角等处,皮里肉外,出现黑斑,类似色素沉着)。昔陈修园望丁攀龙"面上皮里黧黑,环口更甚,卧蚕微肿,鼻上带青……直告之曰:君有水饮之病,根挟肝气,而横行无忌",质之丁证,果如所言。

上述水气上冲,如见一证或两证,审为水气上冲,便可用苓桂剂治疗,不必诸证悉具,否则易坐失治疗机会。

3. 水气上冲证治

仲景原文说:"心下逆满,气上冲胸,起则头眩,脉沉紧者,茯苓桂枝白术甘草汤主之""夫短气有微饮,当从小便去之,苓桂术甘汤主之"。用温药治饮是治疗水气上冲的可靠途径。苓桂术甘汤由四药组成:取茯苓之淡渗,以利水邪之泛;用桂枝之温通,以制水气上逆;白术协茯苓补脾以利水,甘草助桂枝扶心阳以消阴。诸药协调同用,疗效确实,故为苓桂诸剂之冠,下述加减诸证皆从此方证演绎而来。

(1)苓桂杏甘汤证:若水气上冲,迫使肺气不利,上见咳喘气逆,下见小便困难,因而面目出现浮肿。应于苓桂术甘汤减白术之守中,加杏仁以利肺气。俾津液下行,小便自利,则诸证自解。

(2)苓桂杏苡汤证:水邪上逆,每多挟湿,水与湿不同性,但常相因发病。症见:咳嗽痰多,头重如裹,胸满似塞,小便不利,周身酸楚,以及不欲饮食等。于苓桂术甘汤减去白术、甘草,恐碍于利气,加杏仁、薏苡仁上开肺气以治咳,下利州都以去湿,务使三焦无阻,则水湿之邪自可外出。此方又治"阳气微滴,浊阴上泛,高年久嗽,痈不成寐"之证,叶香岩有案可稽,此处从略。

（3）苓桂味甘汤证：病因下虚,肾气不摄,气从少腹上冲于胸,甚或为上厥巅疾,头目眩冒,面赤如醉,心悸,脉结,少气而喘。于苓桂术甘汤减白术,加五味子。五味子性味酸温,摄纳冲气下归于肾,又有敛肺治咳、补心理脉等作用,此证亦可见于肾元素虚之人,误服小青龙汤发动肾气引发上冲等证。叶香岩用本方加生姜、大枣,治老人下虚,不主归纳,饮从下泛,气阻升降,而为喘咳之变,他从脾肾温养定论,深得仲景用方之旨。

（4）苓桂芥甘汤证：水为阴邪,性多从下,若发为上冲,每因肝气激扬使然。清人张令韶、陈修园等人注苓桂术甘汤证,有"脾虚而肝乘之,故逆满"的说法,有一定的见解,可以参考。因此,余在临床见到气冲作嗳,头晕目胀,以夜晚为甚,脉沉弦,则于苓桂术甘汤减去白术之壅滞,少加白芥子协助桂枝疏肝下气,开凝消阴,每收卓效。

（5）苓桂姜甘汤证：此证为中阳虚衰,水饮潴留于胃,胃气与水饮相搏,则以心下悸动不安为主证。若胃中水寒阻遏清阳,不达四肢,则见手足厥冷;若水饮逆其胃气,亦可兼见呕逆;若水饮下流肠间,则可兼见腹泻。此证应借用腹诊之法,以掌按于上腹部,上下振动腹肌,如有水裹囊中而漉漉作响,则可确诊胃中蓄水无疑。于苓桂术甘汤减白术之守,加生姜之散,使其健胃消饮,通阳行水则愈。

（6）苓桂姜夏汤证：此方即苓桂术甘汤减白术,加生姜汁、半夏。叶香岩用此方治饮邪内结为病,余读其案,取其义,用治水饮挟痰,脉弦而滑,痰多作呕,眩晕不支,临床效果极佳。

（7）苓桂枣甘汤证：心阳上虚,寒水下动,待发未发,先见"脐下悸""欲作奔豚",于苓桂术甘汤减白术,加大枣。此方治奔豚已发,同样有效。奔豚证为气从少腹上冲咽喉,憋闷欲死,使人精神紧张,而气冲所经之处,或胀,或悸,或窒,皆历历有征,少顷气往下行,其证则减。

（8）苓桂茜红汤证：此方即苓桂术甘汤减白术,加红花、茜草而成。例如,冠心病患者既有水气上冲的主证,复有心前区疼痛控背和手麻等症,其脉弦迟,舌边有瘀斑,乃以苓桂通阳以化饮,加红花、茜草活血脉而行瘀,服后效果极显。后来余治水气上冲,同时其人血压高,头目胀痛不已,于苓桂茜红汤方中再加一味牛膝,也有较好的疗效。

（9）苓桂龙牡汤证：本方即苓桂术甘汤减去白术，加龙骨、牡蛎而成。用治水气上冲兼见惊悸，睡卧不安，头晕耳噪，夜不成寐等症。

（10）五苓散证：五苓散是苓桂术甘汤减甘草，加猪苓、泽泻而成。能治"渴欲饮水，水入则吐"的"水逆"证，以及"脐下有悸，吐涎沫而癫眩，此水也"的癫痫证。

总之，以苓桂剂为治水气上冲的基本方，尚不止以上十种，唯在于随证增减，触类旁通而已。现继论由于肾阳虚衰导致的水气上泛证，用以根治水证，以补心阳虚衰治法之不足。肾为少阴属水，位居于下，内寄水火，为阴阳之根。张介宾说："此虽至阴之地，而实元阳之宅"，因其为真阳之所系，故肾能主水，凡水之所以生，水之所以行，莫不取决于阳气，故肾又为气化之源。若肾阳虚衰，主水无权，阴寒内生，阳不化水，则小便不利。于是水寒相搏，浸淫内外，则四肢瘭着，腹痛下利，而出现筋惕肉瞤，振振欲擗地等证。若水气上泛，则为呕，为咳，为心下悸，为肩背酸凝，为头目眩晕、疼痛，甚则可以发为癫痫。其脉沉而无力，面色多见黧黑，舌淡苔润，则是其候。治疗用真武汤祛寒、镇水、扶阳。方中附子益火之源以消阴翳，佐生姜散寒以化水，茯苓利小便以行津液，佐白术补脾以制水，为恐过于辛燥伤阴，故用芍药以制约其烈性。余用真武汤，如并见水气上冲时，则与苓桂术甘汤合方，在治疗时能相须为用，各尽所长，或交替使用，两方证合并论述有一定的实用意义。根据临床观察，水气上冲或上泛，往往与西医学的冠心病、风湿性心脏病、心肌炎有密切关系，因上述病症每挟有水气上冲和肾虚水泛的见证。因此，在治疗冠心病时，除强调活血化瘀外，还必须与水气上冲或水气上泛证结合起来，以利于辨证论治。

4. 病案举例

例一：心阳虚衰，水气上冲

陆某，男，42岁。因患冠心病心肌梗死住院，经治疗两月，病情未减。症状为心前区疼痛、憋气、心悸，恐怖欲死，每当心痛发作，自觉有气上冲于喉，气窒殊甚，周身出冷汗。脉弦而结，舌淡苔白。

证系心阳虚衰，坐镇无权，水气上冲，阴来搏阳，而使胸阳痹塞，则心胸作痛；水气凌心，则心悸而动；心律失调，则脉弦而结；阴霾密布，胸阳不振，故胸中憋气而喉中窒塞；水邪发动，肾阳失于约束（肾之志为恐），所以其人恐怖欲死。故主通阳下气,利水宁心。

药用:茯苓18g,桂枝10g,白术、炙甘草各6g,龙骨、牡蛎各12g。

服三剂,心神转安,气逆得平。但脉仍结,自觉畏寒而腿冷,这是心脾之阳得复,水气亦减,今肢冷畏寒,肾阳之虚使然。当扶阳消阴,祛寒镇水。

药用:附子、白术、生姜、白芍、桂枝各10g,茯苓12g,炙甘草6g。

服三剂,下肢转温,已不畏寒,但脉结与心悸未复,胸痛有时发作。证属心阳不足,血脉不利,是以脉结而心悸。宜补心阳之虚,兼化水饮。

药用:茯苓12g,桂枝10g,肉桂2g,炙甘草、五味子各6g。

连服六剂,脉不结,心不悸,胸痛止,经心电图检查,已大有好转。出院服药调理。

例二:心胸阳虚,水饮犯肺

燕某,男,59岁。患肺源性心脏病,于唐山某医院住院治疗。症见咳逆倚息不得卧,心悸气短,每日恃注射"地高辛"。其面黧黑,舌苔白腻、根黄,脉数中有结,大便已数日未解。证为痰热内结,腑气不利,迫肺膜郁则喘。然心虚挟饮,故其脉结而面色黧黑。此证本虚标实,当先清痰热以利肺,继以温阳化饮而治心,则肺心之证可以得安。

药用:瓜蒌30g(先煎),半夏10g,黄连6g。

服药两剂,大便通畅,喘咳缓而能平卧。标病虽解,本虚未复,脉结与心悸犹在。续用方药:

茯苓12g,五味子、炙甘草各6g,杏仁9g,桂枝、半夏各10g。

服六剂,咳喘平而心不悸,脉虽弦而不结,出院调治。

例三:水气上冒清阳

王某,男,18岁。自觉有一股气从小腹上冲,至胃则呕,至心胸则烦闷不堪,上至头则晕厥,不省人事,少顷气下行则苏醒。小便量少而频数,脉沉,舌淡嫩、苔白润滑。

此是心阳虚于上,水气蓄于下。小便不利,故知其为水蓄,气上冲于心,故知其为搏阳。阳气被阴邪所羁縻,则以上诸证之所由发。治宜利水下气,通阳消阴。

药用:茯苓30g,泽泻12g,猪苓、白术、桂枝各10g,肉桂3g。

服三剂,病发次数见减,小便通利。继服六剂病除。

水 斑 辨 治

面部黑斑有生理、病理之别。生理之斑，如妊娠斑、老年斑，皆与人体新陈代谢状况有关，一般并不为病；病理之斑则有水气斑、痰斑、瘀血斑、肾虚斑之别，临证时宜当详辨。凡因水气病导致面部出现黑斑者，余称其为"水斑"。多见于两颧、鼻梁、眼圈、额头、下颏等部位，其斑成片，在皮膜之间，色黑而有垢锈之状，然洗、擦皆不能除，此乃水邪为患，日久而成。

水为阴寒之邪，水饮内停日久，乃伤阳气。阳虚不能制水，水气上冲心胸，心阳为其所遏，肺气因之不利。心阳不振，肺气虚弱，营卫滞涩，则出现胸闷、心悸、气短、咳喘、头晕诸症。心阳受损，其外华亦必有所应。《素问·五脏生成》云："心之合脉也，其荣色也。"《素问·六节藏象论》云："心……其华在面。"今黑为水色，水色见于面，亦即水气凌心之外候。色、症相参，辨证自明。其症轻者，面部仅见水色(即面部呈弥散性黧黑)，重者则可见"水斑"。故临证凡水气病证俱，而面部见斑者，多为水斑。其意义有二：①反映水气凌心，营卫气血不利，可见斑而治水；②欲祛此黑斑者，可治水而除斑。

仲景云："病痰饮者，当以温药和之。"临证治疗水斑，亦当以温阳利水为主治。

若目下黧黑而浮肿，症见寒饮盛而喘，或心下有支饮，咳逆倚息不得卧，脉弦而舌苔水滑者，治以小青龙汤为主方。此方辛散有余，有发越阳气，动劫阴液之弊，故心脏病人、肾气虚衰者，应禁用。

若面色黧黑而见水斑，症见：胸满，气逆，心悸，少气，头目眩晕，动则尤甚，咳喘，脉弦或沉弦，舌淡苔白水滑者，则以苓桂剂类诸方加减为治。

若面黧黑而见水斑，症见：心悸，头眩，四肢沉重酸痛，肩背酸凝，小便不利，或筋惕肉瞤，脉沉而无力，舌淡苔水滑者，宜用真武汤为主方。

然亦有痰热生斑者，其状与水斑同，但见症迥异。此多为妇女所得，乃气郁生火，痰热熬煎使然。症见：心悸而烦，失眠，多梦，易惊，时而呕恶，口苦纳差，舌红苔黄而腻。此属痰热，以温胆汤为主方治之。

至于瘀血斑、肾虚斑,则可据斑之色泽、症之特色,予以鉴别。盖瘀血所致之斑,晦黯干燥无华,其斑色较重,面生黑皮,多由气血瘀滞所致,如"干血痨"等。症见:皮肤干燥粗糙,肌肤甲错,腹痛等,治宜行气、活血、化瘀。肾虚所致之斑,系由肾阴虚证而面见黑斑,如结核久病之后,体虚消瘦,若面见黑斑,乃病重日深之候,多属险证。急宜固护元阴元阳,以拯救危亡。此与水斑证治截然不同。

病案举例:

案一:李某,男,32岁。头痛难耐,两目视物时有星花缭乱,其面色黧黑,舌质淡嫩,苔水滑,脉沉弦而缓。

辨证:面黧黑乃水之色,脉沉弦乃水之脉,苔水滑乃水之舌,系阳虚水泛,浊阴上窜之故。清阳被蒙则目眩,阴阳相争则头痛。故治以扶阳祛水,温寒降冲之法。

方用:附子12g,生姜12g,桂枝10g,茯苓25g,白术10g,炙甘草6g,白芍10g。

服药6剂,头痛减轻,继服苓桂术甘汤4剂,巩固疗效而病愈。此望斑参症而验者一也。

案二:陆某,女,20岁,未婚。面有黑斑,经他医治而罔效,遂请余诊治。望其面,鼻青而有斑;问其症:心悸,失眠,口苦,咽干,舌红苔黄,脉弦。

辨证:脉弦、口苦咽干、心悸、失眠,乃痰热之候,面有黑斑乃痰热之故,以温胆汤治之。

服温胆汤6剂,面斑退而诸症除。此据证而除斑之治验者二也。

总之,有诸内必形诸外,审其证、究其因、论其治须详参细审,方可应手取效,以上乃水斑辨治之大要也。

寒饮咳喘治疗经验点滴

寒饮,是指寒性水邪而言。张仲景叫"水气"或"支饮",乃是水寒上射于肺,肺寒金冷,津液不布,聚而为痰饮,凝滞气道,发为咳喘的一种病变。

本病的症状特点:肺中的寒痰、冷饮使肺气不得肃降,所以每咳常需吐出多量痰涎以后,方能喘止咳轻。如果寒饮盛实于上,肺气阻滞太甚者,则可使人"咳逆倚息不得卧",或喉中咳逆而有水鸡之声等。

寒饮为病所吐之痰,呈泡沫状,落于器中则化而为水;也有的痰如蛋清,晶明透莹而连绵不断;咳出之痰,经舌觉有凉感,为其特点。

久病寒饮之人,面色多呈黧黑,两眼周围常出现一圈黑晕。舌苔则见水滑,脉象以弦、紧、沉为主。本病春夏轻而秋冬剧,一遇西北寒风,顿感口鼻气塞,气憋胸满,则咳声连作,痰涎随咳而出,无尽无休。因此,患者不得不蛰伏家中,不敢外出活动。

寒饮咳喘的治疗方法:初起之时,形气不衰,脉按有力而尺脉不微的,可用辛热散寒化饮之法,用药如麻黄、细辛、桂枝、干姜、半夏等,方用小青龙汤加减。此方服两三剂便能使病情好转,止咳平喘之功如汤泼雪,奇效非凡。然而,必须指出的是,此方麻黄与细辛合用,散寒消饮虽有殊功,若长久服用不辍,则能动阳气,走津液而有损于正气。所以,仲景在《金匮要略方论》中对此方亦屡屡告诫。由此可见,小青龙汤虽有斩关搴旗之功,然可用于暂而不可恃之久也。因此乃有第二步治法,以匡小青龙之不逮。

服小青龙汤后,寒饮之邪其势虽缓,但咳喘与吐痰犹未了了,或晨起咳痰为多,或见胸满、气短、心悸、头眩等证。切其脉弦缓不禁按,舌质淡而苔水滑欲滴者,此时在治疗上则可变剿为抚,既要看到水寒之邪,也要照顾正气之疲。个人意见:可遵《金匮要略方论》"病痰饮者,当以温药和之"的宗旨,用茯苓桂枝白术甘草汤治疗。我体会"当以温药和之"的"和字",乃仲景意有所指的语气,很可能包括或汗、或下之后而饮邪未了,此时用温药调和,庶可见功,并非苓桂术甘汤可以代替其他治饮诸法之谓。

苓桂术甘汤通阳化饮,下气降冲,为温药治饮的代表方。临证之时,或加杏仁利肺平喘,或加薏苡仁利湿导滞,或加半夏涤痰化饮,或加五味子以潜敛阳气。触类旁通,加减化裁,以发挥临床治疗作用。此方对肺咳及心肺两脏俱病之"肺心病",症见咳嗽气短、胸满心悸、气上冲胸等更为适合。

如果服苓桂术甘汤后寒饮仍未见消,凝集肺管底部,动气作咳,必须经过努力大咳，将下部之痰推于喉中而吐出为快。其人必见小便不利，脚面浮肿，畏恶风寒，头眩心悸等证。此时的病理变化涉及少阴阳气虚衰，寒气内盛，水饮无制，游走为患，不使用扶阳消阴，祛寒镇水的药剂，则不能制伏水邪之患。可选用：附子、生姜、白术、茯苓等药，方用真武汤，使气化振奋，阳光普照，阴寒之邪方能退出。

总的来说，用小青龙汤之温散，治邪在于上，有时或外连于表者；用苓桂术甘汤之温化，治邪在于上而且连于中州者；用真武汤之温渗，治邪在于中而连于下焦者。夫寒饮肆虐，关键在于阳气不能胜阴以气化津液，故此病最后以附子剂收功，临床所见甚多，不胜枚举也。如果将治疗寒饮的三个阶段、三首方剂有机地加以运用，完全可以治愈此病。由此可知，《伤寒杂病论》中的诸方证有其内在规律，故切不可视为风马牛不相及而失之交臂也。

老年便秘证治

老年便秘从辨证而论，有血虚、热结、气虚、寒积等。

老人脾肾阳虚，不能蒸气化津，以致水气凝结，蓄而为患。津液不布，不能濡润大肠，成为水聚津凝的大便秘结之证，颇能迷惑诊断，使医误作燥治，而贻害无穷。水蓄津液不布的大便秘结，往往伴有口中干渴，但饮又不多，心悸，头晕，气短，胸中发闷，或见轻度浮肿，小便短涩不利，面色青黯，脉见沉弦，舌苔水滑，此证水病似燥，全由津液不布所致。治以桂枝、茯苓、猪苓、白术、泽泻（《伤寒论》五苓散方）。服药后，俟其小便通利，津液以行，阳气以布，则大便自下。此证千万不要误作燥热便秘而投滋腻阴柔药物，服后则助阴削阳，使水气无制，往往腹胀肢肿，饮食不下，喘满而死，不可不慎。

关于"寒秘"，一般分为虚实两类。寒实之秘，为大家所熟悉，证以脉弦紧有力，腹痛胀满，喜热饮，恶风寒为特点，治方可用干姜、附子、肉桂、厚朴、甘草、大黄。虚寒便秘，其脉多沉弦无力，神气不足，畏寒喜热，一般不见腹中疼痛。治疗：内服半硫丸。外用握药法：以巴豆仁、干姜、高良姜、韭子、硫黄、甘遂、白槟榔各1.5g，研极细末和匀，用米汤调分成二丸，先以花椒汤洗双手，然后用麻油涂手心握药，俟大便得下，则以冷水洗手去药。

气秘之证，于老人也不少见，尤其是冬春之时。由于咳嗽多痰，或者痰喘，日久则气逆于上，津液化为浊痰，致使肾不纳气，形成上实下虚，气津不能下达，肾阳不能温化，导致大便秘而不通。《医宗金鉴》称此为"气秘"，《太平惠民和剂局方》则称为"风秘"，察其义似可以互通。治用：南苏子、橘皮、肉桂、厚朴、当归、沉香、半夏、前胡、甘草。若此证不见咳痰，只是胸膈满闷，饮食下行不快，或见呕逆、嗳气与呃逆等证，大便又秘结难通的，也是气秘之证，可用人参、乌药、槟榔、沉香等治疗。

对失眠问题的讨论

一日带学生临床学习，有冯生者问曰："老师治妇人病失眠不寐，每用丹栀逍遥散奏效甚捷，出于酸枣仁等汤以上，愿闻其理？"

答曰：妇人善疑，而肝气常郁。气有余便是火，火灼肝阴，而使气郁热结，则血阴为之不足。夫气血者，阴与阳也。气血不调，阴阳乖戾，心肝血燥，则神魂不安，失眠少寐证则油然而生。此病往往伴见胸胁憋闷，心烦口苦，五心烦热，月经前后不准，以及脉弦、舌红、苔白滑等证象。丹栀逍遥散，以柴胡疏肝开郁，理气以宣热；当归、白芍补血平肝而润燥；牡丹皮、栀子清三焦浮游之火，平肝凉血以制阳亢；白术、茯苓健脾利湿，以安神魂；薄荷升清阳以透木郁，煨姜健胃气以化浊阴。此方疏肝解郁，补血清热，培土伐木，调和阴阳，通利三焦，而交通心肾。故治月经不调，气血阴阳不和之失眠等证，效如桴鼓也。

冯生又问曰："老师治失眠之证，我发现经常用苦味之药，而不用甘温之品，用药主泻而不主补，愿闻其说？"

答曰：五脏之病，皆能令人不寐。其中有虚实之分，寒热之辨也。余用苦味之药，如黄连、黄芩、栀子等，用以清心火上炎，使之下降，而与肾水相交，所谓合和阴阳之法也。仲景在《伤寒论》中云："少阴病得之二三日以上，心中烦、不得卧，黄连阿胶鸡子黄汤主之。"余宗其义，临床凡见心烦尤以夜晚为甚，而失眠不寐者，则以苦寒之药，先折其心火上炎之势，每使烦扰不睡之证，贴然而安，伏枕即眠矣。然火盛则能动湿生痰，若痰热上扰，症见心烦失眠，头晕，泛恶作呕，喉间多痰，心惊胆怕不知其然。切其脉滑数流利如珠，舌红苔厚腻者，则用黄连温胆汤：黄连、半夏、竹茹、枳实、陈皮、生姜、茯苓、炙甘草。服至三、五剂后便能奏效。夫实火可泻，可以用直折之法。如果火郁气结，心烦懊恼，胸中窒塞不畅，在床上翻覆颠倒而不得眠者，则须用栀子豉汤治疗。

你可记得余诊治高某之病，证见心中懊恼，胸窒气结，夜不能眠，甚至家人近前也遭憎厌呵斥。诊其脉数，舌红苔薄黄，辨为火郁之证，为疏栀子豉汤：栀子 12g，香豉 10g，先煮栀子，后纳香豉，服后得吐，其病则愈。

由此可见，同是苦寒之药而作用各异。须分火郁者，当清之宣之；火上炎者，则须清之降之，故黄连与栀子苦寒虽同，而治疗则不同也。朱丹溪的越鞠丸用栀子而不用黄连，实因栀子有解火郁之功，黄连则逊色多矣。

姜生插言道："栀子豉汤治'虚烦不得眠'，而酸枣仁汤也治虚劳虚烦不得眠。两方异同之处，请老师开示未悟？"

答曰：栀子豉汤所治的"虚烦"，是一个证候名称。烦者，热也，指病因为热邪而生；烦者，心烦也，指病证为热扰于心所致。因此，"烦"字既包含了病因，也包含了主证，即因热致烦。在"烦"字前冠以"虚"字藉以说明病变性质，且有鉴别诊断的意义。此"虚"非指正气之"虚"，乃是与有形之"实"邪相对而言。所谓有形之邪，如水、痰饮、宿食等相互搏结形成实证。其证如结胸、燥屎、胸上有瘀血等，它们也可以出现心中懊恼与烦躁见证，此乃实性之烦，而非虚烦可比。栀子豉汤证治疗之"虚烦"，虽因于热邪，但并未与有形之物相结，无物与之攀缘，只是邪热蕴郁上焦故称"虚烦"。至于酸枣仁汤之"虚烦"，徐彬认为："虚劳虚矣，兼烦是挟火，不得眠是因火而气亦不顺也。其过当责心，然心之火盛，实由肝气郁而魂不安，则木能生火，故以酸枣仁之入肝安神最多为君；川芎以通肝气之郁为臣，知母凉肺胃之气，甘草泻心气之实，茯苓导气归下焦为佐。虽曰虚烦，实未尝补心也。"(《金匮要略论注》)因此，我认为此证由于肝血不足，血燥生热，热扰于心，故心烦不得眠。由于肝血不足所出现的心烦而名曰虚烦，所以它与栀子豉汤"火郁"之虚烦不眠则大相径庭，不能同日而语。我们在临床发现，治疗失眠不寐之证，动手便用酸枣仁汤，服之无效而反归咎于仲景。殊不知失眠一证，心火上炎者有之，火郁懊侬者有之，痰郁火结者亦有之，而执酸枣仁汤以御万变，则吾知其不可也。

冯生又问曰："老年人的失眠，多兼记忆减退，心神恍惚等证，老师的治疗经验能否为吾辈一谈？"

答曰：老年人气血两虚，心脾不足，营卫之行涩，而阴阳水火不能相交，所以精神昏昏，而夜反不能睡。切其脉缓软无力，舌质淡嫩的，可用归脾汤：人参、白术、黄芪、炙甘草、当归、茯神、远志、龙眼肉、酸枣仁、木香、大枣、生姜，送服珍珠粉 0.6g。多服几剂，可望见功。或用珍珠母、龙齿、人参、沉香、远志、炙甘草、茯神、夜交藤、合欢花、炒枣仁，共研细末，炼蜜为丸 6g 重，每日早、晚各服一次，而有安神定志，交通心肾的作用。

关于失眠一证，原因极多，不能列举。仅以所问，以示大概。医以辨证为良，慎勿拘于一方一药之中，则事甚矣。诸生称善而退。

温病治验四则

案一：温病（伤阴重症）

阎某，男，12岁。患温热病，日久失治，下伤肝肾之阴。其证：下午潮热如焚，睡则呓语呢喃，面色枯白，身体羸瘦，饮食不进，哭而无泪，其父母认已无望，束手待毙而已。其亲戚有周君者，素与余善，力主请余诊治。切其脉细数而任按，舌红如石榴花，视其两目而神不败，口虽干而齿不枯。童子元阴未漓，病虽危而犹可活。

急疏：生地黄 30g，玄参 18g，麦冬 18g，甘草 6g，牡丹皮 6g，广犀角 6g，竹叶 6g。

嘱药煎 2 次，分 4 次服之，每 4 小时服 1 次。服 1 剂后，竟酣睡而呓语停作，潮热减轻。又服 2 剂，则鼻涕、眼泪均生，此乃阴液渐复，阳邪渐退之兆。于上方中再加玉竹15g,龟甲24g,阿胶10g。

又服3剂,大见转机,身热已退,欲食米粥,大便亦由难变易。治疗之法,仍主甘寒滋阴增液,坚持不移,计生地黄用至3 000g,玄参、麦冬用至2 000g多,治疗一月余,其病方脱险而愈。周身皮屑脱落盈掬,顶发已秃,扶之下床,两腿振振欲擗地,此真大病也。温病伤阴,临床虽不鲜见,然如此例者,则确属罕见也。特录之以供参考。

案二:湿温(热盛于里,湿阻于外)

周某,男,24岁。新感时邪,发热头痛,胸中发满,饮食作恶。某医为用"安乃近"与"葡萄糖",汗出虽多而发热不解,反增谵语、身疼、呕吐等症。试其体温为39.6℃,脉来濡,舌苔白腻。此证本属湿温为病,当时若利湿清热,自可奏效而愈。医误发其汗,乃犯湿家之禁,亡失津液,故致病情加剧。观其现症,胸满、舌腻仍在,可见湿邪犹存,治当清利湿热,以行三焦之湿滞。

方用:白蔻仁6g,杏仁6g,薏米12g,藿香6g,厚朴6g,半夏10g,滑石12g,竹叶6g。

书方时,语其家人曰:药后则热退,可勿忧虑。然出人意料,病人服药无效,反增口渴,心烦,体温升至40℃,而两足反厥冷如冰。病家惶惶,急请余诊。切其脉仍濡,舌苔则黄白间杂。

余思之良久,认定此证仍为湿温之病,然前方胡为不效?继而恍然大悟,此证胸满泛恶,固属湿候,然又见高热、烦渴、谵语,则属阳明之热显著。前方用三仁汤治湿之力大,清热之力小,而藿香、厚朴又有增燥助热之弊,故药后口渴心烦而病不得解。今既热盛于里,湿阻于外,则阳气不能下达,故见足凉而不温。治疗之法,非白虎不足以清其热,非苍术不足以胜其湿。

方用:苍术10g,生石膏30g,知母10g,粳米15g,炙甘草6g。

上方仅服1剂,患者便热退、足温,诸症皆愈。

案三:湿温(湿热缠于半表半里)

秦某,男,32岁。因尿血住某医院,经西医打针治疗,尿血已愈,将欲出院,忽然发热,体温在39.6~40℃。西医检查:心肺正常,肝脾不大,肥达反应阴性,未查出疟原虫。二便自调,而病反无可名状。经注射各种消炎抗菌类药物,亦无效可言。其爱人为余之学生,急邀余诊,以明确诊断。经问方知患者头痛身疼,虽发热而汗自出,又时发寒战,口中干渴欲饮,视其舌苔白黄而腻,切其脉则弦细而数。

乃语该生曰:此证名为湿温。因高热、汗出、口渴,故辨知气分有热;因时发寒战、头身作痛、舌苔又腻,故辨知其卫分有湿。夫湿为阴邪而热为阳邪,两邪为虐纠缠不清,混于表里之间,故其病甚是难解。

方用:柴胡 12g,黄芩 9g,以清透少阳之邪热,因脉弦属少阳也;配以石膏 30g,知母 10g,以清阳明气分之热,因口渴属阳明也;佐以苍术 10g,草果 3g,以化太阴之湿,因胸满、舌腻属太阴也。

此证热连阳明而湿连太阴,使其热清湿化,少阳枢机一转,则表里之邪可解。

有郭生者随诊在侧,问曰:师之方不为温病书所载,而何所本耶？余笑曰:此方乃"柴白合方",加苍术、草果而已,其源盖出于仲景之法,孰云无所本耶？

服药后果如所料,一剂热退,再剂全安。

案四:风温(阳明伏热,阴气先伤)

张某,女,32 岁。新产甫 9 天,不慎受感而突然寒战,发热至 39.8℃,上身烦热汗出较多,下身反厥冷滴汗皆无,且口中干渴,时时呼饮,而渴仍不解,并伴有恶风、头痛等症。视其人,面缘缘正赤,舌质红绛,舌苔薄黄,切其脉则浮大而充盈有力。

综观其证,认为阳明久有伏热,而新产之后阴气先伤,再加风阳之邪入客,邪在表,故头痛恶寒;热在里,故口渴欲饮;风阳上盛而不周于下,则上身烦热汗出,下身反厥冷无汗,此乃阴阳上下不顺为厥之义。治当清热生津,兼透风邪外出。

方用:桂枝 10g,生石膏 30g,知母 10g,玉竹 10g,白薇 10g,炙甘草 6g,粳米 15g。

此方服 2 剂,上身热退,下肢转温而愈。

温热病杂谈

一、巧治大头瘟

我有一位朋友叫贾义社,是中医大夫。他治疗一个患"大头瘟"的病人,头面肿胀而痛,时发寒热,脉来浮弦而数。辨为温热时邪,上客高位,凝而肿痛。于是,毫不犹豫地开了一张"普济消毒饮"原方,自认为已操必胜之券,而定是药到病除。但是,事与愿违,非但头面之肿不消,两侧腮颐竟红肿疼痛不已。医者莫名其妙,正在推敲方证如何治疗之时,其师兄许君恰登门来访,遂告其惑。师兄听完,诊察病人后,即在原方基础上加夏枯草30g,嘱病人服用。

患者服药后头面之肿渐消,而"发颐"之势已退,因而病愈。朋友不明其故,乃请师兄指教。师兄曰:此证用普济消毒饮无误可言。惟脉来带弦,而又颐下作肿,此乃少阳胆经相火结而不开,时邪被其所引,则留而不散,故服药无效,因内有所援也。今加夏枯草30g专清少阳郁勃之热,俾少阳热解,则邪热无容身之地,故普济消毒饮方得毕其功也。

至此,朋友疑团顿释,自称增长了才智。

二、问题犹未解决

我的朋友因有前次的教训,凡治大头瘟时往往先加夏枯草,以为预防之计。有一次又治一个大头瘟的病人,服此方竟无效可言,并且反添烦躁不安的症状。不得已又请师兄前来会诊,共决此疑。师兄诊毕而言曰:此证不但头面肿,而且舌黄便秘,脉来有力,为表里皆病之象。普济消毒饮治头面之表,清瘟解毒而至高巅为其所长,惟其方不能泻在里之实热,以致服后无效,而可疑之有?凡兼挟之证,必用加减之法,方能有效也。

乃于方中减去陈皮、夏枯草两药,另加酒炒大黄10g。服一剂即大便畅通,小便黄如柏汁,头面之肿由此而消,其病竟愈。

从以上两案观之，可以看出用方之妙在于机动灵活，方必随证而变，不要死于书下，以犯胶柱鼓瑟之弊，始能提高疗效也。

三、循经治病之法

1. 治愈足趾发

有一次我在昌黎县治一姜姓病人。他的左脚大趾"三毛"处，发生了炎症，红肿热痛，虽经西医诸般治疗但疼痛不止，以致彻夜难眠。余切其脉滑数，视其舌苔黄腻而厚，问其二便情况，则称大便通，小便难、色赤而且短少。足大趾三毛之处，系足厥阴肝经的循行起点，今被湿热之邪所注，结毒于斯，发为肿痛，小便不利，舌苔厚腻，故知其证为湿毒也。

遂予龙胆泻肝汤加蒲公英、紫花地丁、土茯苓。

凡六剂而肿消痛止，其病获愈。

2. 治愈颞颌炎

我带学生在矿区实习时，有一个姓黄的女工，26岁，患颞颌关节炎，以致口不能张，张则疼痛难忍，故饮食极为困难，并兼见口渴、心烦等热象。其脉长大充盈，舌苔薄黄，然大便不秘，惟小便发黄而已。余辨证：口紧难张，病位属阳明胃经循行之处（足阳明胃经环口绕承浆），而脉长、口渴，又为阳明有热之证。因其经中热邪不解而使气血不利，故见此象。

处方：葛根18g疏通经络之邪，以升阳明之津；生石膏30g、玉竹12g以清阳明气分之热，滋津液之燥；白芍10g、甘草10g酸甘化阴，以解筋脉之急。

此方共服六剂，口逐渐张大，颊车处已不疼痛，病获痊愈。

以上两案根据经络学说的辨证方法用药，取得了满意疗效，这是中医学的特色之一，必须加以发扬。宋代朱肱曾说："不识经络而治病，如同盲人夜行。"他的话有一定的道理，我们临床辨证时应借鉴其说，则庶几近之矣。

四、湿热上痹作咳之治

咳嗽一证，如从邪气来论，有风寒袭肺者，有温热上受者，有燥热伤阴者，有痰阻饮聚者，此皆为人所知，而治之不难。惟湿热上痹于肺，使肺气不降，三焦不利之咳嗽，则知之者较少，往往治不见效，而使人无法可施。近二、三年来，北京地区发现此证较多，而且缠绵不愈，值得我们加以重视。湿热上痹之咳嗽，多见胸中发满，咳嗽声重，痰多而难咯出。饮食减少，面色灰黄不泽，大便尚可，惟小便色黄，而且量少为异。其脉多濡缓，舌苔则白腻而厚，亦有舌体硕大者，然为数不多。

此证治疗之法，应开肺气之痹，化湿浊之邪，淡渗与芳香兼用，使湿去热除，则病可愈。

方用：射干 9g，浙贝母 9g，茵陈 10g，滑石 10g，菖蒲 10g，郁金 10g，薏苡仁 12g，杏仁 10g，白蔻仁 10g，藿香 9g（后下），通草 10g，竹叶 10g。

服药至五六剂，则咳止胸宽，其病即愈。湿热作咳，方书甚少谈及，然临床不鲜见之，故表而出之，以为临床家之参考云。

五、湿温重证治验

甘肃张掖专区周某，男性，24 岁。病外感发热不退，头身作痛，胸中痞满，恶心而不欲食。"赤脚医生"为其注射安乃近两支、葡萄糖两支，虽汗出甚多，而发热不退，体温 39.6℃，并时时作呕，入睡则呓语不休。切其脉数而浮，惟舌苔反白腻。余辨为湿温误汗，津伤而邪不解，因见胸满时呕，为湿阻上中二焦，乃用三仁汤原方，而意其必效也。

至下午，余甫返诊所，病家来人请余再诊。患者服药后，发热不解，而体痛难捱，且口渴喜饮，神志昏糊，时时谵语，切其脉濡数，面色缘缘正赤，舌苔反白腻，两足反冰冷。

余细思此证，胸满、苔腻、脉濡，辨为湿邪无疑；口渴喜饮，谵语面赤，又为阳明津伤热甚之象。治法非白虎不足清热生津，非苍术不足以化浊去湿。

乃选用苍术白虎汤原方。一剂知，二剂已。

从此案忆及 1966 年以前，北京夏季患乙脑症者甚多，根据河北钱乐天先生用白虎汤治疗的经验，收效不大，且死亡相继，令人心惊。后请蒲辅周老大夫会诊，改用苍术白虎汤，始反败为胜而全活不少。蒲老认为白虎汤清热治燥,故温热病者宜之;苍术白虎汤清热祛湿,故湿温病者宜之。若以此例彼,而不分燥、湿之气,则鲜有不败者也。

肝病论(一)

中医对肝脏的认识,早在《内经》一书中就有了比较系统的论述。西汉以后的《伤寒论》《千金要方》《中藏经》等著作,都有新的发挥与突破。到了金、元时期,朱丹溪提出"主疏泄者,肝也",把肝看成是机体运行气血和新陈代谢的重要脏器,它的学说影响后世可云甚大。明清以来,由于温病学说崛起,尤其是叶天士的养胃阴学说建立以后,经过魏玉璜、王旭高的不断努力,在肝病纷纭复杂之中,理出了肝阴、肝阳、肝气、肝血的发病层次,在治疗中,相应地厘分了疏肝治气、柔肝治血的不同界限,从此大大丰富了肝病辨证论治的理论和特色,放射出来令人夺目的光彩。

肝属厥阴,上至巅顶,下至足底,居于胁而列六经之末,联于胆位处心肾水火之间。应春气而主生、升不息之机,与少阳为表里而有体柔用刚之别。因为肝主藏血,肝赖血养,血为阴,故为"体阴"。肝气主疏泄,气为阳,故其动则为"用刚"。刚柔相济,气血谐和,则血养其体,气资其用,而能条畅敷和,生机盎然。

肝的生理功能,一是自身的阴阳气血,颉颃合作;二是必须在下的肾水不断接济滋润,在上的肺金之令时时地清肃下降,在中的脾土之气及时地生养补充。由于三元之气发挥了对肝脏的积极作用,这样,肝得以柔和舒展,柳梢袅袅而舞东风。

肝属木,病则郁。肝病大师王旭高的治肝之法,先以解郁为开端。何谓郁? 郁者结也。气郁之始在于经,久则由经入络,则可出现一系列的络脉瘀阻,以及肝硬化等病理变化问题。我们说"郁为肝病之关键"。无论肝病的任何一个阶段,疏通气血、疏肝开郁的原则应贯彻始终。《素问·至真要大论》曰"疏其气血,令其条达,而致和平",此之谓欤?

肝病的病因有外因、内因、不内外因之分。从外因来讲,则为六淫所伤；从内因来讲，则以七情所伤为多见；从不内外因来讲，则多与饮食不节关系为大。当今之俗，以酒为浆，以肉为粮，滥服补药成风，因而湿热内生，"膏粱之变，足生大疔"。湿热伤肝，则气郁湿凝，肝脏对新的物质不能生化，老的废物又不能代谢出体外，肝炎之病油然发生。

一、肝炎的气分证

症状：口苦，心烦，胸胁发满，饮食不馨，恶闻荤腥，体疲懒惰，小溲黄赤、味秽，脉弦，苔白腻。

辨证：口苦、心烦、尿黄赤、苔白腻，乃湿热之邪也；胸胁发满、脉来而弦，乃肝气郁结之象也；新陈代谢不利，湿邪重着，而使人肢体疲倦无力，不欲活动也。察本证多表现为急、慢性肝炎的活动期，一般多见谷丙转氨酶显著升高，黄疸指数呈上升之势。西医诊为"甲型肝炎"，余认为湿热之毒此时已侵犯了肝的"气分"。

治疗气分肝病有八个字，叫作"疏肝清热，解毒利湿"。经余研究出来的方药，则叫"柴胡解毒汤"。

组成：柴胡、黄芩、茵陈、土茯苓、凤尾草、草河车、茜草、土鳖虫、海螵蛸、叶下珠、苍术。

方义：柴胡配黄芩既清肝脏之热，又能疏肝解郁，去陈莝，利六腑，而为一方之君药；茵陈清利湿热，利胆治黄；凤尾草凉血解毒，祛邪护肝；土茯苓、草河车、叶下珠集中清热解毒之力度。妙在引进了《内经》治疗"血枯"的"四乌贼骨一芦茹汤"，抓住了肝以血为体，治肝先保血的战略思想；土鳖虫与茜草两药配伍，而有活血通络之功。土鳖虫又能补充蛋白，提高免疫力，起到续绝伤的作用；苍术健脾除湿辟秽，用之以防肝病传脾与湿邪过盛无制之危。以上所用诸药皆隶属柴、芩两药之下，而为本方之臣使也。

余积三十年的临床经验，制出柴胡解毒汤，切磋琢磨，煞费苦心，一言难尽，确实来之不易。本方有三大特点，向读者必须一提：①柴胡与黄芩相配，宗仲景清热与解郁同步，师小柴胡汤之方义也。②清热解毒而不伤肝阴，筛选出来近代新药之凤尾草、叶下珠，表现了创新的意境和气势。③肝以血为体，治肝必须开郁，然而治肝又必须养血。今摒去当归、白芍而引进了《内经》治疗"血枯"之方,使仲景与岐黄接轨,"十三方"与经方共辉,此乃异想天开,可谓"胆大包天"。

柴胡解毒汤治疗肝病独树一帜,包含很高的科学价值与治疗意义,对甲肝、丙肝转氨酶居高不下,黄疸指数不断升高者,用此方疗效显著,令人叹服。服用柴胡解毒汤时,其人如有大便溏薄,或有下利之证者必须禁用,以其药苦寒能动脾阳故也。亦应禁食酒、肉、鱼、虾以及各种补品,恐助肝脏之湿邪,黏着而不出也。病人要严格忌口,不能通融,即使病人反对,也要坚持到底,不能让步。

湿热伤肝,肝失疏泄,胆汁外溢,临床多有"黄疸"病证出现。西医在临床总结出来的三句话,听后很有意思,录之如下:"顽固的'T',要命的'黄',翻来覆去的'转氨酶'。"可见黄疸出现,意味着病情有进一步恶化的危险,反馈往往接踵而来,故不可粗心大意。

中医经验,认为黄疸之生,先见"黄苗",又叫"三黄反映",即两眼巩膜发黄、舌苔之色变黄、小便的颜色也必然发黄。这时候湿热相蒸,欲罢不能。其人心中烦懊,难以自控,则必然发生黄疸而无疑也。黄疸为热病,轻则色黄,重则变黑。若黑疸减轻时,仍可变为黄色。惟"女劳疸"自当别论。

湿热性肝炎黄疸,在辨证中应分析出湿与热两邪的孰轻孰重。分清邪气,厘其层次,在治疗时才能做到"有的放矢"而事半功倍。

1. 湿重于热的黄疸

症状:外则黄色鲜明,而内带晦黯。身热不扬,头重如裹,胸满,腹胀,小便不利,脉濡,舌苔白厚腻。

治法:利尿以去湿,清热以退黄。

方药:茵陈五苓散。

组成:茵陈蒿末十分,五苓散五分。

用法:上二味和,空腹饮服方寸匕,日三服。

2. 热重于湿的黄疸

症状:黄疸鲜明如橘子色,小便黄赤,大便干燥,汗出为多,心烦腹满,舌苔黄腻,脉来弦滑有力。

治法:急清肝胆三焦湿热。

方药:大黄硝石汤。

组成：大黄、黄柏、硝石、栀子。

用法：上药以水三碗，煮取一碗，内硝石更煮，取大半碗顿服。

方义：里热成实则大便干燥，故以大黄、硝石下之；小便赤涩、舌苔黄腻，是为热中挟湿，故以栀、柏从三焦以利之。

除服用苦咸寒之药外，可参用"加味杏仁石膏汤"：杏仁、生石膏、半夏、栀子、黄柏、枳实、生姜汁、茵陈蒿。本方苦降辛开，佐以甘辛寒，为苦辛寒合法。方中以杏仁宣开肺气，气化则湿化；生石膏辛寒以清热生津；栀子清三焦之火；黄柏清下焦湿热；半夏、生姜汁健胃气以辛开痰湿结滞，佐以茵陈退黄利胆。

总之，凡急慢性肝炎出现黄疸而热重于湿者，可用本方治疗。肝昏迷前期，发现湿热伤阴之象明显者，用本方略加甘寒养阴之品，则疗效迅速。

3. 湿热皆盛之黄疸

症状：湿热两盛之黄疸，舌苔黄腻，口渴腹胀，大、小便俱不利，脉来沉弦而滑。

治法：急清湿热两感之邪。

方药：茵陈蒿汤。

组成：茵陈（先煎），栀子，大黄。

用法：上三味，以水一斗，先煮茵陈，然后内二味，煮取三升，去滓，分温三服，小便当利，尿如皂荚汁状，色正赤，一宿腹减，黄从小便去也。

分析：湿热俱盛之黄疸，根深蒂固，一时难于除根。所以，停药不能太快。如果其人小便色黄，大便灰白，脏腑湿热犹未排尽，必须继续服药治疗，令其"死灰不能复燃"。

二、肝炎的血分证

盖新病在经，久病入络；初病在气，久病在血。叶香岩的"卫气营血"辨证层次，完全适用于"肝炎"病证。湿热肝炎，在气分日久不愈，便可由气入血，转入肝炎的"血分证候"。

症状：肝脾大，胁肋刺痛，昼轻夜重，腹胀，体疲，小便色黄，大便不爽，脉弦而沉，舌有瘀斑，或边尖绀紫，面目黧黑。

西医化验：肝功五项呈现表面抗原阳性，具体则有大三阳、小三阳，甚至出现"蛋白倒置"，或"三 T 上升"等象。有的患者体疲无力，饮食不振，睡眠不佳，齿龈流血，以上则称之为"乙型肝炎"。此病潜伏，而有"肝硬化腹水"与"肝硬化占位性病变"的危险，带有一定的必然性，所以千万不要麻痹大意，熟视无睹而相安无事。治疗澳抗由阳转阴这一工程，则属于科研方面的研究问题。但实现"转阴"则谈何容易？西医束手，中医亦无经验可寻。渡舟不才，进则结合临床，退则读书求悟，积数十年之琢磨研究，反复推敲，研制出柴胡活络汤、柴胡鳖甲汤等方，治疗乙型肝炎确有疗效而于临床不无小补：

1. 柴胡活络汤

组成：柴胡、黄芩、土鳖虫、茜草、红花、泽兰、当归、白芍、草河车、茵陈、凤尾草、白术、海螵蛸。

方义：本方的治疗要点有三：①开郁清热，柴胡、黄芩是也；②清热解毒，茵陈、草河车、凤尾草是也；③补血养血、活络行血，土鳖虫、茜草、红花、泽兰、当归、白芍、海螵蛸是也。本方偏寒，利于肝而不利于脾。为此，凡乙肝五项阳性，胁痛，背疼，腹胀，小便黄赤，大便偏干者，则为本方证最相宜也；如果大便偏软，或已发生大便溏薄，则本方慎不可用也。

2. 柴胡鳖甲汤

治疗乙肝，肝、脾肿大，手可触及，脉弦而涩，舌有瘀斑，颜色紫黯，脉弦而沉。

治法：疏通气血，软坚消痞。

方药：柴胡、黄芩、党参、炙甘草、半夏、生姜、红花、茜草、鳖甲、牡蛎、干姜、土鳖虫。

此方以十剂为一疗程。轻者两个疗程，重者四个疗程，即可收到明显的效果。此方用于治疗早期肝硬化，更为理想。

3. 宣络化瘀汤

治疗肝气抑郁，久病入络，气血两瘀，脉来沉伏，或见弦迟。妇女则月事不潮，胁与少腹胀痛不休，饮食俱废，胸满噫气。

方药：藏红花、茜草、桃仁泥、郁金、苏子霜、旋覆花、当归须、降香、公丁香、佛手。

注：服用本方时可与柴胡鳖甲汤互为表里，交替服用，则屡见奇功而不可轻视。

三、肝病传脾

肝病传脾，脾虚气寒则作泻，元气受损抗邪无力，则可使肝病发生恶化，成为"肝硬化"的前驱症状。肝硬化腹水一半是乙肝的并发症，另一半则是由于服用清利湿热之凉药伤脾阳而续发。因此，在治疗肝炎的过程中，要时时刻刻询问大便的具体情况。要形成"辨大便"的常规，这就是"要诀"。凡是肝炎，无论湿热在气在血，如果出现大便溏薄，每日二、三行，腹满而体疲无力的，就应该郑重其事，于治疗中加入干姜、白术、党参、黄芪等辛甘为阳的药物，同时减少方中的苦寒阴柔之品。

如果肝炎病人以腹满为主，兼见胁痛与背腰皆痛，手指发麻，大便下利或者溏薄不成形，脉来沉缓无力，舌苔白润不干的，此时摒除诸方不用，惟用《伤寒论》之"柴胡桂枝干姜汤"，服之神验。此方仲景用于治疗伤寒汗下之后，胸胁满微结，小便不利，往来寒热，渴而不呕等证。考《伤寒论》以柴胡名汤的有六张方子，唯此方在临床较为孤僻而鲜用之。陈慎吾先生生前对我说过：柴胡桂枝干姜汤治疗少阳病而又兼见"阴证机转"者，用之最恰。我问陈老什么是"阴证机转"时，陈老则顾左右而言他，没有把话讲清。

有一次会诊一名王姓工人，患肝炎住院。近一月来，大便溏薄作泻，每日三、四行，腹胀以夜晚发作为甚，腹胀之苦使他坐卧不宁而难以言喻。除腹胀以外，还有口苦，恶心欲吐等证，切其脉沉弦而缓，舌苔则白滑而润。

余思此证，既有口苦热象，又见太阴之腹满寒证，此时顿然想起陈老讲的"阴证机转"这句话，落到了太阴脾寒上头，为我作出了满意的答复。于是我为病人开了一张柴胡桂枝干姜汤。病人服了七剂，腹胀与下利皆愈。

1. **柴胡桂枝干姜汤**

组成：柴胡、黄芩、炙甘草、天花粉、牡蛎、桂枝、干姜。

方义：柴胡、黄芩清肝胆之热，解郁利气以通六腑；干姜、炙甘草温焙中州，以暖太阴之寒；桂枝通阳行气，以化津液；牡蛎、天花粉生津软坚，治疗肝脾肿大痞硬。

我认为这个方子有小柴胡汤与理中汤合方之义，而与大柴胡汤遥相对应，一治实热，一治虚寒。体现了仲景为肝胆横逆脾胃之时，而分寒热两途与虚实两治之法。但是仲景原论并无治疗下利与腹胀等文，国内的注家亦鲜有报道。日本人榕堂尾台在他编著的《类聚方广义》内，赫然写出治"大便溏薄，小便不利"八个字，可以说是记载柴胡桂枝干姜汤治疗下利的第一手材料。

临床应抓主证。柴胡桂枝干姜汤的主证是"阴证机转"的腹胀与下利。如果其人在主证中出现"后背疼痛""手麻"等证，这是因为太阳之气行于背，太阳阳气温煦不足，所以后背作痛，手足发麻；州都气化不利，小便也为之不利也。

柴胡桂枝干姜汤的药物结构，妙在画龙点睛用上了桂枝以通太阳之气，又用上了干姜以温太阴之脾寒。太阳主宰寒水，太阴则主宰寒湿，所以这两味药物的切入，点燃了脾胃的生阳之气。大气一转，则使阴寒消退，而给肝胆疏泄带来了升降出入、新陈代谢的生命活力。

由此而论，此方推广到治疗肝硬化、肝腹水，症见腹胀不消，胁痛不休，转氨酶居高不下，或者残黄盘根错节而难去消。临床碰到的种种困难，难以解决之时，用此方则有神出鬼没，能使人有死里逃生之神效。余治肝病以此方为靠山，为撒手锏。的确，它是仲景六个柴胡汤中的一张王牌，此方为"神农学派"的中流砥柱，奥妙非凡而不可低估，希望引起大家注意，加以使用为幸。

柴胡桂枝干姜汤方歌：

　　　　　柴胡桂姜痛胁背，大便溏薄尿不利。

　　　"阴证机转"气化衰，姜桂柴芩草粉蛎。

加减法：腹胀下利倍用干姜；体疲食衰加红人参；小便不利加茯苓；背痛倍桂枝；黄疸加茵陈；腿肿加防己、黄芪；头晕加白术、泽泻；不寐加酸枣仁、龙眼肉；小腹痛，加吴茱萸、生姜；腰痛加杜仲、续断；胃气上逆作呃，加砂仁、木香、刀豆子等。

2. 桂枝去芍药加麻黄附子细辛汤

肝硬化腹水，如果在心下部位出现痞满坚硬，小便不利，大便反多，或者溏软而不成形，脉来沉弦小紧，舌苔白滑，舌质淡嫩者，这是水气结于心下，部位为高而阴霾用事。治疗可用桂枝去芍药加麻黄附子细辛汤，以温化在上之水寒邪气，神验之至。如果全腹皆胀，而上脘为甚的，亦可使用本方治疗。

方歌：

> 心下坚大边如杯，水寒相结阳气摧，
>
> 桂枝去芍麻辛附，散寒通阳逐水湿。

3. 实脾饮

症见：肝硬化腹水部位正在脐腹中央，脾肾虚寒，则腹胀而尿少，大便下利，四肢清冷，畏寒喜温，或见腹中疼痛，面色黧黑，目无神采，目眶周围一团黑气，舌质淡嫩，苔则水滑，脉沉无力。两腿水肿，按之凹陷。

治法：温补脾肾以固根本，利气行水以治标邪。

方药：茯苓、白术、木瓜、炙甘草、木香、大腹皮、草豆蔻、附子、干姜、厚朴。

加减：此方必须另加红人参、黄芪大补元气，才能稳住阵脚，以免倒戈。

4. 真武汤

如果肝硬化腹水，脉沉而小腹胀，小便不利，两腿肿胀，背部恶寒，头晕心悸，筋惕肉瞤。此乃肝病及肾，而使少阴阳虚，气化无权，下焦水寒之邪得以泛滥为患。

治法：补阳气，消阴气，逐水邪，祛寒湿。

方药：炮附子、生姜、白术、茯苓、白芍。

注：以上从"心下"腹水至"少腹"腹水，层次宛然，选用温药化气治水之法，则庶几近之矣。

5. 补中益气汤

补中益气汤是支持疗法的方子，是"治病留人"，恢复五脏功能的一张王牌。肝硬化腹水是大症，也是顽症。腹胀如瓮，小便点滴难下，此时的利尿药则急如风火，西医的"速尿"，中医的甘遂、大戟往往不择手段，蜂拥而上。虽然小便得通，腹胀得减，水肿得消，图快于一时，然而"丢钾"损正，贻害于无穷。中医的利水峻剂叫"十枣汤"，其中还有十个肥大的红枣，以监制甘遂的毒峻而助正气一臂之力，"速尿"则缺乏这一构思，不免令人不安。

肝硬化腹水大症，从战略上讲，一是不用各种利尿药，另辟治法，而以调动五脏的自然疗能，恢复其气化功能为主。尤其对老年人与久病服利尿药无效时，坚持服用补中益气汤和金匮肾气丸，不急不躁，缓缓服用，自有"山重水复疑无路，柳暗花明又一村"的机遇。

医案：卜老汉，男，82岁，患肝硬化腹水，腹胀如鼓，腿肿而按之成坑，小便不利，日溺100ml，家属催用利尿之药。余切其脉大而无力，舌苔白润，精神不足，闭目欲睡。余曰："治病留人"，留人为上。

为疏：真武汤与补中益气汤，上、下午各进一帖。

以上述治法，经治一月有余，小便增至600～700ml，而且精神见长，大便成形，脉来仍大。余继开补中益气汤嘱服一月，如无其他变化则毋庸诊也。卜老汉因此法而留住了性命，治愈了肝硬化大病。

清人吴谦认为："肿胀之病，属虚寒者，自宜投诸温补之药，而用之俱无效验者，虚中必有实邪也。欲投诸攻下之药而又难堪，然不攻之终无法也。须行九补一攻之法：是用补养之药九日，俟其有可攻之机，而一日用泻下之药攻之。然攻药亦须初起少少与之，不胜病渐加之，必审其药与元气相当，逐邪而不伤正始为法也。其后或补七日，攻一日；补五日，攻一日；补三日，攻一日。缓缓求之，以愈为度。"（《医宗金鉴》）余治此病，颇能体会吴氏用心良苦，关心后世民瘼，情深意长。然肝硬化腹水之证，虚证多而实证少，凡用攻逐水气之方，实属下策，往往带来死亡而不可轻试也。为此，我避开攻逐泻水之法，勤求博采，对肿胀大证，在补攻两难之时，另辟蹊径，创出一条新的治疗方法，共有四方录之如下：

1. 白玉消胀汤

组成：茯苓、玉米须、白茅根、抽葫芦、冬瓜皮、大腹皮、益母草、车前草、土鳖虫、茜草、川楝子、延胡索、紫菀、枳壳。

分析：此方利气行水，活血通络。上利肺气以行治节，下开水府而利三焦。虽然属于逐邪消水的一类，然无伤人损正的弊端。凡肝硬化腹水处于补泻棘手、进退两难之时，此方大有可为；临床治疗幸勿忽视。

2. 白玉通草汤

组成：茯苓、玉米须、白茅根、通草、冬瓜皮、大腹皮、枳壳、紫菀、防己、黄芪、白术。

分析：此方为白玉消胀汤的加减方。治疗特点是能于水中把湿邪分离出来，对利小便有显著的功效，但方中通草必须重用至 15g 以上，剂量少则无效矣。

医案：一日余会诊于北大医院，金某，女，56 岁，患肝硬化腹水，腹胀，腿肿绽开肌肉，流水涓涓而小便则点滴皆无。医院虽用上"速尿"但不见功效，向家属下了病危通知书。余切其脉为沉，舌苔白腻而厚，高浮在上，腿肿如象，腹胀如鼓。余辨为水中挟湿，湿邪重着，滞于三焦，拖住水气不能排出。因湿为重着之邪，非轻不解。"轻以去实"，叶天士有"或渗湿于热下"，今有"渗湿于水中"，在于思想领先，触类旁通而已。

患者服药后，小便得通。第一次尿了 400ml，相继不久又尿了 300ml，到了夜间一共尿出 1 000ml，医院主治医师为之愕然称奇，为其解决了"尿中毒"带来的一系列的危险与死亡。

3. 宣利三焦汤

组成：白蔻仁、杏仁、薏苡仁、通草、厚朴、藿香、桔梗、半夏。

医案：湖北李某，六旬开外，病水而小便不利，周身浮肿，久治不愈。余巡诊至其家，脉之而弦，舌苔白腻而厚，胸中憋闷。余用"宣利三焦汤"：

白蔻仁、杏仁、薏苡仁、通草、厚朴、藿香、半夏、桔梗、枳壳、紫菀。

患者视方，认为名家用药太轻，恐难以胜任。然服药后至夜半，自觉欲大便，登厕后则小便如涌，周身汗出颇透，如释重负，而全身之肿胀水气顿消。

李君不知病愈之所自，余曰：此方为三仁汤加减化裁，其义有三：一为"提壶揭盖"，先开其肺气，以利水之上源；二为"轻可去实"，因水中挟湿，非轻则邪不去；三为"淡能化浊"，三焦湿浊之邪傍水而生，拖住水邪不得排出，此时非用淡药则莫能愈也。余用"四两拨千斤"之法，犹太极拳也。用轻药治实证，则亦何疑之有也。

以上所举之方，避开了利水消肿等老一套的治疗方法。以淡药治实证，以轻药于水中渗出湿邪，加强了三焦功能，启动了升降出入的机制，正是不在补与泻中做文章，而在六气之中求因果。不敢云"创新"，实乃开辟了一条治疗蹊径。问题至此，犹未完结，还必须由气分到血分，另下一番功夫。

4. 珀朱六一汤

组成：琥珀、朱砂粉、滑石、通草、泽兰、益母草、藏红花、茯苓、当归须、木通。

分析：盖瘀血可导致水肿。《金匮要略·水气病脉证并治》而有"血分""水分"之分也。

医案：杨某，男，山西人。患左侧小腹时痛，尿不利，面、腿皆肿，屡经中西医治疗无效。余切其脉弦而偏沉，舌质有瘀斑。患者出示肝功化验单，则为澳抗阳性。余曰：君病在"血分"，水肿由血渗出，所以利尿之药无效可言。

为疏：珀朱六一散。

连服七剂，其肿消退，转用"柴胡活络汤"以治肝炎。

总之，"肝病最杂而治法最难"。以上之文介绍了治疗甲型肝炎之柴胡解毒汤、乙型肝炎之柴胡活络汤，以及肝硬化腹水的治疗经验，开辟了补泻之外的第三种疗法。方药来自实践，对治疗肝炎不无小补也。中医的学术，比天大，比海深，丰富多彩，大有可为。陶渊明先生有一句话叫："实迷途其未远，觉今是而昨非。"我们一定要发扬中医！

肝病论（二）

1. 肝的生理

（1）肝主生发：生发，是指生长和升发。自然界万物的生、长、壮、老、已的变化规律，都是先从春天生发之气开始。《素问·四气调神大论》说："春三月，此谓发陈，天地俱生，万物以荣。"因为春天阳气上升，促进了万物的欣欣向荣，人生于气交之中，也必须顺应这个规律，所以肝应春生之气，而主升发。它是人的生命源泉，是肝的重要生理功能。

（2）肝主疏泄：疏泄，即肝有疏通排泄的作用。肝主疏泄，主要表现为对血液循环的调节：肝具有藏血和调节血液的功能，故可根据人的不同活动，调节体内血液的需求，如人活动时血液循行于经脉，人卧时血液内归于肝。血液的或行或藏,由肝气主疏泄来实现,肝主疏泄又表现在促进机体新陈代谢方面。人体的出入升降是机体代谢的基本形式,唐容川说:"木之性主疏泄,食气入胃,全赖肝木之气以疏泄之,而水谷乃化。"另外,机体代谢过程中排出废物,也是藉肝气的疏泄作用,诸如水气潴留、痰浊内生、瘀血阻滞等,在一定程度上也与肝失疏泄有关。肝还司运动,运动是生命存在的形式,《素问·五运行大论》说:"肝在天为风……其用为动。"肝主筋与筋膜,而为"罢极之本",由于肝藏血,而机体的运动胥赖于血,手得血而能握,足得血而能步,所以肝主运动。肝又主藏魂,古人认为"肝藏血,血舍魂""随神往来谓之魂",魂是精神活动的反映。

综上所述,肝在人体的生命活动中,具有生发、疏泄、运动、藏魂等特点,是一个多能的脏器。肝之血、阴,谓之"肝体",是资助"肝用"的物质基础;肝之气、阳,谓之"肝用",是肝生理作用的必要条件。基于这一点,古人称肝为"体阴而用阳",阴阳两方必须保持对立统一平衡,才能使肝气条达而血脉正常。

2. 肝的病理

(1)六淫所伤:六淫伤肝,以风邪为先,因风气通于肝,肝为风木之脏,风邪表现为"善行数变",其病则有动摇振掉之变。根据临床观察,肝病多为湿热之邪侵袭肝脏,而使肝气抑郁,疏泄失司,日久则发生邪气入络的病理变化。

(2)七情伤肝:凡七情致病,都会导致气机紊乱与血液失调。王孟英说:"肝主一身之里……七情之病悉由肝气。"况怒则气上,思则气结,女子善怀等,可使肝气抑郁,疏泄不利,多表现为饮食不思,胸胁胀满等证。

肝脏为病的基本矛盾在于肝的体、用失调。肝有病则血常不足,气反有余。"气有余便是火",火盛则能耗阴血,动湿邪。况且小康人家,经济富裕,而食肉贪味,滥用补药之风席卷全国。今之肝炎病因,按中医观察多为七情、饮食所伤,导致湿邪客于肝脏,而使气郁湿凝,疏泄不利,新的物质不能生化,老的废物不能排泄,因此新病在气,久病入络在血。可以说,西医的甲型、乙型肝炎,与中医肝病在气、在血的两类证候颇为合拍。

3. 湿热伤肝的症状

(1)黄疸:湿热伤肝,肝胆互为表里,肝病及胆,喻嘉言说:"胆之热汁,满而溢出于外，以渐渗于经络，则身目俱黄。"举凡目、身黄色鲜明，小便涩少，色黄而赤者为湿热黄疸。如果心中懊恼、腹胀、便秘、舌红、苔黄腻，脉弦数则为"热重于湿"；如果身热不扬，黄色晦滞，头身困重，脘痞腹胀，口淡不渴，苔黄厚腻，脉象濡缓的，则为"湿重于热"。

（2）湿邪伤肝，病在气分的证候特点：

脉象：脉弦、沉弦、沉滑、缓大、濡软。

舌象：舌苔白腻，或黄白杂腻，或白苔厚腻、不易脱落，或白苔中挟有少许褐色腻苔。以上舌苔表现不同，但都湿润、滑润而不极燥。

小便：颜色发黄，或黄赤相杂，或者尿有白浊样物，或者尿味秽臭，或者小便不利、尿道灼热、尿而不尽等。

大便：一般随湿热比重不同而变化：湿大于热，则大便黏濡有排不尽之感；热大于湿，则大便初硬难通，后则呈濡软之状，也有大便干燥与大便溏薄者。

饮食：饮食不振，或恶闻荤腥，亦有与饮食无关而无所反映者。兼有口苦、泛恶与噫气等证。

睡眠：个别患者有失眠心烦；亦有睡迟而早醒者；亦有头脑昏沉，终日似睡非睡者。

体力：体力疲软，有明显的倦怠嗜卧情况；亦有上午体力较好，下午则疲倦无力；亦有体力无明显改变，惟在劳动之后，则觉疲倦异常；亦有个别患者体力无明显变化。

肝脾反应：左右两胁出现痞满不适，甚至疼痛且常常控及后背；腹胀每以夜晚为显，有的肝脾疼痛或腹胀得"矢气"为快者，则症状可以缓解。

妇女月经：妇女患湿邪伤肝与男子同，其月经有因热邪而先期者，也有因湿邪而后期者，伴有小腹胀闷，白黄带下与尿道发炎等证。

西医化验：湿热伤肝的"气分"证，出现转氨酶高，TTT高，黄疸指数亦高，乙肝五项（两对半）或异常。

4. 治疗方法

治疗湿热伤肝之甲型肝炎，市上所售之药不胜枚举。经过临床治疗检验，大致可分以下几种情况：

（1）只凭广告宣传，说得神乎其神，一经服用则无效可言，根本不能解决甲型肝炎的症状和转氨酶升高问题。

（2）有的肝炎成药，苦寒太过，服后腹泻不止。也有的温补太过，而使人口干舌燥，头痛心烦。

（3）有的肝炎药品，服后确能降酶退黄，但如果认为痊愈而停药不服，则马上反跳而转氨酶随之上升，以致药不离口，不能停药。

（4）本人经过 40 年的临床实践，反复研究，不断调整药味，参以古今治肝之法，结合个人的心得体会，取得好的治疗效果。我认为凡治肝病，首先必须"疏肝"，因为肝木性喜条达，最畏抑郁而气机不畅，王旭高认为"郁则为肝气，发则为肝火，盛则为肝风"，因而创治肝先治郁之说。基于此理，余治湿热肝炎，创制了"疏肝利湿，清热解毒"之方，名为柴胡解毒汤，乃临床最后敲定之方。

方药：柴胡 14g，黄芩 10g，茵陈 15g，凤尾草 15g，垂盆草 15g，土茯苓 15g，草河车 12g，土鳖虫 12g，茜草 12g，白术 12g。

水煎服，早、晚各服一次。

忌口：①鸡、鸭、鱼、肉；②酒；③糖；④各类补品与补药。

疗程：服药一个月为一疗程，可化验一次。在两、三个疗程后转氨酶可正常或下降，症状消退。

方解：本方以柴胡、黄芩为君，解肝郁以复其疏泄条达之性，清肝热以使热与湿离，则肝湿必孤；茵陈、凤尾草清热利湿，性又不燥而凉血以护肝阴，为臣药；垂盆草、土茯苓、草河车清热解毒，降酶利尿而为佐药；土鳖、茜草、白术一为治肝先治血，血行则邪去；一为治肝之病，当先实脾，以运化浊湿而为使药。

肝 病 证 治

历代医家都很重视肝病的治法，并有许多发挥，其中比较杰出的是清人王旭高的治肝八法（载于《西溪书屋夜话录》）。王氏从疏肝理气法开始，层层深入，条理清楚，全面论述了肝病的证治。

肝病的表现复杂,变化多端,然从其发病来看,多从肝气郁结开始,进而可以及血、化火、伤阴、阳亢以至动风。现根据自己的体会,遵循肝病的变化规律,从以下六个方面谈谈肝病的证治。

一、肝 气 郁 结

肝气喜条达、舒畅,畏抑郁和拂逆,因郁则气结而不疏,拂逆则气屈而不顺,因而影响肝的疏泄和生、升功能,发为肝气郁结。肝气郁结,开始病在本经,继而可侵犯他脏,如上犯肺、心,中逆胃、脾等,多为临床所习见。

1. **肝气郁结**

症状:胸胁发闷,甚则胀痛,不欲饮食,善太息,嗳气则气闷得舒,面色发青而神情抑郁。脉弦,舌苔白。

治法:疏肝理气解郁。

用方:柴胡疏肝汤加减。

组成:柴胡、白芍、枳壳、甘草、香附、郁金。

2. **肝气冲心**

证候分析:肝气冲心,能使心之血脉涩滞不利。

症状:除有肝气郁结的症状外,还可出现心胸疼痛,甚则痛闷欲绝。脉沉弦迟涩,舌边尖青黯。

治法:疏肝理气化瘀。

用方:失笑散与金铃子散合方。

组成:川楝、延胡索、蒲黄、五灵脂。

此方亦治冠心病患者因气恼而出现心胸痛闷不堪,或掣及肩背等症状。

3. **肝气犯肺**

证候分析:肝气横逆太甚,可上犯于肺,迫使肺气不得下降而为病。

症状:除肝气郁结的症状外,突然胸痛,暴然气喘,胸中憋闷,呼吸不利。脉弦直,舌苔白。

治法:疏肝利肺理气。

用方:三皮汤(自拟方)。

组成:桑白皮、瓜蒌皮、陈皮、杏仁、香附、郁金、苏梗。

4. 肝气犯胃

证候分析：肝气郁结，疏泄失常，影响胃的功能，使胃失和降，亦称"肝胃不和"。

症状：脘腹胀痛，呕吐酸水，嘈杂不适，脉弦滑，舌边尖红，苔白腻。

治法：疏肝和胃。

用方：黄连二陈汤（自拟方）。

组成：黄连、吴茱萸、川楝、陈皮、半夏、茯苓、生姜、焦栀子。

5. 肝气乘脾

证候分析：肝气乘脾，先因脾气之虚，然后肝气方得乘之，导致脾不健运。

症状：胁腹皆胀，四肢无力，饮食不振，食后胀满。脉弦按之软，舌淡苔白。

治法：疏肝补脾。

用方：香砂六君子汤。

组成：人参、白术、炙甘草、茯苓、半夏、生姜、陈皮、木香、砂仁。

二、气 病 及 血

肝气不疏，日久不愈，可使肝的血脉瘀滞，出现气滞血瘀的症状。

1. 肝痹

症状：胁痛如锥刺，日轻夜重，得热则减。脉弦，舌边紫黯。

治法：疏肝活络。

用方：旋覆花汤加减。

组成：旋覆花、红花、茜草、当归须、青葱管、紫降香。

若服上药效果不明显，为病重药轻，可酌加炒穿山甲、䗪虫等破瘀之药。

2. 肝脾肿大

症状：胁下痞硬，疼痛不舒，面色黧黑，脘腹胀满，天气改变时则肝区隐隐疼痛。脉弦而涩，舌边有瘀血斑。

治法：疏肝活络，软坚消痞。

用方：柴胡桂枝汤加减。

组成：柴胡、黄芩、桂枝、赤芍、党参、炙甘草、半夏、生姜、红花、茜草、生牡蛎、鳖甲。

此方以小柴胡汤疏肝理气，健脾和胃；桂枝汤调和气血营卫，加红花、茜草活络；生牡蛎、鳖甲软坚消痞。此方须久服才能收效，亦可用治早期肝硬化。

若其人肝脾大，又有如下阴虚之证：口燥咽干，五心烦热，低烧不退，舌光红无苔，脉来弦细或数，应治以滋阴柔肝，活络消痞。方用柴胡鳖甲汤（自拟方），药物组成：柴胡、鳖甲、生牡蛎、牡丹皮、白芍、红花、茜草、苏木、生地黄、沙参、麦冬、玉竹。此方的特点是活络而滋阴，消痞兼能柔肝。

本方乃参考近代名医沈绍九"柔肝当养胃阴"之说而成，方中以"益胃汤"滋肝胃之阴，配以平肝活血与软坚消痞之品，临床效果较好。应用此方须注意加减：如吐衄，应减红花、茜草、苏木，加白茅根、玄参；低烧夜甚，加龟甲、地骨皮；腹胀而大便不爽，加紫菀、枳壳、枇杷叶。本方对肝炎出现白蛋白与球蛋白比例倒置的，用之也有效。

三、肝气化火

肝气何以化火？因气郁则阳抑，气阳不伸，久则化火，古人说"气有余便是火"。肝火既成，逞其势力，可有以下诸证。

1. 肝火上炎头目

症状：头痛，目赤或痛，颊赤，心烦，急躁喜怒，口苦，或耳中疼痛。脉弦而数，舌边尖红绛。

治法：清泻肝火。

用方：龙胆泻肝汤加减。

组成：龙胆、夏枯草、黄芩、栀子、牡丹皮、白芍、生地黄、菊花。

2. 肝火扰心

症状：心烦不寐，口苦，舌糜。脉弦数，舌赤。

治法：泻肝清心。

用方：加味黄连导赤汤。

组成：黄连、栀子、生地黄、竹叶、木通、牡丹皮、白芍。

3. 肝火犯肺

症状：咳嗽或气喘，胸胁发满，口苦，咽干，大便不利。寸脉弦数，舌红，苔薄黄。

治法：清肺柔肝。

用方：清肺汤（自拟方）。

组成：枇杷叶、瓜蒌皮、杏仁、石决明、沙参、天冬、麦冬、石斛。

4. 肝火挟湿下注

症状：胁痛，口苦，心烦，小便短赤灼痛，妇女或见阴部瘙痒及带下黏秽等证。脉弦数或弦滑，舌苔黄腻。

治法：泻肝火，利湿热。

用方：龙胆泻肝汤加减。

组成：柴胡、龙胆、栀子、黄芩、土茯苓、木通、泽泻、当归、车前子。

四、肝气化火伤阴

肝气化火以后，必然内伐肝肾之阴，阴虚则津液不润，而使肝气不柔，其横逆之势更为突出。亦有胃阴先虚，续发肝阴不足，而使肝胃气逆为病，在此一并介绍。

1. 肝火下伤肾阴

证候分析："肝肾同源"，故肝火旺则伤及肾阴。

症状：烦躁，面赤，目赤带眵，性急易怒，阳易勃起，梦遗走泄，腰腿酸软，五心烦热。脉弦而尺部细数，舌光红无苔。

治法：滋肾清肝。

用方：知柏地黄汤加味。

组成：生地黄、熟地黄、牡丹皮、白芍、知母、黄柏、龟甲、山药、山萸肉、泽泻、茯苓。

2. 阴血不足，肝气郁结

症状：胸胁胀满，或发生疼痛，心烦，口渴，咽干，五心烦热，唇红，颊赤；妇女则见月经不调，乳房胀痛，时冷时烧。脉弦细，舌红苔薄。

用方：丹栀逍遥汤加减。

组成：牡丹皮、栀子、柴胡、白芍、当归、生地黄、麦冬、玉竹、香附、郁金。

3. 胃阴不足，肝气郁结

症状：胸胁发闷，心下痞塞，噫气不除，口燥咽干，尤以睡醒后明显，自觉胃中灼热，心烦，食减，甚厌荤腥。脉弦细，舌红绛，少苔。

治法：滋胃柔肝。

用方：益胃和肝汤（自拟方）。

组成：麦冬、玉竹、生地黄、沙参、枇杷叶、荷蒂、川楝子、白芍、佛手、郁金。

4. 伤阴动血

在上述阴虚气逆的情况下，每有伤阴动血，出现吐衄者，治疗当用张景岳的化肝煎：牡丹皮、白芍、栀子、青皮、陈皮、泽泻、土贝母，亦可酌加生地黄、玄参、白茅根等药。

按：肝气郁结，初起肝阴不伤者，可用疏肝理气法。日久化热伤阴之后，多为血不制气，阴不潜阳，因而发为肝气化火伤阴，治法则与前者迥然不同。若误用疏肝理气法，必然促其病情恶化。清代名医魏柳洲说："阴血虚则肝叶柔而下垂，阴血不足又加怒火，则肝叶燥而升举。"魏氏的肝叶垂举之说，虽不足信，但是血虚之后，肝气一定横逆，则是必然现象。因此，治疗阴虚的肝气逆，主张甘寒凉润，忌用香燥辛热以防劫阴。这一学说显然是受了叶桂的养胃阴学说启发，并经由魏柳洲、王旭高等人共同努力逐渐形成了理论体系，其划清了"疏肝"与"柔肝"的界限和治疗阶段，丰富了肝病的辨证论治。

五、肝阳上亢

在肝阴虚的情况下，可导致阴不潜阳，肝阳上亢的病证。

症状：头目眩晕或者胀痛，满面潮红，耳鸣，目涩，口渴，心烦少寐，下肢无力。脉弦滑或洪大，舌红少苔。

治法：滋阴潜阳。

用方：滋阴潜阳汤（自拟方）。

组成：石决明、珍珠母、生龙骨、生牡蛎、龟甲、白芍、生地黄、牛膝、益母草、牡丹皮、玄参。

若肝阳上亢而血压高者，根据个人经验，可用五味潜肝散（自拟方）。组成及用法：石决明、决明子、夏枯草、玄参、白芍各等份。碾成粗末，和匀，每次用一两煎汤代茶，待药汤变淡，换掉再煮。此方降压功效缓慢，但能持久，且无任何流弊，宜于久服，惟大便溏者，不宜服用。

方中用石决明潜阳凉肝，白芍平肝凉血，玄参清浮游之热、滋水上润，决明子清头目、降热下行、又滋肝肾，夏枯草清肝热以保肝阴。

若肝阳上亢之证，又有心阴不足，症见：心中憺憺大动，手指聂聂而颤，心烦少寐，脉见结代，舌红少苔者，治宜滋心阴，潜风阳，用三甲复脉汤加减。药物组成：炙甘草、生地黄、麦冬、五味子、阿胶、鸡子黄、龟甲、生牡蛎、生鳖甲、白芍。此方本着"精不足者，补之以味"的原则，药用阿胶、鸡子黄等血肉有情之品，填精补血，功效为胜。然此证非三、五剂所能取效，可做成丸剂久服。

六、肝风内动

肝之气为风，若肝肾阴虚，阳亢无制，则可引动肝风。叶天士说："肝阴虚，风上巅"，又说："肾液不营，肝风乃张"。由此可见，肝风为病其本在于精血之虚，其标则是阳气之变动。王旭高通过临床观察提出了"肝风"一证，虽多上冒巅顶，亦能旁走四肢。"上冒者，阳亢居多；旁走者，血虚为多"，其说对指导临床治疗很有价值。

1. **肝风上冒巅顶**

症状：头目眩晕，呕恶，项部强直，舌颤或歪斜。脉弦，舌红。

治法：镇肝潜阳息风。

用方：镇肝潜阳汤（自拟方）。

组成：紫石英、石决明、珍珠母、女贞子、白芍、生地黄、玄参、淡菜。

2. **旁走四肢**

症状：四肢抽搐或发麻，或手颤，肩背窜痛，或口眼㖞斜，或肌肉萎缩，体倦无力。脉弦细，苔薄或无。

治法：养血息风。

用方：养血息风汤（自拟方）。

组成：当归、熟地黄、白芍、何首乌、炒胡麻、钩藤、天麻、桑寄生。

加减：风胜串痛，麻木、面㖞者，加全蝎、僵蚕平肝息风；血液不足，肌肉萎缩者，加玉竹、石斛滋液为佳。古人云："治风先治血，血行风自灭"，因此尚可加红花、茜草、桃仁、鸡血藤、生地黄等药。

七、小　　结

以上简单介绍了肝气郁结、气病及血、肝气化火、化火伤阴、肝阳上亢、肝风内动等六个证治类型，这些证候之间相互联系，并有其规律可循。其他各脏腑的病变也像肝病一样，各证型之间也有内在联系及其规律性。因此，运用脏腑辨证时，不能把一证一方孤立起来，必须掌握脏腑病机及其发展规律，这样才能不断提高辨证论治水平，为中西医结合创造条件。

肝病证治漫谈

肝病是临床常见病、多发病。古人在肝病的治疗中积累了丰富经验，研究肝病而负盛名者首推王泰林（旭高），他著有《西溪书屋夜话录》，系统总结了肝病的发生发展规律，为后世研究者所推崇，并以其作为准绳。他认为肝病以肝气为始，兹以王氏之论为本，结合我自己的经验来讨论肝病。

肝病的病因种种，情志、六淫、饮食所伤均可导致肝病，其中最突出的是情志为病。情志抑郁，闷闷不乐，所求不得，大怒大悲，均令肝气不畅，气血不和而形成肝病。王旭高认为：无论病因如何，凡殃及肝脏，首先表现的是肝气为病。

一、首先谈谈肝气为病，可包括五个方面的问题

1. 肝气抑郁

肝性喜条达而恶抑郁。病则气机郁迫而结，气结即可见胸胁胃脘胀闷，嗳气太息，脉弦，苔白等症，治当疏肝解郁。药用：香附、郁金、橘叶、苏梗。疏肝理气法所用诸药，我认为：香附配郁金，解郁效果最好。

2. 肝气冲心

一脏有病，常犯他脏，心主血脉，肝气上冲心，实际上也是气病及血的一种。心之血脉凝滞，而有"厥气心痛"之病名，辨证特点是在肝气病的前提之下，而见心痛、胸闷，舌边尖青紫，此证临床常见。心脏病患者，每遇情志不畅时病辄发作，当以疏肝和络为主。方药：川楝、延胡索、蒲黄、五灵脂。此乃金铃子散与失笑散的合方，为厥气心病之良方。

3. 肝气犯肺

这是木横反侮金的一种表现。症见：突然胸痛，暴然气喘，胸中弊闷，呼吸不畅，寸脉弦直，舌苔白。治当利肺理气，方用三皮汤：桑皮、瓜蒌皮、陈皮、杏仁、苏梗，少佐吴茱萸。

4. 肝气侮脾

张仲景在《金匮要略·脏腑经络先后病》中指出，肝病极易传脾，多缘脾虚不旺。症见：胁肋胀痛，腹胀，四肢无力，饮食不振，脉弦按之无力。法当疏肝培脾，方药：四君子汤，加白芍、木香、陈皮、半夏。

5. 肝气乘胃

气结火郁，易见呕吐酸水，脘腹胀痛，嘈杂不食，法当降逆和胃。药用二陈汤合左金丸。此法可参叶天士医案。

总之，在肝气病的前提下，上可以凌心、犯肺，中可侮脾乘胃。气病日久，即可深传而及血分，此亦叶氏所谓的"新病在经，久病入络"。

二、气 病 及 血

症见：胁痛如锥刺，昼轻夜重，舌边尖发青，脉弦而涩，治当理气活血。

药用:炒穿山甲、䗪虫、当归须、炒桃仁、泽兰、生香附、牡丹皮、乳香、没药等。多用虫药入络止痛。

另外可用:旋覆花、葱管、降香、茜草、红花,效亦颇佳。

病在血分多有伤阴之虞。症见:肝脾肿大、疼痛,牙龈出血,口舌发干,心烦,脉弦细,舌红少苔。方用柴胡鳖甲汤。其中鳖甲、牡蛎软坚散结,柴胡理气疏肝,白芍、牡丹皮养血柔肝,红花、茜草行血活血,生地黄、麦冬、沙参、玉竹养阴生津。加减:吐血、衄血者加白茅根、三七粉;低烧不退加龟甲、地骨皮;腹胀气闷加紫菀、枳壳;小便不利加茯苓、杏仁、通草。用此方时,柴胡用量应少,牡蛎、鳖甲当重用。

肝病后期易见水邪停聚,或成臌症。在此向大家介绍三首方子。

一般水邪凝结,病势不重的,用茯苓导水汤;较重的可用消胀除湿汤。如气水凝结太甚,正气不衰的,可用遂金丸。

茯苓导水汤组成:桑白皮、木香、木瓜、砂仁、陈皮、麦冬、大腹皮、紫苏、槟榔、泽泻、白术。用量可据症情而定,此方利水而不伤阴。

消胀除湿汤出自《冷庐医话》,组成:薏苡仁 30g,通草 10g,郁金 10g,蛞蝓 10g,远志 6g,路路通 12g,木瓜 10g,佛手 12g,香橼皮 10g,茯苓皮 20g,用于肝硬化腹水,舌苔白腻而厚者效果好。

遂金丸组成:甘遂 10g,郁金 10g,白芥子 10g,海藻 12g,当归须 10g,川芎 9g,蛞蝓 10g,桃仁 10g,木香 10g,生香附 12g,生牡蛎 25g。共研细末,酒取之和热水为丸,酒送服,每次服 6g。

三、肝 火 证

肝气郁久,可以化火,症见:胸胁胀痛,心烦,口苦,低烧不退,五心烦热,妇女可见月经不调,腹痛,舌红少苔,脉弦细。药用:生地黄、白芍、牡丹皮、栀子、橘叶、醋柴胡,功效疏肝理气,平肝凉血。伤阴即易动血,而见各种血症,此时可用张景岳的化肝煎:牡丹皮、白芍、栀子、青皮、陈皮、土贝母、泽泻,其效甚良。临床见妇女肝气疏泄不利,下肢肿,牙龈出血,胸胁满,心烦打呃者,即用此方。方中栀子以泻浮游之火,土贝母、泽泻利水去湿,白芍、牡丹皮清血分之热。

我曾治一王姓妇女，患肾小球肾炎，浮肿甚，用氮芥、环磷酰胺无效。其脉沉伏而弦硬，余云："病生于气也。"话到伤心处，顿作倾盆泪。

患者服化肝煎六剂药后，浮肿顿消而愈。至此，我对化肝煎的感受益深。

肝火又名雷火，与下焦之龙火合并时，可见：性欲亢进，梦遗，耳鸣，心烦躁，面红，咽燥口干，舌红等症。方用知柏地黄汤滋阴降火，这是"壮水之主，以制阳光"的具体运用。

四、肝火挟湿之证

症见：心烦，口苦，小便灼痛，阴部瘙痒，胁痛，舌苔黄腻。法当清利湿热，方用龙胆泻肝汤或温胆汤，加用土茯苓、茵陈蒿效果更好，可加强清利湿热解毒之功。

五、肝阳上亢证

病由肝火伤阴，阴不潜阳而成，症见：头目眩晕，满面潮红，头痛而胀，耳鸣，口渴，两目干涩，失眠，两腿发软，脉弦而数，舌红少苔。治当滋阴潜阳，药用：石决明、珍珠母、生龙牡、益母草、牛膝、白芍、龟甲、生地黄。

高血压病人多属肝阳上亢证。近治一高血压病人，女性，血压持续升高（顽固性），症见：舌红，苔薄黄，心烦，头目眩晕，小便黄，大便不爽。

投以三黄泻心汤：三黄各10g，三剂药后，泄泻一次，血压降至正常。

据余最近之经验，高血压病人用滋阴潜降法效慢，必须加强有力措施，当用苦寒药。且大黄善治血瘀，可免出血之虞。余临证辄用之，每取良效。

六、肝风内动证

有两种形式。其一，肝风上眩，头目眩晕，盖"诸风掉眩，皆属于肝"也，属阳亢化风证。其二，旁走四肢，肢麻、抽搐，属于血虚。

若肝气化火伤阴，阳亢动风，症见：头目眩晕，恶心，呕吐，颈僵，舌颤或舌歪，脉弦，舌红少苔，当用镇肝息风法，药用：珍珠母、阿胶、紫石英、石决明、女贞子、玄参、白芍、生地黄、淡菜。

若见抽搐，四肢发麻，肩臂酸痛，视物模糊，肌肉萎缩、转筋、乏力，脉弦细，无苔，治当养血息风。药用：当归、生地黄、白芍、何首乌、胡麻、天麻、桑寄生、钩藤。

若四肢、周身窜痛、麻木，当加全蝎、僵蚕。若口舌发干，肌萎症重者，加玉竹、石斛生津祛风，其效甚佳。

总之，以上我从整体上、动态地讨论了肝病的发生发展规律，即初为肝气抑郁，继则郁而化火，肝火伤阴动血，以致阳亢动风。临证时紧紧抓住此纲领，随证施治，即可获得很好的疗效。

谈谈个人治疗肝炎的体会

"肝炎"是西医的病名，中医书籍没有"肝炎"的名称。但是，中医临床也能治疗肝炎，还有一定的疗效，这也是事实。可能有人问：中医既没有肝炎的记载，为什么又能治疗肝炎病呢？因为西医所说的肝炎，实际上包括在中医的各种病症之中。如西医的"肝硬化腹水"，中医则叫"单腹胀"；"急性黄疸型肝炎"，中医称之为"黄疸"，常归属于"湿热发黄"的证候等。中医在长期临床实践中总结出来的对肝脏生理、病理的独特见解，和历代医家积累的大量资料，为我们今天治疗肝炎病提供了可靠的理论根据和丰富的临床经验。如清人王旭高写的《治肝三十法》就对肝病的发生、发展以及辨证规律进行了总结，形成了以肝病为核心的完整的辨证论治体系，从而把肝病的辨证与治疗向前大大推进了一步。王氏的《治肝三十法》载于《西溪书屋夜话录》，我认为可以作为研究肝病的主要参考书之一。

先简要介绍一下肝脏的生理功能和病变特点：中医认为肝脏属木，喜条达，其气温和，像春天之气而有生、升的特点。肝气主生、升，对人生理来说，则起到生生不息和化生无穷的作用，故人体饮食水谷精微的化合作用实与肝脏有关。《素问·五常政大论》说："土疏泄，苍气达。"在这里"土"代表六腑，"苍气"代表肝胆之气，意思是说六腑的疏通排泄，要借助肝胆之气的条达。朱丹溪引申其义，把肝脏的这一功能概括为"主疏泄"，即肝气有疏泄六腑的作用。又肝为厥阴，是阴之极尽，然禀木气而生，又与少阳为表里，且内寄相火，乃阴中有阳，故习惯上称肝"体阴而用阳"。肝主疏泄是以气为用；肝脏又主藏血，所以它以阴为体。若阴阳平和，则体用相称而健康无病；若阴阳不和，或阳用过极，或体阴不足，则可以发生各种肝病。

叶天士说：新病在经、在气；久病在络、在血。若肝病日久不解，则病由气分入血分，可发生肝脾肿大，或肝体萎缩以至肝硬化等种种病变。"肝"之意义为干，肝病最易干犯他脏，其中以干犯脾胃为多。古人把这一病变简称为"木克土"。

以上所讲肝的生理理论，对指导临床诊断与治疗有着重要意义。下边介绍肝病的辨证与治疗。肝病的发病规律，不论外来之邪，或内生之病，首先表现为气不条达，疏泄失常的病证。

1. 肝气郁结

（1）肝气抑郁：

症状：胸胁发闷，甚则胀痛，不欲饮食，善太息，面色发青，神情默默，脉弦，舌苔白。

证候分析：肝气郁结，疏泄不利，则胸胁发闷与胀痛；肝气郁则脾胃不和，故不欲饮食；气郁胸脘，故欲太息以伸其气，气得舒则胀闷减。面青、脉弦、神郁，也是一派肝郁之象。

治法：疏肝理气解郁。

方药：柴胡疏肝汤加减。

组成：柴胡10g，白芍6g，枳壳6g，茯苓10g，香附10g，郁金10g。

方义：本方用柴胡疏肝，白芍平肝，两药相合，以治肝气之郁；枳壳利气下行，郁金、香附解郁以开胸脘之满；茯苓治结气而利水湿。

（2）肝气犯胃：

症状：脘腹胀痛，呕吐酸水，嘈杂不适，脉弦滑。舌边尖红，舌苔白腻。

证候分析：肝胃不和，由肝气不疏所致。脘腹胀痛，为肝郁而胃不和；

呕吐酸水、嘈杂不适，是肝之郁火逆于胃中；舌边尖红，反映肝有热；苔白腻，主胃有痰湿。

治法：疏肝和胃。

方药：萸连二陈汤。

组成：吴茱萸 3g，黄连 9g，川楝 6g，陈皮 9g，半夏 9g，茯苓 10g，生姜 9g，香附 9g。

方义：吴茱萸配黄连名左金丸，能治肝经火郁，呕吐酸苦；川楝、香附疏肝理气；半夏、陈皮、生姜、茯苓和胃化痰。

（3）肝气乘脾：

症状：胁腹皆胀，四肢无力，饮食不振，食后腹胀，大便不成形，脉弦无力，舌淡苔白。

证候分析：肝气犯脾，常见于脾气先虚而后肝乘。脾虚不运，故腹胀食减，四肢无力等症丛生；脉弦主肝气，脉软无力主脾虚，舌淡苔白亦是脾虚之候。

治法：疏肝健脾。

方药：香砂六君子汤。

组成：人参 6g，白术 9g，炙甘草 6g，茯苓 9g，生姜 10g，半夏 10g，陈皮 6g，木香 3g，砂仁 6g。

方义：人参、白术、茯苓、炙甘草补中气之虚；半夏、生姜、陈皮、砂仁、木香调和脾胃之气。

总之，上述肝气抑郁为病之始。若肝气不疏，影响六腑的化物功能，新陈代谢不良，则产生湿邪，湿邪不化，郁而生热，因而导致肝脏湿热证。

2. 湿热成毒

（1）湿热在肝：

症状：口苦，胸闷，胁满或痛，饮食不振，恶闻荤腥，体疲无力，小便黄赤而短，脉弦细，舌苔白腻。

证候分析：肝有热则口苦、心烦；肝气郁则胁满，甚则作痛；气郁而湿热蕴结，是以小便黄赤不利，舌苔白腻；肝不疏泄，胃气呆滞则不欲饮食；湿热浊秽内结，故恶闻食臭，饮食衰减；湿性重着困于肢体，则肢体疲倦而不欲动。

治法:疏肝清热,利湿解毒。

方药:柴胡解毒汤。

组成:柴胡 10g,黄芩 10g,茵陈蒿 12g,土茯苓 12g,凤尾草 12g,草河车 6g。

方义:柴胡、黄芩清肝经之热,又能疏肝开郁,故为方中主药。茵陈蒿清热行湿,利胆退黄;土茯苓淡渗利湿,清热解毒;凤尾草泻热凉血,利尿解毒;草河车清热解毒,消炎止痛,以上四药为柴胡、黄芩之佐。

按:本方对急性肝炎或慢性肝炎活动期,表现为谷丙转氨酶显著升高,见有上述证情的,用之多效。

(2)湿与热凝:

上述肝经湿热证,若其人面色黧黑,兼有油垢,虽患肝炎而体重反增,臂背时发酸胀,舌苔白腻而厚。虽服药亦不易脱落,其脉弦缓者,是为湿毒凝结不开之象。

证候分析:湿瘀热蒸,则面色黧黑而有油垢;湿热弥漫重着难除,故身体反重;湿邪外犯少阳而使经脉不利,则臂背发生酸胀;舌苔厚腻,难以脱落,是湿热有根难拔之象。

治法:清热利湿解毒。

方药:柴胡三石解毒汤。

组成:在柴胡解毒汤基础上,加滑石 12g、寒水石 6g、生石膏 6g、竹叶 10g、金银花 6g。

方义:在柴胡解毒汤基础上,加滑石、寒水石、生石膏、竹叶以增强清热利湿的作用;加金银花清热解毒以化湿浊。服此方以舌苔褪落为病减,背臂酸胀不发为病愈。无论急性、慢性肝炎,符合本证者,用之则有效。

(3)湿热发黄:

肝炎病发生黄疸症状者,其色鲜明如橘子色,是为湿热发黄。此乃湿热蕴郁,影响胆液疏泄不利所致。

症状:一身面目悉黄,色明亮有光泽,身热心烦,口苦欲呕,恶闻荤腥,体疲不支,胁疼,不欲食,小便黄涩不利,大便虽通不爽,口渴腹胀,舌苔黄腻,脉来弦滑。

证候分析:黄疸有阴阳之分。本证发黄而有光泽,并伴有身热、心烦、口渴等证,故属湿热蕴蒸之阳黄。肝气不疏则胁痛,腑气不畅则腹胀;小便赤黄不利,反映了湿热无路可出;湿热在肝,影响胆液正常排泄,外溢则一身面目悉黄;湿性黏腻重着,故使人体疲无力;舌苔黄腻,为湿热胶结不解;脉弦滑,主肝胆有热。

治法:疏肝利胆,清利湿热。

方药:柴胡茵陈蒿汤。

组成:柴胡12g,黄芩9g,茵陈蒿30g,栀子10g,大黄9g。

方义:柴胡、黄芩疏肝清热;茵陈蒿清热利湿,专治黄疸;栀子清利三焦湿热;大黄泻热破滞,使湿热从小便而去。

按:无论急慢性肝炎,若出现黄疸证属湿热者,此方皆可用。亚急性重型肝炎虽黄疸隐现黑色,但见尿赤、苔腻、大便不爽、脉弦有力者亦可服用此方。此方利小便之力大,泻大便之力小,久服大便作泻时,可用栀子柏皮汤代替柴胡茵陈蒿汤。另外,还可用茵陈蒿60g煎汤代茶饮,以协助退黄作用。

以上介绍了肝病疏泄不利,气郁生湿,湿蕴化热,形成肝胆湿热证的辨证和治疗。若肝气抑郁,郁久气不得伸,还有化火之变,即所谓:“气有余便是火”。肝火为病,可见下述诸证。

3. 肝郁化火

(1)肝火上炎:

症状:头痛,目赤或痛,颊赤,心烦,急躁易怒,口苦,或耳中作痛,脉弦而数,舌边尖红绛。

证候分析:肝火上炎,走于头目清窍,故见头、目、耳等一系列火热症状;口苦、心烦为火热之象,肝胆火郁则口苦尤甚。

治法:清泻肝火。

方药:龙胆泻肝汤加减。

组成:龙胆9g,夏枯草10g,黄芩6g,栀子6g,牡丹皮10g,白芍10g。

方义:龙胆、黄芩、夏枯草清泻肝火;栀子治火郁之烦;牡丹皮、白芍凉血平肝。

(2)肝火扰心:

症状:心烦不寐,口苦,舌糜,小便色赤,舌红,脉弦数。

治法：清心泻肝。

方药：黄连导赤汤加味。

组成：黄连 6g，栀子 6g，牡丹皮 10g，生地黄 10g，竹叶 10g，甘草 10g，木通 10g，白芍 10g。

方义：用黄连导赤汤泻心与小肠之火，牡丹皮、白芍凉血平肝。此泻心火以平肝，乃"实则泻其子"之法。

从肝病发展来看，肝气化火以后，必然内灼肝肾之阴，阴液不足，不能滋养肝木，有导致肝气不柔或肝阳上亢为病的，亦有累及胃阴受伤而使肝胃之气不和的，兹分述如下：

4. 肝火伤阴

（1）肝火伤肾阴：

症状：烦躁面红，目赤带眵，性急易怒，男性阳易勃起，梦遗走泄，五心烦热，腰腿酸软，脉弦细数，舌光红无苔。

证候分析：阴虚阳动，水虚火燔，故烦躁，面赤，目赤带眵，性急易怒，梦遗走泄；舌光红无苔，主阴液损伤；脉弦细数，主阴虚火动。

治法：滋肾水以和阳。

方药：知柏地黄汤加味。

组成：知母 6g，黄柏 6g，生地黄 10g，熟地黄 10g，山药 10g，山萸肉 6g，泽泻 6g，茯苓 6g，牡丹皮 10g，白芍 10g，龟甲 10g。

方义：用六味汤以滋肾水；加龟甲大补真阴；白芍平肝养血；生地黄凉血柔肝；知母、黄柏以泻相火之旺，此"壮水之主以制阳光"之法。

按：临床发现青年肝炎患者往往出现阴虚火旺，梦遗失精等证，用此方多效。

（2）肝火伤胃阴：

症状：口燥咽干，尤以睡眠后明显，自觉胃中灼热，心烦，食减，甚至厌荤腥，心下痞闷，嗳气不除，或胸胁发满，脉弦细，舌红绛少苔。

证候分析：肝气郁结，初起肝阴不伤者，可用疏肝理气之法。日久化热伤阴之后，多为血不制气，阴不潜阳，治法当与前者迥然不同。魏柳洲说："阴血虚则肝叶柔而下垂，阴血不足又加怒火，则肝叶燥而升举"。魏氏的肝叶垂、举之说，虽不足信，但是，血虚之后肝气横逆则是必然结果。因此，治疗阴虚的肝气郁结，当投以甘寒凉润，忌用香燥辛热，以防劫阴。本证口燥咽干，尤以睡醒后明显，自觉胃中灼热而心烦，为胃中阴液不足，胃气不和之象；饮食衰减，甚厌荤腥，乃胃阴虚而有内热之征；肝气不得胃津之柔则气逆而上，故胸胁发满，心下痞塞，而噫气不除；脉弦细主肝阴虚，舌红绛少苔主阴虚有热。此证在慢性肝炎活动期中不鲜见之，辨证要点在于口渴与舌红无苔。

治法：滋胃柔肝。

方药：益胃和肝汤。

组成：玉竹 10g，生地黄 10g，麦冬 15g，沙参 15g，枇杷叶 6g，荷蒂 6g，川楝 6g，佛手 9g，白芍 6g，郁金 9g。

方义：用玉竹、生地黄、麦冬、沙参补益胃阴之不足，以制肝气之横；枇杷叶、荷蒂降胃气之逆，以治噫气；川楝、佛手理气疏肝而不助燥；白芍平肝；郁金解郁。

5. 肝阳上亢

症状：头目眩晕或者胀痛，满面潮红，耳鸣，目涩，口渴，心烦少寐，下肢无力，脉弦滑或洪大，舌红少苔。

证候分析：阴不潜阳，阳亢于上，故见头目眩晕，或者胀痛；肾开窍于耳，肝开窍于目，肝肾阴虚而阳气上盛，故见耳鸣，目涩，心烦少寐，水火不济之象；口渴为津伤；下肢无力，是阴精虚于下；脉洪大，舌红少苔，亦为阴虚阳亢之候。

治法：滋阴潜阳。

方药：滋阴潜阳汤。

组成：石决明 30g，珍珠母 30g，生牡蛎、生龙骨各 15g，龟甲 10g，白芍 10g，生地黄 10g，牡丹皮 10g，玄参 10g，牛膝 10g，益母草 15g。

方义：石决明、珍珠母滋阴气潜阳下行；生龙骨、生牡蛎镇静安神，导阳下潜；龟甲、生地大滋阴精以制阳；牡丹皮、白芍平肝以凉血；玄参以滋肾水，且清浮游之虚火；益母草、牛膝引药下行，导阳入阴。

按：此方治肝炎患者兼有高血压症状最为适宜。

以上介绍的是肝气郁，化火伤阴的一个方面。下面再讲一讲气病及血，久病入络的证治。

6. 气血瘀滞

（1）肝血瘀滞：

症状：面色青黑不华，右胁作痛如针刺，尤以晚上为甚，或伴有腹胀，体疲无力，肝脾肿大，手可触及，脉弦而涩，舌绛、边有瘀斑，苔白。

证候分析：气病及血，血脉瘀阻，故肝区刺痛，夜晚为甚。肝脾肿大，脉弦而涩，以及舌有瘀斑出现，反映了肝血瘀滞之势已成。

治法：疏通气血，软坚消痞。

方药：加味柴胡桂枝汤。

组成：柴胡12g，黄芩6g，党参9g，炙甘草6g，半夏9g，生姜9g，鳖甲15g，牡蛎15g，红花9g，茜草9g。

此方以十剂为一个疗程，轻者两个疗程，重者四个疗程，即可明显收效。临床用治早期肝硬化也颇为理想。

（2）肝血瘀有腹水：

症状：面色黧黑，腹胀青筋暴起，四肢反瘦，小便发黄而不利，舌苔白腻，舌质紫黯，脉沉弦。

证候分析：由于血瘀气阻，产生水湿内聚，因而小便不利，腹胀满，青筋暴起。舌质紫黯反映脉络瘀阻，脉沉弦则主水湿已凝而不消散。

治法：消满除湿，活血逐水。

方药：消胀除湿汤。

组成：郁金10g，木瓜6g，薏苡仁30g，蜣螂10g（炒，去翅足），路路通15g，丝瓜络10g，佛手12g，香橼皮12g，茯苓皮15g，冬瓜皮15g，枳壳6g，紫菀6g。

方义：此方用蜣螂入阳明、厥阴二经，消腹胀，行血气；路路通通经利水；木瓜伐肝利湿；薏苡仁利水湿之滞；郁金行气血之瘀；丝瓜络活血通络；茯苓皮、冬瓜皮利水消胀；枳壳行气宽中，紫菀利肺宽胸，两药相配，能消气滞之腹胀；佛手、香橼皮疏肝理气，能开水气之凝结。

按：此方治肝硬化腹水不太严重者，服之多效。

（3）阴虚内热，气血凝滞：

症状：肝脾肿大疼痛，夜晚更为明显，腹胀，口咽发干，面黑，或五心烦热，或低烧不退，舌红少苔、边有瘀斑，脉弦而细。

证候分析:肝脾肿大疼痛,舌有瘀斑,乃气血瘀滞之象;腹胀为气血瘀滞,肝脾不和所致;口咽发干,主津液已伤;五心烦热或低烧不退,是阴虚内热之候。

治法:滋阴软坚,活血化瘀。

方药:柴胡鳖甲汤。

组成:柴胡6g,鳖甲15g,牡蛎15g,沙参10g,麦冬10g,生地黄10g,牡丹皮12g,白芍12g,红花9g,茜草9g,土鳖虫6g。

据个人临床经验,此方治疗慢性肝炎晚期出现蛋白倒置;或乙型肝炎"澳抗"阳性者;或亚急性重型肝炎,出现上述脉证者,多有较好的功效。

以上介绍的阴虚液亏兼有气血瘀阻的证治,总的来说是偏于热,下面介绍寒热错杂或属虚寒的证候。

7. 由热转寒

(1)肝热脾寒:

症状:口苦,心烦,胁痛连及后背,手指发麻,口渴,小便不利,大便不成形,每日两三次,腹胀满,尤以下午为甚,脉弦缓,舌淡苔白。

证候分析:肝胆有热则口苦心烦;脾有寒则大便不成形而腹胀满;口渴、小便不利为气化不利,气不生津;胁痛绕背,手指发麻为肝病气血不利之症;脉弦缓反映肝脾有病;舌淡为脾气虚。

治法:清肝温脾。

方药:柴胡桂枝干姜汤。

组成:柴胡12g,黄芩6g,炙甘草6g,天花粉12g,桂枝6g,干姜6g,牡蛎12g。

(2)脾肾虚寒:

症状:腹胀,下肢肿,手足冷,大便作泻,小便少,饮食不振,脉沉迟,舌胖而淡。

证候分析:脾虚寒湿不运,则腹胀作泻而小便不利;肾阳虚则肢冷、脉沉、舌淡;脾肾双虚,气化不利,则水肿不消。

治法:温补脾肾。

方药:加味实脾饮。

组成:茯苓30g,木瓜6g,人参10g,白术10g,炙甘草6g,木香6g,大腹皮 6g，厚朴 6g，干姜 10g，草豆蔻 6g，炮附子 10g。

方义：茯苓淡渗以利水；木瓜和肝脾以化湿；木香、厚朴、草豆蔻、大腹皮理气以消胀；人参、炙甘草、白术、干姜，温中扶虚以运化寒湿；附子气雄，补肾阳以消阴翳。

按：根据个人临床观察，以及杂志的有关报道，凡慢性肝炎晚期出现肝硬化腹水等症，若伴有肝肾阴虚有热的证候，其预后多为不良；如伴有脾肾阳虚而有寒的证候，如治疗得法，则预后较好。肝硬化腹水是一个顽症，无论中医、西医对它的治疗都有一定的困难，主要问题在于腹水难下，使人憋胀难堪，如用逐水药如大戟、甘遂、芫花、商陆、牵牛子，虽皆有攻水之效，但水下之后，旋即正气不支，而有致死的危险。因此，对肝硬化腹水要多补少攻，使其脾肾之气有力运转，则可有一线光明。

如见阴虚有热的肝硬化，可能续发动血失血，或出现肝昏迷，甚至动风抽搐等证。伤阴动血可用犀角地黄汤：广犀角（今用水牛角代）6g，生地黄 10g，牡丹皮 10g，白芍 10g。如动风抽搐，头目眩晕，或肢体麻木，可用白芍、牡丹皮、何首乌、石决明、天麻、钩藤、生地黄、桑寄生。肝昏迷高热不退，神志不清者，注射清开灵，内服局方至宝丹。

8. 小结

总的来说，治疗肝病一定要掌握它的发病规律。我们先从肝病气郁不疏开始，有肝气自郁、犯胃、乘脾三证；气不疏泄，可续发湿热成毒、湿热发黄等证；若气郁化火，则有肝火上炎与肝火扰心等证；若肝火伤阴，则有伤肾阴与伤胃阴之分；若阴虚阳亢，则有肝阳上亢之变；若气病及血，则有气血瘀滞的早期肝硬化和肝硬化兼腹水等证；若肝阴虚而肝脾肿大，则有阴虚血瘀等证；若肝热脾寒，则有胁痛腹胀，大便作泻等证；若肝病引起脾肾虚寒，则有腹胀，小便不利，大便作泻，手足逆冷等证。

由此可见，肝病是一个复杂的疾病，各种病证之间有着内在的联系，只要我们掌握了各类证候的主要脉证特点和它们的相互联系与转化，辨证论治就有规律可循，并能取得满意的治疗效果。因为我对西医知识是个门外汉，只能介绍中医中药诊治肝病的点滴体会，希望能够得到诸位的指教。谢谢！

"食药同源""药食同用"源远流长

中医的营养保健学说源远流长。一是来源于日常饮食,二是来源于药物的治疗和预防。除此之外,还有气功、体育、按摩、针灸等法,在这里就略而不谈了。

饮食与药物在远古时期往往是统一使用而不分的。有的食物既是食品也是药品,具有双重作用,例如生姜、大枣、莲子、百合、山药、桂皮等。后汉时期张仲景撰写的《伤寒杂病论》第一个方叫作"桂枝汤",据说是商朝的大臣伊尹传下来的。桂枝汤共有五味药:即桂枝,芍药,甘草,大枣,生姜。这五味药中如生姜、大枣、桂枝乃是厨房中的调料,属于饮食之品,用它来治病,则又属于药物。由此可见,早在公元前16—公元前14世纪的殷商时代,就有"药食同用"的先例了。

公元前5世纪—公元前3世纪,我国最早的地理物产志《山海经·修务训》里说:"神农尝百草之滋味,水泉之甘苦,令民之所避就。当此之时,一日遇七十毒。"相传炎帝神农氏始教民为耒耜以兴农业,尝百草为医药以治疾病,说明谷与药皆来源于植物,所以说"药食同源"。

古代先民治病之法是以食疗为主,药疗为辅。《素问·五常政大论》曰:"大毒治病,十去其六;常毒治病,十去其七;小毒治病,十去其八;无毒治病,十去其九。谷、肉、果、菜,食养尽之,无使过之,以伤其正也。"可见,食疗之功大于药疗。从食品转化为药品,这是后世之事,"药食同源"蕴玉于璞乃是古人之事。现在我们"还玉于璞",重视食疗、研究食疗,向大自然索取更多的食物以养生命,回到药食同源上头,这并不是退步,而是一个很大的进步。

《素问·脏气法时论》说:"五谷为养"(粳米、小豆、麦、大豆、黄黍)。粮食是天然的产品,对人体有百利而无一害,所以植物药和植物食品便成了中医营养学的一大优势。除五谷之外,还有"五果为助"(桃、李、杏、栗、枣);"五畜为益"(牛、羊、豚、犬、鸡);"五菜为充"(葵、藿、薤、葱、韭)等。

古人认为:谷食之气味得草木之正,药饵之气味得草木之偏,得其正者每有所亏,钟其偏者常有所胜。以所胜而没所亏,则致其中和而万物育矣。因此,凡食疗之不逮者,则代之以药疗。《素问·六节藏象论》说:"草生五色,五色之变不可胜视,草生五味,五味之美不可胜极。"指出了植物之色味变化不可胜极,故其治病保健之功亦不可胜量。

"天食人以五气,地食人以五味"。天以五气食人者:臊气入肝,焦气入心,香气入脾,腥气入肺,腐气入肾。地以五味食人者:酸先入肝,苦先入心,甘先入脾,辛先入肺,咸先入肾。清阳化气出于天,浊阴成味出乎地,故天食人以气,地食人以味,此即天地之运,阴阳之化,而人形之所以成也。夫草木具有五色、五气、五味以应天地阴阳之造化,故能内通五脏而能营养保健,以治阴阳违和之种种疾病也。

脾病者,宜食粳米饭、牛肉、枣、葵;心病者,宜食麦、羊肉、杏、薤;肾病者,宜食大豆、猪肉、栗、藿;肝病者,宜食麻、犬肉、李、韭;肺病者,宜食黄黍、鸡肉、桃、葱。

中医学不但有食疗之法,而且还有食禁之说。《灵枢·五味》说:"五禁:肝病禁辛,心病禁咸,脾病禁酸,肾病禁甘,肺病禁苦。"

总之,我们应该充分利用中医中药的这些宝贵遗产,努力发展有中国特色的营养保健品。

"返老还童"——老人健身丸

人老则气血衰竭,肾精枯槁,面焦发白,筋骨无力。所谓"七八肝气衰,筋不能动,天癸竭,精少;八八则齿发去"。由此可见,人老则衰退是人生规律之必然。

如何延缓衰老一直是人们关注的问题,中医认为,采用一定措施如饮食、运动、气功、生活规律等可以延缓衰老,服用有益的药物也是起作用的,中医补药浩如烟海,笔者积数十年的经验,认为孙思邈《备急千金要方》中的治诸虚劳丸方最佳,老人服用很有效验,具有一定的"返老还童"之功。

药味组成：生山药 60g，肉苁蓉 120g，五味子 100g，菟丝子、杜仲各 90g，牛膝、泽泻、生地黄、山茱萸、茯神、巴戟天、赤石脂各 30g。

将药研细末，蜜丸如梧桐子大，食前以黄酒温服 30 丸，每日早晚两次。禁忌：醋、蒜、陈臭食物。

一般老人服一周后，四体润泽，唇口之色变红，手足温暖，面色光悦，消食，声音清明。十日后，其药通入脑。

方 药 运 用

"经方" 溯源

"经方"的说法很多，见仁见智，难于统一。有的人认为"经方"者乃经验之方也，也有的人认为"经方"乃是《伤寒论》方子的尊称。我认为研究"经方"，无论继承与发扬，首先必须弄清它的历史源流和来龙去脉，抓住它的核心内容，才能做到事半功倍。

1. 什么是"经方"

"经方"来自殷商时代伊尹所著的《汤液经法》，其上源于《神农本草经》及《桐君采药录》。据梁·陶弘景说："依'神农本经'及'桐君采药录'上、中、下三品之药，凡三百六十五味，以应周天之度，四时八节之气。商有圣相伊尹撰《汤液经法》三卷，为方亦三百六十首：上品上药为服食补益方者百二十首；中品中药为疗疾祛邪之方，亦百二十首；下品毒药，为杀虫避邪痈疽等方，亦百二十首，凡共三百六十首也。实万代医家之规范，苍生护命之大宝也。"

伊尹的《汤液经法》下传到了河南南阳的张机之手。所以，梁·陶弘景说："昔南阳张机，依此诸方，撰为《伤寒论》一部，疗治明悉，后学咸尊奉之。""经方"源于神农之药，发展而成"汤液"之方，又发展而成仲景之论。其中不难看出，药与方的结合、方与证的发展，是仲景本伊尹之法，伊尹本神农之经。

"神农"，龙之头也。"仲景"，龙之身也。有头有身，鳞甲森然，则能行云布雨成为神物。张仲景发展了神农学派，创造出方证结合，是中流砥柱的伟大医家。《汤液经法》为方三百六十首，而《伤寒杂病论》包括重复方在内,大约有三百七十五张方子。这种天才的"移花接木",把方、证有机地结合在一起,所以《伤寒论》的方子,从此就叫作"经方"。

2."经方"来之不易

"经方"之中,不可讳言,还包括上古神圣相传的"禁方"痕迹,因此"经方"有点神秘色彩,而有许多令人不可思议之处。"经方"药少而精,出神入化,起死回生,效如桴鼓,在东汉时期犹存于世。但它受到当时"保密"的影响,师徒传承不能公开,以及"禁方"所定下的清规戒律各方面的束缚,此时的"经方"已非俯拾皆是、信手拈来之可比了。

据我测知,"经方"来之不易,反映出来以下三种情况:

(1)"原序"未提此书:仲景提出"撰用《素问》《九卷》《八十一难》《阴阳大论》"等具体书目。惟对这部《汤液经法》则如石沉大海,讳莫如深,而只字未提。

(2)"证"之下未载其"方":唐人孙思邈发现王叔和所撰次的《伤寒论》条文,奇怪的是在"证"之下而无方药相随。这种方证相离,未能"比类相附",令人观之,莫衷所自。

(3)孙思邈的一句话泄露了天机:孙氏所著的《千金要方》说:"江南诸师,秘仲景要方而不传。"

以上出现的三种情况,虽然不过是"蛛丝马迹"的微小反映,我认为"见微知著",它们泄露了"经方"来之不易的客观事实。它说出了当时张仲景采辑"经方"的工作并非一帆风顺,而是遇到了许多困难和各种麻烦。

张仲景的伟大贡献在于:他披荆斩棘,排除万难,把"经方"从风雨飘摇中挽救出来,保存了起来。让它继续为人类服务,使它上续神农,下逮万世,广开"汤液"治病、防病的法门。

3.建立方与"证"、方与"法"、方与"辨"的有机学说

"经方"为"证"而设,证之下必须有"方",方之上亦必须有"证"。张仲景神机独运,妙想天开,他很巧妙地在"证"与"方"的接壤之处,嵌入了一个"辨"字,因为有了"辨"字,使"证"与"方"都有了生命力,也都变成了活棋。其中的魅力能使人思想万千,玩味而无穷,既有医学上的主体,又有哲学上的灵魂,使人叹为稀有。

4. 使用"经方"，必先立法

中医讲求"理法方药"的规律，必须用"法"的规范对"经方"加以指导，然后施用，才能使人步入坦途。

举例而言，《伤寒论》的第一张方子是桂枝汤。仲景在"方后注"特别提出了发汗的原则性和方法论。"若一服汗出病差、停后服，不必尽剂；若不汗，更服依前法；又不汗，后服小促其间，半日许令三服尽；若病重者，一日一夜服，周时观之，服一剂尽，病证犹在者，更作服；若汗不出，乃服至二三剂。禁生冷、黏滑、肉面、五辛、酒酪、臭恶等物。"

以上文字，重点论述服桂枝汤发汗的各种办法和策略。其中涉及"发汗"与"惜汗"、祛邪与护正的两分法思想，突出了"法"的权威性和原则性，所以说"法"具有战略的意义。

5. "经方"之间，彼此是有机联系的

我们初学"经方"，往往停留在一方一药之上，孤立地、也很死板地去使用"经方"。这样去学，必然使"经方"寸步不移，捆得太死，离开证之间的有机联系，就会大大失掉"经方"以方带证的辨证方法。使用"经方"必须把方证前后左右有机地进行联系，要建立"方以载道"的观点，一定将古人的思想性、逻辑性与"经方"的治疗性糅合在一起，"纵然把它碾成尘，拈来还有香如故"。

例如，《金匮要略》治疗胸痹所用的"栝楼薤白白酒汤""栝楼薤白半夏汤"，无疑都是治疗此病的主方。但是张仲景并非到此为止，而又设方御变，它在"主方"之间，举出寒饮邪气由胸及心，为"留"、为"结"、为"逆"、为"抢"等的无穷变化。因此，仲景把"枳实薤白桂枝汤""人参汤""茯苓杏仁甘草汤""橘皮枳实生姜汤"等引申出来。他巧妙地、天衣无缝地，把方与证、方与方有机地联系在一起，这种以方带证的写法，起到了"山重水复疑无路，柳暗花明又一村"的景观作用。

大哉仲圣！昔何颙相之曰："君用思精……当为名医"。夫能"用思"才能超凡，才能在火中爆豆也。

6. 偏向虎山行

"经方"药味峻厉，令人胆战心惊，畏而不前，不敢使用。夫行围狩猎，必带鹰犬，利其爪牙，则亦何惧之有也？畏惧"经方"反映了自身学问有差距。我短彼长，正是补缺救短之机。"明知山有虎，偏向虎山行"，要有一点志气与使用"经方"的胆略。但是医关人命，生死反掌，岂可轻举妄动而以方试人？所以还必须在仲景之学上多下些工夫。一朝一夕、慢慢地，而又长期不断地与"经方"耳鬓厮磨，通过"量变到质变"，在思想上产生了跃跃欲试的时候，在感情上又与"经方"贴得很紧的时候，此时此刻，则自然"经方"破土而出，而为我所用。

也有学者认为第一张"经方"是桂枝汤，桂枝汤滋阴和阳为群方之魁。所以，当以桂枝汤为嚆矢。我认为张仲景驾驭"经方"总的精神与原则叫作"保胃气，存津液，阴阳自和"，贯彻这一精神，先用某方似乎也无须争辩。

7. "经方"治验

"经方"傲然医林，如时贤曹颖甫、余无言先生，每以"经方"愈大病，起沉疴而著称于世。余不才，临床治病喜用"经方"，于千军万马之中，每获搴旗得胜之快。仅将最近"经方"验案附载如下，以飨读者。

（1）治愈"血精"：

刘某，男，32岁，司机。患"血精"病，有时兼见尿血。西医诊断为"精囊炎"，中西药杂进，迁延一年之久。问其大便溏薄，两手发麻，腰酸腿楚。服药如滋阴补肾、凉血清心，以及补中升提之法均无效可言。余切其脉弛缓无力，犹以两尺为甚；视其舌色淡嫩，苔薄白，两目缺少神采。

张仲景在《金匮要略·血痹虚劳病脉证并治》有两张"经方"，专为虚劳发生心肾不交，阴阳摄持不利而设。一为"桂枝加龙骨牡蛎汤"，一为"天雄散"。桂枝加龙骨牡蛎汤功在从中宫交通心肾阴阳而秘下元封藏之本。天雄散功在补阳摄阴，开源节流，温摄肝肾之精血。因此，不用"桂加龙牡"，而用"天雄散"法。因"天雄"药缺，而用附子代替。

疏方：炮附子4g，桂枝6g，白术15g，龙骨30g。

天雄散歌曰：天雄白术桂枝龙，补阳摄阴妙层层，为散酒服方寸匕，阳痿精滑腰腿疼。余用"天雄散"，灵活机动地新加鹿角胶10g，阿胶10g。因其精血久虚，所以用鹿角胶以补"督脉"，用阿胶以补"任脉"。

此方连服7剂，血精由多变少，由红色变为褐色。自觉气力增加，精神振奋。照方又服7剂，则"血精"病证痊愈。

（2）治疗已用"胰岛素"而血糖不降之危证：

蒋某,男,63岁。患糖尿病,虽注射"胰岛素"而血糖难以控制,高达16.6mmol/L。一家惶恐,前来求治。问其大小便皆不通畅,腹胀胸满,心中烦躁异常,不食不眠,7天来目不交睫。切其脉沉大有力,视其舌红绛似火。其妻面带戚容对余曰:"胰岛素"已无效,中药尚有活路否? 余曰:据《史记》载,"太仓公"用"火齐汤"治一"涌疝"病人而愈。此事虽距今近两千年之久,而其病证宛然犹在,科学是可以重复的,大有借鉴之机。

方用:大黄6g,黄连10g,黄芩10g。

服汤后不久,先得大便,所下颇多;后得小便,努而排之,竟溺出一条似精如脂的物体。患者顿觉周身舒畅,睡意难捱,醺然梦乡,睡了6～7个小时,则觉腹饥思食。从此血糖下降,烦躁不发,度过生死关头,而转危为安。

(3)用栝楼桂枝汤治"柔痉":

陈某,男,56岁。患病为项以下之肌肉连及背部肌肉明显塌陷、萎缩。口渴汗出,两臂拘急,紧贴两胁,活动受限。因此臂不能举,肩不能动。如果强行将两臂从胁上拉开,则肩臂疼痛不能忍耐。切其脉弦细如丝状,视其舌红如草莓,几乎无苔。余辨此证为太阳经输受邪,天长日久,化热伤阴,阴液灼竭,津液不能灌溉之病。

《金匮要略·痉湿暍病脉证并治》载:"太阳病,其证备,身体强,几几然,脉反沉迟,此为痉,栝楼桂枝汤主之。"本证与之颇为贴切,一见于《伤寒论》之"新加汤"汗后身痛、脉反沉;一见于《金匮要略》之栝楼桂枝汤身体强,脉反沉迟。一言以蔽之,太阳经证有血、津、阴分不滋的特点。

余用:栝楼根30g,桂枝15g,白芍15g,炙甘草10g,生姜10g,大枣12枚。

服此方7剂,病见显效。项下、后背宽松为多,口渴良已,两臂已能前后摇动。效不更方,又服7剂,则病迅然而愈。非独病人一家称谢,余亦奇"经方"效如桴鼓之捷。

栝楼桂枝汤方歌

身体强兮几几然,脉反沉迟津液难。

柔痉风阳经脉急,发汗生津蒌桂煎。

使用经方的关键在于抓住主证

《伤寒论》为东汉（公元三世纪初）张仲景所著，是一部实用价值很高的古典医籍。本书内容多能理论联系实际，理法方药兼备，体现了中国医学辨证论治的独特体系，成为后世医学的规范，它对发展中医学，指导临床实践，作出了巨大的贡献。

《伤寒论》实载 113 方，其方结构严谨，药味精炼，配伍有度，煎服得法，比起《内经》13 方，有了新的发展，故被后世医家所推崇，获有"医方之祖"的称号。辨证论治是中医必须遵循的准则，理法方药的统一更是取得疗效的关键。《伤寒论》的理法方药比较严密，所以运用得当，往往效如桴鼓。

为了学习和正确运用经方起见，谈谈个人对抓主证使用经方的体会，抛砖引玉，希望得到同道们的指教。

一、什么是主证，为什么要先抓主证

张仲景撰写的《伤寒论》，总结了六经辨证的规律，并于每一方证中，厘定了主证、兼证、变证和夹杂证的层次，为正确地运用辨证论治提供了先决条件。

仲景示人临床辨证先抓主证，因为主证是纲，纲举则目张，从而对于兼证、变证、夹杂证等，自然也就迎刃而解。

什么是主证？主证是指决定全局而占主导地位的证候。如太阳病中风的桂枝汤主证，以发热、汗出、恶风为主；伤寒的麻黄汤主证，以恶寒、无汗、身痛、气喘为主；少阳病的柴胡汤主证，以口苦、喜呕、胸胁苦满为主；阳明病的白虎汤主证，则以烦渴欲饮、身热汗出、脉洪大为主；大承气汤的主证，则以不大便、腹满疼痛、潮热谵语为主；太阴病理中汤主证，以吐利、腹满、饮食不振、自利益甚为主；少阴病的四逆汤主证，则以四肢厥冷、下利清谷为主；厥阴病乌梅丸主证，则以消渴、气上撞心、心中疼热、饥而不欲食、呕吐与吐蚘为主。

六经方证的主证是辨证的关键,反映了疾病的基本规律,是最可靠的临床依据。因此,我们对主证要一抓到底,抓而不放,才有实际应用的价值。只有先抓主证,才符合辨证的思维方法,才能进一步认清兼证和变证,分清辨证的层次,而使辨证的程序井然不紊。

二、抓主证,也要注意兼证

那么,什么是兼证?兼证必须在主证的前提下出现,它附于主证而存在,但又补充了主证证候的不足之处。

举例而言,桂枝汤的主证为发热、汗出、恶风,如果兼见气喘,或者兼见项背强几几等,这便是桂枝汤的兼证。兼证与主证的关系起到了互相为用,相得益彰的效果。

如果我们只知抓主证,而置兼证于不顾,就不能做到随证以应变,也不能随着兼证的出现制订有效的治法。因此使治疗脱离了客观,而不能有的放矢。所以,我们认为主证和兼证是并行而不悖的关系,主证反映病之常,兼证则反映病之变,做到知常达变,方足以尽辨证之能事。

三、变证的形成及其临床意义

主证和兼证都随六经方证而出现,它们在病机上比较一致,分歧并不太大,其来龙去脉比较清楚,所以说有规律可循。至于变证则不然,它不受六经为病范围所约束,而以独特的灵活多变的姿态出现,它包括了伤寒以外的许多杂病。

那么,什么是变证?变证指的是太阳病或者少阳病,由于医生误治,使原有的主证已罢,而变生他证,不能以正证名之,就叫变证。例如太阳病,在治疗上没有发汗,而误用了或吐、或下、或火的各种治法,由于治疗差错,使原来的表证不复存在,而新的变证从此油然而生,可见它与上述主证、兼证的意义毫无关系。变证由误治而来,这是无容置辩的,但张仲景却有假借误治条件作为病机改变的手段,以达到在伤寒中论杂病的目的。请看第 63 条至 70 条的内容,就明显是围绕五脏的虚实寒热而论的杂病证治。这一点,我认为也是可信而不疑的。

因此,对于变证宜从辨证的前提出发,不得拘泥在误治的一方面,而束缚了辨证的思维,致遗"守株待兔"之讥。

四、夹杂证形成的特点

那么,什么是夹杂证呢? 提到夹杂证,又必须从以下两种情况进行叙述,才能畅达其义。

(1)由于人的体质不尽相同,如体有强弱,脏有厚薄,性分男女,年分老幼,这说明人的个体本有差异,因此决定了感邪虽一,发病则殊的现实。为此,不能尽在外感上求原因,还必须从个体差异找根据,这就涉及夹杂证的实质问题。

(2)在伤寒发病中,仲景早已提出:伤寒有夹虚的小建中汤证,夹宿食的大承气汤证,夹寒饮的小青龙汤证,夹瘀血的抵当汤证。如此种种,不胜枚举。

由于这一特点,而形成了新病与老病、标病与本病、表病与里病的交叉出现,所以,它的证情比较复杂,在治疗上有特殊的规定,不同于一般的治法。概括而言,《伤寒论》除六经辨证方法外,又分有主、兼、变、夹四种证候,这就使辨证有了层次,有了先后,使人开阔了辨证的眼界,提高了辨证效率,我们不得忽视。

五、抓主证使用经方的治例

《伤寒论》言不虚发,句句皆有实践根据。我们如果想抓好主证,一定要细致地去抓,才能在实践中发生作用,而去指导临床治疗。为了说明抓主证用经方的重要意义,试以个人的临床治例说明如下:

(1)芍药甘草汤证:

一贾姓男患者,年53岁。症状是左腿肚子经常转筋,发作时聚起一包,则腿疼不能伸直。同时,患侧的大脚趾也向足心处抽搐,疼痛难忍。切其脉弦,视其舌红少苔。辨证为血不养筋,筋脉绌急所致。

乃用：白芍24g，炙甘草12g。

连服四剂，竟获痊愈。

按：《伤寒论》29条说："更作芍药甘草汤与之，其脚即伸。"我抓住了这个病的"脚挛急"主证，投用芍药甘草汤，故获得捷效。

（2）黄连阿胶汤证：

陈姓女青年，25岁，未婚。患月经淋漓不止已有几个月，面色萎黄，疲乏无力。父母忧之，请我为之诊治。切其六脉滑数，舌色红，舌尖尤甚。问其睡眠，则称心烦难寐，偶尔得睡，而又乱梦纷纭，反增疲倦。索其前服之方，率为温补涩血止漏之品。

细绎其证，参以舌脉，实为心火上炎，无水以制，故心烦而难寐；心主血脉，火盛则血不归经，故而月经淋漓不止。夫心火上炎，实由肾水之不升，水火不济，心肾不交，为本证之关键。

遂用：黄连10g，黄芩6g，白芍10g，阿胶10g，鸡子黄二枚。

此方共服五剂而月经方止，夜间得睡，心烦不发，饮食增加。照方又服三剂，其病寻愈。

按：《伤寒论》第303条云："少阴病，得之二三日以上，心中烦，不得卧，黄连阿胶汤主之。"我抓住了这个病的心烦难寐主证，而又推论心火迫血不归经的病机，乃投用黄连阿胶汤，出人意料地取得了疗效。

不仅如此，此方还能治疗很多疾病。例如我校赵生之父，年49岁，因患肝炎病来京治疗。当时使他最苦恼的是口腔太干缺乏津液滋润，由于舌体缺乏滋润，发生板硬而卷伸不利，言语受到障碍。其脉沉弦，舌红绛而苔薄黄。

初诊辨为肺胃阴虚，津液不滋，用叶氏益胃汤而无效，继投白虎加人参汤，效果亦不明显。此证属于阴虚津少，似无可疑，然服药数剂毫无功效可言，使人困惑不解。于是乃详细问其饮食起居情况，答称：夜间睡眠不佳，而心烦特甚，且失眠之后，则口舌干涸更为严重。

余聆其言，结合心烦失眠与舌红绛的特点进行了分析，方知此证为心火上炎，肾水不能上济的病证，不清其心火，则徒劳无功。

乃改用黄连阿胶汤。

服三剂，即夜间得睡，而口舌干涸顿释。

又治一崔姓妇女，年35岁。因产后患腹泻，误诊为虚，吃了不少补药，而病不愈。切其脉沉而略滑，视其舌绛，苔薄黄。初诊以其下利兼见口渴，作厥阴下利治之，投白头翁汤，服后不见效。一日又来诊治，自述睡眠不佳，咳嗽而下肢浮肿，问其小便如何？则称尿黄而不利。

余聆听之后思之良久，恍然而悟，此乃猪苓汤证。《伤寒论》第319条不云乎："少阴病，下利六七日，咳而呕渴，心烦不得眠者，猪苓汤主之。"验之此证，小便不利，大便下利，肢肿而少寐，与猪苓汤主证极为合拍。

遂用：猪苓10g，茯苓10g，泽泻10g，滑石10g，阿胶10g（烊化）。

此方连服五剂而小便畅通，随之腹泻止，诸证悉蠲。

由上述治案来看，不抓主证则治疗无功，若抓住了主证则效如桴鼓。然抓主证亦非易事，往往几经波折，走了许多弯路以后，才能抓住主证。这种情况从以上两案就能很好地说明。我认为抓住主证，治好了病，也就发展了《伤寒论》的治疗范围，扩大了经方使用，使人增长才智，把辨证推向新的飞跃。因此，"抓住主证，使用经方的意义"也就在于此。

经方临证治验

实践是检验真理的唯一标准。中医理论和它的实用价值，经过实践的检验而后肯定。因此，学习中医必须密切结合实践，然后方能学有所成。我认为，通过临床实践，不但能检验前人的学术成果，而且又能补充新的知识，使中医学术得以不断发展。为此不揣肤浅，本着继承与发展的精神，将经方临证治验数例分述如下。

一、生姜泻心汤治顽固性呃逆

郭某，男，46岁。患有呃逆，连作不休，病已八月有余，服药以百剂计，始终不能控制，以致周身疲倦，不能坚持工作。观其所服之方，不外丁香柿蒂、旋覆代赭、香砂六君等方。切其脉沉弦无力，视其舌苔略呈水滑。

问其大便,则称每日一两次,溏薄而不成形,小便则无复可言。

余谛审良久,认为此证上有呃逆之气,下有泻利之情,是必先病其中,为脾胃不和之兆。如是顺藤摸瓜,指其心下曰:此处难受否?患者恍然曰:余心下素觉堵塞,甚不畅快,因打嗝为甚,以致顾此失彼,未能说出。余笑曰:君之病已得之矣。此乃脾胃升降失司,寒热相混,胃气上逆之病也。必使脾胃气和,升降调顺,则病可愈。

处方:生姜 12g,干姜 3g,半夏 12g,黄连 6g,黄芩 6g,党参 10g,炙甘草 10g,大枣 7 枚,刀豆子 10g。

此方连进六剂,则呃逆不作,心下痞与下利同时俱蠲,病遂告愈。

二、生姜泻心汤治失眠

马某,女,50 岁,工人。患失眠证,每夜仅能睡二三小时,且乱梦纷纭,昼则头晕神疲,虽服多种补心安神之药,然皆无效可言。

初诊见其舌苔滑腻,脉又弦滑,认为痰热客于少阳之证,为疏《千金》温胆汤方,服后未能取效。再诊之际,患者方称其大便稀薄,每日必解两三次之多。乃恍然而悟,得非胃气不和之所致耶?因指其心下问曰:"此处难受乎?"答曰:"胀闷不舒。"又问:"有嗳气否?"答曰:"时或有之。"

余曰:此乃脾胃之气不和证。嗳气者,胃气上逆也;大便溏薄者,脾虚不升也。今升降失序,则阴阳不和,故气痞于中,而心下堵闷矣。然为何而病失眠?张景岳云:"今人有过于饱食,或病胀满者,卧必不安,此皆胃气不和之故。"《内经》引《下经》之言,亦有"胃不和则卧不安"之说。由此看来,本证之失眠,咎由于脾胃。脾胃居中州,有斡旋上下的作用。今心肾之气不得中州之助,使水火既济之功受阻,则阴阳不交,阳不入阴,是以失眠而多梦。

《内经》云:"治病必求于本","必伏其所主,而先其所因"。故不治失眠之标,而图脾胃之本。俾中气调和,升降得所,则阴阳自通,心肾相交,自然得寐。方用生姜泻心汤。

处方:生姜 12g,干姜 3g,半夏 10g,黄连 6g,黄芩 6g,党参 10g,炙甘草 10g,大枣 7 枚。

此方服六剂,睡眠与心下痞皆见好转。嘱其照方再服六剂,患者欣然相告曰:从晚十点入睡,至晨五点始醒,而且大便成形,饮食有味,其病因愈。

三、生姜泻心汤治心下痞

赵某,男,63 岁,农民。1983 年 3 月 12 日初诊。病已三月,自觉心下(即胃上脘部)痞闷不适,尤以食后为甚。并有干噫食臭,大便溏而不爽,日三四行,不思饮食等证。切其脉沉而弦,重按则无力,视其舌苔,滑而带腻。按其上脘部,濡软无物可言。

辨证:心下痞,按之濡,是为气痞,其中非食、非水可知。乃因中州脾胃升降失常,斡旋无力,以致气机不利,痞塞于心下而成。"心下",界于胸腹夹隙之间,亦是阴阳上下升降之路。故凡阴阳不和,升降之气不利,每反映于该部而具有病位辨证之意义。升降既乖,气痞于中,实为此证之根本。至于其舌脉之诊,无非反映脾虚不运,水饮内生之候。

治宜调和中州脾胃,兼散水饮之邪。方用生姜泻心汤加茯苓。

处方:生姜 12g,干姜 3g,党参 10g,半夏 10g,茯苓 10g,炙甘草 6g,黄芩 6g,黄连 6g,大枣 7 枚。

此方共服四剂,心下痞塞大减,噫气得除,食欲转佳,舌苔见净。效不更方,嘱续服五剂,而得全瘳。

按:生姜泻心汤是《伤寒论》方,主治心下痞硬,噫气而有食臭味,肠鸣有声,泻利,胁下阵痛等证。清人吴谦认为此汤应加茯苓,以治兼有小便不利,下肢浮肿等证者,对此方证有了新的发挥。前两例所治呃逆、失眠等证,皆仲景之所未言,然用之亦取得显著疗效,应看作是在继承基础上的发展。

该方属于和剂,能调和脾胃之气,以解寒热之纷,并有培补中气的作用。本证因气机升降不利,中焦痞塞,胃气不降而生热,故以芩、连之苦寒以降之;脾气不升而生寒泻利,故用干姜之辛热以温之;生姜健胃以散饮;半夏消痞以开豁痰气;脾胃气弱,不能斡旋上下,故以参、草、枣补之。本方苦降、辛开、甘补,散饮消痞,擅治中州不和等病。

四、桂枝加芍药汤治腹中急痛

张某,女,32岁。每至下午即腹中疼痛,痛时自觉腹肌向内抽掣,而疼痛益甚。月经后期,每潮需 40 天左右,经色黑紫,并挟有小血块数枚。二便正常,饮食尚可。切其脉弦细如刀刃,视其舌绛而紫,苔则薄白而润。

辨证:此为脾家气血不和,肝木横逆,刑克脾土之证。脾主腹,故腹中作痛;脾虚肝逆,血脉拘急,是以腹肌痉挛而向腹里抽掣。肝藏血,通于冲任,今血不荣,则肝气不柔;血脉因阻,故月经愆后,挟有血块。

治宜:平肝木之急,和脾胃之血气。方用桂枝加芍药汤。

处方:桂枝 10g,白芍 30g,炙甘草 10g,生姜 10g,大枣 12 枚。

此方连服六剂,则腹痛不发,拘急已解。转方用《金匮要略》当归芍药散方。

处方:当归 15g,白芍 30g,川芎 10g,白术 12g,茯苓 12g,泽泻 12g。

用此方既巩固疗效,又调其月经,而一举两得。服十剂,果病愈。

按:桂枝加芍药汤方见于《伤寒论》,用以治疗太阴病腹满时痛的中州气血乖戾之证。本方即桂枝汤倍用芍药而成,用桂枝汤之义,在于调和中州阴阳气血;加重芍药用量,能和血脉,缓拘急而止腹痛。

五、柴胡桂枝干姜汤治腹胀

丁某,男,36岁,工人。1983 年 3 月 16 日初诊。

1972 年曾患"肝炎",经治疗已愈。然自此以后,腹胀时作时止。近一月来,感觉肝区作痛,腹胀增剧,并伴有口渴,心烦,手指发麻等证。询其大便,则称溏薄而泻,每日二至三次,小便则反短少。切其脉软大无力,视其舌质胖大,边尖色红,苔呈薄白。

辨证:尝患肝病,累及于脾,虽肝功化验正常,然脾气实未复也。现证右胁作痛,心烦,舌边红,主肝胆有热之象;腹胀,便溏,口渴而小便少,乃脾寒气沮,运化无力,阳不化液之征。肝热脾寒,阴阳为之不和,气血为之不利,且疏泄一旦失司,肝气亦必郁而不伸,肝乘刑脾,则中气更为浇漓。

此病世少治法,惟仲景在大论第 147 条列出柴胡桂枝干姜汤一方,它既能清肝胆、利枢机,又能温脾阳,助气化,为后世治疗肝脾寒热杂糅之证开辟了途径。

处方:柴胡 12g,黄芩 6g,干姜 6g,桂枝 6g,炙甘草 6g,牡蛎 12g,天花粉 12g。3 剂。

1983 年 3 月 19 日复诊:言服药后腹胀减轻,甚觉舒畅。大便成形,日解一次。右胁疼与烦渴等证均明显好转。认为药已中病,仍以前方照服,约十数剂后逐渐告愈。

按:柴胡桂枝干姜汤与大柴胡汤两相呼应,一兼治脾寒,一兼治胃实,恰好体现肝胆之病影响脾胃而有寒热虚实之分。余师仲景之意,在临床对于慢性肝炎兼见腹胀、泄泻,而具有太阴病阴寒机转者,投与此方往往有效。此外,对糖尿病兼见少阳主证,见口渴喜饮,如饮水稍欠则口中干苦,尤其夜间睡眠时,每每舌体干涩乃至麻木不仁,同时腰酸腹胀,大便反溏,小便频数而短,脉弦滑无力,舌质红而少苔者,亦有一定效果。

此证为肝胆有热,脾气虚寒,三焦气化不利,津液不能敷布之证。因脉弦主肝病,腹胀作泻又为脾病。所以选用此方,用柴胡、黄芩以清透肝胆之热,干姜、桂枝以温太阴阳虚之寒,天花粉生津止渴,牡蛎软坚消痞,甘草则和中扶虚并和诸药。寒热两治,气液双顾,阴阳互兼,变化入微,故药后效果颇为理想。

经方一得谈

清人陈修园曾说:"经方效如桴鼓",并非夸张,乃是信而有征。兹不揣冒昧,谨选经方临床治验二例,以提供临床治疗之参考。

一、胸满心悸证

我用桂枝去芍药加附子汤治愈了一例心悸,胸满,短气的重证。考

《伤寒论》第 23 条（据成无己《注解伤寒论》条数，下同）说："太阳病，下之后，脉促胸满者，桂枝去芍药汤主之。若微恶寒者，去芍药方中，加附子汤主之。"此证下后脉促，则不能目为阳盛，然脉虽促而不结胸，又不得视为欲愈。此证下后脉促，阳气先虚，导致表邪渐入，故出现胸满。胸居于上而为阳位，乃宗气所聚，实为心肺荣卫所关之地。今因误下，挫伤胸阳，则表邪有机可乘，虽然胸中无物攀缘，而气寒阳沮则势所必然。所以，此证往往伴有心悸、短气、咳逆、脉来带结等证。治当温通胸阳，以越邪气，故用桂枝去芍药汤主之。如果此证兼见恶寒，或每到夜晚则憋气欲死，而心悸反甚者，则加附子以补阳胜阴而为急务。

至于桂枝汤去芍药之义，亦不可不知。一、芍药为阴分之药，有妨碍阳气通畅之弊，故不利于胸满；二、去芍药以后，则使方中桂枝与甘草辛甘合化，以振奋心胸之阳，庶无掣肘之患。沈明宗认为："去芍药者，恶其酸收，引邪内入故也。"若其人脉促胸满，微恶风寒，则"见微知著"，乃虚而踯躅，阳气不支之象，所以，必加附子以固护真阳。根据这一理论，我在临床不论有邪无邪，凡是属于心胸阳虚，而见胸满、心悸、脉结之证，即用本方治疗，均取得较好的疗效。

如在 1975 年冬曾治李某，女，45 岁，患冠心病住院无效，而来治疗。主诉：经常在夜间熟睡中出现窒息之感，猛然从梦中憋气而醒，心慌气短，亦至头面出虚汗，周身无力。此症每月犯两三次，每犯病一次，必须休息五、六天始能活动。十二月十二日的夜间又开始发病，心悸一直持续至凌晨四点钟，方逐渐缓解。此时全身出汗，如同水洗，而且畏寒怕冷为甚。因此，家中经常设氧气袋以防叵测。观其所服之药，如双嘧达莫、普萘洛尔，中药如丹参、川芎等活血化瘀之品，尝至殆遍，亦无功效可言。切其脉沉而无力，且时有一止，视其舌淡嫩而苔白。

综合以上证候，我认为此证胸满而不痛，脉沉而夜重，主病在气而不在血，属阴而不属阳。阳气虚而阴气盛，则胸发满而汗自出。心阳不守，不但外泄而为汗，亦不能主持血脉，故脉来时结而不整。《素问·六节藏象论》说："心为阳中之太阳，通于夏气。"可见心以阳气为本，有阳气则能主血脉与神志；如果阳气不足，则使心无所本，主持血脉就会发生异常。所以只识心主血脉而倡活血化瘀之法，不知通阳补心，以消阴凝之治，则未免本末倒置，而治疗无功。

于是疏方：附子 12g，桂枝 10g，炙甘草 6g，生姜 10g，大枣 7 枚。

此方名桂枝去芍药加附子汤。方中桂枝配甘草，甘温化阳以补心胸阳气之虚，大枣协生姜健胃和中，以调荣卫不和；又加力大气雄的附子，以峻补少阴浇漓之阳气，则固表止汗，而使心搏以复其常。

此方共服五剂，则胸满减轻，夜不憋气，汗出已止。惟心悸与脉结犹未全瘳。乃在上方的基础上，另加人参 10g，五味子 6g，麦冬 30g，意在理脉养心而为阴阳兼顾之法。

此方共服六剂，则心悸不作，脉来不结，其病寻愈。

二、周身皮肤发凉证

我用柴胡桂枝汤治愈了一例皮肤发凉，如涂"清凉油"样的奇病。《伤寒论》第 154 条说："伤寒六七日，发热微恶寒，支节烦疼，微呕，心下支结，外证未去者，柴胡桂枝汤主之。"此证既有发热、恶寒，支节烦疼的太阳表证，又有微呕和心下支结的少阳气机不利之证。今太、少两经之证并见，则知本病属于"太少并病"的范围。仲景提出的柴胡桂枝汤双解两经之邪，而为表里兼顾之治。

余师其义，曾治彭某，女，42 岁，患病颇奇，除周身骨节酸疼以外，同时周身皮肤发凉，似麻似痒，如涂"清凉油"之状，兼见胃脘痞满，食后泛恶，大便发干等证。切其脉弦细而直，视其舌则质红而苔白滑。

诊视既毕，细绎其证，认为周身骨节酸疼可辨为太阳表证，至于胃脘作痞，食后泛恶，脉来弦直，苔又白滑，则可辨为少阳气机不和之证。惟对周身发凉如涂"清凉油"一样，则百思莫解。然而，从本文之"外证未去"一语来看，皮肤发凉亦属"外证"之例，似可无疑。因此，辨为肝胆气郁，荣卫不和，表里失调之证。于是疏方：

柴胡 12g，黄芩 10g，半夏 10g，生姜 10g，炙甘草 6g，桂枝 10g，白芍10g，党参 6g，大枣 7 枚。

上方共服六剂。每次服药之后，腹中漉漉作响，因而矢气甚多。从此，骨节酸疼与皮肤发凉等证一次顿释，其病爽然而愈。然此方所以治疗皮肤发凉，我认为在于它有疏导气机，通达阳气，调和血脉之功。"实践出真知"，其斯之谓欤？

使用经方应灵活变通

《伤寒论》与《金匮要略》的方剂，人们习惯称作经方。经方的历史沿革很久，用于今天是否还能有效？有人说："古方不能治今病"。但是，清代的陈修园先生却认为"经方效如桴鼓"，治病功效要胜于它方一筹。使用经方必须辨证无误，方证结合严密，才能达到预期目的。然而今人之病，与古人之方有时相合，有时也不尽相同。所以，使用经方就必须掌握两种情况：第一、对经方不能随意改动药味及其剂量，以保持古人制方的原意；第二、在特定的情况下，必须对经方进行加减变通，以求适应疾病的变化要求。

首先谈谈经方制剂的原则性。请看《伤寒论》的第一张方子桂枝汤。在桂枝汤中，桂枝、芍药及其剂量比例是很严格的，仲景不允许人们随意改动破坏其方义。桂枝汤的药物组成是：桂枝三两，芍药三两，炙甘草二两，生姜三两，大枣十二枚。

如果将此方的剂量加以改变：把桂枝增至五两，则叫桂枝加桂汤；把芍药增至六两，则叫桂枝加芍药汤。可见，尽管本方的药味不变，由于剂量变了，也不能叫作桂枝汤。如果不从剂量而从药味的加减来讲：如将本方减去芍药，则叫桂枝去芍药汤；如减去桂枝，则叫桂枝去桂汤，也都不叫桂枝汤，不能治疗桂枝汤范围的各种病证，这就是经方不能擅自改变的一个实例。

有相当一部分人，只知强调经方的严格，而不知经方变通的意义，反把富于生命力的经方框得过死，在临床上也就失去了用武之地，这是教条主义的残余，我们必须加以反驳。

有一天我带硕士研究生实习。病人张某因患"早期肝硬化"来诊。患者面色黧黑，左右两胁肝脾痛如锥刺，日轻夜重，小便色黄，大便尚可，惟饮食不馨，食后每见腹中夯胀为甚。切其脉弦而责责，舌质紫黯，苔则白润。

余辨此证为肝脾血络瘀滞，肝不疏泄，脾不运化，气血凝滞，则三焦为之不利。

疏方：柴胡12g，黄芩6g，半夏10g，生姜10g，党参6g，炙甘草6g，大枣7枚，桂枝10g，赤芍10g，鳖甲30g，生牡蛎30g，红花10g，茜草10g，䗪虫10g，蛴螂10g，射干10g，紫葳10g，石韦12g，瞿麦12g。

患者问余服药见效的时间，余曰：服此方15剂为一个疗程，而汝之病症已入血分，大约在服六十剂后（为四个疗程），可望病减而肝脾之痛得瘳。患者按所嘱服药，两月后面色变白，精神有增，肝脾之痛消失，而且胃开能食，腹胀不发，体力转佳。再三向余道谢！

诸生视为仙方而争相抄录。并问此方何名，见于何书？余曰：此即《金匮要略》之鳖甲煎丸也。然本方之药味与其不全相符，乃经余之变通化裁而成。诸生曰：何不购于药肆？曰：此丸药1966年以前，在江西、北京等地尚能购置，如今中药奇缺，况鳖甲煎丸乎？今经余揣度成为此方，实不得已而为之也。

又有一次，我的学生某君治一慢性肝炎患者，其症状为口苦咽干，肝区苦痛，所奇者大便溏薄，每日2～3次，腹胀不欲食。同学以余之经验，为疏：

柴胡14g，黄芩10g，天花粉12g，牡蛎30g，桂枝10g，干姜10g，炙甘草6g。

本方名柴胡桂枝干姜汤，见于《伤寒论》太阳病下篇。此方清胆热，温脾寒，寒热并用而和解少阳之邪，与大柴胡汤和解少阳并下阳明之燥结，乃是相互呼应之姊妹方。

然而，患者连服七剂，大便仍溏，腹部仍胀，效果不显，乃转请余诊。切其脉沉弦迟而无力，视其舌淡嫩不红。余曰：此诚柴胡桂枝干姜汤证也。其所以不效者，守古方而欠于变通之故。

余在其原方基础上，减黄芩为6g，增干姜为12g，又加党参10g，白术10g，嘱再服七剂。则腹胀去，大便成形，胁痛锐减，饮食有味，而奏全功。

余语学生曰："学而不思则罔"，读古人方要究其意蕴，识其证机所在，因证施方,而不拘于一格。今脾家虚寒作泻,则理中汤不啻三年之艾矣。黄芩苦寒损阳而不知减,参、术甘温培脾又不知加,只知固守原方,则何异守株待兔也。

某生似有所悟,作礼而退。

《伤寒论》的方证概述

《伤寒论》为公元三世纪初东汉末年医学大师张仲景所著,是一部实用价值较高的古典医籍,它既有理论又密切结合临床实际,理法方药兼备,奠定了中医学的辨证论治基础,并由此开辟了汤液治病的广阔途径。

中医最早的方剂记载散见于《内经》之中,它仅载 13 方而不能满足临床需要。到了西汉,由于药物的发展,方剂学也随之兴起,从出土的《马王堆汉墓帛书》来看,其中记载了 52 病方,并包括了各种剂型在内,反映出早在西汉时期,方剂学已具有相当的水平。由此可以推论,《伤寒论》的 113 方和 91 味药物,似非尽出于仲景,而有其一定的继承性。但他能够继往开来,并且把方药与辨证结合在一起,形成理、法、方、药的治疗环节而留传于世,并且传播于世界各国,确实是一个伟大的贡献。

《伤寒论》的 113 方,被后人称之为经方。经方的说法很多,在此姑且不加讨论。但经方具有组方严密,药少而精,疗效迅速等特点。所以,陈修园说:"经方效如桴鼓。"使用经方先要辨证,辨证如果无误,用方才能有效。反之,非但无效而反有害。正如《伤寒例》所说:"桂枝下咽,阳盛则毙;承气入胃,阴盛以亡。"因此,临床治疗辨证在先,用方遣药则应在后。那么,辨证的方法是什么?从《伤寒论》来讲,它客观地总结了六经辨证的规律,在每一经中,又确定了主证、兼证、变证和夹杂证的客观依据,兹分述如下:

一、辨证先抓主证

《伤寒论》告诉我们:辨证时先抓主证。主证是解决全局而占主导地位的证候。主证是纲,纲举则目张,兼证、变证、挟杂证等也就迎刃而解。现以太阳病的桂枝汤证为例:其主证是发热,汗出,恶风;太阳病的麻黄汤主证是恶寒,无汗,身痛,气喘;少阳病的小柴胡汤主证是口苦,喜呕,胸胁苦满;阳明病的大承气汤主证是潮热谵语,手足濈然汗出,绕脐痛;太阴病的理中汤主证是腹满下利,呕吐,食不下;少阴病的四逆汤主证是下利清谷,脉微细,但欲寐,手足厥冷;厥阴病的乌梅丸主证是消渴,气上撞心,心中疼热,呕吐或吐蛔,饥不欲食和下利等证。

以上六经为病的主证主方,反映了疾病的主要方面,它具有全局意义。因此,抓住主证作为主攻堡垒,才能有效地战胜疾病。

二、抓主证,又要顾兼证

抓主证是必要的,但又必须注意兼证。因为主证反映病之常,兼证反映病之变,知常达变,方尽用方之妙。举例而言,如在桂枝汤的主证上,出现气喘的兼证,就应在桂枝汤方中加厚朴、杏仁;如果出现项背强几几的兼证,就应在桂枝汤方中加葛根;若是麻黄汤的主证,如果出现不汗出而烦躁的兼证,就应加石膏、白芍、大枣、生姜等药,如此种种。

以上的主证和兼证是随六经为病而出现,它的来龙去脉比较清晰,针对性较强而又有规律可循。至于变证和夹杂证则不然,它们灵活多变,往往不受六经为病的约束,从表面上看,也是从伤寒而来,但实质上是著者抛开伤寒而论杂病的一种方法。所以,它们的范围比较广泛。

三、误 治 变 证

变证,指的是太阳病或者是少阳病,由于医生误治,使原有的主证面目全非,此时不能以正证名之,就叫作变证。变证的方证计有:干姜附子汤的阳虚烦躁证;麻杏甘膏汤的肺热作喘证;桂枝甘草汤的心悸欲按证;苓桂甘枣汤的脐下悸,欲作奔豚证;厚朴生姜甘草半夏人参汤的汗后腹胀满证;苓桂术甘汤的心下逆满,气上冲胸,起则头眩证等,如此种种,不胜枚举。

由此可见，辨"变证"既可用于误治以后的"坏证"，也适用于辨五脏的杂病，因此，它丰富了六经辨证范围，故其意义更为广泛。

四、夹　杂　证

夹杂证，是由于每个人的体质不同，以及脏腑素有疾患在先，故感邪之后则表现各种夹杂问题，而不固定于伤寒一证。例如：伤寒夹虚，则有心中悸而烦的小建中汤证；伤寒夹有宿食的，则有大下后、六七日不大便，烦不解，腹满痛的大承气汤证。此外还有挟寒、挟热的种种不同，恕不多述。

总的来说，由于人的体质不同，性别差异、年龄老幼等特点，所以，感邪虽一，发病则殊。我们在临床上，不能只在外感伤寒上求原因，还必须从人体的正气去找根据，以符合辨证论治的精神。

辨证之理既明，然后才能论治，也就是先针对六经为病的主证、兼证、变证、夹杂证而制定治疗方法和法则。所以，法在方之前，方在法之后，而使理法方药井然不紊。例如：治疗太阳证，先考虑汗法；治疗阳明病，先考虑下法等。概括地讲，《伤寒论》的治法有八，即：汗、吐、下、和、温、清、补、消。

"八法"之法，可当治疗方法体会，它是针对治疗的主要问题制定，如太阳病经证只能发汗，不可泻下；少阳病只能和解，而禁用发汗和吐下。所以，治法乃是方法之法。

至于"法则"，乃是指导治疗方法的合理使用，以及有关问题的原则规定等。如太阳病的表证，必须用汗法解决，但发汗又分有汗的用桂枝汤，无汗的用麻黄汤；以及是否要啜热稀粥？是否发微汗？如此种种。必须接受"法则"的指导和监督，而且是绝对不能违反的，所以才叫作"法则"。

从以上的介绍可以看出，在用汗法以前，必须做到证明、法确、方准、药效，体现方由法立，法从方显，方为有法有方之治，而使理、法、方、药环环相扣，井然不紊，这是使用《伤寒论》方剂时必须要注意的第一个问题。

用方治病时，应先解决好治病的目的是什么？对正邪关系的认识又是什么？这两个问题关系到治病的全局，而带有战略思想的意义在内。根据古代医学家认识，治病的最终目的不是别的，而是促使其阴阳自和而已。

这是因为致病的原因虽有不同,但归纳起来无不与阴阳失调有关。所以,《素问·阴阳应象大论》提出"治病必求于本"的原则。张介宾注解曰:"万事万变,既皆本于阴阳,而病机、药性、脉息、论治,则最切于此。故凡治病者,在必求于本,或本于阴,或本于阳,求得其本,然后可以施治。"这是使用经方的第二个问题。

由此可见,治病先从阴阳入手,就达到了治病求本的目的。例如:论中所说的"急下存阴之法""急温存阳之法",以及桂枝、麻黄、白虎、柴胡等种种方证,无不围绕阴阳不和的问题而作出治疗决定。《伤寒论》第58条说:"凡病若发汗、若吐、若下、若亡血、亡津液,阴阳自和者,必自愈。"仲景指出治病之法虽有千头万绪,然而其最终目的必须使阴阳自和,病才能自愈。阴阳自和,是靠脏腑功能的内部调节作用实现,必要时也须辅助药物治疗,如治热以寒,治寒以热,补不足,损有余,使其人由阴阳不和而变成阴阳自和为目的。意在言外,作者有强调内因的思想在内,故才称之为"阴阳自和"。为了说明阴阳自和的意义,现附病案如下:

辽宁省营口县(现营口市)张某,男,35岁。患温热病,经治疗两月,他证皆除,惟遗有"呃"发作不止,饮食俱废,诸医束手。不得已,经人介绍请新民县某老医生,专程来治。诊视毕,语其家人曰:此病汗、下之治屡用,津伤而胃气耗,今稀粥尚不能进,况于药乎?

嘱浓煎大米,令饮其汤,少调洋参末,每日服三次。至第五日,呃止而思食。

有魏医者问老医曰:公之方无非是轻描淡写,竟治愈大病,能为余辈言耶?老医叹曰:《伤寒论》不云乎"凡病若发汗、若吐、若下、若亡血、亡津液,阴阳自和者,必自愈"。此证胃阴虚而胃气耗,阴虚津少则气逆,气耗则胃弱而不食。若用竹叶石膏汤虽亦对证,虑其胃虚已甚,不能运药,改用大米煎汁所以养胃。五谷养胃胜似药物,以其性和而不偏,少加洋参以滋胃之气阴,量少则运,多则滞矣。治法不得不轻描淡写,君以为何如?

从这个医案可以反映出来治疗仅是手段,必须调动病人的内在能动作用而使阴阳自和,方为治疗目的。

现在讲讲对正邪的认识问题。中医学认为,治病时要把人、病、治三方面的关系摆正。其中"人",也就是正气,是主要的。治病服药,无非为的是人。因此，治病时就不要伤正气。清人陈修园从《伤寒论》总结出来"保胃气，存津液"的治疗方针。因为正气不伤，则能抗邪御病，而立于不败之地。若没有正气为主的治疗原则，很可能先伤了正气，使抗邪能力下降，而导致邪气滋长，则使治疗处于被动的地位。由此而论，正气是根本，是主要的方面。那么，是否可以说对邪气就不加重视，而成为次要的问题呢？我们所说的以正气为本，是因为《伤寒论》很注意保护正气。例如：大青龙汤发汗，是为了祛邪而设，但它又说"取微似汗，汗出多者，温粉粉之"。这种控制发汗不使太多，显然是为了保护正气。对大承气汤的泻下，也有"得下，馀勿服"的告诫。可见张氏用汗、下之法时，格外的谨慎，而有"保胃存津"的思想。

由此而论，《伤寒论》既有可汗、可下之法，同时又有禁汗、禁下之诫。禁汗、禁下是为了保护正气；而可汗、可下之法也是为了保护正气。两者包括了祛邪以扶正、扶正以祛邪的思想。如《伤寒论》的急下存阴之法，使用大承气汤泻下，但它却起到了保存阴液的作用，所以，才叫"急下存阴"。

通过以上的论述，说明使用经方时要有法则，要有理论指导，还要掌握在六经为病的范围内进行选方的原则。例如，乌梅丸是厥阴病范围的主方；承气汤是阳明病范围的主方；柴胡汤是少阳病范围的主方；理中汤是太阴病范围的主方；四逆汤是少阴病范围的主方；麻黄、桂枝汤则是太阳病范围的主方。这种用方以类证的方法，在临床上也是一个途径，所以，清人徐灵胎写的《伤寒论类方·序》提出："不类经而类方，方之治病有定，而病之变迁无定。知其一定之治，随其病之千变万化而应用不爽，此从源溯流之法，病无遁形矣。"可见以方类证有它的积极意义。因此，就要求我们对113方的主治证候熟记于胸中，能在临床时迅速反应出来，以期理论与实践的密切结合，达到治疗目的。再举一个医案来说明以方类证的问题。

有一个陈姓女青年，25岁，未婚。患月经淋漓不止已有几个月，面色萎黄。西医检查，血小板已降至52 000。其父母忧之，请余为之诊治。切其脉滑数，舌色红又以舌尖突出。乃问其睡眠，则称心烦难寐，如果偶尔得睡，而又乱梦纷纭，反增疲倦。索其前服之方，率多温补固涩之品。

细绎其证，参以舌脉，实为心火上炎，无水以制，故心烦而难寐；心主血脉，火盛则使血不循经，而月经淋漓不止。夫心火之不降，由于肾水之不升,水火不济,为本证之关键。

遂用:黄连10g,黄芩6g,白芍10g,阿胶10g,鸡子黄两枚。

此方共服五剂而月经方止,夜间得睡,心烦不发,饮食增加。照方又服三剂,血小板升至13万之多,其病寻愈。

此案系从《伤寒论》第303条黄连阿胶汤证的"少阴病,得之二、三日以上,心中烦,不得卧",而作出以上的治疗判断,因而获效。

又诊一崔姓女,35岁。因产后腹泻,误认为脾虚,屡进温补,无效可言。切其脉沉而略滑,视其舌绛而苔薄黄。初诊以其下利口渴,作厥阴下利白头翁汤证,但服药不甚效。一日又来诊治,自述睡眠不佳,咳嗽而下肢浮肿,大便每日三四次,无红白黏液与里急后重,而小便反不利。

聆听后,思之良久,方恍然而悟,此乃猪苓汤证。《伤寒论》第319条云:"少阴病,下利六七日,咳而呕渴,心烦不得眠者,猪苓汤主之。"验之此证,颇为合拍。

遂用:猪苓10g,茯苓10g,泽泻10g,滑石10g,阿胶10g(烊化)。

此方服至五剂而小便畅通,随之而腹泻止,诸证悉解。

以上说明,凡是能够掌握方证运用于临床,皆能取得疗效。然此事亦非易易,往往于碰壁之后,方才悟出方证的特点,而改变治法,转败为胜。因此,深入学习《伤寒论》的方证,熟读其文,打下扎实基本功,经常在临床验证,才能得心应手,而达到古为今用。使用经方除上述原则外,还须注意以下几个问题:

(1)加减法:如小青龙汤、小柴胡汤等都有加减法,加减法解决兼证的问题。如在小柴胡汤主证上兼见心下悸、小便不利,则减黄芩加茯苓等。因病证有常有变,故方剂因之而有加减。

(2)煎服法:煎服法是为了保证药效和治疗需要而制定的。如大承气汤先煎厚朴、枳实,后下大黄,最后下芒硝,这样做才能发挥大承气汤的治疗作用。又如附子泻心汤,必须水煮附子,另用滚汤浸渍三黄。这些煎法都有强烈的治疗意义。至于调胃承气汤有"顿服"和"少少与服之"的不同。黄芩汤是日服两次,夜服一次。黄连汤则是日三服,夜二服。所以每个方剂在具体服用时,皆有所区别而不相同。

(3)剂量:使用《伤寒论》的方剂,如不参照它的组方剂量,则必然影响疗效。如麻黄汤是发汗的药方,其剂量是:麻黄9g,桂枝6g,杏仁70枚,炙甘草3g,才能发挥麻黄汤的发汗作用。如果把麻黄改为3g,炙甘草改为9g,甘草的剂量大于麻黄两倍,就失掉了发汗解表的意义。又如,小柴胡汤中柴胡24g,人参9g,这样的配伍则不妨碍柴胡的清热透邪和解表和里作用。如果把柴胡的剂量改为9g,与人参的剂量相等,则柴胡的治疗作用就不能得到发挥,也就达不到预期的治疗目的。

(4)禁忌:服药后的禁忌也很重要。《伤寒论》的第一张方子是桂枝汤,服桂枝汤后"禁生冷、黏滑、肉面、五辛、酒酪、臭恶等物"。其用意是:病人不能吃生冷之物,因为恐伤胃阳;不吃黏滑之物,恐不易消化;不吃肉面,恐其停滞;不吃辛菜,恐助阳生热;不饮酒,因其气慓悍而乱营卫;不吃乳酪腥膻和发霉的臭恶食物,恐浊秽气味有害于胃肠清阳,不利于桂枝汤的芳香宣达作用。凡用《伤寒论》方时,必须讲求这些问题,不得忽视。

总之,《伤寒论》方剂经过1 700多年的历史考验,并经过亿万人次的医疗实践,证明了麻黄汤的汗法,瓜蒂散的吐法,大承气汤的下法,小柴胡汤的和法,四逆汤的温法,白虎汤的清法,炙甘草汤的补法,抵当丸的消法,确实疗效显著,解决问题。它为"八法"在临床的应用打下了坚实基础。它还有组方精简,配伍严密,疗效显著,科学性强等优点。目前,不但在中国对它进行使用和研究,而且在世界各国对它的成就都给予重视,实有进一步研究的必要。限于个人学识水平,错误之处,请加指正。

小柴胡汤加减方证的应用

小柴胡汤和它的加减剂群,久被广大医家所重视。为此,结合自己的临床体会,介绍十七个柴胡汤的加减应用,以及与它们相适应的证候类型,提供临床治疗参考,错误之处,请加指教。

考《伤寒论》以柴胡名方的共有六方,即小柴胡汤、大柴胡汤、柴胡加芒硝汤、柴胡加龙骨牡蛎汤、柴胡桂枝汤、柴胡桂枝干姜汤。以上六个柴胡汤,应以小柴胡汤为基础。所以,了解柴胡汤的加减诸方,必须先从小柴胡汤开始,才有纲举目张的作用。小柴胡汤是治疗少阳病的主方,由七味药物组成:柴胡、黄芩、半夏、生姜、人参、炙甘草、大枣。本方以柴胡、黄芩清解少阳经腑邪热;又能疏肝利胆,促进疏泄而增强新陈代谢。半夏、生姜和胃止呕,能开能降,助柴胡之透达以散邪气;人参、炙甘草、大枣温补脾气,扶正拒邪,以杜内传太阴之路。由此可见,此方虽然治在肝胆,但又旁顾脾胃;虽然清解邪热,而又培养正气,不通过汗、吐、下方法,以达到去邪目的,故叫作和解之法。

此方的剂量,柴胡应大于人参、甘草一倍以上,方能发挥解热作用;若误把人参、甘草的剂量大于柴胡以上,或者剂量等同,则不能达到治疗目的。用此方时务须注意这一点。此方治疗范围较广,既适用于伤寒,又适用于杂病,一般来讲,它治少阳病口苦,咽干,目眩,往来寒热,胸胁苦满,心烦喜呕,默默不欲饮食,耳聋目赤,脉弦,苔白滑等证。

《苏沈良方》总结此方治疗往来寒热、潮热、身热、伤寒瘥后更发热……指出柴胡汤的解热作用为诸证之先,验之临床,此说不可忽视。《伤寒论》说:"伤寒中风,有柴胡证,但见一证便是,不必悉具。"个人认为,"一证"和"不必悉具"应对照来体会,着眼点在于"不必悉具",如呕而发热,或胁下痞硬,或往来寒热,但见少阳主证,使人确信不疑,便宜与柴胡汤,不必待其证候全见,使用柴胡汤应以此说为准。

小柴胡汤的药味、剂量、主证和使用标准亦如上述,现在介绍它的加减证候,以广临床之用。在小柴胡汤主证基础上,如果出现下述各证:

(1)若兼见头痛、发热、脉浮等表证时,于本方减去人参之碍表,加桂枝微发其汗,使表邪得解。这个方子叫柴胡加桂枝汤,既治表证,又能治心悸、气上冲等证。

(2)若兼见腹中痛,有拘挛之感,按其腹肌有如条索状,此乃肝脾不和,肌肉与血脉拘挛,应减去黄芩之苦寒,加芍药以平肝缓急而利血脉。这个方子叫柴胡加芍药汤,又能治疗妇女气血不和的月经不调与痛经等证。

(3)若在外兼有太阳表证不解的肢体烦痛;在内则少阳气郁而心下支结,则桂枝、芍药同加,使其外和营卫,内调气血,其病可愈。这个方子叫柴胡桂枝汤,为桂枝汤与小柴胡汤的合方。根据个人使用经验,此方治疗慢性肝炎续发的肝脾大,如减去人参、大枣,加鳖甲、牡蛎、红花、茜草、土鳖虫,效果使人满意。此方又治神经官能症的周身气窜作痛,以手拍打,则出气作咳而窜痛暂缓,亦颇有效。

(4)若兼见口渴欲饮,舌红而苔黄薄干,反映了胃中有热而津液不滋,虚故引水自救的病象。本方应减半夏、生姜,加栝楼根、麦冬、沙参以清热滋液;若津伤及气,则口渴为甚,应加重人参剂量。此方亦治"糖尿病"符合少阳病机者,用之有效。

(5)若兼见小便不利,心下悸动不安,脉弦而舌苔水滑,此乃少阳三焦不利,水邪为患,小柴胡汤减去黄芩,加茯苓、泽泻,使水邪去而小便利,其病自愈,此方名柴胡加茯苓汤。若加白术,亦治小便不利,大便作泻,口渴、心烦等证。由此可见,口渴一证,有津少和津聚之分,应从小便利与不利,舌黄、舌滑加以区别。

(6)若兼胸热心烦,大便不畅,脉数而滑,于本方减人参,加黄连、瓜蒌。此方名柴陷合方,又能治胸疼、心下疼。服药后,大便解下黄涎,为病去之征。

(7)若兼见咳逆,舌苔白而润,脉弦而缓,为寒饮束肺,肺气不温所致,于本方减人参、大枣、生姜,加干姜、五味子。此方名柴胡姜味汤,与柴陷合方相互发明,一治痰热,一治寒饮,两相对照,前后呼应。

(8)若兼见胁下痞硬,肝脾肿大,手可触及,此乃气血瘀滞所致,本方减大枣之壅塞,加鳖甲、牡蛎、牡丹皮、赤芍以软坚消痞,此方名柴胡鳖甲汤。又治阴虚低烧不退,宜减去人参、生姜、半夏,每能收效。

(9)若兼见大便秘结,胃脘痛,急不可耐,呕不止,口苦甚,郁郁微烦,胁肋胀满作痛,脉弦有力,舌苔黄腻。此乃胆胃热实,气机受阻,疏泄不利之证。本方减人参、甘草之补,加大黄、枳实、芍药之泻,以两解少阳、阳明之邪。此方名大柴胡汤,临床治疗妇女痛经,急性胆囊炎,急性阑尾炎,各种急腹症等加减化裁,已被中西医所接受并加以使用。

(10)若兼见傍晚发潮热,而又两胁不适,口苦心烦,本方剂量减为一半,另加芒硝二、三钱,于汤药内化开,煮一、二沸下火服之。此方名柴胡加芒硝汤,有和解少阳与调和胃中燥热的作用,然泻下之力不及大柴胡汤之峻。

(11)若兼见大便溏泻,下午腹胀,小便不利,口渴心烦,或胁痛控背,手指发麻,脉弦而缓,舌淡苔白。此乃胆热脾寒,气化不利,津液不滋之证,于本方减人参、大枣、半夏、生姜,加桂枝、干姜、牡蛎、天花粉。此方名柴胡桂枝干姜汤,与大柴胡汤互相发明,一兼治胃实,一兼治脾寒,以见少阳为病影响脾胃而有寒热虚实的不同。余在临床用此方治疗慢性肝炎出现腹胀、泄泻,而有太阴病阴寒机转者,投之往往有效。若糖尿病而有少阳病机时,此方亦极合拍,临床幸勿忽视。

(12)若兼见大热,大烦,大渴,汗出而大便不秘,舌苔黄,口中干燥的,于本方减半夏、生姜,加生石膏、知母。此方名柴白汤,治"三阳合病"而以烦热口渴为甚者,确有一定疗效。

(13)若柴白汤证,兼见骨节酸疼,虽高热而两足反冷,苔黄而腻,为热中挟湿所致,上方再加苍术方能奏效。

(14)若肝区疼痛,厌油喜素,多呕,体疲少力,小便黄短,舌苔厚腻,肝功能化验转氨酶单项为高,此乃肝胆湿热日久成毒,蕴郁不解所致。于小柴胡汤减人参、甘草、大枣,加茵陈、土茯苓、凤尾草、草河车,此方名柴胡解毒汤,为治疗急慢性肝炎的临床常用处方。

(15)若上述肝炎证候,其人面色黧黑,带有油垢,体重逐增,背臂时发酸麻或胀,舌苔厚腻,服药难于褪落,脉弦而濡软无力。此乃湿热之邪较前为重,有痹郁之势,于上方柴胡解毒汤的基础上,再加生石膏、滑石、寒水石、竹叶、金银花。此方名柴胡三石解毒汤,治疗肝炎各病,有清热解毒、降酶、褪舌苔的现实意义。

(16)若兼见黄疸,一身面目悉黄,色亮有光,身热心烦,口苦欲呕,恶闻荤腥,体疲不支,胁疼胸满,不进饮食,小便黄涩,大便秘结,口渴腹胀,舌苔黄腻,脉弦滑。此为湿热之邪蕴郁肝胆,胆液失常,发为黄疸。可于本方减人参、甘草、大枣,加茵陈、大黄、栀子。此方名柴胡茵陈蒿汤,治疗急性黄疸型肝炎,往往两三剂便可收功。如黄疸虽退,而小便黄赤未已,或大便灰白未能变黄,则不可停药过早,应以治愈为限,以免反复而不愈。

(17)若兼见胸满而惊,谵语,心烦,小便不利等证,此乃气火交郁,心神被扰,不得潜藏的反映,于本方减去甘草,加桂枝、茯苓、大黄、龙骨、牡蛎、铅丹。此方名柴胡加龙骨牡蛎汤,有开郁泻热,镇惊安神的效果。又治小儿舞蹈症,以及精神分裂症、癫痫,应以病机属于肝胆者有效。惟方中的铅丹有毒，用时剂量宜小不宜大，宜暂而不宜久服，用时以纱布包裹扎紧入煎。

附医案以资参考：

案一：尹某，男，34岁。胸胁发满，夜睡呓语不休，且乱梦纷纭，时发惊怖，精神不安，自汗出，大便不爽。既往有癫痫史，此病得于惊吓之余。视病人神情呆滞，面色发青，舌红而苔白黄相兼，脉来沉弦。

辨为肝胆气郁，兼阳明腑热，心神被扰，不得潜敛之证。治宜疏肝泻胃，镇惊安神。

处方：柴胡12g，黄芩9g，半夏9g，生姜9g，龙骨15g，牡蛎15g，大黄6g（后下），铅丹4.5g（布包），茯神9g，桂枝4.5g，大枣六枚。

服一剂后大便畅通，胸胁满与呓语皆除，精神安定，不复梦扰。惟欲吐不吐，胃中似嘈不适，上方加竹茹、陈皮，服之而愈。

案二：李某，女，54岁。右胁疼痛，掣及胃脘，不可忍耐，惟注射"杜冷丁"（哌替啶）方能控制不痛。视其人体肥，面颊绯红，舌质红绛，舌根苔黄腻，脉沉弦滑有力。问其大便已四日未解。口苦时呕，不能饮食。西医诊为胆囊炎，胆结石？

余认为：患者症见胁痛而大便不通，口苦而呕，舌苔黄腻，脉来弦滑。乃肝胃气火交郁，气血阻塞不通，不通则痛而为甚。治宜两解肝胃，泻热导滞。

处方：柴胡18g，黄芩9g，半夏9g，生姜12g，白芍9g，郁金9g，大黄9g，枳实9g，陈皮12g，生牡蛎12g。煎汤，分三次服。

一服，疼痛减轻得睡。二服，大便解下一次，从此胁痛与呕俱解。转用调理肝胃药而安。

案三：刘某，男，54岁。患肝炎而腹胀作泻，不欲饮食，胁痛及背，服药无数，效果不显。某君请余为治，脉弦而缓，舌淡苔白。

此乃肝病及脾，脾阳先衰之象，为疏柴胡桂枝干姜汤：

柴胡12g，黄芩4.5g，炙甘草9g，干姜9g，桂枝9g，天花粉12g，牡蛎12g。

凡四服则腹胀与泻俱止，饮食较前为多，精神亦有好转。后以肝脾共调，佐以利湿之品，转氨酶日趋正常而告愈。

案四：徐某，女，29岁。病呕吐已三年，食后即吐，酸苦带涎，右胁发胀，胃脘作疼，脉沉弦，苔白滑。

此证胁胀，呕吐酸苦，脉弦滑，主肝胆气郁，内生痰饮，以使肝胃不和，疏泄不利所致。治宜疏肝胆之郁，利痰热以止呕。

处方：柴胡12g，黄芩9g，半夏9g，陈皮9g，竹茹9g，香附9g，郁金9g，牡蛎12g，党参6g，甘草3g。

三剂见效。照方又服三剂痊愈。

总之，以上概括介绍了小柴胡汤的加减证治，虽列举一十七方，仍为举一反三而设，不能尽其所有。其中参以临床经验，故与《伤寒论》不尽全合。

小柴胡汤解郁功效例举

人皆知小柴胡汤为和解少阳，疏利肝胆，通达表里而设，但对此方开郁调气，以利升降出入之机，则往往忽略不论。今不揣肤浅，就管见所及，试论小柴胡汤的解郁作用，并结合临床治验，以资印证。

一、开郁散火

凡肝胆气郁日久不解，则可化火灼阴。初起每见胸胁苦满，脘腹不舒，时时太息为快。继之则可出现低烧不退，夜间盗汗，心烦少寐等证。治疗之法，应宗"火郁发之""木郁达之"之旨，而用开郁疏肝之法。如医不谙此，不知火之由来因于木郁，只就低烧现象误认作阴虚之证而妄投滋阴之药，非但徒劳无功，反使气机受阻，郁结不开，则低烧及胸胁苦满之证，必有增而无减。

如张某，男，36岁。患低烧不退，37.5℃左右，经年不愈，兼见盗汗、心烦等证。西医疑为肺结核，然胸透未发现结核病灶，乃转中医治疗。切其脉弦细端直，视其舌则偏红绛，惟苔白而滑。问其饮食，则称甚少，而且口苦明显，问其胁脘，则称痞满不舒。

辨为肝胆气郁,久而化热,古人所谓"气有余便是火"是也。此火是从气郁不解中生出,而与肝胆疏泄不利有关。然舌苔白滑,脉又弦直,故禁用滋阴降火之品,恐阻塞气机,阳气反不宣通。

为疏:柴胡 12g,黄芩 6g,生姜 10g,半夏 10g,炙甘草 6g,党参 6g,大枣 7 枚。

连服五剂,则胸脘之痞渐消,口已不苦,饮食有增,体温 37.2℃。

转方改用:柴胡 10g,牡丹皮 12g,白芍 12g,栀子 6g,白术 6g,甘草 6g,当归 6g,煨姜 1 大片。

服五剂,则烧退而愈。

二、开郁以通阳气

《伤寒论》第 148 条对"阳微结"与"纯阴结"的疑似之辨,进行了分析,从中可以看出,少阳气郁不伸的"阳微结"证,可以类似于少阴病的"纯阴结"证。临床观察这个病可出现手足厥冷、阳痿与无性欲之证。但其病机是气郁而非阳虚,故治疗中不能使用补肾温阳之品,应参考少阴病篇四逆散的治法,则庶几近之。

如李某,男,32 岁。年虽壮,却患阳痿之证。自认为肾虚,遍服各种补肾壮阳之药,久而无效。视其两目炯炯有神,体魄甚佳而非虚怯之象。切其脉弦有力,视其舌苔则白滑略厚。乃问知其胸胁苦满,追知因忧恚之事而生此病。此乃肝胆气郁,抑而不伸,阳气受阻,所谓"阳微结"者是矣。气郁应疏之达之,而反饵补阳之品,则实其实,郁其郁,故病不愈也。

为疏小柴胡汤加枳实、白芍以开少阳之郁,疏通阳气之结。

仅服三剂而瘥。

再如徐某,女,32 岁。肝气为病,胸胁胀满,时发太息,呕吐酸苦。经期前后不定,小腹痛。所奇者,夫妻本相亲爱,病后则性情改变,厌夫独宿。切其脉沉而弦,舌苔则白。观其表情默默,神情抑郁,则知其肝气郁而不舒也。夫肝肾同源,其气相通,故肝郁可导致肾阳亦郁。肾郁而气结,则功能不用,故春情顿泯,意志消沉,亦无怪其然也。治当开郁疏肝,以通肾气之抑。

方用小柴胡汤另加枳实、白芍、菖蒲、郁金等药。

约服七八剂,则诸证俱除。

三、开郁以治类疟

曾治湖南沈某,女,42岁。因恚怒伤肝,而心胸发满,不欲饮食,继之又受风寒之邪,症见:头痛身疼,而时寒时热,往来交作。寒发则身战栗,热发则身如火,颇以为苦。切其脉弦,视其舌苔白滑,参之以胸胁发满之见证。

辨为少阳受邪,气郁不舒,枢机不利,而邪气进退于半表半里之间。入则恶寒,出则发热,正邪纷争,各以力逞,故见往来寒热之征象。

为疏小柴胡汤,令其去滓重煎。

甫服一剂,则寒热俱减。又服一剂而病愈。

四、开郁助枢透邪外出

"三阳合病,治在少阳"之说,本于《伤寒论》第99条:"伤寒四五日,身热,恶风,颈项强,胁下满,手足温而渴者,小柴胡汤主之。"因为三阳合病,内有少阳气郁的"胁下满",所以禁用汗、下之法,而以小柴胡汤开郁助枢,以解三阳之邪气。

如鲁某,男,46岁。患感冒已六、七日之久。恶寒,头痛,胁下满欲吐,其脉浮弦,舌苔白滑不燥。余辨为太阳与少阳气郁不舒,而有并病之象。避麻桂不用,以遵少阳发汗、谵语之诫。

为疏小柴胡汤原方,制大其服。

仅服一剂,病人突然出现寒慄而战,肢体抖动不止,其脉沉伏不起。余察情验脉,知其将作"战汗"而有拒邪外出之兆。嘱饮热水一杯,未几则由寒变热,继之通身大汗如洗,而病愈矣。

五、开郁以通二便

《伤寒论》第230条用小柴胡汤治阳明病不大便之例,余尝疑之。1984

年夏,带研究生实习,治一韩姓女,年52岁。患大便干结已有年余,每三四日始解大便一次,必登厕努责,以致衣里汗湿,力竭声嘶。大便虽下,而人已疲惫不支。除便秘外,尚有胸胁发满,口苦心烦等证,其脉弦直,苔则白滑。

余分析其证,便秘系属阳明,胸胁发满,口苦脉弦,则又属少阳,观其舌苔白而不黄,则与230条文义相符。故不用承气汤而用小柴胡汤,以察论中"津液得下"之言。

患者连服三剂,不惟胸胁之满已除,大便也爽然而下,每日一解,恢复正常。此则"上焦得通,津液得下"之谓,何其妙哉。

一村妇与姑口角,忿怒之余,口咽发燥,乃暴饮凉水。不久即胸胁发满,小便不利,而下肢微肿。其脉弦而沉,舌苔白滑,又问知其口苦尿黄。余辨证为肝胆气郁,疏泄不利,三焦不得通畅,是以胸胁发满,小便少也。此证以气郁为主,水邪次之,治病求本,非开泄肝胆之郁结,则病不能愈也。

为疏小柴胡汤加桔梗、枳壳,利上以导下。

服两剂而胸满解,口苦不作。又服两剂则小便快利,而病瘳矣。

或问:此证用小柴胡汤何不去黄芩而加茯苓?答曰;以其口苦尿黄,气火为甚,故不去芩也不加苓,法贵于活也。

六、体　会

人身之气机喜通达而忌抑郁不伸。所以肝胆之气疏泄条畅,则六腑之气通达无阻。正如《素问·五常政大论》所说:"土疏泄,苍气达。"苍气者,木气也,达即通达,意谓土气(指六腑之气)能疏通排泄无阻,必在于肝木之气的通达不息,如是则升降出入之机各行其事,则代谢以时而何病之有?若肝胆之气疏泄不利,则六腑化物不畅,势必应生者不生,应化者不化,应排泄者不得排泄。正如《素问·六微旨大论》所说:"出入废则神机化灭,升降息则气立孤危。"然脾居中州而司升降,胆居于胁而主出入。胆与脾其气相通,互为影响,故出入不利,升降亦必不调,气机不利,则郁证因之而生。小柴胡汤擅开肝胆之郁,故能推动气机而使六腑通畅,五脏安和,阴阳平衡,气血调谐,故其功甚捷,而其治又甚妙。故无麻桂而能发汗,无硝黄而能通便,无苓术而能利水,无常山、草果而能治疟。所谓不迹其形,而独治其因,郁开气活,其病可愈。

然《伤寒论》治郁之法甚多,如栀子豉汤之治火郁;桂枝去桂加茯苓白术汤之治水郁;茵陈蒿汤之治湿热郁;瓜蒂散之治痰郁等。然皆就事论事而比较局限,故其施用较隘。惟小柴胡汤之治气郁,纵横开阖,升降出入,无所不包。苟能深入其所治之机,以穷小柴胡汤之妙,则触类旁通,一隅三反,则又非以上数例所能尽也。

大柴胡汤治验五例

一、鼻 衄

赵某,女,13 岁。患鼻衄,大便干燥,胸胁发闷,口苦多呕,脉弦数而苔黄。某医用龙胆泻肝汤不效。

辨证为肝胃火盛,迫血上行。胃火宜泻,肝火宜达,少佐潜纳,庶或有济。

疏方:柴胡 9g,黄芩 6g,大黄 6g,白芍 12g,牡丹皮 12g,枳实 6g,生牡蛎 12g,玄参 12g,竹茹 12g。

服一剂则大便畅通,鼻衄三日未发。照方又服一剂而愈。

二、胃 溃 疡

贾某,男,60 岁。患胃溃疡已多年不愈,近因气恼,又复发作。胃脘痛剧,呕吐酸苦,夹有咖啡色物,不能进食,大便已五天未解。西医诊为胃溃疡有穿孔可能,劝其动手术治疗,其子不肯。脉弦滑有力,舌苔黄腻。

辨证:肝火郁于胃,灼伤阴络,则吐血如咖啡色物;火自肝灼胃,则呕吐酸苦;火结气郁,则腑气不通而大便不下。

疏方:柴胡 12g,黄芩 9g,半夏 9g,大黄 6g,白芍 9g,枳实 6g,生姜

12g,大枣四枚。

服一剂,大便畅行三次,排出黑色物与黏液甚多,而胃脘之痛为之大减,呕吐停止,但觉体力疲倦。后以调养胃气之剂收功。

三、精神分裂症

李某,女,20岁。新产近20天,因事与邻人口角,气恼之余而精神失常,骂人、摔物,有时瞋目握拳,做击人之状,但不付诸行动。口中唱叫,烦躁不眠,七昼夜目不交睫,而精神更加亢奋。西医诊为精神分裂症,予氯丙嗪、苯海索等药无效。

患者两目发直,唇舌红绛,舌苔黄腻,问其家人,大便已数日未下,脉弦滑有力。发病时恶露已尽,少腹疼痛拒按。

辨证:气火交郁,热与血结,腑气不利,瘀热上熏,使人发狂。

疏方:柴胡12g,大黄9g,枳实9g,牡丹皮12g,桃仁12g,赤芍9g,半夏9g,竹茹9g,生姜12g,栀子9g,郁金9g,陈皮9g。

服一剂,大便泻下甚多,皆为黏秽之物。当夜即思睡,呼之不醒,足睡一日夜,醒后则精神已慧,恍如梦境,恶露随之而来,竟愈。

四、急性胆囊炎

李某,女,54岁。右胁前胆区剧痛而掣于胃,满床乱滚,大汗淋漓,此时惟急注哌替啶方能止痛,但不久又发,其人体肥,两颊绯红,舌绛苔黄,问其大便,已四天未下,并且口苦多呕。西医诊断为:急性胆囊炎或胆结石?

辨证:肝胆气郁火结,横逆于胃,而使腑气不利,则大便秘结不通;肝胆气火交阻,气血为之不利,是以剧痛难忍而口苦多呕。

疏方:柴胡18g,大黄9g,白芍9g,枳实9g,黄芩9g,半夏9g,郁金9g,生姜12g,陈皮9g。

煮两煎分三次服。一服痛止,安然入睡;二服大便解下,呕吐则止;三服大便又行,而疼痛全去。

五、呕、利、痞痛证

平某,男,44岁。患感冒病,周身酸痛,胸满,不欲饮食。午后发热,小溲色黄,脉弦细而浮,舌苔白腻。

辨证:湿热羁于卫、气之间,治当芳化,少佐渗利。

处方:白蔻仁6g,杏仁9g,薏苡仁9g,半夏9g,佩兰6g,连翘6g,滑石9g,通草3g,大豆卷9g。

服两剂,病良已,午后发热已退,惟心胸烦满,胃脘痞塞,喜呕,大便下利黏秽,里急后重,腹痛而急,脉弦滑,舌苔厚腻而黄。

此证为木火交郁,少阳气机不利,阳明胃肠不和;气火郁于中而心下痞满;热邪下迫于肠,则下利黏秽;木性急而土性缓,又湿热相煎,是以里急后重而腹中作痛。《伤寒论》云:"伤寒发热,汗出不解,心下痞硬,呕吐而下利者,大柴胡汤主之。"此证与大论极为合拍。

为疏:柴胡12g,黄芩9g,半夏9g,生姜12g,枳实6g,大黄6g,白芍9g,大枣四枚。

服第一煎,周身汗出,而腹中有声。服第二煎则大便排出臭秽之物,腹痛遂之而安,痞满、喜呕等证悉蠲,始信仲景之言不诬。

结合临床论柴胡桂枝干姜汤的应用

柴胡桂枝干姜汤见于赵本《伤寒论》第147条。仲景用于治疗伤寒汗下之后,胸胁满微结,小便不利,往来寒热,渴而不呕等证。考《伤寒论》以柴胡名汤的有六张方子,唯此方在临床应用较为孤僻,不若大小柴胡汤脍炙人口,报道为多。

陈慎吾先生生前曾对我说:"柴胡桂枝干姜汤治疗少阳病而又兼见'阴证机转'者,用之最恰。"我问陈老什么是"阴证机转"时,陈老则顾左右而言他,没有把话讲清。为此,这个方子在我脑海中时隐时现,始终不得要领而委决不下。

有一次会诊一名王姓工人，患肝炎病住院。近一月来，大便溏薄作泻，每日三、四行，腹胀以夜晚为甚，使其坐卧不宁，难以忍受。除下利腹胀外，还有口苦、恶心欲吐等证。切其脉沉弦而缓，舌苔则白滑而润。

余思此证，既有少阳热象，又见太阴寒证。此时顿然想起陈老讲的"少阳病"而有"阴证机转"这句话，似乎明确地给我作出了满意的答复。于是我毫不犹豫地为病人开了一张柴胡桂枝干姜汤。病人服了七剂，下利与腹胀皆愈。

这个方子共有七味药：柴胡、黄芩、炙甘草、栝楼根、牡蛎、桂枝、干姜。

方义分析：柴胡、黄芩清少阳之热，解郁利气；干姜、炙草温焙中州，以暖太阴之寒；桂枝通阳行气，以化津液；栝楼根、牡蛎生津软坚以疗肝脾痞硬。

我认为这个方子有小柴胡汤与理中汤合方之义，与大柴胡汤遥相对应，一治实热，一治虚寒。仲景为少阳病机横逆脾胃时，而分寒热两途与虚实两治之法，体现了"一分为二"的精神。但是，论中所载并无下利腹胀等证，国内注家亦鲜有报道。日本人榕堂尾台先生的《类聚方广义》内赫然写出治"大便溏薄，小便不利"八个字，可以说是记载治下利的第一手材料。由此推论，临床抓住主证，首先要抓住"阴证机转"的病机，那就是太阴脾寒所发生的下利与腹胀这一特点。"伤寒中风有柴胡证，但见一证便是，不必悉具"。我认为，尽管柴胡桂枝干姜汤在临床上治疗有千变万化，只要我们抓住它的主证—下利，则左右逢源而万变不离其宗，试举其例如下：如果在它的主证中出现"后背疼痛"。这是因为少阳气机郁勃不伸，而又脾寒下利，"背为阳府"，既不能畅通，又不能温煦，所以背痛之证，就勿怪其然了。本方有柴胡之疏利、桂枝之温通、干姜之斡旋，大气一转，下利与背痛可以立已。如果本证兼见胁痛的，此为少阳气郁，经脉不利，而又脾寒土渐，不灌四旁所致。此类胁痛用利气活血止痛药等，往往无效可言。

余治李姓妇，45岁，患乙型肝炎，缠绵不愈，右胁苦痛，绕及后背，入夜为甚。曾服疏肝活络之药六十余剂而不效。切脉弦沉，视其舌苔则白滑。问其大便则称溏薄，每日三次，伴有腹胀。本证既有少阳气郁，又有"阴寒机转"之腹满下利，主证在于脾寒而无复可疑。

为疏柴胡桂枝干姜汤。服至第七剂,大便不泻,胁痛遂瘥。

如果主证同时兼见"小腹胀满""小便不利",则为膀胱气冷,气化不及,寒气下滞所致,可用本方通阳行水,以化寒湿,则小腹不胀,小便畅利。如果在主证基础上出现两手麻木,甚则不能握物,此乃脾寒气衰,不能充养四末。本方温通脾阳,促进卫阳之气,故其疗效十分显著。

书画家唐老,82岁,两手发麻,不能握管作书,服黄芪、当归十数剂而效果不显。余切其脉沉缓,大便溏薄不实。

乃书柴胡桂枝干姜汤。服至八剂,则霍然痊愈。

如果本证兼见糖尿病,口渴欲饮,血糖、尿糖增高,用本方治疗则大便成形,口渴不发,检验血糖指标下降为显。本方在《金匮要略方论》用治"疟寒多微有热,或但寒不热"的少阳病荣卫两虚之证。

国内经方诸师往往认为本方治疗少阳病枢机不利,兼有水饮内伏的病变。日本古方派的认识大致与中国相同,但提出"气上冲"与"腹中悸动"等主证,难能可贵。

总结以上所述,本方能温寒通阳,解结化饮,疏利肝胆之气,善治背痛、腹痛、腹胀、胁痛、胁胀、小腹痛、小腹胀、小便不利、大便溏薄等证。大便溏薄在少阳病中反映出"阴证机转",成为肝胆病由热转寒,由阳入阴的一个转折点。这个病机稍纵即逝,就会发展成为肝硬化与腹水等。所以,柴胡桂枝干姜汤在临床上大有用武之地,其疗效与预防作用的实践意义很大、很广。

谈温经汤的方义

温经汤是《金匮要略》治疗妇人疾病的一张名方。由吴茱萸、当归、川芎、芍药、人参、桂枝、阿胶、牡丹皮、生姜、甘草、半夏、麦冬十二味药物所组成。这个方子治疗冲任虚损,月经不调,或多不断,或崩中去血,以及半产后瘀血停留,少腹急痛,手掌烦热,唇口干燥,久不受孕等症,都有较好的疗效。

历代医家多认为这个方子是为温暖经寒而设，至于"瘀血停留"的病机，则认为是寒邪客于胞宫，经血为之瘀滞所致。为此，沈金鳌就有"但此温剂，内冷者宜"的论断。看来，认为温经汤是以热治寒的方子，已成为天经地义，似无可非议。

然而，我认为尚有进一步研究之必要。愿藉此机会和同志们共同探讨，以恢复温经汤的本义。个人认为温经汤的"温"，不应该当"热"字讲，应该作"和"字讲。就是说温经汤应该是温和经水的方子。为什么不作"热"解，而作"和"解？有文献资料可以证明之。考《素问·离合真邪论》说："天地温和，则经水安静；天寒地冻，则经水凝泣；天暑地热，则经水沸溢；卒风暴起，则经水波涌而陇起。"说明经水在温和的条件下，才能保持正常。由此可见，张仲景取义于《内经》而名曰温经汤，自非仅是以热治寒了事，应该说它有反映生理和治疗的双重意义在内。下面分两个方面加以阐述：

1. 温经汤证的病机

妇人的月经疾患多与冲任二脉不调有关。夫"冲为血海，任主胞胎"，若冲任调和，则经水自利，而无复可言。如果寒暖失常，气血乖戾，而使任冲不调，则可发生月经方面的疾患。另外，肝经绕阴器而抵少腹，与妇女生殖器官发生密切的关系。况且，肝能藏血，气主疏泄，故有肝为妇女之先天的说法，反映了肝对妇女经水的影响非凡。然肝与胆配，厥阴与少阳为表里。这是由于厥阴肝多血而少气，少阳胆则多气而少血。所以，肝胆阴阳表里以达成气血不偏，而各得其所，以为生理之常。

《难经·二十二难》说："气主呴之，血主濡之；气留而不行者，为气先病也，血壅而不濡者，为血后病也。"它说的"气主呴之"，呴，以温为义；"血主濡之"，濡，则以润为主。若结合肝胆而言，肝多血而能润，胆多气而能呴，如此，则经水调和，而何病之有？

所以说，温经汤的作用关键是气呴、血濡之效，治妇女半产漏下等证如神。如果我们不从气血两方面的作用加以考虑，而单纯强调它气呴为阳的一面，则必失掉了血濡为阴的另一面。这样，治疗手掌烦热和唇口干燥等证，也就不能发挥作用。严格地讲，温经汤的治疗如春天的气候温和而流畅，它不同于附子汤的治疗如夏日炎炎而以流火灼金为能事，两方的特点不同，所以证候各有所异。

2. 从药物结构进行分析

温经汤中,吴茱萸、桂枝、生姜以温寒通气为主;阿胶、麦冬、牡丹皮、当归、川芎、芍药以润燥补血为主;人参、甘草甘温以扶正;半夏调和阴阳,和胃致津。此方集温、润不同之药,而能阴阳兼顾,故寒者温而燥者润、瘀者行而下者断,务使气血温和,任冲得养,肝胆得润,方为制方之宗旨。若局于以热治寒的一角,则以上诸义皆失。为了理论结合实践,兹举病例一则,以供参考:

芦某,女,40岁,湖北潜江县人。主诉:月经淋漓不止,经中夹有血块,色黯而少腹冷痛,兼有白带,腰腿发酸,周身无力,手心发热,而唇口干燥。视其面黄白不泽,舌质淡嫩,苔白而润。切其脉则沉弦而无力。

辨证:此证为肝胆之气不煦而血不濡,任冲失禀,则淋漓为病;少腹冷痛为寒,手心发热,唇口干燥又为血虚不濡之候,面色黄白,知气血皆虚;脉沉弦无力,胞宫定有虚寒无疑。证情如温经汤,治当温经止漏,和血益气。

处方:吴茱萸9g,川芎9g,白芍9g,当归9g,党参9g,炙甘草9g,阿胶9g(烊),牡丹皮9g,麦冬30g,半夏9g,生姜9g,桂枝9g。

服此方见效。服至六剂,月经即止,手心不热,唇口不燥,惟白带仍多。转方补脾运湿,滋血调肝,方用当归芍药散:

当归10g,白芍12g,川芎6g,白术20g,茯苓12g,泽泻12g。

服至三剂,带下已愈,此病全瘳。

按:根据个人临床经验,凡用温经汤必须重用麦冬以滋肺胃津液,通心脉而益荣;又可监吴茱萸、桂枝之温燥以免耗阴,而避药后的头晕、咽干、心烦等副作用。方中的人参一般多以党参代用,若气血虚极,仍以人参为有效,亦不可不知。方中的吴茱萸为苦辛大热之品,南人和青年妇女用量应酌减,以免发生眩瞑等症。

黄连阿胶汤的治验

患者李某,男,43岁,北京市某工厂干部。该患者自1978年10月,无其他诱因发现双下肢发凉，并逐渐向上发展至腰部，向下蔓延至足心，犹如赤脚立于冰上，令人难耐，惟活动后稍感舒服，并伴有下肢麻木，如虫行皮中状。曾先后经北京各大医院诊治，屡服补肾壮阳、益气养血、调和荣卫等汤剂200余帖，并兼服金匮肾气、五子衍宗及参茸药酒等成药，均未见效。后又连续针刺治疗四月余，依然如故。遂于1980年1月15日转我附院内科医治。

观其面色红润，目光炯炯，语声洪亮。细询病情，除上述诸证悉具外，尚有心烦，卧寐不宁，性欲减退等证。见其舌质红艳少苔，脉弦细而数。

辨证：综观患者之病情及治疗经过，此证乃心火不能下济，肾水不能上滋，火盛于上，阳气痹阻而不能下达，下失阳气温煦，故两腿发冷。

治疗：法当降火滋水，交通阴阳。方用黄连阿胶汤，观其效果。

黄连9g，白芍6g，黄芩3g，阿胶9g，鸡子黄二枚（自加）。

先煮前三味，阿胶烊尽兑匀，纳鸡子黄，搅令相得，分两次服。

1980年1月23日复诊：服药六剂，下肢寒凉麻木及心烦失眠等证，皆有出乎意料之效。察其舌质仍红赤，脉弦略驭。治守原方增损。

黄连9g，阿胶10g，黄芩3g，白芍9g，鸡子黄二枚，牡丹皮6g。

服法同前，六剂。

1980年1月29日三诊：诸证基本获愈。继以上方加减化裁，又服十剂，以图巩固。后经随访，其病遂告痊愈。

讨论

黄连阿胶汤为治疗少阴肾水不足，心火有余之名方。《伤寒论》第303条说："少阴病，得之二三日，心中烦，不得卧，黄连阿胶汤主之。"斯人之主要症状，初看起来与本方似欠合拍，但细审病机则颇相吻合。《伤寒论》火逆诸条对其病机已有明训可考。如第110条云："太阳病二日，反躁，反熨其背……足下恶风"。第116条又指出："脉浮……因火而盛，病从腰以下必重而痹。"程郊倩注："脉浮在表，汗解为宜。用火灸之，不能得汗，则邪无出路。因火而盛，虽不必焦骨伤筋，而火阻其邪，阴气渐竭。下焦乃营血所治，荣气竭而莫运，必重着而为痹。"说明了太阳表证误用火疗，阳热亢盛而荣阴耗伤，以致阳邪闭阻于上而不能下达，下部失却荣卫气血的濡养，故上述症状接踵而来。

该患者虽未经火疗，但因其素体阳盛而阴不足，又屡服辛温燥烈之品，益损其阴而助其邪热，遂致病情日趋加重。由于阴虚阳亢，导致心肾不能相交，水火不能既济，故有心烦失眠、乱梦纷纭等证；又因心火炎上，阳热之邪阻遏阳和之气不能向下敷布，下部的肌肉皮肤得不到温煦、滋养，因而腰以下即见寒冷、痒麻之感；腰为肾之府，涌泉乃足少阴肾阴之所及，所以，患者以腰部与足心的寒凉之状最为显著。肢体活动后有利于阴阳气血的敷布运行，故诸证顿时减轻。其性欲衰减、舌脉等见证，乃阴虚火旺之明征。患者的临床表现，虽然复杂多端，然而究其病机，则悉属心火独亢，肾水亏损，是以心肾不交，水火不济，阴阳不相协调。故投黄连阿胶汤数剂后，诸证尽除。

方中黄连、黄芩泻心火而除烦热；阿胶、鸡子黄滋补肾水，伍酸苦微寒之芍药，既助芩连以泻热，又能柔肝敛阴以协调阴阳。所以，阴虚阳亢、水不敌火所致病证，服此剂后，则心火得以下降，肾水得以上承，从而可使心肾相交，水火既济，阴阳气血畅达，则健康无恙。

余还善用此方加减化裁治疗血小板减少性紫癜、妇人月经淋漓不止、神经衰弱等多种疾患，皆获得较为满意的疗效。由此可见，临床运用经方贵在谨守病机，辨证中肯，这样才能达到一方而治多病之目的。

谈谈《金匮要略》的泽泻汤证

泽泻汤见于《金匮要略·痰饮咳嗽病脉证并治》。这个方子以治疗心下有支饮，头目苦于冒眩为特长。"支饮"为四饮中的一种，顾名思义，它好像水之有派，木之有枝，邻于心下，偏结不散，故名曰支饮。支饮的治法很多，就泽泻汤证言，是支饮之邪上犯头目，故出现冒眩的症状。冒，指头如物冒，昏冒而神不清；眩，指目眩而见黑花缭绕。除此之外，"支饮"本身也有独立的证候。据《金匮要略》记载："咳逆倚息，短气不得卧，其形如肿"，是支饮的证候。

由此可见，辨认泽泻汤证时，应抓住两方面的证候：一先抓住支饮本身的证候，二应抓住泽泻汤的"苦冒眩"证候，然后才能确定用泽泻汤治疗。但是，令人遗憾的是"咳逆倚息，短气不得卧"的支饮主证，在临床不一定同时出现，这时只凭一个"苦冒眩"证以肯定泽泻汤的治疗范围，就带来了一定的困难。因此，对于泽泻汤证的发病规律，就有一个重新观察和加以补充的问题。兹不揣肤浅，爰以临床所见，叙述如下，其中错误之处，敬请指教。

泽泻汤证的"苦冒眩"，言其头目冒眩之苦，有莫可言状之意。它异于普通的头目眩晕症状。另外，这种冒眩的脉象或弦或沉，或者沉弦共见。这是因为弦脉主饮，而沉脉主水，方与水饮病机相适应。至于它的色诊：或见黧黑，或呈青黯，或色黄而晦黯，因人而异，不能一致。例如单纯水饮而不兼他因的，则见黧黑之色，因黑为水色，合与证情而然。若支饮挟有肝气，则色青而黯，因青为肝色，黯则为饮；若黄晦不明，则反映了饮挟脾湿，以困阳气，因脾之色黄，故知有湿。

应当指出的是，舌诊对临床的意义也是不可不讲的。一般认为：水饮病舌色必淡，因其寒也；苔多水滑，津液凝也；如果水湿合邪，则又出现白腻之苔，而且厚也。故泽泻汤证应以上述的舌脉作为诊断依据。然而泽泻汤证的舌体，则是特别肥大而异于寻常。它质厚而宽，占满口腔而使人望之骇然。以证推理，我认为可能由于心脾气虚，又加水饮为患，浸膈渍胃所致。因心开窍于舌，脾脉散于舌本，今心脾气虚，水饮上渍，所以形成舌体肥大，是辨认心下支饮的一个有力证据。此外，泽泻汤证，尚不止于冒眩一证。据笔者临床所见，还有头痛，头重，耳鸣，鼻塞等证。

为了理论结合实践起见，兹举泽泻汤证治验三例，借以推广泽泻汤的临床应用，补充《金匮要略》记载之所缺，辑录如下：

案一：1967年在湖北潜江县，治一朱姓患者，男，50岁，因病退休在家，患病已两载，百般治疗无效。其所患之病为头目冒眩，终日昏昏沉沉，如在云雾之中。且两眼懒睁，两手发颤，不能握笔写字，颇以为苦。切其脉弦而软，视其舌肥大异常，苔呈白滑，而根部略腻。

辨证：此证为泽泻汤的冒眩证。因心下有支饮，则心阳被遏，不能上煦于头，故见头冒目眩；正虚有饮，阳不充于筋脉，则两手发颤；阳气被遏，饮邪上冒,所以精神不振,懒于睁眼。至于舌大脉弦,无非是支饮之象。

治法:渗利饮邪,兼崇脾气。

处方:泽泻24g,白术12g。

方义:此方即泽泻汤。药仅两味而功效甚捷。清人林礼丰认为:"心者阳中之阳,头者诸阳之会。人之有阳气,犹天之有日也。天以日而光明,犹人之阳气会于头,而目能明视也。夫心下有支饮,则饮邪上蒙于心,心阳被遏,不能上会于巅,故有头冒目眩之病……故主以泽泻汤。盖泽泻气味甘寒,生于水中,得水阴之气,而能利水;一茎直上,能从下而上,同气相求,领水阴之气以下走。然犹恐水气下而复上,故用白术之甘温,崇土制水者以堵之,犹治水者之必筑堤防也。"(《金匮方歌括·卷四》)此段论述了泽泻汤证的病机和治疗意义。

或问,此证为何不用苓桂术甘汤之温药以化饮?盖泽泻汤乃单刀直入之法,务使饮去而阳气自达;若苓桂术甘汤,嫌其甘缓而恋湿,对舌体硕大而苔又白腻,则又实非所宜,此故仲景之所不取。若服泽泻汤后,水湿之邪已减,而苓桂术甘汤之法,犹未可全废,而亦意在言外矣。

患者服药后的情况,说来亦颇耐人寻味。他服第一煎后,因未见任何反应,乃语其家属曰:此方药仅两味,吾早已虑其无效,今果然矣。孰料第二煎服后,覆杯未久,顿觉周身与前胸后背汗出,以手拭汗而有黏感,此时身体变爽,如释重负,头清目亮,冒眩立减。又服两剂,继续出些小汗,其病从此告愈。

案二:1973年曾治一黄姓妇,32岁。患头痛兼发重,如同铁箍裹勒于头上,其病一年有余,治疗无效。切其脉沉缓无力,视其舌体则硕大异常,苔白且腻。

辨证:此证为水饮夹湿,上冒清阳,所谓"因于湿,首如裹"。

治法:渗利水湿,助脾化饮。

处方:泽泻18g,白术10g,天麻6g。

照此方共服四剂,一年之病,竟渐获愈。

案三:魏某,男,60岁,河南人。患头晕目眩,兼有耳鸣,鼻亦发塞,嗅觉不佳。病有数载,屡治不效,颇以为苦。切其脉弦,视其舌胖大无伦,苔水滑而白。

辨证：此证心下有饮，上冒清阳，是以头冒目眩。其耳鸣、鼻塞，则为浊阴踞上，清窍不利所致。

治法：渗利水饮之邪。

处方：泽泻24g，白术10g。

此方服一剂而有效。效不改方，共服五剂，则头晕、目眩、耳鸣、鼻塞等证愈其大半。转方用五苓散温阳行水而收全功。

或问：朱案服泽泻汤后，为何汗出，殊令费解。答曰：此证为水湿之邪郁遏阳气而不得伸，今用泽泻汤药量大而力专，利水行饮，下走水道为捷。叶香岩说："通阳不在温，而在利小便"，今小便一利，则水湿有路可去，而三焦阳气同时得达，故表里通畅出微汗，使病得解。

总之，以上通过临床事实不但证实了泽泻汤证的客观存在，而且证明该汤的效验确实。笔者抽暇写此短文，以提供临床治疗和教学参考。

桂枝汤加减方证的应用

桂枝汤为群方之冠。《伤寒论》《金匮要略》《温病条辨》里均把桂枝汤列为第一张方剂，是耐人寻味的。其加减方剂，向被历代医家所重视。本方可贵之处在于它有调和阴阳的作用，并有治病求本，本于阴阳这一涵义。方中五味药物分为阴阳两类，即桂枝、生姜为阳，芍药、大枣为阴，至于炙甘草则介于阴阳之间而能兼顾。本方的配伍意义是：桂枝、生姜辛温为阳能发散卫分风邪，芍药、大枣酸甘化阴以滋荣分之阴，炙甘草温中补气，兼调荣卫而谐和阴阳。凡服桂枝汤，必须啜热粥以助药力，并应温覆衣服，微似汗出为佳。若发汗不出，或汗出如水流漓，则病必不除，用本方时以此为准。

在《伤寒论》113方中，有桂枝的计41方，以桂枝汤进行加减的则不下29方。所以在临床中，桂枝汤的应用机会为多。因此，我们不但应从理论上进行探讨，还必须结合实践加以印证，谨将临床有关医案附载于下，以供参考。

一、桂枝汤的临床应用

1. 荨麻疹

一男性患者,60岁,患荨麻疹,瘙痒钻心,数月不愈。切其脉浮而缓,并见汗出恶风,舌苔薄白而润。证属风邪稽留肌腠,荣卫不和,因而发为风疹。治宜祛风调和荣卫。

方用桂枝汤原方,不增添一味。

药后啜热稀粥,温覆取汗,则疹消痒止。

2. 发热汗出

李某,女,53岁。每天都有2~3次发热汗出之证,患病已一年,问其饮食、二便尚可。曾按阴虚发热治疗,服药20余剂无效。脉缓软,舌淡苔白。

辨为荣卫不和之证,为疏桂枝汤原方。

服药后取微汗,果热退汗出而瘥。

3. 汗出偏沮

孙某,男,39岁。患病为左半身经常汗出,而右半身则反无汗,左有汗而右无汗,界限分明。切其脉缓而略浮,舌苔薄白。《素问·阴阳应象大论》说:"左右者,阴阳之道路也。"此证为阴阳气血不和,故汗出偏沮,而左右阴阳不相谐和,致气血乖戾。治宜调谐阴阳,令气血相和则愈。

用桂枝汤原方。

服后啜粥取微汗,从此其病获痊。

二、桂枝汤加减诸方的应用

1. 加味桂枝汤

(1)桂枝加桂汤:

此方治疗火劫迫汗,针处被寒,核起而赤,必发奔豚,气从少腹上冲于心等证。如治一崔姓妇女,50岁,患病颇奇,自觉有一股气从内踝沿阴股上窜,行至小腹则胀,抵心胸则气短心悸,头出冷汗;少顷气下行则诸证随减,每日发作两三次,甚为恐怖。其人面色青黄不泽,舌质淡嫩,苔白而润,脉弦数,按之无力。

此证中医名"奔豚",然如此证者实属罕见。且奔豚发作,皆因心阳虚于上坐镇无权,下焦肾之阴邪得以上冲。今阴来搏阳与之争,故脉虽弦数而按之无力;况弦脉属阴,阴气上逆是以脉弦。当奔豚所过之处,则发胀、憋气、心悸等证,亦勿怪其然。舌质淡嫩则是心阳之虚。治宜助心阳,伐肾降冲。

用桂枝加桂汤原方,另服黑锡丹6g。

共服五剂,其病不发。

(2)桂枝加芍药汤:

此方仲景用以治太阳病下之后,腹满时痛之证。余取其义用治慢性菌痢有效。录其案如下:

王某,男,46岁。症见:每日大便作痢,达3～6次,不成形且有红色黏液,兼有里急后重。脉沉弦而滑,舌质红而苔白。西医诊为慢性菌痢,粪检有红、白细胞,病延一年而治疗无效。

余辨此证为肝脾不调,气血不和,肝木乘脾,脾失运化,则阴阳不得升降,是以腹痛下痢,而脉弦。此证非寒非热,介于虚实之间,故补之无功,而寒热之治亦无效。治宜平肝和脾,调其气血,则不专治痢而痢亦可止。

方用桂枝汤加芍药。

共进四剂,大便逐渐成形而愈。

(3)桂枝加葛根汤:

此方治中风汗出恶风,反见项背强几几等证。临床用其治疗冠心病的胸背作痛,阳明病的口眼㖞斜,随证加减均有疗效。

如张某,女,26岁。因乘长途汽车,面朝敞窗,疾风拂面,当时殊觉凉爽,比及抵家,发觉面肌拘紧,口眼㖞斜。切脉浮,舌苔白而润。

证属风中阳明经络,正如《金匮要略》所说:"络脉空虚,贼邪不泻,或左或右,邪气反缓,正气即急,正气引邪,㖞僻不遂"之证。治宜疏散阳明经中风邪。

方用桂枝加葛根汤,加白附子、全蝎。

服两剂,汗出邪解,其病遂瘳。

（4）桂枝加人参汤（简称新加汤）：

此方治发汗后身疼痛，脉反沉迟等证。余在临床用治妇女产后、或行经后，由于失血荣虚出现的身体疼痛，用此方往往获效。

曾治樊姓妇女，新产之后忽而身痛，曾服生化汤两帖无效。随我实习的学员诊为气血两虚的身痛，用当归、黄芪等补药服之有效，但未痊愈。切其脉沉缓无力，舌淡苔薄白。

嘱改用新加汤，三剂而痛止。

学员不解其意，余说关键在于桂枝、生姜能使人参、芍药补营血的作用发挥于体表，它补而不滞，使荣卫作用加强，所以其效更著。

（5）桂枝加附子汤：

此方治发汗遂漏不止，恶风，小便难，四肢微急，难以屈伸等证，可见此方固阳摄阴，又有祛风止汗等作用。余认为对老人阳虚患外感，脉沉而汗出恶风的，用此方加大附子剂量，以温经扶阳，为正邪兼顾之计。它与麻黄附子细辛汤证的区别是：以汗之有无为抉择。如服桂枝加附子汤不瘥，则当急固其本，用四逆汤。

（6）桂枝加黄芪汤：

仲景用此方治疗黄疸脉浮，日久卫虚之证。意在言外，当具有发热汗出的证候。然此方在临床上治疗神经炎、手足麻木，极有效。

（7）桂枝加当归汤：

此方治疗荣卫不和所致的荣卫不足，或因汗出过多，荣阴外泄等证。故徐灵胎主张应于桂枝汤内再加当归。余用此方治左半身麻木，脉细舌淡的，往往奏效。

（8）桂枝加栝楼根汤：

此方治津液不足，太阳经脉燥急发生的痉证，表现为身体强，几几然。它与桂枝加葛根汤证对比，而有脉浮与脉沉、口渴与不渴之别。

（9）桂枝加厚朴杏仁汤：

此方治疗太阳病中风证兼见气喘。在临床凡外感风寒，脉浮缓而舌苔白的皆可用之。此方应与麻杏甘石汤对比，以辨出寒热；若与麻黄汤对比，则应辨出表虚与表实。

2. 减味桂枝汤

桂枝去芍药汤：

此方治疗太阳病，下之后，脉促胸满之证，以及心脏病伴发的胸满、短气、咳嗽等证，也同样有效。

3. 有加有减桂枝汤

（1）桂枝去桂加茯苓白术汤：

此方治服桂枝汤或下之，仍头项强痛，翕翕发热，无汗，心下满微痛，小便不利之证。余用此方治疗"水悸"和"水痞"，腹诊时有腹肌痉挛者，有效。

昔陈修园于嘉庆戊辰，治吏部谢芝田令亲之头项强痛，身疼，心下满，小便不利；服表药无汗反烦，六脉洪数。初诊疑为太阳阳明合病，谛思良久，曰："前病在无形之太阳，今病在有形之太阳。但使有形之太阳小便得利，则所有病气，俱随无形之经气而汗解矣。"用桂枝去桂加茯苓白术汤，一服遂瘥。

（2）桂枝去芍药加蜀漆牡蛎龙骨救逆汤：

此方治疗火劫迫汗，心胸阳虚，使痰水之邪上迷心窍，发为惊狂，卧起不安等证。余师其说，用治精神分裂症，舌淡苔润滑的，用之有效。服药后有时作吐，亦不可不知。

（3）桂枝去芍药加附子汤：

此方治疗太阳病，下之后，脉促胸满，而且恶寒等证。余宗其义，治疗心胸阳虚，寒邪凝滞为痹，亦有疗效。今录治案如下：

王某，男，46岁，建筑工人。多年来胸中发闷，甚或疼痛，遇寒冷气候则甚，并伴有咳嗽气短等证。切其脉沉弦而缓，握其手凉，询其溲则清长，视其舌质淡嫩，苔白略滑。

证属心阳不振，阴霾布于胸中，气血为之不利，亦胸痹之证类也。治宜温补心阳，以解寒凝。

用桂枝汤除姜枣，仅三味药。患者流露不信之色。一周后欣然来告，称连服六剂，一次比一次见轻，多年之胸中闷痛得以解除。

综上所述，桂枝汤既能解肌发汗，又能调和荣卫、调和气血、调和脾胃、调和阴阳，还能下气降冲、扩张血脉、缓解痉挛，故为"群方之冠"，而有它的独特之功，故其治疗范围为广。

四逆汤类概说

《伤寒论》治疗少阴病的阳虚寒证，往往以回阳复苏的四逆汤类方剂为主。后世医家如张介宾等人提倡用附子、肉桂以补命火"大宝"，成为补火派的先驱，然其思想影响无不与四逆汤有关。因此，如想了解中医学补阳消阴法的原委，以及它与后世医学的渊源，应对《伤寒论》四逆汤类的证治特点有一个概括的认识，我认为很有必要。

四逆汤类方剂，指的是《伤寒论》中以四逆汤为代表的加减诸方，它包括：通脉四逆汤、通脉四逆加猪胆汁汤、四逆加人参汤、茯苓四逆汤、白通汤、白通加猪胆汁汤、干姜附子汤、附子汤等九个方证，现概括介绍如下。

一、四 逆 汤

四逆汤，是治少阴阳虚寒证的主方。少阴阳虚阴盛，邪从寒化，则使少阴之阳不能发挥腐熟水谷与蒸化津液功能。因此，阴寒内盛则下利清谷；阳不化津，寒饮上停，以致干呕欲吐；阳虚阴盛，阴阳之气不相顺接，则使人手足厥逆；阳主喛而阴主寐，阴气已盛，阳气已虚，故又可出现"但欲寐"和脉微细等证。此证的治疗原则，应扶阳而抑阴，温寒而回厥，方用四逆汤。

四逆汤由生附子、干姜、炙甘草所组成。其方义是：生附子温少阴以扶阳；干姜温中焙土，以化寒湿；炙甘草补虚养正，以将姜、附而挽回外散之阳。因其擅回阳治厥之功，故名四逆汤。四逆汤在《伤寒论》凡九见，是治疗少阴寒化证的主方，因其药少而精，故能取效为速。

案一：罗某，男，50岁。夏日天热，汗出颇多，自觉燥渴，夜又行房，口渴更甚，乃瓢饮凉水甚多。未几则小腹窘痛，阴茎向里抽缩，手足发凉，自知病情为重，乃邀余诊治。切其脉沉无力，视其舌淡嫩而苔白。

辨证：少阴阳气虚又受阴寒。寒主痛、主收引，故小腹作痛而又阴缩。如不急温少阴，则恐成阴寒"脏结"，而预后不良。《伤寒论》第167条说：

"病胁下素有痞,连在脐旁,痛引少腹,入阴筋者,此名脏结,死。"可见痛引阴筋一证,临床实不得忽视。

处方:附子12g,干姜10g,炙甘草10g,小茴香6g,荜澄茄6g。

本方用四逆汤直补少阴之阳,加小茴香、荜澄茄,温肝肾以祛下焦虚寒之邪。仅服一剂,其病即愈。

二、通脉四逆汤

通脉四逆汤,治少阴阳虚寒证所出现的下利清谷,手足厥逆,脉微欲绝。由于阴寒内盛反而拒阳于外,形成"里寒外热",故见身反不恶寒,面色赤等"格阳"之证。夫少阴阴证,人皆可知,及至反常,则使人难辨。《伤寒六书》说:"如身不发热,手足厥冷,好静沉默,不渴,泄利腹痛,脉沉细,人共知为阴证矣。至于发热面赤,烦躁不安,揭去衣被,饮冷脉大,人皆不识,认为阳证,误投寒药,死者多矣。必须凭脉下药至为切当。不问浮沉大小,但指下无力,按至筋骨全无力者,必有伏阴,不可与凉剂……脉虽洪大,按之无力者,重按全无,便是阴证。"以上提出的以脉是否禁按来辨阴阳寒热真伪,有其临床意义,故大可借鉴。

通脉四逆汤的药物与四逆汤相同,所不同的是其剂量则比四逆汤为大。例如:附子为大者一枚,干姜也增加了一倍,所以,扶阳回苏的功效比四逆汤为大。另外,通脉四逆汤还有加减之法,如针对"格阳"面色赤者,加葱九茎;若下利止而脉不出者,则加人参二两等。

三、通脉四逆加猪胆汁汤

通脉四逆加猪胆汁汤,治疗少阴病"吐已下断,汗出而厥,四肢拘急不解,脉微欲绝"的阳气、阴液两虚之证。此证原为阳虚有寒的吐利交作,导致体液大伤,故单用通脉四逆汤只能扶阳,而不能育阴,如单用阳药则恐弱小之阴涸而亡。仲景巧妙地在原方基础上加猪胆汁半合,使其育阴以增液,且以有情之物不假造作而直补体液,又不碍于阳气之衰,故一举两得,诚为上策。如果找不到猪胆汁,亦可用羊胆汁代替。

据友人陈君谈，程门雪先生生前治食蟹而吐利交作，以致体液受伤而两足筋脉拘急不伸的，先生辨为阴寒吐利导致伤阴之证，选用通脉四逆汤加猪胆汁治疗，每应手而效。

四、四逆加人参汤

四逆加人参汤，治疗少阴病阳虚及阴，阴阳两虚的病证。少阴阳虚有寒则下利清谷；下利过频，则使津液内竭，以致下无可下，不治自止。或因虚寒吐利，内伤血液，而脉搏不出；或者阳伤在先，而后出现津液不足，发生口干舌燥等证。

四逆加人参汤，即四逆汤原方另加一味人参而成。方义在于：用四逆汤以补少阴之阳，加人参补脏阴而续血脉。《神农本草经》载："人参补五脏"，因脏为阴，故人参有益阴通脉之功。陈修园在《长沙方歌括》中也说："四逆原方主救阳，加参一两救阴方。"因此，本方实有阴阳双补之妙。

四逆加人参汤与通脉四逆加猪胆汁汤，虽皆为阴阳双补之方，然加人参在于滋血复脉，其力为缓；加猪胆汁在于续液留阴，其势则急，而不可不知。

此方临床应用甚广，山西李汉卿先生生前曾说：他在临床凡用四逆汤，不论是否为"亡血"，都加人参，他认为比单用四逆汤为佳。魏荔彤也说："于温中之中，佐以补虚生津之品，凡病后亡血津枯者，皆可用也，不止霍乱，不止伤寒吐下后也。"我在临床应用此方，确实收到了上述功效。因为加人参以后，便有理中汤与四逆汤合方的妙义在内。

案二：省掾曹德裕男妇，二月初病伤寒八九日，请罗治之，脉得沉细而微，四肢逆冷，自利腹痛，目不欲开，两手常抱腋下，昏、嗜卧、口舌干燥。乃曰："前医留白虎加人参汤一帖，可服否？"罗曰："白虎虽云治口燥舌干，若执此一句亦未然。今此证不可用白虎者有三。《伤寒论》云：立夏以前，处暑以后，不可妄用，一也；太阳证，无汗而渴者，不可用，二也；况病人阴证悉具，其时春气尚寒，不可用，三也。仲景云：下利清谷，急当救里，宜四逆汤。"

遂以四逆汤五两，加人参一两，生姜十余片，连须葱白九茎，水五大盏,同煎至三盏,去渣分三服。

一日服之,至夜利止,手足温,翌日大汗而解。

继以理中汤数服而愈。(引自《名医类案·卷一》)

五、茯苓四逆汤

茯苓四逆汤,治疗伤寒汗、下误施,以致阴阳俱虚,心肾水火不得交通,阳不得阴济则心烦,阴不得阳煦则体躁的烦躁不安之证。

茯苓四逆汤,由茯苓、人参、生附子、炙甘草、干姜五药组成。方用四逆汤以扶肾阳,用人参、茯苓以扶心阴。此方心肾阴阳两补,则使心肾水火相交,烦躁自可痊愈。

六、白 通 汤

白通汤,治疗少阴病下利,脉微或沉伏不起。此证乃是寒邪直中阴经,阴盛抑阳,阳虚且抑,既不能固其内而为下利,又不能通于脉而为沉伏不起,所以,它比一般寒证为甚。

白通汤由葱白、生附子、干姜三药组成。方中干姜、附子温经回阳以消阴,葱白气味辛滑窜烈,能通阳气而破阴寒,又能疏利郁勃之阳,故名曰白通汤。

钱璜说:“盖白通汤即四逆汤,而以葱易甘草。甘草所以缓阴气之逆,和姜附而调护中州。葱则辛滑行气,可以通行阳气,而解散寒邪。二者相较,一缓一速,故其治亦颇有缓急之殊也。”(《伤寒溯源集·卷之九》)

案三:林某,60岁。因食冷物病泄泻,每日四、五次,腹中冷痛幽幽,脉沉伏而极不易辨,兼有手足厥冷之证。辨其病属于少阴下利,予四逆汤。

服汤后,腹痛似少减,而脉仍不起,泄亦未止。因思仲景有“少阴病,下利,白通汤主之”文,似为此证而设。

乃用:附子15g,干姜10g,葱白5茎。

服一剂,即脉起手温,再服一剂,则泄止而病愈。

七、白通加猪胆汁汤

白通加猪胆汁汤,治疗服白通汤后,不但未奏效,反见下利不止,厥逆无脉,干呕而烦等证。这种药后反应:一方面说明阴寒太盛,对大热之药拒而不受其治,更加激发寒邪之势,而变本加厉。另一方面反映出下利不仅阳气受伤,阴液随之亦耗,白通汤虽扶阳而不能沃阴;阴液不复,则脉不出;阴不潜阳,虚热上浮,故干呕而烦。基于上述两个原因,本证的治疗就不是辛热之品所能胜任。而应于白通汤中加入人尿和猪胆汁,以滋阴液而不片面,且此方苦咸寒反佐为用,使阴寒不格阳药,取得引阳药直入阴中的疗效。

白通加猪胆汁汤,即白通汤加人尿、猪胆汁。人尿(一般用童便)咸寒益阴,猪胆汁苦寒滋液敛热,且两药均为有情之品,既能续已竭之阴,滋将涸之液,又使阴阳不发生格拒,是属于"甚者从之"治法的具体运用。

此证还须注意的是,服白通加猪胆汁汤以后,若脉从无到有,从弱到强,而且是缓缓出现,说明正气逐渐得到恢复,阴寒逐渐消退,为向愈之兆;若脉暴然而出,或脉来浮散而大,或见急促无根,乃是无根之阳暴脱的征象,预后多不良。

喻嘉言对急温少阴的方法,论述的极有层次,以为临床之借鉴,录之如下,以供参考:

"寒中少阴,行其严令,埋没微阳,肌肤冻裂,无汗而丧神守,急用附子、干姜加葱白以散寒,加猪胆汁引入阴分,然恐药力不胜,熨葱灼艾,外内协攻,乃足破其坚凝,少缓须臾,必无及矣,此一难也。

若其人真阳素扰,腠理素疏,阴盛于外,必逼其阳亡于外,魄汗淋漓,脊项强硬,用附子、干姜、猪胆汁,即不可加葱及熨灼,恐助其散,令气随汗脱,而阳无由内返也。宜扑止其汗,陡进前药,随加固护腠理。不尔,恐其阳复越,此二难也。

用附子、干姜以胜阴复阳者,取飞骑突入重围,搴旗树帜,使既散之阳望帜争趋,顷之复合耳。不知此义者,加增药味,和合成汤,反牵制其雄入之势,必至迂缓无功,此三难也。"(《医门法律·卷二》)

以上喻氏论述治少阴寒证,温补不可少缓,以及治疗用药之"三难",颇切治疗,有参考价值。

八、干姜附子汤

干姜附子汤,治疗太阳病下之后,复发汗,而使表里阳气受伤,以致阴气内盛。阳主昼,阴主夜,即白天阳气旺盛,夜晚阴气旺盛,此证在白昼阳旺之时,虚阳得助能与阴邪相争,故"昼日烦躁不得眠";入夜则阴盛,阳虚无力与阴邪相争,故"夜而安静"。阳虚阴盛,病入三阴,故不见少阳病的喜呕,阳明病的口渴,以及太阳病的头痛等阳经病证。因其证为阴,故脉见沉微;阴盛于内,阳气有外浮之势,故"身有微热",然未至大热汗出,而阳犹自持未至散,险象环生,治当急温、回阳为务。

干姜附子汤,即干姜、生附子两药组成。方义:用生附子、干姜大辛大热之品,以复脾肾之阳;不用甘草之缓恋,使姜、附单刀直入,破阴消寒,招纳亡阳。此方要求一次顿服,则搴旗树帜,收效更快为其特点。

九、附 子 汤

附子汤,治疗少阴病,得之一二日,不发热而背部恶寒。背为阳之府,恶寒反映了阳气大虚;此证病发于阴,寒邪入里,阳虚阴盛,故"口中和";阳虚不温四肢,所以手足发凉;阳虚寒盛,寒邪不化,故见身痛,骨节疼痛。

附子汤由炮附子、茯苓、人参、白术、芍药组成,方用附子温肾以扶阳气,人参补脾以培脏真;茯苓、白术既可协附子以祛寒湿,又可佐人参以崇脾气;芍药和血敛阴既可去痛,又监附子之悍。此方脾肾双补,扶阳消阴,为固本祛邪的代表方。

案四:谢某,女,38岁。产后下血不止,继之四肢厥逆,头上凉汗出,面如白纸,心神恍惚,两目慌慌,视物不清,脉似有似无,舌、唇色淡。

此乃脾肾气衰,不能摄血缩阴,而为崩漏之证。乃急用热醋熏鼻以敛神气。

继用:红人参 30g,炮附子 20g,白术 15g,茯苓 10g,白芍 6g,龙骨

15g，牡蛎15g。

服一剂而汗止厥回，又一剂血止神安。转方用"双和饮"加减而痊。

怎样正确使用小青龙汤

小青龙汤是治疗寒饮咳喘的一张名方。张仲景用其治疗"伤寒表不解，心下有水气"，以及"咳逆倚息不得卧"的寒饮之证。然而应该指出是，此方乃辛烈走窜的峻剂，具有伐阴动阳之弊，如果用之不慎，往往会发生问题，促使病情加重。为此，必须掌握小青龙汤的辨证特点，其辨证关键在于抓以下几个环节：

1. 辨气色

小青龙汤证，为水寒射肺，或寒饮内伏。寒饮为阴邪，必羁縻阳气，而使心胸之阳不温，如是则荣卫之行涩，不能上华于面，故患者面部呈现黧黑之色，我们称其为"水色"；或两目周围呈现黑圈，互相对称，我们称其为"水环"；或者在患者的额头、鼻柱、两颊、颏下的皮里肉外显现黑斑（如同妇女妊娠斑），我们称其为"水斑"。

2. 辨脉

小青龙汤证是寒饮之邪为患，故脉见弦，弦主饮病；抑或脉浮紧，则为表寒里饮俱实之征。如果寒饮内伏，浸循日久，其脉见沉，沉主水病。然须注意的是，凡尺脉迟，或尺脉微，抑或两寸濡弱无力，是为心肾先虚，荣气不足，血少故也。这样，就不要滥用小青龙汤而发虚人之汗。

3. 辨舌

小青龙汤证为水饮凝滞不化，肺寒津凝，故舌苔多呈水滑；舌质一般变化不大，惟阳气受损以后，则舌色淡嫩。此时用小青龙汤必须加减化裁，而不能原方照搬不变。

4. 辨痰涎

小青龙汤治肺寒金冷，津凝气阻之证，所以，咳嗽必然多痰，咯痰较爽，因系寒性水饮，故痰涎清稀不稠，形如泡沫，落地则顷刻化水。然亦有咳出之痰,明亮晶彻,形同鸡蛋清状,亦属寒凝津聚,必冷如凉粉,口舌感凉为辨。

5. 辨咳喘

小青龙汤证在咳喘方面有以下三种情况,临证时务须分清。一种是咳重而喘轻,如《伤寒论》第41条所说:"伤寒,心下有水气,咳而微喘……"指咳嗽为重,而气喘反微的证情;另一种是喘重而咳轻,如《金匮要略·痰饮咳嗽病脉证并治》说的:"咳逆倚息,不得卧,小青龙汤主之",是指喘息为重,而咳嗽为轻的证情;第三种是咳喘皆重的证候,如《金匮要略·痰饮咳嗽病脉证并治》说的:"膈上病痰,满喘咳吐,发则寒热,背痛腰疼,目泣自出,其人振振身瞤剧,必有伏饮",是指咳与喘俱重的病候。尽管咳喘有重有轻,但治疗方法皆应以小青龙汤温寒蠲饮为主。

6. 辨兼证

小青龙汤证为水饮之证,除咳喘外,由于水邪变动不定,所以有许多兼证出现:如水寒上犯,阳气受阻,则兼"噎";水寒中阻,胃气不和,则兼呕;水寒滞下,膀胱气化不利,则兼"少腹满而小便不利";若外寒不解,太阳气郁,则兼发热、头痛等证。

以上六个辨证环节,是正确使用小青龙汤的客观依据。如果我们把"但见一证便是,不必悉具"的精神用于小青龙汤证也是适宜的,所以,六个证候环节不必悉具,但见其中的一两个主证而无讹误,便可使用小青龙汤治疗。

小青龙汤是麻黄汤的变方,即麻黄汤去杏仁,加干姜、细辛、五味子、半夏、芍药而成。《医宗金鉴》认为:"表实无汗,故合麻桂二方以解外,去大枣者,以其性滞也;去杏仁者,以其无喘也,有喘者仍加之;去生姜者,以有干姜也,若呕者仍用之;佐干姜、细辛,极温极散使寒与水俱得从汗而解;佐半夏逐痰饮,以清不尽之饮;佐五味收肺气,以敛耗伤之气……"此方虽为外解表寒,内散水气,表里两解之方,但是治疗无表证的寒饮内伏,或喘或咳之证亦有疗效。由此言之,小青龙汤与大青龙汤虽皆有表里两解之功,但服大青龙汤未有不发汗者,而小青龙汤则有发汗与不发汗之异。这是因为寒饮之证,因寒而饮凝,小青龙汤能内散寒邪,温行水饮,故不需达表为汗,这种情况也是有的。

现举病案两则证明小青龙汤的临床疗效，并指出过服小青龙汤的流弊。以前有一张姓工人，年40余，每次来诊，只是让我处方"百喘朋"，而不让我诊治。此后患者喘得较重，又让开"百喘朋"，余言何以不服汤药，患者云服过中药未效，故而仍服"百喘朋"暂缓一时，后经说允，改服汤剂一试。经诊切其脉弦，视其舌水，观其面色黧黑。遂辨为寒饮内伏，上射于肺的小青龙汤证。

为疏：麻黄9g，桂枝9g，干姜9g，细辛6g，五味子9g，半夏9g，白芍9g，甘草9g。

此方连服两剂，咳喘衰其大半。后以苓桂杏甘汤加干姜、五味子，又服三剂，喘咳基本控制。

第二例则是治一寒饮作喘患者，余予小青龙汤两剂，咳喘颇为见效。患者得效，乃自接连不断地服了十二剂小青龙汤，感觉头晕眩瞑，未几而发鼻衄，血流不止，遂到某医院急诊。诊治后鼻衄虽停，然因失血过多，体疲无力，心悸气短，又延余诊治而始得其情。显而易见，这是由于过服小青龙汤导致伤阴动血的缘故。

《伤寒论》对于大青龙汤的禁忌证有所论述，如第38条的"若脉微弱，汗出恶风者，不可服之。服之则厥逆，筋惕肉瞤，此为逆也"。然对小青龙汤的禁忌，不像大青龙汤说的那样具体。对此，余常引以为憾。后读《金匮要略·痰饮咳嗽病脉证并治》，始发现仲景对小青龙汤的治疗禁忌，以及误服本汤所发生的各种变证，均指出相应的治疗方法，大有"观其脉证，知犯何逆，随证治之"的意义，使人为之一快。现引其文如下以供参考：

"咳逆倚息，不得卧，小青龙汤主之。青龙汤下已，多唾口燥，寸脉沉，尺脉微，手足厥逆，气从小腹上冲胸咽，手足痹，其面翕然热如醉状，因复下流阴股，小便难，时复冒者，与茯苓桂枝五味甘草汤，治其气冲；冲气即低，而反更咳，胸满者，用桂苓五味甘草汤，去桂加干姜、细辛，以治其咳满。"个人认为这些记载说出了小青龙汤的禁忌证，尤在泾对此条作了很好的说明，他说："服青龙汤已，设其人下实不虚，则邪解而病除。若虚则麻黄、细辛辛甘温散之品虽能发越外邪，亦易动人冲气。冲气，冲脉之气也。冲脉起于下焦，挟肾脉上行至喉咙，多唾口燥，气冲胸咽，面热如醉，皆冲气上入之候也。寸沉尺微，手足厥而痹者，厥气上行而阳气不治也。下流阴股，小便难，时复冒者，冲气不归，而仍上逆也。"(《金匮要略心典·卷中》)这就不难看出，尤氏认为下虚之人误用了小青龙汤，才出现了拔肾根、动冲气的种种后果，其说是符合仲景精神的，可见小青龙汤对虚人是禁忌之例。因为本方麻桂并用，又配细辛则发散之力为强，所以，对年老体弱以及心肾虚衰患者，切不可孟浪投用，而导致变生叵测。

曾观《临证指南医案》喘门中，叶香岩有两张治喘的方子，一张是用麻黄而不用细辛，另一张则是用细辛而不用麻黄，叶氏把麻黄、细辛分而用之的理由，恐怕也是为了避免发散太过的缘故吧。为此，余在临证使用小青龙汤只在喘急必需之时一用，一旦病情缓解，即改用苓桂剂类温化寒饮，则疗效理想，亦无流弊可言。

苓桂剂，指的是以苓桂术甘汤为代表的加减诸方。这些方子是符合仲景治痰饮用温药之旨的。所以在苓桂剂中再加上仲景治寒饮惯用的干姜、细辛、五味子，在某种程度上讲能治疗小青龙汤所不及的一些寒痰冷饮疾患，也是不可偏废之法。因为干姜、细辛之辛可温散肺胃水寒之邪，五味子入肺，又可收敛上逆之肺气，一收一散，则正邪兼顾，故治寒饮内伏之证十分得力。况又有茯苓利水消饮，桂枝下气通阳，白术运化水湿，甘草顾护正气，故为小青龙汤之姊妹方，有相得益彰之效。因此，在使用小青龙汤冲锋陷阵以后，便用此方剿抚相兼，方能有始有终，使治疗井然不紊。

至于小青龙汤的加减方法，《伤寒论》亦有明训，恕不一一重复。根据个人临证经验，余在此方基础上加杏仁、茯苓、附子、射干等药，取得了理想疗效。其中很值得一述的则是小青龙加石膏汤方。此方见于《金匮要略·肺痿肺痈咳嗽上气病脉证并治》，治疗肺胀，咳而上气，烦躁而喘，脉浮，心下有水等证。一般皆知大青龙汤有石膏，不知小青龙汤亦有加石膏的用法。而且，小青龙汤加石膏的治法与越婢加半夏汤有所不同。尤在泾为此注曰："此亦外邪内饮相搏之证，而兼烦躁，则挟有热邪，麻桂药中必用石膏，如大青龙之例也。又此条见证，与上条颇同(指越婢加半夏汤)，而心下寒饮，则非温药不能开而去之，故不用越婢加半夏，而用小青龙加石膏，温寒并进，水热俱捐，于法又为密矣。"(《金匮要略心典·卷上》)

据此，余认为：凡小青龙证的寒饮内伏，若阴郁化热而见烦躁，或见其他热象，如脉滑口渴，或舌红苔水，而又确属寒饮之证的，此方具有寒热兼顾之能。

总之,小青龙汤是一张名方。其药味峻厉,发散力强,虽有五味子、芍药之酸敛,但有伤损正气的一面,故不可恃之而无恐。为此,提出辨证用方的六个环节,作为临证论治的客观依据,如果因其有效而过服,或辨证不明而误服,则有动冲气、伤阴血等流弊。因此又提出:若效果已奏,即当用苓桂姜味等温药治饮,正邪兼顾,方为上策。至于本方的加减,仲景已示人以规矩,应一隅三反,方有灵活运用之妙。至于小青龙加石膏汤,则为寒饮内郁,日久生热而设,临证之时须注意观察,方知其效。

余不敏,行医数十年,见用小青龙汤后,头痛如劈者有之,心悸汗不止者有之,气冲头面与衄血不止者亦有之。每叹此道不易,如何做到正确使用,实有研究必要。为此不揣肤浅,爰就所见,作为是言,其中错误难免,敬希同道们指教。

对桃核承气汤病位之我见

在桃核承气汤的病位所在这个问题上,见仁见智,各有所本,抱着共同研究的态度,下面谈谈自己的认识。

首先,我认为三阳经病都存在蓄血问题,但又互不相同。如桃核承气汤治"热结膀胱"之太阳蓄血证;抵当汤治"屎虽硬,大便反易,其色必黑"之阳明蓄血证;小柴胡汤有刺"期门"之法,以治妇人热入血室、其血必结的少阳蓄血证。由此可见,三阳经病皆有蓄血之证,而有各自不同的证候特点,以体现六经分证之界限,壁垒分明,不得相溷。这样,方有助于辨证论治。如果把桃核承气汤作阳明蓄血理解,则破坏了仲景原来分经的意义,因此可能在辨证上造成混乱。

第二,凡研究《伤寒论》,尊重原著为第一义谛。今桃核承气汤证,仲景明确提出"热结膀胱",则非他处明矣。我们既应研究仲景之原意所在,又应避免以自己的意见强加于仲景。成都中医学院(现成都中医药大学)主编的中医院校《伤寒论》二版教材和湖北中医学院(现湖北中医药大学)

主编的《伤寒论选读》四版教材，也都以"热结膀胱"来注释，不擅改原义，我认为是值得借鉴的。

第三，《伤寒论》一书既有原则性，又有一定的灵活性，它反映客观，而不是教条。所以在太阳病中，既以发汗之法为主，又不排除泻下之灵活性，阳明病既以攻下为主，但又不排除用桂、麻发汗之法。这是随证用方，活泼而无执着之处，所以后人称《伤寒论》为"圆机活法"是很有道理的。所以我们不能因为太阳病之十枣汤、大陷胸汤、桃核承气汤有泻下作用而悉归于阳明病内，这样才能不悖仲景之旨。

第四，为什么太阳病要用桃核承气汤，阳明病要用麻桂呢？这和它们的经腑联系有关。三阴三阳而应象于六经，落到脏腑经络的物质基础上，用以反映它的生理、病理与证候特点。这是中医学的一贯之旨，如果不讲经而先讲病，则有如水之无源，木之无本。

据此，我主张"热结膀胱"属于太阳病的腑证之一，病位当在膀胱，不知然否。

《伤寒论》的桃核承气汤证治

一、病　理

无论表里之邪，只要是热与血互相搏结下焦，而又热大于瘀的病变，就属于桃核承气汤证。

二、证　候

少腹急结，其人如狂；瘀热互结于下焦，气血瘀滞不通，故见少腹急结。"急"，形容少腹疼痛不可忍耐；"结"，指出了热与血互结的病理特点。

三、治　法

攻逐下焦血热瘀结。

四、方　药

组成：桃仁五十个，去皮尖　桂枝二两，去皮　大黄四两　甘草二两，炙　芒硝二两。

五、煎　服　法

以水七升，煮取二升半，去滓；内芒硝，更上火微沸，下火。先食温服五合，日三服。当微利。

六、方　义

桃核承气汤系调胃承气汤加桃仁、桂枝而成。大黄苦寒，芒硝咸寒，功能泻热破结（或泻热破瘀）；大黄本可去瘀生新，但力尚不足，故加桃仁活血化瘀，以破瘀血。桂枝下气、行气，在本方之中意不在解表，而在下气通阳，通阳即可行阴，理气即能行血，血行结散，则病自解。在寒凉药中酌加温热药，在血分药中稍配气分药，确实有其妙用。

本方中大黄四两，桃仁五十个，攻下之力为大。所以要"温服五合"，每日服三次，计服一升半，是为峻药缓服之法。服后"当微利"，不令大泻下。病邪结于下，必须"先食"，方能更好地发挥药效。

七、发　挥

张仲景治疗瘀血的方子计有：治疗干血的大黄䗪虫丸；治疗血热互结、瘀大于热的抵当汤；热大于瘀的桃核承气汤；治疗肠痈而尚未成脓的大黄牡丹皮汤;治疗干血着脐,产妇腹痛的下瘀血汤。其中大黄牡丹皮汤(大黄四两、牡丹皮一两、桃仁五十个、瓜子半斤、芒硝三合)与桃核承气汤对比,药物颇为近同。所以,桃核承气汤攻下肠中的血热瘀结是可信的。

瘀血的原因很多,以上诸方所治之瘀血皆属热与血结的范畴。热与血是两种不同的病邪,因此,要辨出热与血的轻重大小。

桃核承气汤证治"少腹急结",但按之并不硬满;精神如狂而未发狂,所以与抵当汤的瘀大于热自然不同。桃核承气汤证的脉象沉迟,抵当汤证的脉象沉结。桃核承气汤证的舌象红多而紫少,抵当汤证的舌象紫多而红少。

使用桃核承气汤必须问其大便,如果大便干燥,数日一行者,用之必效。如果大便不燥,一日一行者,用之须慎。使用桃核承气汤更须问其小便。张仲景攻逐下焦瘀热时提出:"小便自利者,下血乃愈。"他的意思是:太阳之邪随经入腑,可形成蓄水和蓄血两类病变,医生应当鉴别清楚。蓄水证,小便必定不利,蓄血证则小便必然自利。因此,以小便之利与不利而分辨血结与水结。

但是,我们从临床实践中观察到,在桃核承气汤证中也能出现小便不利,下文另作叙述。另外,使用桃核承气汤攻泻下焦瘀热时,必须谨记"其外不解者,尚未可攻""外解已,乃可攻之"。此处的"外"是对下焦的"里"证而言。也就是太阳在外之表邪还存在时,应当先发汗解表。表邪已解,方可攻下。如果下之太早,表邪内陷于里,反使病情复杂化。

八、后世发展

1. 疼痛

(1)外伤性头痛:痛如锥刺,日轻夜重,记忆力减退,伴有眩晕、项背强硬疼痛,有外伤如脑震荡、脑挫伤史者。

(2)三叉神经痛:面部抽搐,状如电窜,多发于左右两侧,疼痛为甚,伴有抽掣,脉象沉滑,舌苔黄,手足烦热,大便艰涩。

(3)小腹作痛:包括妇女痛经,产后恶露不下作痛,少腹瘀血作痛,兼有上冲急迫,心胸不安者。

(4)腰腿疼痛:痛而拘挛,并兼少腹急结者。

2. 精神病

据 1983 年《陕西中医》杨景福介绍：用本方加减治愈 10 例精神分裂症，辨证属下焦蓄血。若患者狂躁，拒绝服药者，可以先用复方氯丙嗪 50～75mg 肌内注射，然后再让其服中药或灌服。如果加远志、菖蒲，其效更显。

余治李姓女，年 20 岁，因考试不及格，未能升学，一股郁积之火不得发泄，而月经不来，少腹时痛，继之精神烦躁，夜不成寐，口中连呼"我要上学"不止。脉来沉弦，舌质绛而苔黄。问其大便则干燥难解，小便黄赤。

此证为气郁生火，而与血瘀、浊气上冲，其病如狂。

乃用桃核承气汤主治。

服药五剂，大便畅通，夜间得寐，月经来潮，其病得愈。

又治杜姓少女，年 15 岁，因受惊吓刺激而精神失常，或哭或笑，狂躁不安。伴见少腹疼痛，月经愆期不潮。切脉沉滑，视其舌紫黯。

此乃血蓄于下，血瘀神乱，气机逆行之证。

疏桃核承气汤加柴胡、牡丹皮、赤芍。

服药后经水来潮，少腹痛止，精神随之而安。

3. 下焦蓄血兼小便涓滴不下

《类聚方广义》认为此方治打扑疼痛、不能转侧、二便闭涩者良。若淋家少腹急结，痛连腰腿，茎中疼痛，小便涓滴不通者，非利水剂所能治也（瘀血在于膀胱）。用此方则二便快利，苦痛立除。

前言小便利为血证已成，今又言小便不利、涓滴不通而必用桃核承气汤治之，前后并不矛盾。因为血与热结，一般不会影响气分而致小便不利；但亦有血蓄膀胱，而使小便不利者。

九、小 结

总之，桃核承气汤的治疗范围甚广，但主要是针对热与血瘀的病理变化。只要我们抓住热与血瘀的主证，则天马行空，而无往不利。若以本方与桂枝茯苓丸交替服用，可以治疗子宫肌瘤病；若与大柴胡汤合方，治疗阑尾炎颇效；若加大金钱草、虎杖，治疗胆囊炎，则为理想之方。而且，桃核承气汤得到后世医家的很大发展,日本古方派如吉益东洞等人在这方面做出了令人可喜的发明与创新。愿中日两国的医学家携起手来,交流经验,共同研究古方,推动仲景学说不断发展!

漫谈三黄泻心汤及其临床应用

三黄泻心汤由大黄、黄连、黄芩三味药组成,为商朝伊尹所创。相传伊尹是最早的中医方剂学著作《汤液经》的作者,所以后世医家又将三黄泻心汤称为"伊尹三黄泻心汤"。最早记载用本方治病的则是西汉的淳于意。他用三黄泻心汤治愈了"涌疝"之病,见于他写的《诊籍》,但他称此方为"火齐汤"。据我推想,《汤液经》中设有各种治疗门类,如"火齐""水齐"(齐同剂)等。三黄泻心汤很可能是火齐门的主方,太仓公从其治疗门类出发,而直呼其为"火齐汤",这也未尝不可。太仓公用火齐汤的治案在《史记》中描写颇详,很值得一观:

"齐,郎中令循病,众医皆以为蠥,入中而刺之,臣意诊之曰:涌疝也,令人不得前后溲。循曰:不得前后溲三日矣。臣意饮以火齐汤,一饮得前后溲,再饮大溲,三饮而疾愈,病得之内。所以知循病者,切其脉时,右口气急,脉无五脏气,右口脉大而数,数者中下热而涌……故曰涌疝。中热,故溺赤也。"据以上脉证,太仓公采用火齐汤,以泻火热之凝结,故尔取效。

三黄泻心汤的方子传到东汉末年,又为张仲景编写的《伤寒杂病论》所收。仲景用其治疗心下气分的热痞证,即所谓"心下痞,按之濡(软),其脉关上浮者"的热邪痞塞心下之证。但是仲景用的是大黄、黄连,而缺少黄芩,所以称之为"大黄黄连泻心汤"。宋林亿等人校医书时,认为本方当有黄芩,系属脱落之误。然从大黄黄连泻心汤之名来看,林亿之说亦不足信。大家应该看到,心下热痞只是气分之病,而非"不得前后溲"的"涌疝"实证。所以,仲景在煎服法上进行了改革,他避开煎煮之法,用烧开的滚汤以渍大黄、黄连,其义在于:取其苦寒之气以清中焦无形之邪热;薄其苦泄之味,而防止直下肠胃之弊。因此,他发展了泻心汤的临床应用,以补

"火齐汤"治疗之不逮。另一种则是用于吐衄之证。即"心气不足,吐血衄血,泻心汤主之"。由于心中之阴气不足,则使阳气独盛,血为热迫,妄行不止。所以,唐容川的《血证论》治血病的第一张方子就是三黄泻心汤,他是继承了仲景之说。此方采用煎煮之法,而且要求顿服,则是取其味厚直泻血分之热。用方虽一,但煎服之法有别,则效应因之各异。可见两汉之时用三黄泻心汤各有所专,以不同见证发挥三黄泻心汤的功效,开拓了眼界,提高了水平。

此方用水煎煮或用滚汤渍服的剂型一直保持到唐代,孙思邈著的《千金要方》中收录了巴郡太守的三黄圆,才由汤剂发展为丸剂,这是三黄泻心汤的又一次变革。同时值得一提的是:三黄圆的药味剂量,按照四时而制定,例如:"春三月,黄芩四两,大黄三两,黄连四两;夏三月,黄芩六两,大黄一两,黄连七两……"用治男子五劳七伤,消渴,不生肌肉,妇人带下,手足寒热等证。充分反映了三黄泻心汤的药味与四时五脏关系,在理论上又迈进了一大步。

宋朝大型医书《太平惠民和剂局方》又发展了三黄圆的治疗范围,它说:"三黄圆,治丈夫妇人,三焦积热,上焦有热,攻冲眼目赤肿,头项肿痛,口舌生疮;中焦有热,心膈烦躁,不美饮食;下焦有热,小便赤涩,大便秘结。五脏俱热,即生疽疖疮痍;及治五般痔疾,粪门肿痛,或下鲜血,小儿积热,亦宜服之。"明确指出三黄丸有泻三焦实热的功效,是火剂中的代表方。

宋代以后的治火热诸方,如黄连解毒汤、三黄石膏汤等,皆可视为是三黄泻心汤的加减方。因为三黄泻心汤以黄芩泻上焦火、黄连泻中焦火、大黄泻下焦火,三焦实火之大便实者宜之。若大便不实者,则为黄连解毒汤证,以大黄易黄柏,因下焦热结未实也。加栀子者,使其热不从大便出,而从小便出也。

余素重视此方,用治阳热诸疾率多采用,其效果之迅速,使人为之惊叹不已。兹举所治医案数则,以飨读者。

例一:饭店余某,男,42岁,患脂溢性脱发。每晨起则枕巾落发成片,头顶片片成秃。经人介绍,前来诊治。余问曰:头皮痒否?曰:甚痒。问:头皮溢出脂液为何味?曰:以指甲揩而嗅之,有臭味。切其脉数,视其舌红绛。

乃命侍诊学生，书三黄泻心汤予服。

学生不解余意，问三黄泻心汤如何能治脱发？余曰：发为血余而主于心，其人头皮甚痒，为有心火之象。皮脂有臭味，亦为火臭寒腥之义。且脉数舌绛，非心火旺而何？心主血脉，今心火及血，则血热不荣于毛发；发脆则脱，液多则痒，此乃头痒发脱之所因。余用三黄泻心汤泻其心火，凉其血液，坚其毛发，肃其脂液，服药后其发必不脱矣。

患者果服药三剂，大便作泻，小便黄如柏汁，从此头痒止，发不落而病愈。

例二：余治一妇女患咳血病。自称在北京某大医院诊为子宫内膜异位症，每届经期则大口咳血不止。切其脉数而滑，舌质红绛，苔黄薄而干。

余辨为心胃之火，迫阳络而上为咳血，此为倒经之证。

为疏三黄泻心汤。仅服五剂，则经事通顺，咳血之病未见复发。

例三：某司机患精神分裂症，十数日夜不得眠，烦躁异常，肢体动扰不安。发时则怒目视人，似欲动手击人。一家惶恐，请余为治。切其脉洪大，舌苔黄厚，口臭秽。问其大便已六日未行。辨为三焦火盛，为发狂之渐。

乃疏三黄泻心汤，服一剂，平平无奇；又服一剂，腹痛欲泻；又继服一剂，则大便泻下较多，然患者烦躁之状，犹未全减。

于是增加大黄至15g，服后大便畅泻，夹有黏滞之物甚多。患者顿觉神疲思睡，卧而不醒，熟睡两日，醒后则精神正常，病状如失。

例四：曾治一高血压患者，男性，46岁。左手拘挛，不能伸开，腿僵直而行路不便。头眩晕而心烦乱，血压为200/120mmHg，切其脉数有力，视其舌红苔黄，余辨为心火独盛，引动肝风。

摒去平肝息风潜阳等法不用，独用三黄泻心汤以泻三焦之实热，以折心肝之火，所谓"实则泻其子"，泻心即所以泻肝之义。

患者服药后，二溲通利，心烦顿释，头目清爽，血压下降至170/100mmHg，患者来诊时，弃拐能行，见余踊跃者三，以示腿脚转为捷利，惟手之挛急尚不了了，转方改用芍药甘草汤加羚羊角粉2g，冲服而效。

总之，伊尹三黄泻心汤是泻火剂的主方，由于历代医家不断补充、完善，至今使用起来仍有很好的疗效。

谈谈苓芍术甘汤的发现及其治疗意义

《伤寒论》有苓桂术甘汤而没有苓芍术甘汤，这是大家公认的。但我认为，如果没有苓芍术甘汤与苓桂术甘汤对应，在治疗水证时则只有通阳之法，而无和阴之法。就像只有真武汤的扶阳利水而无猪苓汤的育阴利水一样，是失之有偏的。

桂枝汤中的桂枝和芍药有"滋阴和阳"之功，在临床上具有二分法之义。因此，仲景在桂枝汤加减法中，既有桂枝汤去芍药，又有桂枝汤去桂枝；既有桂枝汤加桂枝，又有桂枝汤加芍药。这种桂芍相互对用规律，符合疾病变化的客观要求。从这一规律出发，仅有苓桂术甘汤而无苓芍术甘汤，违背了仲景阴阳兼顾的治疗特色。因此，我耿耿于怀，刻意求索，以冀有新的发现。

某日，余在分析第 28 条桂枝去桂加茯苓白术汤时，发现其药物顺序是："芍药三两，甘草二两（炙），生姜三两（切），白术、茯苓各三两，大枣十二枚（擘）。"其方后注有"本云桂枝汤，今去桂枝加茯苓、白术"之语。余谛视良久，乃豁然有悟，真所谓"踏破铁鞋无觅处，得来全不费工夫"，我朝思暮想的苓芍术甘汤不正是桂枝去桂加茯苓白术汤吗？

或云，既是苓芍术甘汤，仲景为何不径称其名，反以桂枝去桂加茯苓白术汤名之？余认为是缘于以下原因：①仲景称其为桂枝去桂加茯苓白术汤，是为了突出桂芍两药之对应，照顾第 28 条与第 21 条的前后对比。这两条是仲景的对举之文，其用意也是让人对照看待，以见"胸满"和"心下满微痛"两证，有在上在下之不同，用药则有去芍留桂和去桂留药之异。②仲景以桂枝去桂加茯苓白术汤名之，是为了强调第 28 条的方药必须是去桂留芍。他唯恐后人在"头项强痛，翕翕发热"上抓着不放而过分留意桂枝的作用，从而不能做到治病求本，于是在称谓方名时直接点明要"去桂"。由此观之，仲景用心亦良苦矣。倘若当初仲景称其为茯苓芍药白术甘草汤，则后世之"去芍留桂"说更甚于今矣。

关于第 28 条的内容，在伤寒学中仍然分歧很大，对初学者造成莫衷一是的困境。兹不妨略陈管见，以就正于同道。

余认为第 28 条的桂枝去桂加茯苓白术汤，乃仲景为治疗"水郁阳抑"而设。其外证可见"头项强痛，翕翕发热，无汗"，内证则见"心下满微痛，小便不利"。此病乃水气郁结，阳气抑郁不畅所致，其病理根源在于"小便不利"，故以利小便，解阳郁为治。至于发汗、泻下之法则均非本病所宜。由此可见，其与第 71 条的脉浮、发热、小便不利的五苓散证，似同而实异。

五苓散证的脉浮、发热，乃由表邪所致，故服药要求"多饮暖水"，以致"汗出（则）愈"；而本证虽有发热无汗见证，但仲景未云脉浮，服药后"小便利则愈"，邪之出路迥然有异。唐容川云："此与五苓散互看自明。五苓散是太阳之气不外达，故用桂枝以宣太阳之气，气外达则水自下行，而小便利矣。此方是太阳之水不下行，故去桂枝重加茯术，以行太阳之水，水下行则气自外达，而头痛发热等证自解散。"（《伤寒论浅注补正·卷一上》）唐氏之论，深得太阳经、腑的生理病理关系，指出了两证差异以及去桂留芍的意义。如果不这样分析本证，坚持去芍留桂之说，则必然与五苓散证划不清界限，更破坏了一方一义的独立完整精神。因此可以看出，桂枝去桂加茯苓白术汤，具有苓芍术甘汤与苓桂术甘汤相互对应的精神。

真武汤中有茯苓、白术、芍药、生姜等药，而另加一味附子，可见芍药协同苓术有去水气、利小便的作用。本方用芍之义亦正在于此，倘若去芍留桂则反失本方原意。余在临床上，多次运用本方治疗水郁发热和水郁经气不利的头项强痛，皆获良效，且与书中记载相同。因此，无休止地纠缠去桂、去芍，亦大可不必矣。

泻心汤与心下痞

《伤寒论》的五个泻心汤，都是针对心下痞而设。如半夏泻心汤治疗"痰气痞"，大黄黄连泻心汤治疗"火热痞"，附子泻心汤治疗"寒热痞"，生姜泻心汤治疗"饮气痞"，甘草泻心汤治疗"客气上逆痞"。我们从《伤寒论》来看，这五个泻心汤并不排在一起，而是错落于结胸、悬饮、水气等证之间,以资对比鉴别,宾主假借,从而加强了辨证论治的效果。

"心下痞"可见于伤寒,又可见于杂病,是临床常见的一种疾病。它的成因,可来自伤寒的误下,又可因于饮食不节和脾胃不和,故应属于脾胃病的范畴之内。但是,"心下痞"的病位却赋予其一定的辨证意义。因为"心下"处于胸之下,腹之上的夹隙,而为阴阳之交,所以脾气之升,胃气之降,无不以"心下"的交界为必由之路。因此,"心下痞"的出现,多反映人体阴阳上下不和,升降不利,以及脾胃失调问题。

"心下痞"和"胁下痞",在病机上有些相似,都属于阴阳各半的病位,只不过一在身侧,一在身中罢了。痞者塞也。"心下痞"是指心下(相当于胃之上脘)发生痞塞,这是气机不利的病变,并无实邪凝结,故有"但气痞耳"之说。所以,用手按之濡软无物而为辨。也有个别患者亦可见到心下突起一包,形如鸡卵大小,用手按之则消,抬手则随之而起。这种病情也同属于"气痞"的范围,而不必为之惊慌。另外,《伤寒论》记载的"心下痞"是没有疼痛的,但临床观察,不痛与痛两种情况皆有,为此不要一刀切,庶免于片面。

我体会,泻心汤的五个"心下痞"应分为两类:半夏、生姜、甘草泻心汤证,属于脾胃不和,升降失调的一类;大黄黄连泻心汤、附子泻心汤属于火上水下、阴阳不交的一类。两类心下痞,病变却有脾胃、心肾之分,但都以上下、升降的阴阳失调为成因,故可以综合在一起讨论。现将两类心下痞的证候分析如下:

一、脾胃不和之痞

1. 痰气痞

症状:心下痞塞不适,呕吐,恶心,大便作泻,每日两三行、不成形,脉来弦滑,按之无力,舌苔白腻。

治法:和胃涤痰,调中消痞。

方药:半夏泻心汤。

组成:半夏、干姜、黄连、黄芩、人参、甘草(炙)、大枣。

方义分析:半夏泻心汤属于"八法"中的和法。它的煎法同小柴胡汤,也要"去滓重煎",而且两方只有一药之差（小柴胡汤多一味柴胡,半夏泻心汤无柴胡,而多一味黄连）,所以,一和少阳之气,一和脾胃之气,为后世医家开辟了和解法的治疗途径。半夏泻心汤又是治疗心下痞的代表方。因为半夏有治"伤寒寒热,心下坚"的特长,是治疗心下痞不可缺少的药物。

"心下痞"由脾胃阴阳之气不调而起,阴不得阳则生寒,脾寒不升则作泻;阳不得阴则生热,胃热不降则上逆。溯其原因,又在于脾胃的斡旋无力,枢纽废弛所致。为此,本方治疗之旨,在于用人参、甘草、大枣温补中气,以助升降之力;用半夏、干姜以散痞气之结;用黄连、黄芩以降胃气之逆。七药合和,共奏苦降、辛开、温补之能,和解心下寒热之纷,以利二气往来之路。所以,方中寒热齐施,补泻兼赅,以使脾胃之气调和,则心下痞自已。

半夏泻心汤治心下痞早已被人们所公认,按照注家的意见,此方是治"痰气痞"的,余对此说昔常疑之。后在临床治某司机的心下痞兼有呕吐之证,遂按"痰气痞"治,仅服一剂,大便泻下白色痰涎甚多,病竟从此痊愈。方知古人之言,信不我欺。

2. 饮气痞

症状:心下痞鞭,时时嗳气,带有"食臭"味,大便作泻,比半夏泻心证的下利为重,腹中不时发出肠鸣音。并且还可兼见胁下疼痛,或者小便不利,下肢浮肿等证。脉沉弦无力,舌苔多呈水滑。

治法:补脾和胃,温散水饮。

方药:生姜泻心汤。

组成:生姜、干姜、半夏、黄连、黄芩、人参、炙甘草、大枣。

方义分析:本方即半夏泻心汤增加一味生姜。此因痞挟饮气,非生姜之辛不能健胃散饮而消水气。清人吴谦主张本方应加茯苓以利水饮,验之临床,其说可信。

余曾治男性患者丁某,年47岁,主诉:胃脘痞满,时而隆起一包,如鸡卵大小,按之即没,抬手又起,并不疼痛,且频频嗳气,带有食臭味,腹中作响,胁下疼痛,面目虚浮,小便少,脉沉,舌苔水滑。

余辨为"饮气痞",用生姜泻心汤加茯苓。

服两剂而心下之包消,痞满觉舒。又服数剂,其病痊愈。

3. 客气上逆痞

症状：心下痞鞕，胀满，干呕，心烦不得安，腹泻日数十行，腹中肠鸣，水谷不化。脉来濡缓无力，舌质淡，苔薄白。

治法：温补中虚，平抑客气。

方药：甘草泻心汤。

组成：甘草（炙）、大枣、干姜、半夏、黄连、黄芩。

方义分析：本方没有人参，根据半夏、生姜两泻心汤皆有人参的推断，以及《金匮要略方论》记载有人参，本方应加人参，是乃脱落之误。本方如果有人参，则与半夏泻心汤的药味相仿，所不同的是：本方以甘草为君，故其剂量大于他药。至于重用甘草之义，取其补中益气，以缓客气之逆，寓有强主弱客的辨证思想。那么，什么是"客气"？客气是相对主气而言，主气代表人体的正气，客气则代表邪气。本证如就太阳病误下而言，必然导致正虚邪陷，对陷入之邪则叫"客气"。如不以误下而言，属于脾胃不调，在中虚不运的前提下所发生的痞气原因，也可以叫作"客气"。所以，不要被外邪内陷的一种原因所局限。

从上述的三个泻心汤对比来看，它们的发病特点都具有"痞"和"下利"，其中甘草泻心汤的痞、利程度，为半夏、生姜两汤所弗如。所以，"心下痞"是它们的共同证候，其中，半夏泻心汤兼呕吐；生姜泻心汤兼干噫食臭；甘草泻心汤兼心烦不得安，则是它们各自不同的特殊证候。

二、心肾水火不交痞

1. 火热痞

症状：心下痞，按之濡软不鞕，心烦，尿黄，或兼鼻衄，脉关上浮或见滑数，舌质红绛，苔薄黄。

治法：清热消痞。

方药：大黄黄连泻心汤。

组成：大黄，黄连。

方义："火热"为心火不下交于肾，反而气痞于心下，乃是火上水下，水火不交的一种病变。《伤寒论》对此证的描述比较简单，只提了一脉和一证。一脉，就是"关上浮"。关脉是候中焦病的；"浮"在此泛指阳脉，关上见阳脉，反映了中州有火热之邪。一证，指"心下痞，按之濡"。濡通软，即心下虽然痞塞，按之却又柔软不硬，说明此证并非实邪结聚。如果把一证一脉联系起来分析，就不难看出，这种心下痞属于火热之痞而非其他气痞。

大黄苦寒，本有泻热破结，荡涤肠胃之能，而黄连苦寒亦可清利心胃之火。然本证为无形之火气，而非实邪结滞者可比。所以用大黄、黄连之苦泻下降，对气痞亦非所宜。妙在本方的煎法别具新意，观方后注云："右二味，以麻沸汤二升渍之，须臾绞去滓"，说明二药并不煎煮，而是用滚开的沸水（叫麻沸汤）浸泡片刻，然后去滓饮服。这种煎服方法，意在取二药苦寒之气以清火热之痞，又远其苦味荡涤之患，方法处理得当而有巧思。

考《金匮要略方论》，于本方加黄芩名"泻心汤"，治吐血、衄血，但采用的是煎煮之法，而不是用开水浸泡，则是取其味厚力雄而直泻血中之热，可见煎法不同，则效应各异。

余于 1967 年参加赴甘肃医疗队，治一吕姓农民，牙痛腮肿，心下痞满而烦，其脉滑数，舌苔薄黄。辨为心火痞塞而不下交于肾。

乃用大黄 10g，黄连 10g，用滚开白水浸渍代茶。约服一碗，其病遂愈。

2. 上热下寒痞

症状：心下热痞，兼见恶寒汗出，脉寸关浮而尺反沉。

治法：温寒固本，清热治标，标本兼顾。

方药：附子泻心汤。

组成：附子，黄连，黄芩，大黄。

方义：本方的药物有寒有热，治疗应分标本，使各司其职，煎法要求用滚开水以渍三黄，取其气寒以清泄心下之热痞，又专煎附子，取其味厚力雄，而温补肾阳之虚，然后兑在一起服之，则温阳固本，清热消痞，并行不悖。本方证即是由大黄黄连泻心汤证发展而来。

人身之卫气，有温分肉，肥腠理，司开合，卫外而为固的作用，然"卫出下焦"，而根于肾命，今肾阳一虚，则卫阳必寒，故见恶寒汗出证候。

关于上热下寒的病证，在《伤寒论》"火逆"证中（即 110 条）亦有论述。黄坤载注有"方其熨背取汗，火热熏腾，上虽热而下则寒"的说法，证明凡是火热上郁而气不下达的病机，往往可以出现下寒等证，所以，这种寒热共见之证也无足为怪。

约而言之，这两类不同的"心下痞"有清浊之分与寒热之别，然其病位必始于心下，以心下为阴阳之夹界，气之上下必经之路故也。在五个泻心汤中又可归纳为二，即以半夏泻心汤为首的脾胃升降不利痞，以大黄黄连泻心汤为首的水火不交痞。至于在两方基础上的加减变化，则因人、因证而异，应明乎心，应乎手，触类而长之。如斯，则又非五个泻心汤所能尽之矣。

芍药甘草汤的应用

《伤寒论》中的芍药甘草汤是治疗"脚挛急"的方剂。"脚挛急"，系肝血不足，血不养筋引起；此方甘酸化阴，故能补血，血得补，则肝不急而筋不挛。惟柯韵伯认为："盖脾主四肢，胃主津液，阳盛阴虚，脾不能为胃行津液以灌四旁，故足挛急。用甘草以生阳明之津，芍药以和太阴之液，其脚即伸，此亦用阴和阳法也。"柯氏是从中焦脾胃津液解释这一病因，两者的实质一样。笔者认为：此汤确有柔肝和脾，滋液养血，缓解筋脉拘急之功，又有药少力专的特点。今不揣肤浅，将其临床运用介绍如下：

一、腿肚转筋

贾某，男，53岁。左腨经常转筋，多在夜晚发作，发时腿肚聚起一包，则腿不能伸直，患侧拇趾也向足心抽挛，疼痛难忍。切其脉弦细直，视其舌则红绛少苔。此为肝血不足，血不养筋，筋脉绌急所致。

药用：白芍24g，炙甘草12g。

共服4剂而愈。

二、鼠溪沟筋疝

李某，男，25岁。右鼠溪沟肿起如鸡蛋大，不红，用针管抽之无脓液。

自发现肿包后,右腿随之拘紧难伸,一用力则剧痛难忍,脚跟不能落地,须扶杖行动。脉弦细数,舌红少苔。

此为阴血不足,不能滋养筋脉,筋失血养,燥而拘挛;今筋聚成疝,结于厥阴之经,虽高起似肿,而非脓血水液。脉弦主病合于肝,细数又为血虚阴伤之象。

药用:白芍 24g,炙甘草 12g。

4 剂后肿包消退,大腿能伸,足跟落地,乃弃杖而愈。

三、化脓性髋关节炎

周某,女,12 岁。右臀被踢后数天,局部红肿、疼痛,右腿难伸,某院诊为"化脓性髋关节炎",久治无效。患女面色苍白,形体消瘦,右臀红肿灼手,针管可抽出少量脓液,右腿蜷曲不伸。脉弦细而数,舌质绛而苔薄白。

此系足少阳胆经之气血瘀滞,化热伤阴,结毒于"环跳"所致。治宜平肝理血,和阴解痛,以缓解筋之拘挛;然后清热消肿,以疏散少阳毒气。

药用:白芍 24g,炙甘草 18g。

2 剂后,小便排出白色黏液甚多,右臀肿痛随之减轻;效不改方,又续服 2 剂,右腿逐渐伸开。

最后转用:当归、赤芍、天花粉、甘草节、浙贝母、牡丹皮各 10g,金银花 12g,川芎、陈皮、白芷、防风、乳香、没药、穿山甲、皂角刺各 6g。

3 剂后,红肿基本消失。又服芍药甘草汤 3 剂而愈。

四、双髋股头缺血性坏死

杨某,男,33 岁。始由右腿髋关节疼痛,行动困难;两个月后,左腿亦痛,不能步行,随之肌肉萎缩。某院诊为"双髋股头缺血性坏死"后,就治于我科。脉弦细,舌红绛苔薄。

此乃肝阴虚而血不荣,筋脉拘紧是以作痛。治当和血柔筋,止痛缓急,疏利血脉。

药用:白芍 24g,炙甘草 12g。

3剂后，痛减安睡，两腿轻松。

转方用：当归、赤芍、天花粉、甘草节、牡丹皮各10g，乳香、没药、川芎、浙贝母、陈皮、穿山甲珠、皂角刺各6g，金银花12g。

3剂后，再以《金匮要略》赤小豆当归散与芍药甘草汤交替服用。两个月后可弃杖步行，X线复查：两腿髋股头血运通畅。

不可胶执法重镇，三草汤方守病机

治疗高血压病，应坚持辨证论治原则，切不可拘于重镇诸法。

1. 抓主证，平淡奏奇效

高血压病依临床表现的不同，可分属于眩晕、头痛、呕吐等病证。对高血压病的诊治，应根据病人的不同表现，抓住反映疾病基本规律的证候，解决病人的主要矛盾。只要正确地运用中医诊治的基本原则与思维方法，根据不同的主症进行辨证、立法、组方、投药，即使是一些平淡无奇的小方，也能起到神奇之效，既缓解症状，又降低血压。

例1：赵某，男，51岁。患者体格肥盛，患高血压病已多年，血压18.7/13.3kPa。近日来恶心，胸脘痞闷，偶尔作痛，呕吐频作，且头昏眩晕，视物摇坠，心慌心悸，周身困重，脉沉，舌苔白腻。

此为风湿痰浊上扰之证，采用小半夏汤加味。

处方：茯苓30g　半夏12g　生姜12g　枳壳10g　陈皮10g　泽泻10g。

此例主症明确，病人虽觉眩晕，但恶心呕吐频作，最为患者所痛苦。统观脉证，其呕、眩起因于胃中停饮，选用小半夏汤加茯苓汤，此方在《金匮要略》中治疗"卒呕吐，心下痞，膈间有水，眩悸者"，主症与本案相合，再加泽泻，取仲景泽泻汤之意，主治"心下有支饮，其人苦冒眩"。另以陈皮、枳壳，理气和胃。

患者服药3剂后，呕、痞、眩、悸皆减，惟时有嗳气。膈间痰水交阻，气机不利，故上方去陈皮、枳壳，加旋覆花、代赭石，和胃降逆。

三诊时，再加藿梗、佩兰，醒脾理气化湿，诸症均先后减轻、消失，血压亦降至 17.3/12.0kPa。

2. 泻心火,攻下效桴鼓

高血压病亦常起于火热之患。厥阴风火,上逆于头,阳郁于上而不能下达,引起头晕头痛,耳鸣目赤等症状。此属阳热亢盛,风火上逆之证,若单用重镇之品,往往不能起到潜阳降逆的目的,此时当知泻心。盖心属火,为阳中之太阳,泻心即是泻火,火降则亢阳亦降。且心之火为君火,肝之火为相火,君火一降,相火亦随之下行。而心为肝之子,肝为心之母,治肝泻心,又属“实则泻子”之法,泻火以制阳,引阳气下行。再者,心主血,火逆则血涌,火降则血凉脉通,血得以下行,血压亦随之而降。心又主神明,火亢则神乱,火降则神安,神安则脉静、血压平。心与火、血、神相关,故泻心能起到降压作用。

例2:冯某,女,58 岁。患高血压病已 10 年余,血压常波动在 21.3~23.9/14.6kPa 之间。就诊前日起,左半身无力,活动不利,如被风吹状,耳鼻灼热,口苦舌干,心烦,面部烘热,下肢发凉,食欲不振,脉弦有力,舌质红,苔黄腻而干。血压 30.6/17.3kPa。

证属火动于内,阳亢于上,治当泻火,投大黄黄连泻心汤。

处方:大黄 6g　黄芩 10g　黄连 10g。以滚开水渍之代茶饮。

服药 3 剂,每日排便 2~3 次,面热大减,黄腻苔仅见于根部,血压亦降至 29.3/16kPa。遵仲景之训“舌黄未下者,下之黄自去”,故再投原方 3 剂,仍渍后代茶饮。

药后血压再降至 26.9/14.6kPa。诸症均有所减轻,虽每日排便增至 3~4 次,但泻后反觉左半身有力,无身疲、脚软之感,舌仍红,苔薄黄腻,脉沉有力,看来尚耐攻伐。仍守上方,嘱其隔日 1 剂,以泻尽亢火。

3. 自拟方,三草随机变

余常用自拟三草汤:即夏枯草、龙胆、益母草三草,配以芍药、甘草,治疗高血压病。方中夏枯草清肝散结;龙胆清泻肝经之火;益母草为厥阴血分之圣药,性善行走,能行血通经;重用芍药,和营敛阴,缓急解痉;使以甘草调和诸药。此方适应范围较广,在基本药物的基础上尚可随证加减:

如加牛膝引火下行;加石决明、珍珠母平肝潜阳;加黄芩、栀子清肝火;加大黄泻实热;加牡丹皮凉血;加钩藤、菊花息风;加茯苓、泽泻、滑石利湿;加茺蔚子治目珠疼痛,按之如石;加石斛、玄参以养肝阴。盖石斛是滋阴良药,不仅滋养胃阴,亦能补肝肾之虚,多用于肾阴不足,肝阳上亢,虚火妄动者,且滋阴不碍邪,可用于阴伤有湿邪者。

例3:张某,男,70岁。头痛两侧为甚,以手抚之,则头皮皆痛,耳鸣,胸闷气短,叹息则舒,脉弦,舌质紫黯,苔白。血压25.9/12.5kPa。

证属气郁化火上炎之证。

处方:枳实6g　陈皮9g　柴胡9g　甘草6g　石决明30g　白芍10g　夏枯草10g　益母草10g　龙胆3g　牛膝10g　牡丹皮10g。

服药后诸症皆减,但未根除,头两侧游走之疼痛仍时时发作。

故以后三诊均以三草汤加减,使头部侧痛大减,血压亦降至22.7/12kPa,惟觉巅顶发凉而痛,且年事已高,故以育阴助阳,补肾固本之法收功。

同时,在治疗高血压病的过程中,还应重视调治病人的睡眠,保证病人获得比较充足的休息,以助于恢复血压。临诊时可根据不同情况,分别配合应用半夏秫米汤、温胆汤、黄连阿胶鸡子黄汤等方。半夏能交通阴阳,是治疗失眠的佳品,但用量须大,当用15～20g。若能与夏枯草相伍,更有妙意,半夏禀夏气方生,喜阳而恶阴;夏枯草至夏则枯,喜阴而恶阳。二药性异,交通阴阳,阳得以入阴,阴得以守神,故能起到安神催眠的作用。

关于苏子降气汤的加减运用

《局方》苏子降气汤是临床上经常选用的一个方剂,其治疗范围比较广泛,使用得法,效果极为明显。兹将其临床加减运用概述如下,谬误之处,请予批评指正。

本方由苏子、半夏、厚朴、前胡、生姜、橘红、当归、甘草、肉桂九味药组成(一方有沉香,无肉桂。我们认为两药皆用,疗效更好)。方中苏子、生姜、半夏、厚朴、橘红开胸降逆,利气化痰;前胡宣肺下气;当归润燥养血;甘草安脾,调和诸药。妙在用肉桂以补君相之火,君火足则膻中阳振,膈上饮气自消,相火足则肾气蒸化,津液运布而浊饮得除;加沉香纳气入肾,同肉桂相伍,治上盛下虚更为有利。此方有行有补,有润有燥,治上顾下,标本兼施,为豁痰降气,平喘理嗽,利胸快膈,通秘和中,纳气归元之良方。

本方治疗上盛下虚之痰喘咳嗽诸症,配合西医诊断,其中包括了肺气肿、心脏病喘息、慢性支气管炎等病。据临床观察,肺气肿的症状表现为咳嗽咳痰,胸部满闷,呼吸不利,短气不足以息等症。本病多发于久咳之后,年龄多在四旬开外,并伴有周身无力,腰腿酸软,小溲频数,精神疲倦等症状。根据中医学理论,此证与下虚上盛有关。盖肺为气之主,肾为气之根,气虽主于肺,其根则在于肾。因为天阳之气藏于肺,水谷之气聚于胃,两气相并积于胸中者是谓宗气。宗气虽在于上,必须下藏肾中,借肾气摄纳主持则抟聚不散,始能产生气化作用。所以肺虽主气实为气之标,肾主纳气方为气之本也。肺属金,肾属水,有母子之义,肺气下藏于肾,《道藏》称为"母隐子胎"。母子相亲,互相倚附,俾"呼出心与肺,吸入肾与肝",阴阳升降,息息相通,何病之有?然肾为水脏,中寄相火;如果水火相济,其气为温,是名"少火生气",则肺气得悦,来就其子,是肾能纳气矣。如果下元虚衰,肾水不滋,相火过旺,少火变成壮火,是名"壮火食气",肺畏火克,母子相仇,则肺气不能下藏于肾;亦有火衰水盛,水寒金冷,津液不得少火之蒸化,则留而为饮,上迫肺气,气不下达,亦不能下藏于肾。前者变生火旺灼金之喘咳,后者变生阳虚水寒,肾冷津凝之喘咳,然皆统属肾不纳气。苏子降气汤即属于后者。它能宽胸理肺,温下利上,纳气平喘,使肺肾之气相接,母子相亲,津气重新敷布,则以上诸证自可消除。

例如患者王某,男,56岁,喘咳已十余年,近来症状日益加重,痰多色白,呼吸不利,欹逆不得平卧。诊其脉弦,舌润而胖,遂认为痰饮凝滞,肺气不利之病(西医诊断为肺气肿)。初用苓甘五味姜辛汤,温肺化饮,敛气平喘,但药后平平,效果不显。

细察其脉,寸弦而两尺软,并有溺多、神疲、体倦、腰腿无力等证,始确知证属上盛下虚,肾不纳气之故。

投苏子降气汤(肉桂与沉香并用),另加人参、冬虫夏草各二钱。

一剂咳喘大减,即能平卧,精神与体力皆有好转。前后共服九剂,基本痊愈。(喘势重的可再加蛤蚧一对)

本方不特治肺气肿有效,对于心脏病的喘咳、短气、痰多、心悸,随证加减，往往取得满意的效果。

例如患者韩某，女，38岁。气短、心悸、咳嗽痰多，已四月之久。经西医诊断为风湿性心脏病。望诊：面白不华，苔薄质淡而润。闻诊：语言低微，气不足息，频频咳嗽。切诊：六脉沉小数软。时当暑天，仍着毛线衣，自称身寒恶风，体疲无力。

从脉证分析，此证为肾阳不足，肺气亦衰，阴来搏阳，故脉反小数。

乃疏苏子降气汤（肉桂与沉香并用），另加人参二钱。

二剂后症状减轻，咳嗽咳痰减少。以本方加减化裁，服至十六剂而恢复工作。

上盛下虚之证，严重的可出现喘咳大作，痰涎涌盛，头痛汗出，四肢不温，小溲多而带白，属于阳虚而"肾厥"。急用本方生姜改干姜，加人参煎浓汤，送服黑锡丹三钱，殊有奇效。如果因咳喘久延，气机不顺，有升无降，血随气逆，浮溢于上，出现鼻衄、咳血、呕血等证，用本方加姜炭、黑芥穗、侧柏炭温经止血，理气平喘，则血自归经。如果误认为热伤阴络，轻投滋阴凉血之剂，非但无效，反损膻中阳气，助长阴邪。轻则胸脘发满，便泄食衰；重则引动阴火暴发，大吐大衄，变生叵测。

另外，喘咳气逆多有便秘不通，或排便困难之象，此属痰气蕴结膈上，津液不能下达，古人称为"气秘"是矣。如果误认为胃肠燥结，滥施苦寒荡涤之品，徒伐胃气，反伤津液，通而复秘，于病无益。用本方降气以达津液，使肺肠表里相通，大便不攻而自下。况苏子、当归皆有润肠作用，适当增加剂量更佳。老人及体质素弱者，加人参一二钱，推动气机下行，以增强排便的作用。如果命火衰微，痰湿特盛，肾气虚冷之便秘，用本方送服半硫丸三十粒立验。

上盛下虚还能出现小溲不利，少腹胀满及下肢浮肿等证。盖因肺气郁逆，肾气虚衰，气化之令不行所致。用本方加桔梗二钱、白豆蔻二钱，以开提肺气（俗称提壶揭盖法）；茯苓、泽泻各三钱，以利水道。少加人参钱许，佐肉桂以行气化，俾上焦得通，下焦得温，小溲通畅，肿胀自消。

苏子降气汤治疗上盛下虚发生的梅核气病亦颇为理想。查本病一般由于气郁痰凝，阻塞咽嗌，咯之不出，咽之不下。虽无致命之虞，但堵塞日久甚为痛苦。通常用小半夏汤、四七汤等开郁理痰，便可获效。如果属于下虚上实的痰气凝结,反而无功。如在本方基础上,肉桂减量(用上肉桂一钱),另加桂枝一钱半,常能药到病除,效如桴鼓。因本方不但降气化痰,还能纳气归元,复假桂枝通阳宣痹,下气利咽之功,取效更捷。

例如患者吕某,女,37岁。四年来下肢浮肿不消,近半月又发现咽喉不利,如物梗塞,咳之不出,咽之不下,时时咳逆,以冀其畅。并有胸满气短、头目眩晕、食欲不振、倦怠少力等症状。查其面色黧黑,苔滑质淡且胖,脉来沉弦无力。初诊认为痰气凝滞之梅核气病,用四七汤两剂不应。

细思此症,脾肾之本先拨,浮肿多年不消,其痰湿不得运化,上阻肺气故见此象。徒利痰气之标,不治脾肾之本,是以徒劳。

改用苏子降气汤(肉桂与沉香并用),另加茯苓、泽泻各三钱,以化痰理气,淡渗利湿,温肾健脾。

三剂后浮肿即消,咽嗌已不梗塞。原方出入,六剂而康。

苏子降气汤还能治疗胸痹疼痛。根据临床观察,胸痹疼痛多为胸阳不振,痰饮内阻;或心肺气血不利,不通则痛。我们根据本方降气宽膈,豁痰宣肺的特点,诊其为胸阳不振,阴霾用事的,则加桂枝、薤白、菖蒲;痰垢胶阻的,则加栝楼、川贝母、枇杷叶(减去肉桂);心肺气血瘀滞不利的,则加木香、郁金、延胡索、枳壳。随证加减,奏效甚捷。

另外,苏子降气汤治疗痰气噎膈亦很理想,此证多因忧思郁结,木郁气滞,痰涎交阻而食物难下;气不得下,胃津不布,便秘不通,便会出现痰气愈结愈甚,津液亦必日渐减少的局面。治疗方法必须开豁痰气之瘀结,以敷布津液的畅达,同时应有一定的润燥通幽作用才好。我们考虑到苏子降气汤堪当其任,具备了这个条件。如果再加旋覆花、代赭石降镇痰气;白蔻仁、炙枇杷叶开利胸脘;桃、杏仁泥以滋血燥,则往往取得满意效果。我们还用苏子降气汤试治过"食道癌"的噎膈病,结果失败了。但在治疗期间,减轻病人痛苦,改善一些症状还是能够达到的。

使用本方应该注意以下几个问题:

(1)肺肾双虚的喘咳,不见痰气涌盛的症状;

(2)肺肾水湿瘀结,痰喘特甚,形气俱实;

(3)表证不解的痰喘咳嗽;

(4)热盛灼金或阴虚火旺的喘咳;

（5）大便溏泄，气少食衰的体质；

（6）有蛔虫史，经常腹痛者。

以上六点，都应限制本方的使用。

有关苏子降气汤几个问题的探讨

朱式夷先生在"试析苏子降气汤的结构原理和临床实际"（《中医杂志》1964 年第 12 期）一文中，认为本方的作用在于外解风寒、内疏痰饮；从其君、臣、佐、使配伍关系分析，证明其主治在肺而不在肾；主在清利上下而不在引火归元；主在降气散寒而不在温下。基于这一观点，对上盛下虚的病机，强调是外邪淫肺，气道不利，浊痰凝聚，上焦阴盛，才导致了下元阳虚。因此，对拙文"关于苏子降气汤的加减运用"（《中医杂志》1964 年第 10 期）提出的阳虚水寒，津液不运，变生痰饮，阻碍肺气的病理机制，认为不切合临床实际，并对文中三个病例，同样地认为用肾不纳气的病机解释与病例不相吻合。

朱先生的意见，是本着百家争鸣的精神提出的。借此机会，谈谈我对上述问题的一些看法，愿与朱先生商榷，借和同道们共同讨论。

一、苏子降气汤的主治

苏子降气汤，始见于宋代的《太平惠民和剂局方》（以下简称《局方》）。经过历代医家的不断总结，在治疗上有所发展。我们在继承时必须分析它的原委，既要重视原方的意义，更应看到后世的发展。据《局方》记载，本方主治："男女虚阳上攻，气不升降，上盛下虚，膈壅痰多，咽喉不利，咳嗽，虚烦引饮，头目昏眩，腰疼脚弱，肢体倦怠，腹肚疞刺，冷热气泻，大便风秘，涩滞不通，肢体浮肿，有妨饮食。"据我体会，文中的"虚阳上攻，气不升降，上盛下虚"十二字，系指病机而言；"膈壅痰多"以次，则是说的症状。从这些病机和症状来分析，可见当时的本方主治范围，还未用于治疗风寒咳喘等证。以后的文献，如《丹溪心法》《医宗金鉴》《兰台轨范》，以及最近的全国中医教材《方剂学讲义》等书，都以围绕《局方》的说法为准则。但是也有一些方书，如《景岳全书》《医方集解》《成方便读》等，确曾提出本方有治疗风寒痰喘的事实，无疑地，它们是在《局方》的基础上，利用它的疏肺利气、涤痰宽胸作用，又赋给新的主治内容（也就是朱先生所主张的内容）。尽管如此，还从来没发现有人因此就否定《局方》的主治。拙文亦提到它还能治疗胸痹、梅核气、噎膈等症，一方能治多病，根据每个人的经验不断加以丰富，完全是正确的。但问题是，朱先生只抓住了治疗风寒肺实的一面，从而就放松了"虚阳上攻"的一面，这种看法，显然是不够全面的。

二、怎样分析本方的结构

朱先生为了阐明本方主治在肺实，不从本方的整体结构精神出发，排斥它的温肾作用，因此在分析结构时，认为苏子量大、作用大，是君药起主要作用；肉桂量小、作用小，居佐使地位，不能温肾纳气，视肉桂、沉香无足轻重，所以得出只能治疗上盛的结论。但据我的体会，任何一个方剂的结构形式和治疗意义，都带有一定的全局观点和客观的症状要求。在组方时，虽有"主病之谓君，佐君之谓臣，应臣之谓使"的规定，这种主次之分，不过借以表明药物的分工不同。它们之间还必须相互合作或相互制约，相辅相成，以发挥方剂的治疗作用。如果在认识中，只尊其君、臣，视其佐、使为可有可无，就会有损原来的方意。为了说明问题起见，试以金匮肾气丸为例：方中熟地黄为八两之多，其余滋濡之品，亦在三、四两之间，唯肉桂（原方作桂枝）、附子仅为一两，与熟地黄来比，剂量是很悬殊的，能否说因为在大量滋阴壮水药中，这一点桂、附就不能起温养肾气、补益命火的作用？如果有人坚持这种说法，是很难使我们同意的。

再拿滋肾丸为例，这个方子的结构是黄柏、知母各二两，惟肉桂只有一、二钱。治疗热在下焦，小便癃闭而口不渴等证。李东垣解释得很是精辟，他说："无阳则阴无以生，无阴则阳无以化……无液癃秘，是无阴则阳无以化也。须用知、柏大苦寒之剂，桂一钱为引，服之须臾，前阴若刀刺火烧,溺如涌泉而愈。"肉桂在本方只不过是个"引使"的角色,但所起的作用却是很大的,能否就说肉桂并非君药,不能有什么贡献呢?如果有人这样说,也是不能使我们同意的。所以无论药味剂量大小、为君药或为使药,都不能埋没其应有的功效。联想到朱先生说的"但在本方的命意下,肉桂一味并不能足以温下",这种观点,显然是不能令人同意的。何况沉香辛温下沉,能补右肾命门,肉桂甘辛大热,气味俱厚,能补命门不足,益火消阴。这两味药在苏子降气汤中必然发挥它们的助阳消阴、敛虚热、行津液作用,正因如此,本方治疗上盛下虚,就不能只归功于苏子、前胡、厚朴等药,也应该客观地看到肉桂、沉香的作用,才符合本方上下兼顾、虚实并重的治疗精神。

三、本方的病机与症状

朱先生对本方的上盛下虚病机,认为是由于肺的阴气盛,才产生了肾阳虚。这一分析看来似乎是合理的,如果进一步讨论,似乎也有商榷的必要。从肺的自身阴阳来讲,应该是肺阴盛导致肺阳虚;从肾的阴阳来讲,应该是肾阴盛导致肾阳虚。朱先生并没有从肺、肾自身的阴阳来分析问题,简单地指出肺的寒邪阴盛,相对地就产生了下元阳虚。如果按照这个论点允许推理的话,那么,凡属风寒郁肺,阴气上盛的,都应该出现下虚的症状。事实上却又不是如此。

就拿华盖散证来讲吧,难道不是外寒遏肺的喘吼实证吗?小青龙的"伤寒表不解,心下有水气"的咳喘不也是水寒上射吗?为什么它们都不出现上盛下虚问题呢?偏偏苏子降气汤才具备了这个条件?即使这种说法还可以聊备一格的话,试问在辨证中根据哪些证候特点,断定它是肺阴盛产生了肾阳虚。如果没有根据的话,选用本方的凭借又是什么呢?同时下虚发生以后,对于上盛是否会起到连锁反应,如果只能上盛影响下虚,而下虚不能影响上盛,在说理上恐怕也讲不通的。

据个人的浅见,产生上盛下虚的病机,根据本方的特点来讲,可能有两种情况:一种是《局方》所说的"虚阳上攻",作为上盛下虚的关键。那就是由于肾阳不足,下元虚寒,阴来搏阳,阳气被迫,反而上攻的一种病变。

它的症状,既有上焦假热之证,如《局方》所说的"虚烦引饮,头目昏眩"等;又有阳虚津凝,痰气上涌的证候,如《局方》所说:"膈壅痰多,咽喉不利,咳嗽"等,这些症状表现,归纳起来统称之为上盛,也就是虚阳上攻的上盛,而不是风寒遏肺的上盛。上盛来于下虚,那么,下虚的症状又是什么呢?我认为《局方》说的"腰疼脚弱,肢体倦怠,腹肚疠刺……肢体浮肿"等;以及拙文中王案的腰腿无力、多溺、尺脉软;韩案的畏寒、脉沉;吕案的面黑、浮肿、脉沉弦无力等,皆属之。可见上盛下虚的病机,是根据客观的症状反映提高到理论,经过反复的过程所得出的结论。

另一种是下虚感邪的上盛下虚。凡属下元阳虚的体质,容易感受风寒之邪。如果风寒遏肺,肺气失宣,形成了上实;下虚在先,故其为病包括了"邪气盛则实,精气夺则虚"两个方面。正如尤在泾所云:"顾人体有虚实之殊,脏腑有阴阳之异……或适当房劳、金刃、产后、亡血之余,是虽为伤寒之候,不得竟麻桂之法矣。"说明体虚之人虽感受寒邪,但不能按一般发汗之法治疗,可以作为本证的借鉴。

本证的特点:上见咳喘多痰、恶畏风寒及头痛鼻塞等症;因其下元阳虚,兼见腰酸、腿沉、足冷、多溺、尺脉沉等症。针对这样的上实下虚情况,利用苏子降气汤宣利肺气,温补下虚,正邪兼顾,是恰如其分的一种治法。

至于朱先生主张本方治疗单纯的风寒遏肺及肺实痰喘等证,古人早已有这种说法,我们并没有反对意见。

四、与黑锡丹的病机异同

本方证与黑锡丹证的病机都是在虚阳上攻的前提下出现的,这是它们相同的一面。但具体到程度轻重,症状表现,却各有所主,不能混为一谈。苏子降气汤的上盛下虚,属于虚阳上攻中的肺实较急,肾虚较缓,标实本虚,故必以标本兼治、上下兼顾为治疗原则。至于黑锡丹的虚阳上攻,是真阳暴脱,危在顷刻,故其治疗,力求导龙归海,挽救元阳为急务。它和苏子降气汤,有专固其本与标本兼治的不同;在病机上就有纯虚与挟实的区分。朱先生只看到火衰阴盛的共同点,没看到虚中挟实、虚而欲脱的不同点,所得的结论,只能是唯有黑锡丹能治虚阳上攻,苏子降气汤反成为虚阳上攻的禁剂了。中医学有其一定的原则性和灵活性,必须本着同中求异、异中求同的辨证观点进行思维与分析。

所以拙文对苏子降气汤的治疗总结为:"有行有补,有润有燥,治上顾下,标本兼施,为豁痰降气,平喘理嗽,利胸快膈,通秘和中,纳气归元良方。"重点突出了行与补、润与燥、上与下、标与本的辩证关系,这种剖析反映了本方的特点,并且符合病机。可是,朱先生认为这种提法没能抓住主要矛盾,指出在观点上有些笼统。按照朱先生的意见,只就肺的一个方面作为主治标准,把上盛下虚的病机简单地并在上盛一个内容之中,这样必然破坏本方的原来面貌。关于病例方面,因限于篇幅,虽有不同看法,讨论从略。

总之,从本方的治疗范围来看,有文献资料可稽;从其结构分析,有温下的内容;从其病机探讨,有症状为证明;与黑锡丹对比,有其异同之分;从继承与发展来看,不能加以割裂,应当互相照顾。我们对朱先生所提的几个主要问题作了上述说明。其中主观片面之处,希望得到朱先生和同道们的批评与指教。

谈谈温胆汤证及加减运用的体会

温胆汤见于唐代孙思邈所著的《千金要方》,用以治疗"大病后虚烦不得眠,此胆寒故也。"后世医家通过临床实践,发现温胆汤的疗效极佳,治病范围又广,在《千金要方》的基础上加减化裁,又有新的发展。为此,根据个人临床体会,谈谈温胆汤的运用和随证加减方法,仅供初学者临证时的参考。

一、总　论

温胆汤是治疗胆经痰热的方剂。对于《千金要方》自注的"此胆寒故也"的"寒"字,应当作"痰"字解,与《伤寒论》所说的"此为胸中有寒也",

"寒"作"痰"解的意思相同。从温胆汤半夏、橘皮、生姜、竹茹、枳实、甘草六药的组成来看,应属于化痰、清热、和肝胆、除虚烦、定惊悸的方剂,与温寒、暖胆的方剂,迥然有别。

那么,为什么不叫清胆汤而称为温胆汤呢? 这似应从胆的生理方面加以说清。古人认为:肝属刚脏,性喜条达而忌抑郁,胆喜宁静而恶烦扰。《千金要方》说:"胆腑者,主肝也。肝合气于胆,胆者中清之腑也。"可见肝与胆互为脏腑表里,在生理上互相沟通,习惯上往往肝胆相提并论。由于肝胆之气具有生、升的特点,以舒畅条达为平。古人将肝胆之气比类如春气之温和,温则胆气乃达,故方名叫温胆汤,义在复少阳胆气之常,恐怕就是这个意思。

二、病　　因

形成温胆汤证(胆郁痰热证)的原因,概括起来,可分为以下几个方面:

(1)情志因素:举凡恼怒、抑郁、思虑不决等影响肝胆之气,导致疏泄不利,则湿邪中生,因湿生痰,痰则动火,形成痰热内扰肝胆。

(2)内伤饮食:如嗜食肥甘,过于饮酒喝茶,日久脾胃湿热变生为痰,内犯肝胆为病。

(3)外邪所伤:如外受湿热或被暑湿所伤;或大病之后,痰热扰于肝胆而为病。

综合以上三种病因,尤以情志因素更为临床所多见。

三、主证及兼证

《千金要方》所载的温胆汤证,原文略而不详,使人难于辨认。今据诸家之说,参以个人临床所见,将温胆汤证分为两类,提纲挈领,以便于临证参考。

1. 主证

症状:口苦,呕涎,虚烦,惊悸不眠,痰气上逆;以及头目眩晕,幻见、幻闻、幻觉等证象。脉弦或弦滑,舌质红苔白腻,面颊或见黑斑。

证候分析:口苦反映胆热。《伤寒论》说:"少阳之为病,口苦、咽干、目眩也。"可见口苦与头目眩晕,皆是少阳病的提纲证候,是少阳胆经有热的表现。痰热迫使胃气上逆,则见呕吐痰涎;痰热上扰于心,则见心烦不寐;胆主决断,肝主藏魂,今被痰热所迫,所以胆小易惊,多有怕梦;心主神志,若痰热扰心,神志受蒙,故有心悸不安,惊怯不能自主。若神明失守,痰热上迷,则可出现幻见、幻闻、幻觉等"三幻"证候。脉弦反映肝胆为病,弦滑则主痰气内蕴;舌质红主有热,苔白腻则主痰湿不化。至于面生黑斑,乃痰饮使血气不华之象。

治法:清化肝胆痰热。

组成:竹茹,枳实,茯苓,橘皮,半夏,生姜,甘草。

按:《千金要方》的温胆汤内无茯苓,后世医家沿二陈汤之制,则加茯苓于其中,借以健脾利湿,宁心安神,疗效方著。

方义:元·罗谦甫对本方讲得很透,他说:"方以二陈治一切痰饮,加竹茹以清热,加生姜以止呕,加枳实以破逆,相济相须,虽不治胆而胆自和,盖所谓胆之痰热去故也。命名温者,乃谓温和之温,非谓温凉之温也。若谓胆家真畏寒而怯而温之,不但方中无温胆之品,且更有凉胃之药也。"(《医宗金鉴·删补名医方论》)结合上述,则对方义更加明了。

2. 兼证

(1)痰偏盛者:

症状:头目眩晕为重,胃中痞满,呕吐痰涎不止,每见各种"幻证",舌苔厚腻,脉弦滑,多见于肥胖体质。

可于温胆汤内,加重半夏、竹茹剂量,另加胆南星、竹沥、海蛤、青黛、风化硝、海浮石等清化痰热药。

(2)热偏盛者:

症状:口苦较重,心烦而躁,小便黄赤,舌质绛苔黄,脉弦滑数。

可于温胆汤内,加入山栀子、黄连、黄芩、连翘、竹叶等清心解热药。

(3)兼气郁者:

症状:胁胀,心胸憋闷,嗳气不畅,叹息觉舒,舌红苔腻,脉沉弦。

可于温胆汤内,加入柴胡、香附、郁金、佛手、橘叶等疏肝解郁药。

（4）痰热兼伤阴：

症状：五心烦热，或低烧持续不退，日晡面部烘热，头晕耳鸣，舌质红绛，苔薄黄。

可于温胆汤内，加入牡丹皮、地骨皮、青蒿、生地黄、白芍、龟柏等滋阴凉血药。

（5）痰热兼阳亢：

症状：头目眩晕或头痛而胀，面红目赤，性急易怒，耳鸣如潮，下肢无力，舌绛苔黄，脉滑大充盈有力。

可于温胆汤内，加入龙胆、夏枯草、益母草、石决明、珍珠母、牡丹皮、白芍、牛膝、桑寄生等平肝潜阳药。

（6）痰热兼动风：

症状：头目眩晕，肢体窜痛或麻木，皮内如有虫行，或肩背掣痛，或肢颤、口眼㖞斜，或突发癫痫，手足搐搦，口吐白沫，人事不知，舌红，脉弦细。

可于温胆汤内，加入羚羊角、钩藤、络石藤、当归、白芍、红花、茜草、熟地黄等养血息风药。

以上所举的六类兼证，常与主证不易截然分开，也是肝胆为病的证候规律，所以，主证与兼证之间有其内在的联系，如痰盛可以化热，气郁则可化火，化火自能伤阴，伤阴必然阳亢，阳亢则变化而动风。

因此，临证时应先抓住主证，然后才能辨认兼证，主次分明，才能做到井然不紊。本着古为今用的原则，结合近代医学，这个方子对高血压、神经官能症、梅尼埃病、精神分裂症等疾患，如辨证无讹，或加苏合香丸以开痰湿之闭，或加至宝丹以苏神开窍，疗效颇使人满意，所以，此方在中西医结合临床应用方面很有现实意义，值得进一步研究。

四、治 验 举 例

为了说明本方的临床使用及辨证方法，不揣肤浅，选录个人治疗的病案数则，以供参考。

例1：杨某，女，59岁。病已2年，屡治无效。自称其右侧唇与舌感觉热而麻辣，如涂辣椒末，而左侧的唇舌则觉寒凉如冰，冷彻肌肉。其人殊肥，面色黧黑，每晨起必先呕吐痰涎，亦习以为常。问其睡眠，则少寐多梦，且心悸易惊。六脉弦滑，舌无异常，惟苔则白腻。

此证为痰热作祟，所谓"怪病多痰"是矣，审其晨起呕吐痰涎，脉滑面黧，属痰热似无可疑。

用温胆汤加胆南星、竹沥、黛蛤散同煎。

服至六剂，不但舌唇异常感觉消失，其他诸证亦随之而愈。

例2：王某，女，30岁。经常头痛而晕，且胆小善畏，如一人居，辄幻见满室杂坐老幼，集而向之笑，惊骇之余，毛发皆耸，移时，而所见之人杳然无踪。为此必挽其夫在家为伴。经常失眠而多噩梦，头痛掣目，心烦口苦，其脉滑数，舌质绛而苔黄厚。

证候分析：脉滑主痰，苔黄厚亦主痰热；口苦心烦，头晕且痛，掣及目珠，皆肝胆痰火上逆之征。肝胆之邪乱于神志，清虚之窍受蒙，神魂为之拂乱，故见心烦、少寐、多噩梦，而又有"幻见"。笑为心之声，属痰火动其性。

治当清化痰热，兼平肝宁心为法。

温胆汤原方，加栀子、黄芩、黄连、夏枯草、蒺藜、龙骨、牡蛎、白芍。

加减进退，约服十余剂而愈。

例3：张某，女，32岁。由于惊吓得病。心胸憋闷不堪，时有气冲，如上至心胸，则觉心中忙乱难耐，必须跑出屋外，大喊几声方安。睡眠不佳，多做噩梦。胆小善畏，情志郁而不伸。六脉沉弦，舌红苔白。

证候分析：此证脉沉弦，主肝气抑郁，古人说：六郁多沉，而弦主肝胆。肝气上冲心胸则心中为之忙乱，跑出屋外，大喊几声，使气郁得伸故安。寐差且多怕梦，又胆小善畏，乃气郁生痰，神魂为之不安。

治法：疏肝豁痰，解郁理气。

以温胆汤原方，另加香附、郁金、青皮、陈皮、牡丹皮、白芍、蒺藜、菖蒲、土贝母等药。服二十余剂，其病逐渐获愈。

例4：李某，女，34岁。患病有三载，睡眠不佳，多梦易惊，精神忽忽失常。曾裁剪衣料，持剪直下，衣料裁废，方始知悔，其动作每多如此。与人言则喋喋不休，易悲易哭，不能控制。有时全身发热，自觉有一股风气在皮肤中走窜，忽上忽下，尤以肩膊为明显。两手颤抖，四肢发麻，口苦多涎。脉弦细，舌边尖红绛、苔白。

证为肝胆痰热，日久伤阴动风。口苦多涎，寐少梦多，惊畏而精神恍惚，举止失常，反映了痰热扰心，神志不安；自觉风气走窜，四肢发麻，两手颤抖，脉弦而细，又主血虚风动，络脉失养之象。

治法：清痰热，养血息风。

用温胆汤原方，另加当归、白芍、何首乌、桑寄生、红花、桃仁、全蝎、僵蚕、钩藤等药。

服三十余剂，逐渐痊愈。

五、小　结

以上所附病例，有痰盛者，有火盛者，有气郁者，有动风者，限于篇幅，隅反可也。总之，温胆汤证临床上常会遇到，尤以妇女为多见，其中变化颇杂，古人未加阐述，以致临床之时，每局限于一方一证，未尽其用而为憾。对于情志郁结，思想有所障碍的患者，单纯用药物治病犹未尽善，必须谆谆开导，做好细致的思想工作，才能事半功倍，切不可见药而不见人。

医 事 余 墨

学习中医的点滴体会

在旧时,师带徒的方法因人而异,大致有两种形式:

第一种,老师采用浅显的读物,如《汤头歌》《药性赋》《濒湖脉学》《医学三字经》等教材,向学生进行讲授,并要求记诵。据我了解,凡是用这种教材的老师们,几乎都有一个共同点,那就是偏重传授自己的经验为主,而对《内经》《伤寒论》等经典著作的讲授则重视不够。因此,他们培养出来的学生,往往是侧重于临床,而忽于理论方面的研究。

第二种,与以上正好相反,老师在启蒙教学阶段,就以四部经典著作开始。他们的主张和《千金要方·大医习业第一》的精神遥相呼应。所以,他们培养出来的学生,一般地讲,理论水平较高,而且基础也打得牢固,有发展的潜力,故被历代医家所拥护。

清代医学大师徐灵胎在《慎疾刍言》一文中指出:"一切道术,必有本源,未有目不睹汉唐以前之书,徒记时尚之药数种,而可为医者。"他说的汉唐以前之书,指的是《内》《难》等经典著作。可见,徐氏也主张先学经典著作为学医的根本。

我是怎样学起中医来的呢?因为我体弱多病,经常延医服药,故而接近了中医,并以此因缘加入了中医队伍。我的学医老师在营口行医为生,他收了三个徒弟,我的年纪最小。当时我学的中医课程,现在回忆起来,大体上分为中医基础理论和临床治疗两个阶段,共花费了六年的时间。

在理论基础阶段,我学了张、马合著的《黄帝内经》《本草三家注》以及《注解伤寒论》和《金匮要略心典》等著作。由于我曾读过几年私塾,古文有点基础，所以文字方面的困难并不大。但对老师所讲的医理方面就存在很大的困难。记得有一次老师讲《素问·阴阳应象大论》"东方生风，风生木，木生酸，酸生肝，肝生筋，筋生心……"的内容时，尽管老师讲得兴高采烈，眉飞色舞，而我却像腾云驾雾一样了。

对于中医理论基础，我学了整整三年。虽然对一些问题还有些朦胧，但是把经典著作系统地学了一遍，这就为进一步学习中医打下了坚实的基础，也算是很大的收获。学到第四年，老师为我讲授了《医宗金鉴》中的临床课程，如《杂病心法要诀》《妇科心法要诀》和《幼科心法要诀》等。由于这些内容是用歌诀格式编写的，因此，老师要求一边学一边背，直到背得滚瓜烂熟时为止。背书对我来说虽不陌生，但它很压人，来不得半点虚假，必须每天早起晚睡，付出辛勤劳动。

关于背书的问题，历来也有争论。我的意见倾向于应该背点书的。《医宗金鉴·凡例》中说："医者书不熟则理不明，理不明则识不精，临证游移，漫无定见，药证不合，难以奏效。"它指出"背"是为了书熟，书熟是为了理明，理明是为了识清，识清是为了临床辨证。由此可见，《金鉴》所写的大量歌诀体裁，是为了人们的背诵和记忆，这也就勿怪其然了。然而，中医的书浩如烟海，谁也不能一一皆读。因此，就有地区之所尚，或因师传之所异，而不能不有所选择。例如，南方的医家多宗孟河派的费、马之学，而东北三省则多将《医宗金鉴》奉为圭臬。

《医宗金鉴》这部书，原为清代乾隆年间太医院右院判吴谦的未成之著，后被政府认定可以作为国家的医典，仍指令吴谦、刘裕铎本着"酌古以准今，芟繁而摘要"的宗旨，在原书的基础上进行了认真的修纂。又过了大约两年，于公元1742年方始告竣。全书共为九十卷，计分十一个科目。它与唐代的《新修本草》、宋代的《太平惠民和剂局方》可以互相媲美而并驾齐驱。徐灵胎评价此书有"源本《灵》《素》，推崇《伤寒论》《金匮要略》以为宗旨，后乃博采众论，严其去取，不尚新奇，全无偏执"的美誉，说明这部书的成就是非凡的。它不仅在东北三省发生影响，而且远及全国和东南亚各地。在老师的指示下，我买了一部《医宗金鉴》。通过自己的学习，发现其中的《订正伤寒论注》搜集了诸家之长，参以己意，说理明畅，使人读之发生兴趣。于是，我如饥似渴地埋首于《伤寒论》的学习。从这开始，方由被动的学习变为主动的学习，而向自学迈出了新的一步。

现在谈谈自学的问题。自学是每一位科学工作者的必由之路。因为我们不能跟老师一辈子，应该走自己的奋斗之路。

但是，自学必须讲求方法，必须有一个切实可行的计划，必要时还得有人指点一二。自学也需要条件，主要是要有时间保证，要争分夺秒，爱惜光阴，要有必要的工具书和参考书，如果有上图书馆的条件，那就再理想不过了。

自学有三忌。一忌浮：指自学之人，心不专一，不能深入书中，只是浮光掠影地浏览一下，当然这种学习是没有什么结果可言。二忌乱：指自学之人，没有一个完整的学习计划和步骤，一会儿看这本书，一会儿又看另一本书，好像蜻蜓点水，这种杂乱无章、没有系统的学习，也必然学无所成。三忌畏难：指自学之人，在自学过程中，有的内容看不进去，遇到了困难。殊不知，凡是自己看不懂的地方，也正是知识贫乏的具体反映。如果不以钉钉子的精神向难处深钻以求解决，反而畏难自弃，必然枉费一番心机，半途而废。记得古人鞭策人们学习，提出了很多格言和警句，例如"石杵磨绣针，功到自然成""精诚所至，金石为开""不经一番寒彻骨，焉得梅花扑鼻香"……这些话都说明了一个真理，那就是只有坚持学习而不畏难的人，才能取得最后的胜利。

本着这种精神，我刻苦自励，寒暑不辍地学习中医知识。我阅读了很多的医学名著，如金元四大家和清代的伤寒注家、温病学家以及明清其他有代表性的作品，使我眼界大开，学识随之不断提高。

在这里，我再谈谈学与用的关系。学习中医理论，目的是指导临床去解决防病和治病的问题。因此，在学习中就贯穿了一个理论与实践统一的问题。清人陈修园为什么主张白天看病、夜晚读书呢？不过是强调学以致用、学用结合罢了。我很喜欢《三国演义》孔明舌战群儒时对东吴谋士程德枢所讲的一段话，他说："若夫小人之儒，惟务雕虫，专工翰墨；青春作赋，皓首穷经；笔下虽有千言，胸中实无一策……虽日赋万言，亦何取哉？"孔明在这里嘲笑了那些读书虽多，而不成其经济学问，尽管终日吟咏，而于事实无所补的人。学习中医也最忌纸上谈兵。应该看到，无论任何一家名著，都有一分为二的问题，也都有在实践中检验和在实践中发展的问题。如果离开实践，就很有可能造成盲目地崇拜或者粗暴地否定。对这种学风，我们是坚决反对的。

以《伤寒论》来说，它是一部公认的经典巨著，是中医临床的指南。但由于医学的不断发展，临床资料的大量总结，我们发现它在叙证方面有时过于省略。例如，五个泻心汤的"心下痞"是以无痛为主，但从临床上来看，痛与不痛的两种情况皆有。这是事实，用不着大惊小怪。另外，心下痞还可出现心下隆起一包，形如鸡卵大小，按之则杳然而消，抬手则又随之而起。这个包起伏不定，中实无物，不过是气的凝聚或消散。所以，也管它叫"心下痞"，而不能另叫其他的病名。关于这个特殊的心下痞证候，也没能写进书中。

我认为：通过临床实践去验证理论的是非，是一个可行的办法。为此，我想把《伤寒论》存在争论的两个问题提出来讨论一下：

一个是六经的实质是否与经络有关？一个是桂枝去桂加茯苓白术汤，是去桂还是去芍？这两个问题向来争论不休，莫衷一是。究其原因，多是从理论上进行辩论，而很少有人在临床实践上加以说明。为此，应把理论和实践结合起来进行讨论，以求得问题的解决。

1. 六经与经络是否有关

有一年，我在天津汉沽农场巡诊至北泊的一户农民家中，恰巧这家一个 15 岁的男孩发烧而且头痛。试其体温 39.6℃，切其脉浮，舌苔薄白而润。乃直告其父："你的孩子患的是风寒外感，吃一服发汗的药就会好的。"其父说村中无药，买中药须到总场。惟时已午后，且交通不便，只有俟于明日。他又说："先生为何不用针灸治疗，而何必用药？"他不知道我对针灸并非所长，姑应其请，以慰其心。

于是，为患儿针刺大椎、风池、风府等穴，而实未料定能效。然令人惊奇的是，针后患儿竟出了透汗，热退身凉而病愈。

我本不是针灸医生，因为到农村，诊箱内备有一套医针，以为偶尔之需。至于我的配方选穴，则是遵照《伤寒论》"先刺风池、风府"和"当刺大椎第一间"的精神进行。通过针灸发汗解表的事实告诉我，太阳与经络的关系是多么的密切！再重温足太阳膀胱经，络脑下项，行于腰脊和"太阳，三阳也，其脉连风府，故为诸阳主气"，说得多么中肯。循经取穴的方法，经在前而穴在后,所以有穴必有经络的存在。太阳主表的关键,在于它的经络行于背后而连于风府,故为诸阳主气。以此推论,则经府相连以及膀胱为水府,津液藏焉,气化则能出,故有"三焦膀胱者,腠理毫毛其应",气津皆行于表的说法。由此可见,太阳实际上是膀胱与经络的概括,并不是一个空洞的名称,这就是中医的传统理论。否则,那就违背了中医的理论,而实为中医之所不取。

2. 桂枝去桂加茯苓白术汤的争议

《伤寒论》第 28 条的桂枝去桂加茯苓白术汤,《医宗金鉴》认为:去桂是去芍之误。从此,遵其说者大有人在,形成了去桂和去芍的两种观点而纠缠不清。我想通过以下两个病例,证实桂枝去桂加茯苓白术汤确实无误,使这个问题得到澄清。

(1)陈修园在清嘉庆戊辰年间,曾治吏部谢芝田先生令亲的病。症状是头项强痛,身体不适,心下发满。问其小便则称不利。曾吃过发汗解表药,但并不出汗,反而增加了烦热。切其脉洪数。陈疑此证颇似太阳、阳明两经合病。然谛思良久,始恍然而悟,知此病前在太阳无形之气分,今在太阳有形之水分。治法:但使有形之太阳小便一利,使水邪去而经气达,则外证自解,而所有诸证亦可痊愈。

乃用桂枝去桂加茯苓白术汤。服一剂而瘥。

(2)我校已故老中医陈慎吾,生前曾治一个低热不退的患者,经他人多方治疗,而终鲜实效。切其脉弦,视其舌水,问其小便则称不利。陈老辨此证为水邪内蓄,外郁阳气,不得宣达的发热证,与《伤寒论》第 28 条的意义基本相同。

乃疏桂枝去桂加茯苓白术汤。三剂后小便畅利,发热随之而愈。

通过上述两个治例完全可以证实:六经与经络脏腑有关,桂枝去桂加茯苓白术汤也是没有错误之可言。

趁此机会,我想顺便谈谈如何学习《伤寒论》的问题。

学习《伤寒论》首先应该打好一定基础,其中包括:学好《内经》中的阴阳辨证思想和方法,以及脏腑经络的生理病理知识。同时把《医宗金鉴·伤寒心法要诀》和陈修园的《长沙方歌括》学懂吃透,并要背诵如流,牢记不忘。这是第一步。

在这个基础上再看白文（指不带注解的原文）。《伤寒论》的原文是以条文形式写成，据赵开美复刻的宋本《伤寒论》有 398 条之多。《伤寒论》既然用条文表达辨证论治的思想方法，因此，学习《伤寒论》就有一个理解条文和条文之间相互关系的意义作为基本要求。应该看到，《伤寒论》398 条是一个完整的有机体，在条文之间，无论或显或隐，或前或后，彼此之间都是有机的联系着。作者在写法上，充分运用了虚实反正、含蓄吐纳、参证互明、宾主假借的文法和布局，从而把辨证论治的方法表达无余。

由此可见，学习《伤寒论》先要领会条文和条文之见排列组合的意义，要在每一条文的内容中，看出作者组文布局的精神，要从条文之中悟出条文以外的东西，要与作者的思想相共鸣。这样，才能体会出书中的真实意义。

白文最少看它四五遍，对于书中的六经提纲和一百一十三方的适应证都熟背牢记，方有妙用。在这一阶段可能感到枯燥无味，那也无关紧要，只要坚持下来就是胜利，这是第二步。

在熟读白文的基础上，然后就可以看注了。《伤寒论》的注家不下数百之多，看哪一家为好呢？在认识上也不一样。我认为以先看成无己的《注解伤寒论》为好。因为成注的优点是：学术上不偏不倚，以经解论，最为详明，说理比较中肯。成氏还有《伤寒明理论》和《方论》两种书，与《注解伤寒论》鼎足而立，缺一不可。所以，在看成注之前，这两种著作也应认真地看一看，才能对它选写的五十个证候，在定体、分形、析证、辨非等环节上有所认识，以加强辨证论治的方法和运用。

成氏三书读完后，可以看看徐大椿的《伤寒论类方》、柯韵伯的《伤寒来苏集》、尤在泾的《伤寒贯珠集》。

以上三位注家在伤寒学中的影响很深。他们的注解，或以方归类，或以证归类，或以法归类，角度不同，而殊途同归，可以开拓思路，实有破迷解惑的作用。从原则上讲，柯注的优点是指出了《伤寒论》不专为伤寒一病而设，六经辨证实能统摄百病。他的话卓识灼见，而能与仲景的思想相共鸣。他的不足之处是，误把经络解为经略，又别开生面将太阳膀胱当作心阳来论，未免牵强附会，有失岐黄的一贯之旨。尤注的魄力似逊于柯，在文字方面也不及柯氏的笔墨纵横淋漓尽致。但是，尤氏得马元一先生的真传，构思精辟，言简而赅，对脏腑经络、气血荣卫之理与正邪变化之机，上逮《内》《难》，下历百家，而极见功夫。他比柯氏更为扎实，惜乎人之不识也。

此外，如方有执的《伤寒论条辨》、钱璜的《伤寒溯源集》，皆是知名之著，亦可加以涉览。以上几个专著读完后，可以再看一点综合性的作品，其中应以日人丹波元简著的《伤寒论辑义》最为理想。这是第三步。

通过上述的三个步骤，又能坚持到底，对《伤寒论》这部经典著作也就可以说学得差不多了。

我讲《伤寒论》已经有二十多年的历史了，但是现在备起课来，还有可学的东西，还可以发现自己在认识上的错误，可见这本书的深度和广度是难以蠡测的。为此，读这本书的人切不可浅尝辄止，亦不可略有所获，便沾沾自喜而停顿不前。

归纳一下以上我所讲的内容，那就是：学中医先从学习经典著作入手，不要怕难，要有一点精神。二是对于中医学的原文和汤头、药性及歌诀，既要明其义又要背其文，不背一点书，是没有工夫可言的。三是变被动学习为主动学习，从被动学习中解放出来，自学不是权宜之计，而是要一生奉行。四是要树立学用结合、学以致用的优良学风，这对中医来说更为重要。

谈谈中医的职业道德

社会上的各行各业都有自己的道德规范。旧时，一进商店的门就可以看到八个赫赫大字，那就是"货真价实，童叟无欺"。这八个大字，就是旧时商人职业道德的体现。

中医学的历史最为悠久，它具有中华民族的文化特色，又具备了东方道德的典范。所以中医不但在学术上有它的独特风格，而且在医德的要求上也是极其严格的。这是因为医生的职业是以人的生命为对象，是治病救人的，诊治技术的优劣，与人的生命、健康相联系。如果说一个医生没建立起来救死扶伤的人道主义的高尚思想，而以技术为手段为自己谋取名利地位，那么，即使他的医术再高明，他对人民的贡献也将是微不足道的，甚至恃术而危害人民大众，走向反面也是大有可能的。我们提倡中医固有的"医德"并加以升华，在当前看来是十分必要的。

我们提倡讲究医德，并非将医术排除在外，如果没有精湛的技术，也不能为广大人民解除疾病痛苦。所以，医德与技术上的精益求精，是相得益彰，不能偏废的。张仲景在《伤寒论》原序中提到"精究方术"，才能做到"上以疗君亲之疾，下以救贫贱之厄，中以保身长全，以养其生"。历史上有名的医生如张仲景、孙思邈、陶弘景等，他们爱人知人，有很好的医德修养，而且在医学上都是造诣非凡。可见，离开为人民服务的本领而空谈医德，也是很难想象的。

医德含有"恕道"，它要求医生从自身设想而推及于病人。一个人有病，则父母担忧，妻子焦虑，而所恃赖者，乃是医药治疗之希望耳。以心比心，不能对此而熟视无睹。王进休先生的《勘医文》云："医者当自念云，人身疾苦，与我无异，凡来请召，急去无迟，或止求药、宜即发付，勿问贵贱，勿择贫富，专以救人为心。"医生苟能如此去做，则不但病人获福，自己亦可扪心无愧矣。

然病之生也，外有六淫所伤，内有七情之变。或因忧虑，或因贫困，或思慕不遂，如此种种，不一而足。这就要求医生顺情达志，察其所因，按照中医的特有理论去进行治疗，要有一颗火热的心，扑在病人身上才能取得疗效。

昔喻嘉言治一名穷汉，因一家生活，嗷嗷待哺，穷愁之深，因而患病，乃请喻为之诊治。喻嘉言知其病由于贫也，乃在小药包中皆藏纹银少许，嘱曰：回家煎药，病可愈也。患者抵家煎药，见每小包中银星闪灼，意为神赐，愁颜顿开，而病竟从此愈。

朱丹溪的老师罗太无治四川僧，因思母綦切，日夜悲啼，路途修阻，又无盘缠可筹，思忧相杂，久而生病，皮肉瘠瘦，无复人色。太无审知其情，款以鲜鱼佳肴，并持白银一锭曰：俟汝病瘥，可持此银返家看母。从此饮食渐开，肤肉充盈，面目光华而病愈。太无乃以银令其归。

以上两案充分说明，先辈的医德实在令人感动。他们不但不向病人去索银，而且仗义疏财给病人施银，以是而令病人得愈。他们救活了患者性命，使母子团聚，让一家幸福，不禁使人为之拍案称快，而叹为稀有。

医之德，在于起死回生而能救人。然医术不精，学识不深，阅览不多，亦不能使病人愈也。于是空有其心，而对临床无补，则虽有医德之心，而无救治之实，扪心自问，殊深惭愧。昔朱丹溪治一女，其夫经商二年不归，因不食，困卧如痴，无他病，多向里床坐。朱诊之，肝脉弦出寸口，曰："此思男子不得，气结于脾，药难独治，得喜可解。不然令其怒，脾主思，过思则脾气结而不食。怒属肝木，木能克土，怒则气升发而冲开脾气矣。"其父掌其面，呵责之，号泣大怒，至三时许，令慰解之，与药一服，即索粥食矣。朱曰："思气虽解，必得喜，庶不再结。"乃诈以夫有书，旦夕且归，后三月，夫果归而愈。

由此可见，医术不精则不能愈病，纵有医德亦将何用？丹溪之治，是以情志来治情志之病，而不用一草一木，其术抑何精耶？然医生患术乏，而庸医又往往误人。既有名医而术高，则又车马盈门，应接不暇，不得不相对斯须，便处汤药。这对人民大众之疾患，究竟能治愈多少则亦难知也。医之治病，应心细如发，对病人要做深入细致的思想工作，要发扬调查研究的精神，要了解病人，要与病人谈心，让病人望而可亲，切不要摆医生架子。在治疗工作中，难免遇到一些不好治的疾病，要白天看病，夜晚读书，摒除个人的嗜好，去研究治病方法，解决病人的疾苦问题。

学问事业本无止境，当一辈子医生也要学习一辈子。要为病人而学，小心谨慎，以人命为重，这才是医德的表现。

一个人难免有点嗜好，但医生由于职业道德的约束，不能沾染个人的嗜好，而耽误病人的及时治疗，例如饮酒、打牌、下棋等。病家已焦急万分，盼望医生如大旱之望云霓，而医生却闲情逸致，与人对弈而迟迟不去，若遇上伤寒、瘟疫之病，传变迅速，如稍有贻误时机，便成百年之恨。真个如此，则医生将负不可推却之责任，岂不悔之已晚？

尤其甚者，本为己所不能治之病，为了某些企图，或者由于面子所关，而百般敷衍病人，以致由轻变重，虽再易名医，因为时已晚，以致不救。余如诊病潦草，辨证马虎，置人命如儿戏，或试用虎狼之药，不管生死顺逆，而一意孤行。病愈则邀功,病重则推却责任,病人死则委之于命,此即仲景所谓"委付凡医,恣其所措"。医生本为生人之职,一变而成杀人之手,此为医德之不许,法律之难容也。

余读《备急千金要方·大医精诚第二》所载医德一文,对人教育颇深,可为医生之座右铭。录之如下,以供参考:

"夫大医之体,欲得澄神内视,望之俨然,宽裕汪汪,不皎不昧,省病诊疾,至意深心,详察形候,纤毫勿失,处判针药,无得参差,虽曰病宜速救,要须临事不惑,唯当审谛覃思,不得于性命之上,率尔自逞俊快,邀射名誉,甚不仁矣。又到病家,纵绮罗满目,勿左右顾眄,丝竹凑耳,无得似有所娱,珍馐迭荐,食如无味,醽醁兼陈,看有若无。所以尔者?夫一人向隅,满堂不乐,而况病人苦楚,不离斯须,而医者安然欢娱,傲然自得,兹乃人神之所共耻,至人之所不为,斯盖医之本意也。夫为医之法,不得多语调笑,谈谑喧哗,道说是非,议论人物,炫耀声名,訾毁诸医,自矜己德,偶然治瘥一病,则昂头戴面,而有自许之貌,谓天下无双,此医人之膏肓也……所以医人不得恃己所长,专心经略财物,但作救苦之心……又不得以彼富贵,处以珍贵之药,令彼难求,自炫功能,谅非忠恕之道,志存救济,故亦曲碎论之,学者不可耻言之鄙俚也。"文中虽然杂有封建迷信之处,但基本上道出了医生易犯的一些错误行径,可谓是一个当头棒喝。

如果医生恪守此言,指导自己的思想,努力做到与医德相符,造福于人类,则是生民之大幸也。我建议在中医课程里要加强医德教育,使他们在精神文明方面有所进步。要把中医的优良传统继承下来,一定让他们知道中医前辈是怎样对待中医职业道德的,要了解他们为了济世治人在学习中医技术上付出了多么重大的代价。要以历史的人物施以教育,以楷模视之,勤以效法,使之红专并进,成为一代新人。

谈谈对发扬中医特色的认识

衡阳会议上提出的"保持和发扬中医特色"的问题,是振兴中医的一项正确决策，得到了广大中医的拥护和欢迎。事实证明，在中医的队伍里，曾涌现出不少的高明理论家，有医经学派、经方学派、河间学派、易水学派、伤寒学派、温病学派等学术流派，他们都是在保持中医特色的前提下，经过艰苦奋斗，才创造出光辉灿烂的医学成果。讲求中医特色与提高业务水平是互相联系的。我们中医的水平究竟如何评价，恐怕也和强调中医特色的程度有关吧。

我认为：中医和西医虽然都是防病治病的医学，但在"特色"上又各自不同，不能互相替代。因为中医学是中国的传统医学，与我国的文化、科学、习俗、生活发生着千丝万缕的内在联系，有其一整套的独特理论体系。《内经》中就有"临病人问所便"之说，可见中医与病人关系之一斑。所以，离开中国的文化与风俗特点去认识中医理论，则难免隔靴搔痒，而不知其所以然了。我认为应该按照中医特色去办学校，按照中医特色去办病房，按照中医特色去建设研究机构。只有这样，才能发扬中医的特色，而使中医药事业日益光大。

附：刘渡舟教授论著名录

[1] 刘渡舟. 方证相对论 [J]. 北京中医药大学学报, 1996, 19（01）: 3-5.

[2] 辨证知机论 [M]// 刘渡舟. 刘渡舟伤寒临证指要. 北京: 学苑出版社, 2010: 53-57.

[3] 刘渡舟. 古今接轨论 [J]. 北京中医药大学学报, 1995, 18（03）: 8-10.

[4] 水证论 [M]// 刘渡舟. 刘渡舟伤寒临证指要. 北京: 学苑出版社, 2010: 80-107.

[5] 火证论 [M]// 刘渡舟. 刘渡舟伤寒临证指要. 北京: 学苑出版社, 2010: 107-125.

[6] 刘渡舟. 湿证论 [J]. 北京中医药大学学报, 1998, 21（01）: 3-8.

[7] 痰饮论 [M]// 刘渡舟. 刘渡舟教授经方临床应用学习班讲义. 北京: 北京中医药大学基础医学院, 2000: 9-14.

[8] 刘渡舟. "辨证论治" 的历史和方法 [J]. 北京中医药大学学报, 2000, 23（02）: 1-2.

[9] 刘渡舟. 谈谈人体的津液链 [J]. 陕西中医, 1980, 1（04）: 1-2, 6.

[10] "唯物论" 与中医学 [M]// 刘渡舟. 刘渡舟教授经方临床应用学习班讲义. 北京: 北京中医药大学基础医学院, 2000: 4-8.

[11] 刘渡舟.《伤寒论》—中医之魂 [J]. 新中医, 1992,（01）: 5.

[12] 刘渡舟.《伤寒论》刍言 [J]. 新中医, 1980,（04）: 12-16.

[13] 对《伤寒论》一书的几点体会 [M]// 中国中医科学院研究生院. 名家中医临床汇讲. 北京: 人民卫生出版社, 2009: 1-7.

[14]《伤寒论》源流梗概 [M]// 刘渡舟. 刘渡舟伤寒临证指要. 北京: 学苑出版社, 2010: 3-14.

[15]《伤寒论》祖本探源 [M]// 刘渡舟. 伤寒论临证指要(第2版). 北京: 学苑出版社, 2003: 3-5.

[16] 从《伤寒论》书名谈起 [M]// 刘渡舟. 伤寒论临证指要(第2版). 北京: 学苑

出版社，2003：9-12.

[17] 刘渡舟.“六经”析疑 [J]. 北京中医学院学报，1984，（4）：9-11.

[18] 六经经络学说之我见 [M]// 刘渡舟. 伤寒论临证指要（第 2 版）. 北京：学苑出版社，2003：9-12.

[19] 刘渡舟. 论八纲辨证与六经辨证的关系 [J]. 新中医，1981，（09）：11-15.

[20] 刘渡舟，高飞.《伤寒论》之提纲辩 [J]. 河南中医，1985，（06）：1-3.

[21] 刘渡舟. 试论六经病提纲证的意义 [J]. 北京中医学院学报，1982，（2）：39-43.

[22] 刘渡舟. 试论《伤寒论》条文组织排列的意义（一）[J]. 陕西中医，1980，（01）：4-8.

[23] 刘渡舟. 试论《伤寒论》条文组织排列的意义（二）[J]. 陕西中医，1980，（02）：3，4-7.

[24] 对太阳病 1～30 条的分析与小结 [M]// 刘渡舟. 刘渡舟伤寒临证指要. 北京：学苑出版社，2010：31-38.

[25] 刘渡舟，郝万山.《伤寒论》少阴病篇条文组合的辨证意义 [J]. 中医杂志，1982，（02）：55-58.

[26] 刘渡舟，郝万山. 学习《伤寒论》厥阴病篇的一点体会 [J]. 河南中医，1981，（03）：11-13.

[27]《伤寒论》的气化学说 [M]// 刘渡舟. 伤寒论临证指要（第 2 版）. 北京：学苑出版社，2003：22-31.

[28] 刘渡舟. 谈谈成无己对《伤寒论》的贡献 [J]. 湖北中医杂志，1980，（03）：23-25.

[29] 刘渡舟. 对《伤寒论》的紧脉进行对比分析 [J]. 北京中医，1985，（06）：44-45.

[30] 刘渡舟. 试论“错简派”之非 [J]. 北京中医药大学学报，1997，20（01）：3-5.

[31] 刘渡舟. 有关伤寒论烦躁症的分析 [J]. 北京中医学院学报，1960，2（2）：86-91.

[32] 刘渡舟. 研究《伤寒论》的文法举例 [J]. 北京中医学院学报，1990，13（6）：7-8.

[33] 刘渡舟. 少阴病阴虚热化证治浅谈 [J]. 北京中医学院学报，1985，（1）：21-22.

[34] 刘渡舟.《伤寒论》三阳热结证辨析 [J]. 光明中医，1988，（4）：5.

[35] 刘渡舟. 试论《伤寒论》之水火痰郁证治 [J]. 北京中医学院学报，1985，（4）：23-25.

[36] 刘渡舟, 王庆国.《伤寒论》"开郁泄热"法析要 [J]. 河南中医, 1986,（05）: 1-4.

[37] 刘渡舟. 分析《伤寒论》几种"载药上浮"的方法 [J]. 陕西中医, 1981, 2（06）: 1-2, 9.

[38] 刘渡舟. 伤寒, 中医与西医是一个病吗?[J]. 中国农村医学, 1981,（04）: 41.

[39] 刘渡舟.《伤寒论·辨太阳病脉证并治上》剖析 [J]. 中医药研究杂志, 1984,（01）: 4-5.

[40] 刘渡舟.《伤寒论·辨太阳病脉证并治上》剖析（续）[J]. 中医药研究杂志, 1985,（01）: 8-9.

[41] 刘渡舟.《伤寒论·太阳病脉证并治上》剖析（续）[J]. 中医药研究杂志, 1985,（03）: 5-6.

[42] 刘渡舟.《伤寒论·辨太阳病脉证并治中》剖析 [J]. 中医药研究杂志, 1985,（4-5）: 17-18.

[43] 刘渡舟.《伤寒论·辨太阳病脉证并治中》剖析（续）[J]. 中医药研究杂志, 1986,（1）: 13-14

[44] 刘渡舟.《伤寒论·辨太阳病脉证并治中》剖析（续）[J]. 中医药研究杂志, 1986,（02）: 9, 45.

[45] 刘渡舟.《伤寒论·辨太阳病脉证并治中》剖析（续）[J]. 中医药研究杂志, 1986,（03）: 16-17.

[46] 刘渡舟.《伤寒论·辨太阳病脉证并治中》剖析（续）[J]. 中医药研究杂志, 1986,（04）: 18.

[47] 刘渡舟.《伤寒论·辨太阳病脉证并治中》剖析（续）[J]. 中医药研究杂志, 1986,（05）: 29-30.

[48] 刘渡舟.《伤寒论·辨太阳病脉证并治中》剖析（续）[J]. 中医药研究, 1987,（01）: 11-12.

[49] 刘渡舟.《伤寒论·辨太阳病脉证并治中》剖析（续）[J]. 中医药研究, 1987,（02）: 8-9.

[50] 刘渡舟.《伤寒论·辨太阳病脉证并治中》剖析（续）[J]. 中医药研究, 1987,（05）: 5-6.

[51] 刘渡舟.《伤寒论·辨太阳病脉证并治中》剖析（续）[J]. 中医药研究, 1988,（01）: 24-25.

[52] 刘渡舟.《伤寒论·辨太阳病脉证并治中》剖析（续）[J]. 中医药研究，1988，（04）：45-46.

[53] 刘渡舟.《伤寒论·辨太阳病脉证并治中》剖析（续）[J]. 中医药研究，1988，（06）：20.

[54] 刘渡舟.《伤寒论·辨太阳病脉证并治中》剖析（续）[J]. 中医药研究，1989，（02）：16-17.

[55] 刘渡舟.《伤寒论·辨太阳病脉证并治中》剖析（续）[J]. 中医药研究，1989，（04）：12.

[56] 刘渡舟.《伤寒论·辨太阳病脉证并治中》剖析（续）[J]. 中医药研究，1989，（06）：4.

[57] 刘渡舟.《伤寒论·辨太阳病脉证并治中》剖析（续）[J]. 中医药研究，1990，（02）：7.

[58] 刘渡舟.《伤寒论·辨太阳病脉证并治中》剖析（续）[J]. 中医药研究，1990，（05）：4-5.

[59] 刘渡舟.《伤寒论·辨太阳病脉证并治中》剖析（续）[J]. 中医药研究，1991，（02）：22-23.

[60] 刘渡舟.《伤寒论·辨太阳病脉证并治中》剖析（续）[J]. 中医药研究，1991，（04）：19-20.

[61] 刘渡舟. 我对甘温除大热的体会 [J]. 北京中医学院学报，1960，（1）：59-60.

[62] 刘渡舟. 阴火与阳火的证治 [J]. 中医杂志，1962，（04）：11-13.

[63] 刘渡舟. 我对战汗证的一点体会 [J]. 中医杂志，1961，（05）：4-5.

[64] 刘渡舟. 阴虚性的肝胃不和证治 [J]. 新中医，1978，（01）：16-18.

[65] 刘渡舟，尉敏廷. 下肢厥冷治验 [J]. 中医杂志，1980，（12）：19.

[66] 刘渡舟. 清阳下陷的病机和证治 [J]. 北京中医学院学报，1981，（1）：23-25.

[67] 刘渡舟. 清阳下陷及其临床治例 [J]. 中国农村医学，1982，（04）：18-19.

[68] 刘渡舟. 试论心悸的证治 [J]. 贵阳中医学院学报，1983，（02）：1-5.

[69] 刘渡舟. 论发汗解表法中的片面性 [J]. 山西中医，1997，13（04）：1-4.

[70] 刘渡舟. 不可胶执法重镇，三草汤方守病机 [J]. 中国社区医师，2001，（09）：38-39.

[71] 刘渡舟，王世民，朱进忠. 关于苏子降气汤加减运用 [J]. 中医杂志，1964，

（10）：32-33.

[72] 刘渡舟. 有关苏子降气汤几个问题的探讨—并与朱式夷先生商榷 [J]. 中医杂志, 1965,（03）: 23, 37-38.

[73] 刘渡舟. 谈谈温胆汤证及加减运用的体会 [J]. 新医药学杂志, 1978,（04）: 13-15.

[74] 刘渡舟. "汗法" 小议 [J]. 光明中医, 1989,（4）: 3-4.

[75] 刘渡舟, 薛光耀. 漫谈水气上冲及苓桂剂的证治 [J]. 新中医, 1984,（05）: 49.

[76] 刘渡舟. 试论水气上冲证治 [J]. 浙江中医药, 1979, 5（6）: 209-211.

[77] 刘渡舟, 袁立人. 水斑辨治 [J]. 中国医药学报, 1987, 2（02）: 37.

[78] 刘渡舟. 寒饮咳喘治疗经验点滴 [J]. 光明中医, 1988,（1）: 5-6.

[79] 刘渡舟. 温病治验四则 [J]. 广西中医药, 1981,（03）: 1-2.

[80] 温热病杂谈 [M]// 刘渡舟. 刘渡舟伤寒临证指要. 北京: 学苑出版社, 2010: 203-206.

[81] 刘渡舟. 肝病证治 [J]. 赤脚医生杂志, 1979,（01）: 25-27, 37.

[82] 刘渡舟. 肝病证治漫谈 [J]. 光明中医, 1988,（2）: 32-33.

[83] 刘渡舟. "返老还童"—老人健身丸 [J]. 医学文选, 1990,（02）: 40.

[84] 刘渡舟. "经方" 溯源 [J]. 北京中医药大学学报, 1999, 22（01）: 7-9.

[85] 刘渡舟. 使用经方的关键在于抓主证 [J]. 北京中医学院学报, 1981,（4）: 22-24, 11.

[86] 刘渡舟. 经方临证治验 [J]. 中医杂志, 1984,（03）: 10-12.

[87] 刘渡舟. 经方一得谈 [J]. 黑龙江中医药, 1984,（03）: 15-16.

[88] 刘渡舟. 使用 "经方" 应灵活变通 [J]. 光明中医, 1989,（2）: 9.

[89] 刘渡舟. 《伤寒论》方证概述. 中医学术讲座 [M]. 北京: 北京中医学院, 1981: 1-9.

[90] 刘渡舟. 小柴胡汤加减方证的应用 [J]. 新中医, 1979,（02）: 36-38.

[91] 刘渡舟. 小柴胡汤解郁功效例举 [J]. 中医杂志, 1985,（05）: 12-13.

[92] 刘渡舟. 大柴胡汤治验五例 [J]. 陕西中医, 1980, 1（03）: 39.

[93] 结合临床论柴胡桂枝干姜汤的应用 [M]// 刘渡舟. 刘渡舟伤寒临证指要. 北京: 学苑出版社, 2010: 160-162.

[94] 刘渡舟. 谈温经汤的方义 [J]. 山东中医学院学报, 1980,（03）: 11-12.

[95] 刘渡舟, 侯钦丰. 黄连阿胶汤的治验 [J]. 山东中医学院学报, 1980,（04）: 64.

[96] 刘渡舟. 谈谈《金匮》的泽泻汤证 [J]. 中医杂志, 1980,（09）: 17-18.

[97] 刘渡舟. 桂枝汤加减方证的应用 [J]. 陕西中医, 1981, 2（01）: 7-9.

[98] 刘渡舟. 四逆汤类概说 [J]. 陕西中医, 1982, 3（05）: 8-10.

[99] 刘渡舟. 怎样正确使用小青龙汤 [J]. 北京中医杂志, 1983,（04）: 8-10.

[100] 刘渡舟. 对桃核承气汤病位之我见 [J]. 中医杂志, 1985,（10）: 77-78.

[101] 刘渡舟. 漫谈三黄泻心汤及其临床应用 [J]. 中医杂志, 1987,（03）: 19-20.

[102] 刘渡舟. 谈谈苓芍术甘汤的发现及其治疗意义 [J]. 国医论坛, 1987,（04）: 11.

[103] 刘渡舟. 泻心汤与心下痞 [J]. 北京中医学院学报, 1983,（3）: 10-12.

[104] 刘渡舟. 芍药甘草汤的应用 [J]. 浙江中医杂志, 1982,（4）: 181

[105] 刘渡舟. 学习中医的点滴体会 [J]. 山东中医学院学报, 1981,（01）: 12-15.

[106] 刘渡舟. 谈谈对发扬中医特色的认识 [J]. 中医杂志, 1985,（07）: 78-79.

06检